全国中医药行业高等教育"十三五"创新教材

《针灸大成》导读

主　编　陈泽林（天津中医药大学）

主　审　（以姓氏笔画为序）

　　　　张　缙（黑龙江省中医药科学院）

　　　　梁繁荣（成都中医药大学）

中国中医药出版社

·北　京·

图书在版编目（CIP）数据

《针灸大成》导读 / 陈泽林主编 . —北京：中国中医药出版社，
2017.5

全国中医药行业高等教育"十三五"规划教材

ISBN 978 – 7 – 5132 – 3954 – 7

Ⅰ . ①针… Ⅱ . ①陈… Ⅲ . ①《针灸大成》—中医药院校—
教材 Ⅳ . ① R245

中国版本图书馆 CIP 数据核字（2017）第 004941 号

中国中医药出版社出版

北京市朝阳区北三环东路 28 号易亨大厦 16 层
邮政编码 100013
传真 010 64405750
三河市同力彩印有限公司印刷
各地新华书店经销

开本 787×1092 1/16 印张 28 字数 621 千字
2017 年 5 月第 1 版 2017 年 5 月第 1 次印刷
书号 ISBN 978 – 7 – 5132 – 3954 – 7

定价 65.00 元
网址 www.cptcm.com

如有印装质量问题请与本社出版部调换
版权专有 侵权必究

社长热线 010 64405720
购书热线 010 64065415 010 64065413
微信服务号 zgzyycbs

书店网址 csln.net/qksd/
官方微博 http://e.weibo.com/cptcm

淘宝天猫网址 http://zgzyycbs.tmall.com

全国中医药行业高等教育"十三五"创新教材

《〈针灸大成〉导读》编委会

郭新荣（陕西中医药大学）

温景荣（天津中医药大学）

熊　俊（江西中医药大学）

学术秘书　余楠楠（天津中医药大学）

主　　审（以姓氏笔画为序）

张　缙（黑龙江省中医药科学院）

梁繁荣（成都中医药大学）

编写说明

　　随着教育改革的逐层深入，中医药院校的教材建设也取得了长足的发展，先后编写了《针灸医籍选》《针灸各家学说》《针灸医籍选读》《针灸甲乙经选读》等一系列针灸典籍方面的教材。《针灸大成》一书统辑明代以前的针灸文献，瑰宝荟萃，英华毕集，其在针灸文献史上的地位自不必多言，实乃有志于针灸之人必读的经典。所憾至今仍没有一本专门的教材对其进行讲解，不免令人扼腕。

　　孙思邈在《备急千金要方·卷一·论大医习业第一》中指出："凡欲为大医，必须谙《素问》、《甲乙》、《黄帝针经》、明堂流注、十二经脉、三部九候、五脏六腑、表里孔穴、本草药对，张仲景、王叔和、阮河南、范东阳、张苗、靳邵等诸部经方，又须妙解阴阳禄命，诸家相法及灼龟五兆、《周易》六壬，并须精熟，如此乃得为大医。"由此观之，欲成大医，所当学者甚浩甚繁。一直以来，天津中医药大学张伯礼院士对中医经典的教学工作十分重视。2008年，针灸推拿学院院长郭义教授对针灸推拿学专业的研究生提出了学习《针灸大成》的要求，教学大纲、授课计划、讲稿教案的篡写和教学工作由针灸临床基础教研室主任陈泽林教授负责，在研究生中反响热烈。2010年，陈泽林教授正式向天津中医药大学提出开设《针灸大成》导读课程的申请并顺利通过了教务处有关专家的审议。自2011年春季开始，在中医学专业七年制学生中开设《针灸大成》导读课程54学时，在研究生中开设36学时。2013年，经全国高等中医药院校教材建设研究会同意及中国中医药出版社支持，《〈针灸大成〉导读》被列入"全国中医药行业高等教育'十三五'创新教材"出版计划。2014年，来自全国多所中医药院校的专家学者会聚天津，共同商讨《〈针灸大成〉导读》教材的编写和出版。

　　《针灸大成》一书共分10卷，内容十分繁杂，各版本间差异较大。《〈针灸大成〉导读》选取1955年人民卫生出版社出版的明版勘误影印本《针灸大成》（以下简称"55本"）为主要底本。55本的内容主要来自万历辛丑年赵文炳刻本（1601年）（以下简称"赵本"），保存完整，未经删减，但亦未经校勘，尚存错字、衍文，偶见断句不清、字体模糊。因此，在编写过程中对55本内容存疑之时，参以人民卫生出版社1963年3月出版的《针灸大成》（第一版）（以下简称"63本"）。63本以赵本为底本横排出版，并在55本的基础上进行了校订，勘误修正，同时将当时认为"迷信"的内容进行删减。所以，《〈针灸大成〉导读》在内容上与55本基本一致。此外，我们尚选取张缙先生主编的《针灸大成校释》（人民卫生出版社，2009年12月，第二版）和黄龙祥先生研究整理的《中医临床必读丛书·针灸大成》（人民卫生出版社，2006年6月）作为参校本，这也是当前《针灸大成》学习中较受欢迎的版本。张缙先生主编的《针灸大成校释》在1989年荣获"国家中医药管理局科技进步二等奖"，1992年又获"国家新闻出版总署全国古籍整理研究三等奖"，对《针灸大成》的传播做出了巨大贡献。黄龙祥先生为学严谨，在针灸古籍文献的研究方面取得了丰硕成果。本教材同时将两位大家的部分研究成果展示给学生，以期拓宽学生视野，培养他们独立思考的能力。

《〈针灸大成〉导读》着重在"读""学""识""思""用"等方面对学生进行引导，在提高针灸理论修养的同时，加强临床实践技能的培养。本教材共12章，每章开头以"概要"说明本章的主要内容及其在《针灸大成》中相应的卷节位置。每章分为若干节，每节内容包括【提要】、【原文】、【对校】、【注释】、【按语】五部分。【提要】部分用以说明本节内容的出处与要点；【对校】部分是将底本内容与参校本分别对校，保留相异的字句及可能引起内涵差别的标点；【按语】部分提示本节内容的关键点和疑点，或对相关知识进行补充说明。《针灸大成》内容庞杂，包罗群珍，本教材对大部分内容予以保留，更对其中来自《黄帝内经》的原文、针法专论、灸法专述、重要歌赋及标注"杨氏"字眼的篇章进行全文收录，依据相关性重新分章列节，并将散在分布的特色针术针方、针灸禁忌和治神符咒等内容归纳整理，单独成章。

《〈针灸大成〉导读》绪论由陈泽林、李开平编写；第一章《针灸大成》序言，主要由吴曦编写；第二章针具，主要由刘堂义、罗坚编写；第三章针灸直指，由高希言、陈泽林、王朝阳、孙英霞、王银平编写；第四章毫针补泻，由陈泽林、温景荣、陈新旺、徐亚莉编写；第五章脏腑经络腧穴导引养生，由杨志新、陈泽林、尹刚、刘海静、侯玉铎编写；第六章部分特色针术针方，由陈泽林编写；第七章针灸禁忌与治神符咒，由胡幼平、陈泽林、王琦、田翠时编写；第八章灸法，由熊俊、陈泽林、沈峰编写；第九章医论、临证、医案，由马铁明、陈泽林、杨志新、李开平编写；第十章其他歌赋，由王瑞辉、陈泽林、郭新荣、肖红玲编写；第十一章《保婴神术·按摩经》，主要由唐成林编写；第十二章子午流注、灵龟八法、飞腾八法，由王伟华、李忠正、陈泽林编写。

本教材的出版，首先感谢多位针灸大家的悉心指导，特别是国医大师石学敏院士，《针灸处方学》主编李志道教授，联合国教科文组织人类非物质文化遗产"中医针灸"代表性传承人、《针灸大成校释》作者张缙教授，国家重大基础研究"973"项目首席科学家、成都中医药大学校长梁繁荣教授，中国中医科学院针灸研究所首席研究员、针灸文献专家黄龙祥教授，感谢他们对《〈针灸大成〉导读》一书编写工作的悉心指导和无私奉献；其次感谢中国中医药出版社对本教材出版工作的支持和各兄弟院校同仁的关心和帮助；感谢参加校对工作的各位学子，对孙元杰、王含章、凌真真等同学在本教材校对工作中所表现出的中医素养和严谨认真的态度，特别值得表扬。

我们热切地希望读者通过本教材的学习能够构建起以"理、法、方、穴、术"为一体的针灸知识体系，也期望本教材能够成为其他各针灸教材的有力补充。但《〈针灸大成〉导读》毕竟是一本初编的创新教材，年幼身新，问题在所难免，因此，我们恳请各位教师、学者及中医爱好者们在使用过程中提出宝贵意见，以期再版时修订提高。

《〈针灸大成〉导读》编委会

2016 年 8 月

目　录

绪　论

　　《针灸大成》首刊于明万历二十九年，即 1601 年，是一部汇编型综合类针灸文献。全书 10 卷，207 篇，25 万字左右。《针灸大成》集中反映了杨继洲的针灸临床经验，广泛采辑了明代以前针灸学术文献，是我国古典医籍中针灸内容最丰富、资料最齐全的具有承先启后作用的重要总结性针灸专著。在编排上，理论与实践结合，经文与注解相得，文字与图谱相辅。该书自问世以来已有 50 余种版本，被译成德、日、法等多国文字，是现在针灸古籍中版本数最多的一种，对后世针灸学的发展产生了极为深远的影响。

　　一、关于《针灸大成》的作者

　　《针灸大成》大多数版本标注的著者项和一些工具书如《四库全书总目提要》《中国医籍大辞典》等都记载为明代的杨继洲，但也有人认为是靳贤，日本书目多题作"赵文炳"。

　　对《针灸大成》的作者署名问题，国内首先对该书作者项提出质疑的是医史学家范行准先生，他在 1957 年出版的《秘传常山杨敬斋先生针灸全书·跋》曾经指出：《针灸大成·针道源流》篇引用《卫生针灸玄机秘要》之书，且标明"三衢继洲杨济时家传著集"之文，并在该篇结语中写道："《针灸大成》总辑以上诸书，类成一部，分为十卷。委晋阳靳贤选集校正。"范行准先生"很疑心《针灸大成》一书并不是杨继洲的书，而应当是晋阳靳贤的书"。世界针灸学会联合会的创始人王雪苔先生认为：赵文炳是编辑《针灸大成》的主持者，其属下的靳贤是《针灸大成》的编者。黄龙祥先生直接在他的《针灸临床必读丛书·针灸大成》里将作者项标记为"杨继洲原著、靳贤补辑重编"，认为《针灸大成》是靳贤在杨继洲《卫生针灸玄机秘要》一书的基础上补辑重编校注而成。

　　（一）杨继洲简述

　　杨继洲，名济时，字以行，浙江三衢（今浙江省衢州市衢江区）人。生活于明代嘉靖至万历年间（1522～1620），其具体生卒年月已难考。他出身于医学世家，祖父曾任太医院太医，著《集验医方》刊行于世。父亦业医。其自幼攻举子业，科场不顺而弃儒从医。明代嘉靖年间，被选为侍医，及至隆庆二年（1568）进圣济殿太医院供职，直至万历年间，历任京城楚王府良医和太医院御医等职。据考，杨继洲自嘉靖三十四年（1555）行医，历时 50 余载，医迹遍及福建、江苏、河北、河南、山东、山西等地，医理精湛，尤擅针灸，是我国明代一位既有精深理论，又有丰富临床经验的杰出针灸学家。

（二）靳贤简述

现有资料中，未见到靳贤从事医疗活动的记载。《山西通志》记载："靳贤，静宁州人，万历间以举人通判潞安。有治民才，历署州县编审，听讼人人称平。催科得法，民间输纳恐后，政声大著，委署无虚日，皆称任，使升任岢岚州，不就。"他不就任岢岚州知州的官职，具体原因不明。后得赵文炳举荐委任协助《针灸大成》出版事宜。

二、《针灸大成》的版本情况

《针灸大成》于 1601 年由赵文炳首刊于平阳府（简称赵本）。56 年之后（顺治丁酉，1657），李月桂据祖本再刊于平阳（简称顺治李本或重修本），这是本书的第一次翻刻。又经过 24 年（康熙庚申，1681），李月桂据自己校勘的版本再刊于江西（简称康熙李本）。康熙三十四年，平阳地震，藏于平阳府中的重修本被毁，山西平阳府事王辅再次修补，印于康熙三十七年（康熙戊寅，1698，即递修本）。乾隆丁巳（1737），章廷珪据顺治李本修订后义行重刊（简称章本）。其他本多是依据上述这些版本翻刻影印的，比较重要的有清嘉庆六年辛酉（1801）经纶堂刻本、清道光二十三年癸卯（1843）经余堂刻本、清光绪六年庚辰（1880）扫叶山房刻本、上海锦章书局 1955 年 3 月第一次重版排印本（32 开本），以及 1955 年 12 月人民卫生出版社据明刊本（明版，即赵本）勘误影印本（简称人卫影印本，大 32 开本，334 页）。1963 年 3 月，人民卫生出版社据明版重新校勘了本书，简称人卫本，横排，该版本删减了被认为是"迷信"的内容。

《针灸大成》在明代刊刻了 1 次，在清代刊刻了 28 次，中华民国初年到中华人民共和国成立以前刊行了 14 次，中华人民共和国成立后迄今又有 4 种版本，其中明万历赵文炳版、李月桂两次刊印版、章廷珪乾隆丁巳版、1963 年人民卫生出版社校勘本是较佳的几个版本。黄龙祥在此基础上又加了岳麓书社影印本，并认为在未查明原刊本的情况下，应选用未经改装的清顺治李月桂重修本作为底本。在这些版本中，以木刻本为数最多，其次是石刻本，铅字本少，影印本最少。

三、《针灸大成》成书的时代背景和学术渊源

（一）时代背景

《针灸大成》的成书年代为明朝后期，对此学术界已没有异议。此时明朝由富强转向衰弱，疫病流行，民怨沸腾，杨继洲弃儒从医。

明代自 1368 年起至 1644 年，国祚 276 年，疫病流行极为严重，据不完全统计，有

64 次疫病大流行。疫病的流行，客观上促进了中医药学迅速发展，并涌现出一批著名的中医药学家，如医药学家李时珍（1518—1593）、温病学家吴又可（1561—1661）和中医理论家张景岳（1563—1640）等。影响深远的著作有李时珍的《本草纲目》、吴又可的《温疫论》、张景岳的《类经》和马莳的《黄帝内经素问注证发微》《黄帝内经灵枢注证发微》等。

随着临床医学的发展，明代的针灸学也随之取得了长足的进展，形成了继元代以后的又一鼎盛时期。当时针灸名家辈出，著述甚多。著作以集录为主，如徐凤编著的《针灸大全》（1439 年）、高武编著的《针灸聚英》（1529 年）等。

杨继洲生活在这样一个自然科学和医学兴盛的时代，既有继承家传的得天独厚条件，又受到同时代的医学家、药学家、针灸学家的影响，更兼自己对医学的热爱，故走上了终身从事针灸事业的道路。他以严谨的治学态度，积 50 余年临床经验，编写了一部完备而实用的针灸专著。如果说，明代是我国历史上针灸学术最昌盛的时期，那么《针灸大成》就是这一时期的总结性著作。而杨氏以其家学渊源，长期从事针灸并任职太医院多年，与同时期的高武、汪机、徐春甫、钱雷等人相比，自然成为他们的代表人物。

（二）学术渊源

杨继洲出身于医学世家，"祖父曾任太医院御医，授有《医学真秘》，尝纂修《集验医方》进呈，上命镌行天下"。杨氏家中，祖父留下了大量的医家抄本和笔记，医学书籍相当丰富，珍藏了不少经典秘籍、历代名家专著。

杨继洲举业不遂而潜心攻医，"寒暑不辍"地研读家中"蓄贮古医家抄籍"，"积有数年"而"倬然有悟"，因感"诸家书弗会于一"，故将家传《集验医方》与诸家医籍中之针灸论述，"参合指归，汇同考异，手自编摩，凡针药调摄之法，分图析类，为天、地、人卷，题目《玄机秘要》"。

杨继洲精读《黄帝内经》《难经》，深得其奥旨，将《黄帝内经》《难经》中有关针灸的重要著述作为阐发针灸的理论基础。他在"诸家得失策"中说："溯而言之，则惟《素》《难》为最要，盖《素》《难》者，医家之鼻祖，济生之心法，垂之万世而无弊者也。"可见，杨氏学术思想乃渊源于《黄帝内经》《难经》二书。

杨氏长期从事医疗实践，行迹遍及闽、苏、冀、鲁、豫、晋等地，活人无数，这使其积累了丰富的临床经验，也为他的著作奠定了坚实的基础。

杨氏进入太医院供职之时，已是功绩卓著，声名籍甚。而当时有些针灸医家不通医理，仅凭经验，"或将针药割裂"。面对现状，杨继洲留心积意，坚定了编写一部针灸专著以传后世的信念。

杨氏家传的《卫生针灸玄机秘要》3 卷，于 1580 年付梓，《针灸大成》成书于1601 年。从《刻〈针灸大成〉序》可知，山西监察史赵文炳"遂成痿痹之疾，医人接踵……莫能奏功，乃于都门延名针杨继洲者，至则三针而愈，随出家传秘要以观"。赵文炳不但看到杨继洲"术之有所本也"，并且从王国光的《〈卫生针灸玄机秘要〉叙》

中更知他"复虑诸家书弗汇于一"，于是赵文炳根据杨氏的愿望，"犹以诸家未备，复广求群书……"（见《刻〈针灸大成〉序》），"《针灸大成》总辑以上诸书，类成一部，分为十卷，委晋阳靳贤选集校正"（见《针灸大成·针道源流》）。因此，杨继洲要总结当时针灸医理的愿望，在赵文炳的资助下，由赵之幕宾靳贤选集校正。靳贤根据其制订的统一体例，删改了杨氏《卫生针灸玄机秘要》原书之文，又从《医经小学》《针灸聚英》《标幽赋》《金针赋》《神应经》《医学入门》《古今医统大全》等20余种医籍中，节录部分针灸资料予以编辑及注解，考绘"铜人明堂图"，并附以杨氏自己的针灸治疗病案，编撰成《针灸大成》10卷。

四、《针灸大成》的内容

《针灸大成》总结了明代以前中国针灸的主要学术经验，收载了众多针灸歌赋；重新考定了穴位的名称和位置，并附以全身图和局部图；阐述了历代针灸的操作手法，加以整理归纳，记载了各种病证的配穴处方和治疗验案。

现行《针灸大成》共10卷。卷一的第一部分是针道源流，简明扼要地记载了《针灸大成》引用诸书概貌及简单评述。第二部分针灸直指是全书的理论基础，摘录了《黄帝内经》《难经》等书的针灸理论，并加以注解。有仰、伏人周身总穴图2幅。

卷二、卷三为针灸歌赋。卷二为针灸赋10篇。卷三有针灸歌诀20首，其中只有"胜玉歌"一首是杨继洲所作。歌赋之后附有"杨氏考卷（策）"4篇，议论精深，为他书所未见。

卷四论针刺手法，并有仰人腹穴尺寸图、伏人背穴尺寸图、中指尺寸图、九针式和历代各家补泻手法，如《黄帝内经》补泻、《难经》补泻、《神应经》补泻、南丰李氏补泻、高氏补泻、杨氏补泻等，至杨氏手法已经全面并且实用。此外，还有禁针、禁灸等问题。

卷五论子午流注，所论时间配穴法的内容极其丰富，近人所阐述之子午流注，几乎没有超出此卷之范围。

卷六、卷七论脏腑、经络及腧穴，论述十四经流注、十四经穴之考证、五募八会、经外奇穴等，是作者的研究心得。

卷八为针灸治疗，穴法、诸症治法，计有诸风伤寒、痰喘咳嗽、诸般积聚、腹痛胀满、心脾胃、心邪癫狂、霍乱、疟疾、肿胀汗痹厥、肠痔、大便、阴疝、小便、头面咽喉、耳目鼻口、胸背胁、手足、腰腕、妇人小儿、疮毒、中风等。

卷九首为杨氏治症总要，次为东垣针法、各种灸法（如捷要灸法、骑竹马灸法等）及杨氏31个医案等。

卷十是全书的附录部分，载小儿按摩，内容主要辑自《保婴神术·按摩经》，小儿按摩专书当以此为最早。另有高武之《附辨》（转录自《古今医统大全》）及《请益》（相当于《补遗》）。

五、《针灸大成》的主要特点及学术思想

《针灸大成》重订明堂孔穴而图文并重，重临证而兼针方、病案。其中载图表共计

140 余幅。《针灸大成》刊印人赵文炳认识到历代修"明堂"的传统，令巧匠摹刻重刊《铜人明堂图》4 幅。图中腧穴定位均附有文字说明。这套图的编校者就是靳贤，是他统一不同针灸文献的腧穴定位归经的依据。清代太医院最后一具官修针灸铜人即据此套铜人图设计。《针灸大成》集中反映杨氏学术思想的篇章主要是《附杨氏医案》（杨氏）、《策》（杨氏考卷）、《通玄指要赋》（杨氏注解）等标注"杨氏"的篇章，以及注明"杨氏集"的卷六、卷七腧穴部分，"考正穴法"篇中少量按语（多数按语系直接抄自或化裁自《针灸聚英》）也体现了杨氏的部分学术观点和临床经验。

《针灸大成》所体现的杨继洲学术思想主要有以下几个方面：

（一）提倡针、灸、药、摩并重，丰富了临床治疗方法

明代出现了崇尚药物而废弃针灸的倾向。杨氏主张针灸和药物配合运用，灵活采取适当治法以取得最好的疗效，在卷三《诸家得失策》里对此做了反复阐述。杨氏指出"药与针灸不可缺一者也"，进而指出，由于疾病的部位和性质不同，治疗的方法也应有所选择："疾在肠胃，非药饵不能以济；在血脉，非针刺不能以及；在腠理，非熨焫不能以达。是针灸药者，医家之不可缺一者也。"在卷六的十二经穴歌之后亦列有药物方剂之论述。

《针灸大成》一书中不仅转录和引证了从春秋战国到明末的许多针法文献，而且用了较大篇幅阐述灸法理论，涉及灸法内容甚广，在灸理和灸法方面均有精辟的论述。如卷三的《头不多灸策》《穴有奇正策》，卷四的《禁灸穴歌》，卷七的《治病要穴》《经外奇穴》，卷八的《续增治法》，卷九的《治症总要》《名医治法》《捷要灸法》等，并对灸法从灸用材料、艾炷大小、灸疗补泻、点火法、艾灸壮数、炷火先后、发灸疮、灸后调摄等进行载述，所论不仅十分全面，且参合己见，发前人所未发，对灸法之理有其独到而睿智的见解。

在杨继洲的 30 余则医案中，单用针刺治疗 9 例，单用灸法 1 例，单用药物治疗 4 例，针、灸结合 12 例，针、药结合 3 例，灸、药结合 1 例，以手代针 4 例，以手代针结合用药 1 例，针、灸、药三者合用 2 例。《穴有奇正策》中提到："故善业医者，苟能旁通其数法之原，冥会其奇正之奥，时可以针而针，时可以灸而灸，时可以补而补，时可以泻而泻，或针灸可并举则并举之，或补泻可并行则并行之。"《针灸大成》还专立按摩一卷，可见杨氏对按摩疗法也十分重视，其医案中亦有用手指按穴治病的记载，说明他治疗疾病手段灵活多变，在临床上能最大限度地发挥各种疗法的优势。

（二）丰富针刺手法

1. **创立十二字口诀**　由于当时针灸家的手法常冠以复杂名称，繁琐神秘，使学者难以掌握，杨氏以自己的经验，结合《黄帝内经》《难经》及高武等有关论述，创立了"十二字分次第手法"，即爪切、持针、口温、进针、指循、爪摄、退针、搓针、捻针、留针、摇针及拔针"十二法"，用歌诀体裁说明其操作要点与作用，并总括成简明易记的"十二歌"。清代政府的教科书《医宗金鉴·刺灸心法要诀》中的"行针次第手法

歌"基本上完全参考杨继洲的"十二法"。

2. 总结"下手八法" 杨氏十分重视临床实践，善于总结经验。他把"十二字分次第手法"及窦汉卿的"手指补泻十四法"归纳为"揣、爪、搓、弹、摇、扪、循、捻"，立为"下手八法"，这些手法为近代所习用。

3. 提出补泻分"大补大泻"和"平补平泻" 对于施行针刺补泻的刺激强度，杨氏根据补泻的不同程度，分为"大补大泻"和"平补平泻"两种治法。杨氏提出，任何补泻手法，其操作都应根据刺激量的轻重而区别其大小，针刺手法的理论发展到比较成熟的阶段。

（三）重视选穴配穴，丰富临床治疗方法

1. 发展透刺针法 元代王国瑞《扁鹊神应针灸玉龙经·一百二十穴玉龙歌》里说："头风偏正最难医，丝竹金针亦可施，更要沿皮透率谷，一针两穴世间稀。"杨氏结合临床经验，在注解《玉龙歌》时扩充至十四法，即：①印堂透攒竹；②风池透风府；③合谷透劳宫；④地仓透颊车；⑤颊车透地仓；⑥头维透额角；⑦鱼尾透鱼腰；⑧膝关透膝眼；⑨阳陵泉透阴陵泉；⑩昆仑透太溪；⑪间使透支沟；⑫液门透阳池；⑬列缺透太渊；⑭复溜透太溪。这十四法都十分切合实际，沿用至今。

2. 重视选用经验有效穴 杨继洲重视经验有效穴与奇穴，他在《穴有奇正策》中说："圣人之定穴也，有奇有正，而惟通于奇正之外者，斯足以神济世之术。"《针灸大成》卷七专立《经外奇穴》一节，论述了35个经外奇穴的名称和主治。杨氏医案中也体现了他重视经验穴与奇穴。

3. 丰富井穴内容 《灵枢·九针十二原》和《灵枢·本输》不仅详细记载了井穴的名称、位置，而且还论及了井穴生理作用和主治功能，后经《针灸甲乙经》补充，井穴的内容更加完善。杨继洲对井穴的运用别具见地。在卷五《十二经井穴图》中，绘有12幅井穴图，记载了井穴主治的许多病证，扩大了《素问·缪刺论》中井穴的适应证。另外，杨氏还丰富了井穴的配穴方法和刺灸特点。《针灸大成》在前人的基础上，将井穴的作用更加具体化，强调了井穴在全身穴位中的重要地位，应属现存论述井穴内容较全面的针灸典籍之一。

4. 详述刺络放血疗法 《针灸大成》里关于刺络放血疗法的记载比较分散，但内容丰富。刺络放血常治病症有：目部疾、口腔疾、肿疾、咽喉疾、热疾、血疾、风疾、下肢疾、头部疾、心神疾、脾胃肠疾、痹证、疮痈疾、肺疾、腰臀疾、痉厥疾等。

（四）重视辨证

辨证论治是中医的精髓，杨继洲也强调临证时要"探络脉，索营卫，诊表里；虚则补之，实则泻之，寒则温之，或通其气血而维其真元"。如治滕柯山母，诸医俱作虚冷治之，而杨氏诊其脉沉滑，认为这是痰在经络，针肺俞、曲池、三里，当日即见效，后投除湿化痰之剂而愈。治吕小山患结核在臂，杨氏认为这是痰核结于皮里膜外，针和灸并用，以通其经气，数日即愈。辨证准确是治疗取效的前提，杨氏或依据脏腑经络，或

依据脉理，或舍症从脉，或舍脉从症，灵活多变。

（五）兼容并蓄，博采众长

凡明代以前的重要针灸论著，《针灸大成》都直接或间接、部分或大部分予以引用，在基本理论、歌赋、经络、腧穴、针法、灸法、临床治疗各方面，收集的资料都超过了前人的针灸著作。

六、《针灸大成》的学习方法

《针灸大成》关于针灸的理、法、方、穴、术具备，要依据学习目的、学习重点来制订学习方法。要注意掌握杨继洲的学术思想，注意病案与医理、医方、针法相印证。《针灸直指》是《黄帝内经》《难经》关于针灸理论的重要论述汇集；卷四的《内经补泻》《三衢杨氏补泻》等补泻论述对后世针刺手法影响巨大；《治症总要》《医案》是《针灸大成》最具有临床价值的医论文献。杨继洲首创以年代为序总结医案，这对于研究其针灸临床思路非常重要。医案记载的王缙庵公乃弟患心痫一例中，杨继洲采用刺照海、列缺，灸心俞等穴而愈，并提出"治此症，须分五痫"，其依据就是来自《治症总要》。杨继洲在《针灸大成》中用了大量篇幅总结挖掘针刺手法，《三衢杨氏补泻》《经络迎随设为问答》都是针法专篇，但杨氏医案记载的补泻手法却极其简单，这说明理论是为临床服务的，只有把理论融汇于心，临床才可贯通随心。《针灸大成》记载了大量的针灸歌赋，要熟读熟记其中的重要歌赋，尤其是杨继洲原创或注解的歌赋，如《标幽赋》《通玄指要赋》《行针指要歌》《胜玉歌》等。腧穴部分的《考正穴法》《经外奇穴》都有很高的学术价值。

七、《针灸大成》的引用文献及引用方式

《针灸大成》的引用书目，据王雪苔先生研究，有直接引用的，有间接引用的。直接引用的书目大约占95%：《黄帝内经》3.8%（占全书，下同），元·滑寿《难经本义》2.2%，明·刘纯《医经小学》0.9%，明·朱权《乾坤生意》0.8%，明·刘瑾《神应经》9.2%，明·徐凤《针灸大全》5.2%，明·高武《针灸节要》1.8%，明·高武《针灸聚英》9.5%，明·杨继洲《卫生针灸玄机秘要》43.9%，明·李梴《医学入门》3.1%，明·徐春甫《古今医统大全》5.7%，四明陈氏《保婴神术·按摩经》8.9%。

《针灸大成》卷首《针道源流》共列有26部医书，篇末并注曰"《针灸大成》总辑以上诸书，类成一部为十卷"，但自《神应经》之前16部书目内容均直接抄自高武《针灸节要》《针灸聚英》。经考察，编《针灸大成》所采用的直接参考书目实际上只有《医经小学》《神应经》《乾坤生意》《针灸大全》《针灸聚英》《针灸节要》《古今医统大全》《医学入门》《保婴神术·按摩经》《素问》《难经本义》及杨继洲的《卫生针灸玄机秘要》，加上未注出处的《奇效良方》《针灸集成》《铜人明堂图》共计15种。而采用文献的方式多为转录，抄录原文时有改编之例。值得注意的是，《针灸大成》所注

引文出处有不少与实际引文出处不符。例如卷一除"针道源流""难经"外，共载有 36 篇（总目脱 13 篇）注曰"俱《素问》"，其实只有 17 篇出自《素问》，其余 19 篇均非集自《素问》；正文篇目前冠以"针灸直指"总目（"针灸直指"见《古今医统大全》），而实际出自该书者仅 4 篇，与实际引文出处出入更大。其他卷所注引文出处错误也不乏其例，如《针灸大成》总目及卷三所载"长桑君天星秘诀歌""马丹阳天星十二穴歌"下标注出自《乾坤生意》，此二歌非出自《乾坤生意》，实则录自徐凤《针灸大全》。

八、关于《卫生针灸玄机秘要》内容

《针灸大成》各卷冠名有杨氏的内容共 62942 字，分别是标幽赋（杨氏注解）、金针赋（杨氏注解）、通玄指要赋（杨氏注解）、玉龙歌（杨氏注解）、胜玉歌（杨氏）、针内障秘歌（杨氏）、策四则（杨氏考卷）、三衢杨氏补泻、经络迎随设为问答（杨氏）、十二经井穴（杨氏）、十二经治症主客原络（杨氏）、督任要穴（杨氏）、经外奇穴（杨氏）、治症总要（杨氏）、医案（杨氏）。杨氏《卫生针灸玄机秘要》最大的篇幅见于《针灸大成》卷六、卷七腧穴部分。

《针灸大成》各篇中凡标明"杨氏""杨氏集""杨氏注解""玄机秘要"者，均出自杨继洲《卫生针灸玄机秘要》。此书系杨继洲从大量家传医籍中，选集针灸之法，分图析类，考证异同，并附以己意，编为 3 卷，是汇集前人医书中针灸精华，类编而成，并不仅仅是杨继洲本人，或其父针灸临证经验的总结。该书刻于明万历庚辰（1580），全文（包括序文）被靳贤重编收载于《针灸大成》中。黄龙祥先生推测杨继洲在编《卫生针灸玄机秘要》时，对于其自编或自著之文与直接抄录他书之文是有所区别的，也就是说杨继洲引用他书之文也注明了出处，故靳贤编《针灸大成》时，得以将杨氏原书中这两部分文字分别标作"杨氏"与"杨氏集"。但有些标明"杨氏"的篇章，并非杨氏所撰，例如卷九《治症总要》下注有"杨氏"二字，系出自明代以前的一部针方书——《针灸集成》。

第一章 《针灸大成》序言

概要：该章收录《针灸大成》的三篇序：《〈卫生针灸玄机秘要〉叙》《刻〈针灸大成〉序》《重修〈针灸大成〉序》。

《卫生针灸玄机秘要》叙

【提要】 该序出自1580年杨继洲《卫生针灸玄机秘要》，由吏部尚书王国光所写，《针灸大成》照录。该序言说明医道的崇高，表扬了杨继洲的聪明努力及其著作的目的。

【原文】

尝闻医道通于儒，而其功与相等埒[1]。得非以儒者运心极而剂量之，能使天下和平，与医之起瘠兴病，跻天下于仁寿，其事与功均也。然儒者未能穷经反约，则施且必悖，终无补于治功，而医家治六气之淫，辨五方之感，察百病之因，其说具在载籍，无虑数拾百种。专业是者，未能穷而反之，得其说于会通，吾未见其功之能相也。窃尝譬之执方待病者，刑名之余绪也。导引不药者，黄老之遗谋也。而均之弗足以收和平之功，正惟其戾于儒耳。

三衢杨子继洲①，幼业举子，博学绩文，一再厄于有司，遂弃其业业医②，医固其世家也。祖父官太医，授有真秘，纂修集验医方进呈，上命镌行天下。且多蓄贮古医家抄籍，杨子取而读之，积有岁年，寒暑不辍，倬然有悟。复虑诸家书弗会于一，乃参合指归，汇同考异，手自编摩，凡针药调摄之法，分图析类，为天、地、人卷，题曰：《玄机秘要》。诚稽此而医道指掌矣。

世宗[2]朝命大宗伯试异选，侍内廷，功绩懋著，而人以疾病疢痏造者，应手奏效，声名籍甚。会在朝善杨子，究其自出是编，诸公嘉之，为寿诸梓，以惠后学，请序于余。余素知杨子去儒业医。今果能以医道伴[3]相功，益信儒道之通于医也。是编出，而医道其指南焉。神明在人，寿域咸跻[4]，诸公之仁溥[5]矣，远矣！是为序。

赐进士第太子太保吏部尚书濩泽疏菴③王国光书

【对校】

① 三衢杨子继洲：黄龙祥版本作"三衙杨子继洲"。

② 遂弃其业业医：张缙版本作"邈弃其业业医"。

③ 潳泽疏菴：黄龙祥版本作"获泽疏庵"。

【注释】

[1] 埒：音 liè。本义：矮墙。还有水流、田塍、围墙等含义。《史记·平准书》曰："富埒王侯。"

[2] 世宗：庙号，明世宗朱厚熜嘉靖帝。

[3] 侔：音 móu。等同，齐等，相等。《说文解字》曰："侔也者，比辞而俱行也。"

[4] 跻：音 jī。登，上升。

[5] 溥：音 pǔ。广大，普遍，姓。

刻《针灸大成》序

【提要】 该序为1601年《针灸大成》资助者赵文炳所写。表达了作者所患之病的原因及其治疗，说明了《针灸大成》的成书经过及其出书目的。

【原文】

医关民命，其道尚矣。顾古之名医，率先针砭，而黄岐问难，于此科为独详，精其术者，立起沉痾[1]，见效捷于药饵。迩来针法绝传，殊为可惜！余承乏三晋，值时多事，群小负嵎，万姓倒悬，目击民艰，弗克匡济，由是愤郁于中，遂成痿痹之疾，医人接踵，日试丸剂，莫能奏功。乃于都门延名针杨继洲者，至则三针而愈，随出家传秘要以观，乃知术之有所本也。将付之梓人，犹以诸家未备，复广求群书，若《神应经》《古今医统》《乾坤生意》《医学入门》《医经小学》《针灸节要》《针灸聚英》《针灸捷要》《小儿按摩》，凡有关于针灸者，悉采集之。更考《素问》《难经》以为宗主，针法纲目，备载之矣。且令能匠于太医院肖刻铜人像，详著其穴，并刻画图，令学者便览而易知焉。余有忧于时事，愧无寸补，恨蚤[2]年不攻是业，及能济人利物也①。因刻是书，传播宇内，必有仁人君子，诵而习之，精其术以寿斯民者。是为序。

时万历辛丑桂月吉旦[3]巡按山西监察御史燕赵含章赵文炳书

【对校】

① 及能济人利物也：张缙版本作"反能济人利物也"。

【注释】

[1] 痾：音 kē，同"疴"，重病的意思。另，音 ē，同"屙"，排泄（粪便）。

[2] 蚤：音 zǎo。古通"早""爪"。另，指一种吸血昆虫。

[3] 吉旦：指农历每月初一，泛指吉祥的日子。

重修《针灸大成》序①

【提要】 该序为1657年李月桂撰，晚于《〈针灸大成〉导读》的底本出版时间。说明了重刻《针灸大成》的原因。

【原文】

慨自青囊秘绝，而医失其传，末学家剽一二浮辞，谓为有得，师心而泥，瑕不掩瑜，补救起衰于焉渺矣。余承乏[1]平水[2]大父自都来，顾以迈年跋涉长途，风湿侵寻，遂积为痰火之症，几至不起。延访名医，而三晋寥寥乏人，仅以郡城郭子，洪洞王子，多方调剂，百日始瘳。万难一拯，真空谷之跫[3]音也。医关功过，厥惟重哉。郡中向有《针灸大成》一书，乃先任按台赵公遘疾，诸医药莫效，而得都门名针杨继洲三针奏愈。因感其神，洲遂出秘传，汇采名集而著梓之。及览其款治，大有捷效。惜乎！有书无传。余思医之为道，变通虽存乎人，而本源必资于学，使斯世果得其精。不惟余大父沉疴立起，获免百日之苦，且有惠于民，亦既久而且多也。第斯刻其来已远，旧板残缺浸湮，余善其书，悯其疾，故捐俸采葺而广梓之。倘有志继洲者，精习而妙施焉，未必无补于世云尔。

时顺治丁酉秋月吉旦知平阳府事关东李月桂撰

【对校】

① 重修《针灸大成》序：此序出于黄龙祥版本，本书底本及张缙版本无此序。

【注释】

[1] 承乏：指暂任某职的谦称。语出《左传·成公二年》，曰："敢告不敏，摄官承乏。"

[2] 平水：古河流名称，发源于吕梁山脉东麓平山山脚下的龙子祠泉。山西临汾古代因城建于平水之北遂得名平阳。为尧建都之地、春秋战国时期韩国早期都城、北朝后汉国国都所在地。中华民族发祥地。

[3] 跫：音 qióng。脚步声。

【按语】 三篇关于《针灸大成》的序（叙），撰写的角度不同，但都有精辟之语，如"医道通于儒，而其功与相等埒""顾古之名医，率先针砭，而黄岐问难，于此科为独详，精其术者，立起沉疴，见效捷于药饵""医之为道，变通虽存乎人，而本源必资于学"等对医道、针灸给予高度评价。值得注意的是：康熙庚申年（1681），李月桂重刻《针灸大成》一书时，也载有《重修〈针灸大成〉序》，但文字已做了大量修改。

第二章　针　具

概要： 本章是《针灸大成》有关针具的论述内容，引自《针灸大成》卷一和卷四。第一节《针灸方宜始论》因其论述有九针的起源，故移至本章第一节。

现有文献和考古资料证明：最早的针具是砭石，但针具出现后，砭石依然在使用，《素问·宝命全形论》云："故针有悬布天下者五也……四曰制砭石大小。"针砭治病在殷商甲骨卜辞中就像一个人手持尖锐器具在治疗疾病：𠂤、𠂤。张志聪在《黄帝内经素问集注》中写道："上古之时，未有冶铸，以砭石为针，制有大小，随病所宜，黄帝始造九针，以代镵石。"《灵枢·外揣》言："夫九针者，小之则无内，大之则无外，深不可为下，高不可为盖，恍惚无穷，流溢无极。"自《黄帝内经》以来，针灸理论与针具世有发展。现在的针与砭，是材质不同、操作有异的两类不同的工具。2010 年，联合国教科文组织将"中医针灸"列入人类非物质文化遗产代表作名录。2014 年，国际标准化组织中医药标准化技术委员会（ISO/TC 249）正式出版了《ISO 17218 – 2014 一次性无菌针灸针》。

第一节　针灸方宜始论（卷一）

【提要】 本篇引自《素问·异法方宜论》，某些字有改动。论述了地域、气候、生活习惯与不同治法的产生的密切关系。

【原文】

黄帝问曰：医之治病也，一病而治各不同，皆愈何也？岐伯对曰：地势使然也。故东方之域，天地之所始生也。鱼盐之地，海滨傍水，其民食鱼而嗜咸，皆安其处，美其食，鱼者使人热中，盐者胜血，故其民皆黑色疏理，其病皆为痈疡[1]，其治宜砭石。故砭石者，亦从东方来。西方者，金玉之域，沙石之处，天地之所收引也。其民陵居而多风，水土刚强，其民不衣而褐荐[2]，其民华食而脂肥，故邪不能伤其形体，其病生于内，其治宜毒药。故毒药者，亦从西方来。北方者，天地所闭藏之域也。其地高陵居，风寒冰冽，其民乐野处而乳食，脏寒生满病，其治宜灸焫[3]。故灸焫者，亦从北方来。南方者，天地所长养，阳之所盛处也。其地下，水土弱，雾露之所聚也。其民嗜酸而食胕[4]，故其民皆致理[5]而赤色，其病挛痹，其治宜微针。故九针者，亦从南方来。中央者，其地平以湿，天地所以生万物也众，其民食杂而不劳，故其病多痿厥寒热，其治宜导引按跷。故导引按跷①[6]者，亦从中央出也。故圣人杂合以治，各得其所宜，故治所以异，而病皆愈者，得病之情，知治之大体也。

【对校】

① 跷：张缙、黄龙祥版本作"蹻"。

【注释】

[1] 痈疡：《灵枢·痈疽》云："痈者，其上皮薄以泽。此其候也……热胜则肉腐，肉腐则为脓，然不能陷，骨髓不为焦枯，五脏不为伤，故命曰痈。"疡从疒从易，易亦声。"易"意为"扩散"。"疒"与"易"联合起来表示"脓肿的扩散""皮肤的溃烂"。

[2] 褐荐：褐，粗布或粗布衣服；荐，细草也。

[3] 灸焫：灸，《说文解字》曰："灼也。"从火从久，久亦声。"久"意为"长时间"。"久"与"火"联合起来表示"长时间用火烧灼"。焫音 ruò，古同"爇"，点燃；焚烧。

[4] 脯：多音字。此处音 fǔ，指水果蜜渍后晾干的成品：果脯，杏脯。另音 pú，指胸脯。另"脯"有书作"胕"：胕音 fú，张景岳曰："胕，腐也。物之腐者，如鼓鲝（音 zhǎ）、曲酱之属是也。"

[5] 致理：肉理固密。

[6] 按跷：跷同蹻。蹻字从足从尧。"尧"意为"堆叠而高"。"足"指"腿"。"蹻"本义为举足，表示"坐姿时一腿叠在另一腿上"。《素问·金匮真言论》明·吴崑注：按，手按也；跷，足踹也。指按摩中的手按法与足踩法。

【按语】中医传统的砭石、毒药、灸焫、九针、按跷疗法，分别起源于古代中国之东、南、西、北、中。治疗方法的出现发展与疾病及科技的发展是密切相关的。《黄帝内经》时代已经深入研究了人体疾病与人的体质禀赋、地理环境、气候因素、饮食住行及社会发展的关系。从今天来看，我国的华东地区（包括山东、江苏、安徽、浙江、福建、上海）"天地之所始生也"，风热气象，气候温和，以鱼盐为美食，该地多发痈疡之类的疾病。西北地区（包括宁夏、新疆、青海、陕西、甘肃）"天地之所收引也"，干燥气象，多山旷野，饮食鲜美酥酪骨肉之类，体肥而多内伤类疾病，多用药物外治，如用有毒的生半夏、生南星、生川乌、生草乌合捣烂外敷来消除恶疾。华北地区（包括北京、天津、河北、山西、内蒙古）"天地所闭藏之域也"，寒冷气象，游牧生活，吃牛羊乳汁，易生胀满的疾病。华南地区（包括广东、广西、海南）及西南地区（包括四川、云南、贵州、西藏、重庆）"天地所长养，阳之所盛处也"，高温、潮湿，地势低下，水土薄弱，喜欢吃酸类和果脯腐熟的食品，其皮肤腠理致密而带红色，易发生筋脉拘急、麻木不仁等疾病。华中地区（包括湖北、湖南、河南、江西）其地平以湿，"天地所以生万物也众"，人体肥胖呈痰湿盛现象，地形平坦而多潮湿，物产丰富，多生痿弱、厥逆、寒热等病，发明了呼吸吐纳、屈伸俯仰和"按跷"治法。

第二节 九针论（卷四）

【提要】本文引自《古今医统大全·卷之七·九针论》。第一段内容出自《灵枢·九针论》，第二段内容出自《素问·针解》。主要阐述了九针的起源、命名、形状，以及九针的适应证。此段文字主要详述人与天地相参，故针法亦应与之相应，则设九针以参天地。

【原文】

岐伯曰：圣人之起天地之数也，一而九之，故以主九野，九而九之，九九八十一，以起黄钟[1]数焉。以针应九数也。何以言之？一者，天也。天者，阳也。五脏之应天者肺，肺者，五脏六腑之华盖也。皮者，肺之合也，人之阳也，故为之治针，必大其头而锐其末，令毋得深入而阳气出。二者，地也。人之所以应土者肉也。故为之治针，必筩[2]其身而圆其末，令毋得伤肉分，伤则气得竭。三者，人也。人之所以成生者，血脉也。故为之治针，必大其身而圆其末，令可以按脉勿陷，以致其气，令邪气独出。四者，时也。时者，四时八风之客于经络中为溜病者也。故为之治针，必筩其身而锋其末，令可以泻热出血而痼病竭。五者，音也。音者，冬夏之分，分于子午，阴与阳别，寒与热争，两气相搏，合为痈脓者。故为之治针，必令其末如剑锋，可以取大脓。六者，律也。律者，调阴阳四时而合十二经脉，虚邪客于经络，而为暴痹者也。故为之治针，必令尖如牦①[3]，且圆且锐，中身微大，以取暴气。七者，星也。星者，人之七窍，邪之所客于经为痛痹，舍于经络者也。故为之治针，令尖如蚊虻喙，静以徐往，微以久留，正气因之，真邪俱往，出针而痒者也。八者，风也。风者，人之股肱八节也。八正之虚风，八风伤人，内舍于骨解腰脊节腠之间为深痹也。故为之治针，必长其身，锋其末，可以取深邪远痹。九者，野也。野者，人之节解皮肤之间也。淫邪流溢于身，如风水之状而溜，不能过于机关大节者也。故为之治针，令尖如梃[4]，其锋微圆，以取大气之不能过于关节者也。

一天、二地、三人、四时、五音、六律、七星、八风、九野，身形亦应之。针有所宜，故曰九针。人皮应天，人肉应地，人脉应人，人筋应时，人声应音，人阴阳合气应律，人齿面目应星，人出入气应风，人九窍三百六十五络应野。故一针皮，二针肉，三针脉，四针五脏筋②，五针骨，六针调阴阳，七针应精③，八针除风，九针通九窍，除三百六十五节气，此之谓有所主也。

【对校】

① 牦：张缙、黄龙祥版本作"鳌"。

② 四针五脏筋：张缙版本作"四针筋"。

③ 七针应精：张缙版本作"七针益精"。

【注释】

[1] 黄钟：我国古代音韵十二律中六种阳律的第一律。张景岳曰："自一至九，九九八十一而黄钟之数起焉。黄钟为万事之本。故针数亦应之，而用变无穷也。"《汉

书·律历志》曰："律有十二，阳六为律，阴六为吕。"黄钟（huángzhōng）、大吕（dàlǚ）、太簇（tàicù）、夹钟（jiāzhōng）、姑洗（gūxiǎn）、中吕（zhōnglǚ）、蕤宾（ruíbīn）、林钟（línzhōng）、夷则（yízé）、南吕（nánlǚ）、无射（wúyì）、应钟（yìngzhōng）。与地支及月份对应关系为黄钟，子，十一月，余类推。

[2] 筒：音 tǒng。同"筒"。

[3] 牦：音 máo。同氂，本义牦牛尾。指牛名，主产于我国青海、西藏。也指马尾巴。《淮南子·说山训》曰："割而舍之，镆邪不断肉；执而不释，马牦截玉。"高诱注："牦，马尾也。"

[4] 棽：音 tǐng，棍棒，《广雅·释器》曰："棽，杖也。"朱骏声曰："竹曰竿，草曰莛，木曰棽。"《孟子·梁惠王上》曰："杀人以棽与刃，有以异乎？"音 tìng，棽猪；杀猪后往猪皮内捅的铁棍。

【按语】 九针之义、九针之制及九针之治皆有所出，体现中医理论之天人相应、整体观念的特点。

第三节　九针式（卷四）

【提要】 本段内容引自《古今医统大全·卷之七·九针式》，主要出自《灵枢·九针论》，但删去了其中关于九针的作用适应证部分。本段于九针的制法记载较《灵枢·九针论》更为详细，针具尺寸与《灵枢·九针十二原》的尺寸一致。高武在撰写《针灸素难要旨》时引用此段文字并改名为"九针式"。《针灸大成》系从《针灸素难要旨》转引而来。

【原文】

帝曰：针之长短有数乎？岐伯对曰：一曰镵针[1]，取法于巾，针头大末锐①，末平半寸卒锐之，长一寸六分。二曰圆针，取法于絮[2]，针筒其身而卵其锋②，针如卵形，圆其末，长一寸六分。三曰锟针[3]（锟音低），取法于黍粟之锐，长三寸半。四曰锋针，取法于絮，针筒其身锋其末③，刃三隅，长一寸六分。五曰铍针，取法于剑，锋末如剑，广二寸半④，长四寸。六曰圆利针，取法于牦，针且圆且锐⑤，微大其末，反小其身，又曰中身微大，长一寸六分。七曰毫针，取法于毫毛，尖如蚊虻喙，长三寸六分。八曰长针，取法于綦[4]，针锋利身薄⑥，长七寸。九曰火针⑦，取法于锋，针尖如棽⑧，其锋微圆，长四寸。此九针之长短也。

【对校】

① 取法于巾，针头大末锐：张缙、黄龙祥版本作"取法于巾针，头大末锐"。

② 取法于絮，针筒其身而卵其锋：张缙、黄龙祥版本作"取法于絮针，筒其身而卵其锋"。

③ 取法于絮，针筒其身锋其末：张缙、黄龙祥版本作"取法于絮针，筒其身锋其末"。

④ 广二寸半：张缙版本作"广二分半"。

⑤ 取法于牦，针且圆且锐：张缙、黄龙祥版本作"取法于毫针，且圆且锐"。

⑥ 取法于綦，针锋利身薄：张缙、黄龙祥版本作"取法于綦针，锋利身薄"。

⑦ 火针：张缙版本作"大针"。

⑧ 取法于锋，针尖如梃：张缙、黄龙祥版本作"取法于锋针，尖如梃"。

【注释】

[1] 镵针：镵音 chán。《说文解字》曰："锐器也。"镵针为九针之一。

[2] 絮：音 xù。指棉花的纤维，古代指丝的纤维，特指熟丝。

[3] 锃针：锃音 dī。锃针是九针之一，针体粗大，而针锋钝尖，多用于治疗血脉病及热病。又指歃血器，《广韵·齐韵》曰："锃，歃血器。"《后汉书·隗嚣传》曰："牵马操刀，奉盘错锃。遂割牲而盟。"另，音 dí，通"镝"，箭镞。音 chí，指钥匙。音 shì，为化学元素"铥"的旧译。

[4] 綦：音 qí。形声字，从糸，其声。糸，音 mì，象形，甲骨文为"𢆶"，一端像丝束的绪，一端像丝束的头，中间是丝绞。本义：细丝。宋朝研究《说文解字》的学者徐锴说："一蚕所吐为'忽'，十忽为'丝'；'糸'，五忽也。"

【按语】《黄帝内经》中关于九针形状和规格的文字叙述甚简，也未绘出图形，致使后世医家制作的形状和规格不一。此后，各针灸医家多根据自己对《黄帝内经》原文的理解来画图制作，但至今还未发现有《黄帝内经》时期的九针实物。

第四节　九针图（卷四）

【提要】本篇出自《古今医统大全·卷之七·九针图》，系根据《素问·九针论》的描述，绘制了九针的形状。

【原文】

镵针：平半寸，长一寸六分，头大末锐，病在皮肤，刺热者用此，今之名箭头针是也。

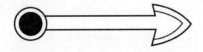

圆针：其身圆，锋如卵形，长一寸六分。揩摩分肉用此。

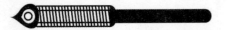

锃针：其锋如黍粟之锐，长三寸五分，脉气虚少用此。

锋针：其刃三隅，长一寸六分，发痼疾刺大者用此，今之所谓三棱针是也。

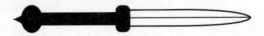

铓针：一名铍针。末如剑锋，广二寸半，长四寸，破痈肿出脓，今名剑针是也。

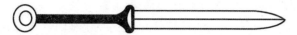

圆利针：尖如牦，且圆且利，其末微大，长一寸六分，取暴痹刺小者用此。

圆利针图

毫针：法象①毫，尖如蚊虻喙，长三寸六分，取痛痹刺寒者用此。

毫针图

长针：锋如利，长七寸，痹深居骨解腰脊节腠之间者用此，今之名跳针是也。

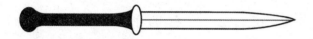

火针②：一名燔针，长四寸，风虚肿毒，解肌排毒用此。

火针图

【对校】

① 象：张缙版本作"像"。

② 火针：张缙版本作"大针"。

【按语】古有"伏羲制九针"一说，《黄帝内经》首次记载了有关九针的论述，在其《灵枢·九针十二原》《灵枢·官针》《灵枢·九针论》《素问·针解》中均有大量有关九针的内容。明代医家对九针有所论述，并绘制了不同式样的"九针式图"。20世纪80年代以来，师怀堂教授就致力于"新九针"器具的研究开发和临床推广。除毫针和三棱针未做改动外，其他如镵针、圆利针、锃针、铍针、火针都分别被改制成新型的各种针具。锋勾针是三棱针和勾针的合并。针灸针具在今天还有了国际标准，国际标准化组织（ISO）在2014年正式发布了一次性针灸针国际标准：《ISO 17218 - 2014 一次性无菌针灸针》。

第五节 制针法（卷四）

【提要】本篇引自高武《针灸聚英·卷三·铁针》。指出不同材质的针有不同的效应。

【原文】

《本草》[1]云：马衔铁无毒。《日华子[2]》云：古旧铤[3]者好，或作医工针。

按：《本草》柔铁即熟铁，有毒，故用马衔则无毒。以马属午，属火，火克金，解铁毒，故用以作针。

古曰：金针者，贵之也。又金为总名，铜、铁、金、银之属皆是也。若用金针更佳。

【注释】

[1]《本草》：书名。此指《证类本草》，为宋代唐慎微著。

[2] 日华子：原名大明，以号行，四明（今浙江鄞县）人，一说雁门（今属山西）人，著《诸家本草》，此书早佚，其佚文散见于后代各家本草，如《本草纲目》。

[3] 铤：音 tǐng，形声，从金，廷声。亦读 dìng。本义：①古代未经冶铸的铜铁，许慎（字叔重）注《淮南子》云："铤者，金银铜等未成器，铸作片，名曰铤。"②箭头装入箭干的部分，《考工记·冶氏》云："为杀失，刃长寸，围寸，铤十之。"③古同"锭"，专门铸成的各种形态的金银块，用以货币流通。另，快走的样子：铤而走险。

【按语】"按"字前原有"武"字，可知此按原为高武所加。《针灸聚英》无最后"若用金针更佳"一句。

现代的针灸针多以不锈钢制成，也有银针和金针。由于纯银或纯金硬度不够且成本较高，所以多制成镀银镀金的针具。古人认为不同材质的针具疗效不同。

第六节　煮针法（卷四）

【提要】本篇在《古今医统大全·卷之七》有载，详细介绍了针具的锻造和煮针过程。《针灸大成》引用时又改动。

【原文】

先将铁丝于火中煅红，次截之，或二寸，或三寸，或五寸，长短不拘。次以蟾酥[1]涂针上，仍入火中微煅，不可令红，取起，照前涂酥，煅三次。至第三次，乘热插入腊肉[2]皮之里、肉之外，将后药先以水三碗煎沸，次入针肉在内，煮至水干，倾于水中，待冷，将针取出。于黄土中插百余下，色明方佳，以去火毒，次以铜丝缠上，其针尖要磨圆，不可用尖刃。

麝香五分，胆矾、石斛各一钱，川山甲、当归尾、朱砂、没药、郁金、川芎、细辛各三钱，甘草节、沉香各五钱，磁石一两，能引诸药入铁内。

又法：用乌头、巴豆各一两，硫黄、麻黄各五钱，木鳖子、乌梅各十个，同针入水，用磁罐内煮一日，洗择之，再用止痛没药、乳香、当归、花乳石各半两，又如前水煮一日，取出，用皂角水洗，再于犬肉内煮一日，仍用瓦屑打磨净，端直，用松子油涂之，常近人气为妙。

【注释】

[1] 蟾酥：即蟾蜍表皮腺体的分泌物，呈白色乳状液体，有毒，干燥后可入药。

[2] 腊肉：腊音 xī，形声。字从肉，从昔，昔亦声。"昔"意为"往日的""旧时的"。"肉"与"昔"联合起来表示"陈旧的肉"。本义：陈肉，干肉。①干肉。引申为干燥、枯槁。《灵枢·寒热病》曰："皮寒热者，不可附席，毛发焦，鼻槁腊，不得汗。"又曰："肌寒热者，肌痛，毛发焦而唇槁腊，不得汗。"②肌肉、肌肤。《灵枢·刺节真邪》曰："舌焦唇槁，腊干嗌燥。"另，读 là，形声。从肉，鼠（liè）声。字亦作臘。本义：年终祭祀。指古代阴历十二月的一种祭祀名。《说文解字》曰："冬至后

三戍，腊祭百神。"

【按语】《针灸聚英·卷三·煮针》内容较少。危氏书云：乌头、巴豆各一两，硫黄、麻黄各五钱，木鳖子十个，用乌梅药同入磁石器内，用皂角水洗，再于犬肉内煮一日，仍用瓦屑打磨净，端直，松子油涂，常近人气为妙。按：煮针非《素问》意。今根据法煮之，以解铁毒，此有益无害也。

第七节　火针（卷四）

【提要】本篇出自《针灸聚英·卷三·火针》。

【原文】

火针即焠针，频以麻油蘸[1]其针，灯上烧令通红，用方有功。若不红，不能去病，反损于人。烧时令针头低下，恐油热伤手，先令他人烧针，医者临时用之，以免手热。先以墨点记穴道，使针时无差。火针甚难，须有临阵之将心，方可行针。先以左手按穴，右手用针，切忌太深，恐伤经络，太浅不能去病，惟消息[2]取中耳。凡行火针，必先安慰病人，令勿惊惧，较之与灸一般，灸则疼久，针则所疼不久，一针之后，速便出针，不可久留，即以左手速按针孔，则能止疼。人身诸处皆可行火针，惟面上忌之。火针不宜针脚气，反加肿痛，宜破痈疽发背，溃脓在内，外面皮无头者。但按毒上软处以溃脓；其阔大者，按头尾及中以墨点记，宜下三针，决破出脓，一针肿上，不可按之，即以手指从两旁捺[3]之，令脓随手而出；或肿大脓多，针时须侧身回避，恐脓射出污身也。

【注释】

[1] 蘸：音 zhàn。用物放到汁液或粉末里沾一下就拿出来叫蘸。

[2] 消息：消，作减解；息，作增解。时运循环增减不息，谓之消息。《易经》曰："日中则昃，日盈则时，天地盈虚与时消息。"在此应理解为"适度""恰好"。

[3] 捺：音 nà。按压的意思。

【按语】"火针"是《针灸大成》自《针灸聚英》中摘要引用的，仅为《针灸聚英》原文的 1/4。本文的要点：①必须多次用针蘸麻油在灯上烧得通红（烧时针头必须低）。②在标记的穴位上迅速刺入，旋即出针。③深浅必须适中。④面部禁用。⑤可用以泻脓。

《针灸聚英·卷三·火针》关于火针操作的部分重要内容：孙氏曰：凡下火针，须隔一日报之，报之后，当脓水大出，疾则效矣。凡块结积之病，甚宜火针，此非万效之功，火针甚妙。于结块之上，须停针慢出，仍转动其针，以发出污滞。凡下火针，经一宿，身上发热恶寒，此为中病，无害事也。火针亦行气，火针惟假火力，无补泻虚实之害，惟怕太深有害，余则无妨。气针者，有浅有深，有补有泻，候气候邪之难，不可误行。恐虚者反泻，实者不宜，又以为害。世之制火针者，皆用马衔铁，思之令喜意也。此针惟是要久受火气，铁熟不生为上。莫如火炉中用废火箸制针为佳也，初制火针，必须一日一夜，不住手以麻油灯火频频蘸烧，如是终一日一夜，方可施用。凡治瘫痪，尤宜火针易获功效，盖火针大开其孔穴，不塞其门，风邪从此而出。若气针微细，一出其针，针孔即闭，风邪不出，故功不及火针。灸者，亦闭门赶贼，其门若闭，邪无出处故也。若风湿寒三者，在于经络不出者，宜用火针，以外发其邪，针假火力，故功效胜气针也。破痈坚积结瘤等，皆以火针猛热可用，又如川僧多用煨针，其针大于鞋针、火针，以火烧之可用，即九针之中之大针是也。其针大于气针（指毫针。与火针相对而言。《针灸聚英》曰："气针者，有浅有深，有补有泻。"），故曰大针者，其功能治风邪入舍于筋骨间不出者宜用之，火针之次也。孙曰：三针者，是锋针、铍针、火针也，火针即煨针也。按：烧针法仲景以前多用之以致祸，故伤寒书屡言之，如曰：用烧针必惊，烧针令汗，针处被寒，核起发奔豚，加烧针因胸烦之类，今世或用以出痈脓为便。

第八节　暖针（卷四）

【提要】 本篇出自《针灸聚英·卷三·暖针》。介绍了针刺前的准备工作之一——暖针。

【原文】

《素问·遗篇》注云：用圆利针、长针，未刺之时，先口内温针，暖而用之。又曰：毫针于人近体，暖针至温方刺。

按：口体温针，欲针入经络，气得温而易行也。今或投针于热汤中，亦此意耳。口温与体温微有不同，口温者针头虽热，而柄尚寒，不若着身温之，则针通身皆热矣。

【按语】 暖针之法在古医书中多有记载，认为暖针易得气。现在许多研究结果表明，皮温低于20℃时，循经感传不易出现，这说明古人强调暖针是有其道理的。在古代用口温针，随针灸学术的发展至明代就已如原按语所说，改用"体温""热汤"温针。

第三章　针灸直指

概要：针灸直指的含义应当说是关乎针灸的基础理论。"直指"见于《周礼·考工记·轮人》，曰："毂也者，以为利转也。辐也者，以为直指也。牙也者，以为固抱也。"贾公彦疏："入毂入牙，并须直指，不邪曲也。"

"针灸直指"出自《古今医统大全·卷之七》。《针灸大成》引作卷一篇名共收23篇，而实际出自《古今医统大全》者仅4篇。本教材将《针灸方宜始论》内容移至第二章针具部分。《针灸大成》引自《难经》的18条经文，因为主要是脉诊、脏腑、疾病的条文，为节省篇幅，本教材仅将关于"是动病""所生病"的二十二难和关于脏腑远近的三十五难收录在相关章节中。

第一节　刺要论（卷一）

【提要】本篇出自《素问·刺要论》全文。主要论述针刺深浅的重要原则。

【原文】

黄帝问曰：愿闻刺要？

岐伯对曰：病有浮沉[1]，刺有浅深，各至其理，无过其道[2]。过之则内伤，不及则生外壅[3]，壅则邪从之。浅深不得，反为大贼，内动五脏[4]，后生大病。故曰：病有在毫毛腠理者，有在皮肤者，有在肌肉者，有在脉者，有在筋者，有在骨者，有在髓者。是故刺毫毛腠理者，无伤皮①，皮伤内动肺，肺动则秋病温疟[5]，泝泝②然寒栗[6]。刺皮无伤肉，肉伤则内动脾，脾动则七十二日，四季之月③[7]，病腹胀烦不嗜食④。刺肉无伤脉，脉伤则内动心，心动则夏病心痛[8]。刺脉无伤筋，筋伤则内动肝，肝动则春病热而筋弛[9]。刺筋无伤骨，骨伤则内动肾，肾动则冬病胀，腰痛⑤。刺骨无伤髓，髓伤则销铄胻酸，体解㑊然不去矣[10]。

【对校】

① 是故刺毫毛腠理者，无伤皮：黄龙祥版本作"是故刺毫毛腠理者无伤皮"。

② 泝泝：黄龙祥版本作"溯溯"。

③ 脾动则七十二日，四季之月：张缙、黄龙祥版本作"脾动则七十二日四季之月"。

④ 病腹胀烦不嗜食：黄龙祥版本作"病腹胀烦，不嗜食"。

⑤ 肾动则冬病胀，腰痛：张缙、黄龙祥版本作"肾动则冬病胀腰痛"。

【注释】

[1] 浮沉：指疾病的表里深浅。

[2] 各至其理，无过其道：指针刺的深度应该适度，既不能过深，又不能过浅。《类经·针刺类·刺禁》注："应浅不浅，应深不深，皆过其道也。"

[3] 不及则生外壅：即病深刺浅，反而发生壅滞。《类经·针刺类·刺禁》注："失于浅则致气于外，故为壅肿而邪反从之。"

[4] 反为大贼，内动五脏：大贼，指危害极大。由于针刺深浅不当，反而造成极大危害，内伤五脏。《黄帝内经素问》注："贼，谓私害。动，谓动乱。然不及则外壅，过之则内伤，既且外壅内伤，是为大病之阶渐尔，故曰后生大病也。"

[5] 温疟：《素问·疟论》曰："此先伤于风，而后伤于寒，故先热而后寒也，亦以时作，名曰温疟。"唐·王冰注："以其先热，故谓之温。"

[6] 泝泝然寒栗：泝音 sù。泝泝，《针灸甲乙经》作"渐然"。指恶寒貌。

[7] 脾动则七十二日，四季之月："动"作"伤"字解。七十二日，《黄帝内经素问吴注》曰："脾土寄王四季，每季之末，各得十八日，共成七十二日。"指脾伤之后，在这 72 天中要发生腹胀、不思饮食等症。

[8] 心动则夏病心痛：刺肉误伤于脉，则内动于心，心气旺于夏，故夏至而心痛。《类经·针刺类·刺禁》注："脉在肉中，为心之合，脉伤则内动于心，心王于夏，外气伤，故夏为心痛。"

[9] 肝动则春病热而筋弛：刺脉误伤于经筋，筋与肝合，故内动于肝，至春则发生热病及筋脉弛缓。《类经·针刺类·刺禁》注："筋合肝而王于春，筋伤则肝气动，故于春阳发生之时，当病热证，热则筋缓，故为弛纵。"

[10] 髓伤则销铄胻酸，体解㑊然不去矣：髓伤则日渐消减枯涸，小腿发酸，身体倦怠无力。《类经·针刺类·刺禁》注："髓为骨之充，精之属，最深者也。精髓受伤，故为干枯、销铄、胻酸等病。解㑊者，倦怠困弱之名，阴之虚也。阴虚则气虚，气虚则不能举动，是谓不去也。"

【按语】 疾病有深浅，深浅之刺中含有刺激量。针刺浅深与病证、季节、体质、腧穴位置都有关系，针刺浅深又有相应禁忌。针刺浅深得当，疗效颇佳，反之则内伤五脏或变生他疾。

第二节　刺齐论（卷一）

【提要】 本篇出自《素问·刺齐论》全篇。论述针刺浅深之剂。

【原文】

黄帝问曰：愿闻刺浅深之分[1]？

岐伯曰：刺骨无伤筋者，针至筋而去，不及骨也。刺筋无伤肉者，至肉而去，不及筋也。刺肉无伤脉者，至脉而去，不及肉也。刺脉无伤皮者，至皮而去，不及脉也[2]。所谓刺皮无伤肉者，病在皮中，针入皮中，无伤肉也①。刺肉无伤筋者，过肉中筋也。

刺筋无伤骨者，过筋中骨也。此之谓反也[3]。

【对校】

① 针入皮中，无伤肉也：张缙版本作"针入皮中无伤肉也"。

【注释】

[1] 刺浅深之分：分，可作部位解。《黄帝内经素问》注："谓皮肉筋脉骨之分位也。"

[2] 刺骨无伤筋者……不及脉也：《黄帝内经素问集注》注："此申明刺宜深者，勿浅而去也。刺骨无伤筋者，言其病在骨，刺当及骨，若针至筋而去，不及于骨，则反伤筋之气，而骨病不除，是刺骨反伤其筋矣。盖皮肉筋骨，各有所主之气，故必当至其处，而候其主病之气焉。卢良侯曰：脉在肉中，肉有溪谷，脉有脉道，理路各别者也。所谓至脉而去，不及肉者，谓刺在皮肤脉络之间，不及里之筋骨，非针从脉而再入于肉也。是以略去刺脉无伤肉句者。"按：无伤作误伤或徒然伤，较好理解。

[3] 所谓刺皮无伤肉者……此之谓反也：《黄帝内经素问》注："此则诚过分太深也。"《素问》新校正云："按全元起云：刺如此者是谓伤，此皆过，过必损其血气，是谓逆也，邪必因而入也。"《类经·针刺类·刺禁》注："刺皮过深而中肉者，伤其脾气。刺肉过深而中筋者，伐其肝气。刺筋过深而中骨者，伤其肾气。此上三节，言不当深而深者之害，是皆所谓反也。"

【按语】本篇与《刺要论》都是讨论针刺深浅。《刺要论》主要讨论针刺深浅的原则，并强调针刺过深而带来的伤害。本篇反复强调掌握针刺深浅的标准，刺之不及，则不能气至病所，调经气而祛邪；刺之太过，反伤正气，易遭邪气内侵。针刺的深浅标准，必须根据皮、脉、肉、筋、骨的病变，适到病所。

第三节　刺志论（卷一）

【提要】本篇出自《素问·刺志论》。论述人体的常态、病态，应该从形与气、谷与气、血与脉等相称与否来判别。以相称为常态，不相称为病态。并论述了虚实形成的原因与伤寒、伤暑、脱血、饮食等因素有关。这里的"虚""实"是对机体内与外两种状态的比较，不是病机变化。

【原文】

黄帝问曰：愿闻虚实之要？

岐伯对曰：气实形实，气虚形虚，此其常也，反此者病[1]。谷盛气盛，谷虚气虚，此其常也，反此者病[2]。脉实血实，脉虚血虚，此其常也，反此者病[3]。

帝曰：如何而反？

岐伯曰：气虚身热①，此谓反也[4]。谷入多而气少，此谓反也[5]。谷不入而气多，此谓反也[6]。脉盛血少，此谓反也。脉小血多，此谓反也[7]。气盛身寒，得之伤寒。气虚身热，得之伤暑[8]。谷入多而气少者，得之有所脱血，湿居下也[9]。谷入少而气多者，邪在胃，及与肺也②[10]。脉小血多者，饮中热也。脉大血少者，脉有风气，水浆不入，此之谓也[11]。

【对校】

① 气虚身热：张缙版本作"气盛身寒，气虚身热"。

② 邪在胃，及与肺也：张缙、黄龙祥版本作"邪在胃及与肺也"。

【注释】

[1] 气实形实……反此者病：《黄帝内经素问注证发微》注："气者，人身之气也；形者，人之形体也。气实则形实，气虚则形虚，此其相称者为常，而相反则为病矣。然此气之虚实，必于脉而验之，但不可即谓气为脉也，观下文有血脉对举者可知。"

[2] 谷盛气盛……反此者病：《类经·疾病类·虚实之反者病》注："人受气于谷，谷入于胃，以传于肺，五脏六腑，皆以受气，此气生于谷也，是谓谷气。故谷气盛衰，候当相应，不应则为病矣。"

[3] 脉实血实……反此者病：《黄帝内经素问集注》注："脉者，血之府，故虚实之宜相应也。"《类经·疾病类·虚实之反者病》注："脉之盛衰者，所以候气血之虚实也。故脉之与血，相应者为常，不相应者反而病也。"

[4] 气虚身热，此谓反也：《黄帝内经素问》注："气虚为阳气不足，阳气不足当身寒，反身热者，脉气当盛，脉不盛而身热，证不相符，故谓反也。"

[5] 谷入多而气少，此谓反也：《黄帝内经素问》注："胃之所出者，谷气而布于经脉也，谷入于胃，脉道乃散，今谷入多而气少者，是胃气不散，故谓反也。"

[6] 谷不入而气多，此谓反也：《黄帝内经素问校注语释》注："'不入'误，应作'入少'，核下文'谷入少而气多'句可证。盖入少气多，是已谓反，如谷不入，似无此理。"可参。

[7] 脉盛血少……此谓反也：《黄帝内经素问吴注》曰："脉盛血少则无阴，脉少血多则无阳。"《素问识》注："按血之多少，盖察面而知之。"即面色红赤者为血多，面色㿠白者为血少。

[8] 气盛身寒……得之伤暑：《黄帝内经素问集注》注："此申明形气虚实之相反者，为邪气所伤也。气盛身寒者，邪气实也。气虚身热者，形气虚也。寒伤形，故气盛身寒。暑伤气，故气虚身热。"

[9] 谷入多而气少者……湿居下也：《类经·疾病类·虚实之反者病》注："谷入多者，胃热善于消谷也。脱血者，亡其阴也。湿居下者，脾肾之不足，亦阴虚也。阴虚则无气，故谷虽入多而气则少也。"

[10] 谷入少而气多者，邪在胃，及与肺也：《类经·疾病类·虚实之反者病》注："邪在胃，则不能食，故入谷少；邪在肺，则息喘满，故气多。"

[11] 脉大血少者……此之谓也：《类经·疾病类·虚实之反者病》注："风为阳邪，居于脉中，故脉大水浆不入，则中焦无以生化，故血少。"

【按语】 篇名《刺志论》。马莳曰："志者记也，篇内言虚实之要及泻实补虚之法当记不忘，故名篇。"张志聪曰："夫志意者，所以御精神，收魂魄，适寒温，和喜怒者也。是以营卫调，志意和，则筋骨强健，腠理致密，精神专直，身不受邪。如形气谷气之相反，血脉虚实之变常，皆缘志意不和，以致邪气从之，故名之曰刺志论。卢良侯曰：此篇帝问虚实之要，而伯所答者，皆为邪病所伤，盖邪实则正虚矣。然取邪气之浅深，在用志之专一，故曰刺志论。"

《素问·刺志论》后面尚有"夫实者，气入也。虚者，气出也。气实者，热也。气虚者，寒也。入实者，左手开针孔也。入虚者，右手闭针孔也"，该段记载在《针灸大成·卷四·内经补泻》中。

第四节 长刺节论（卷一）

【提要】本篇内容出自《素问·长刺节论》。主要内容是讨论头痛、寒热、痹病、积、疝等 10 种病证的针刺治疗方法。

【原文】

岐伯曰：刺家不诊，听病者言。在头，头疾痛，为藏针之[1]，刺至骨病已，上无伤骨肉及皮①，皮者道也。阴刺，入一旁四处②，治寒热（阴刺谓卒刺）。深专者刺大脏，迫脏刺背[2]，背俞也，刺之迫脏，脏会，腹中寒热去而止，刺俞之要，发针而浅出血。

治腐肿者，刺腐上，视痈小大，深浅刺。刺大者多血，小者深之，必端内针为故止。

病在少腹有积，刺皮䯏[3]以下，至少腹而止；刺侠脊两旁四椎间，刺两髂髎季胁肋间，导腹中气热下已（䯏一作骺，四椎恐为五椎，谓心俞应少腹）。病在少腹，腹痛不得大小便，病名曰疝，得之寒。刺少腹两股间，刺腰髁[4]骨间，刺而多之，尽炅病已（炅，热也）。病在筋，筋挛节痛，不可以行，名曰筋痹。刺筋上为故，刺分肉间，不可中骨也，病起筋炅，病已乃止。病在肌肤，肌肤尽痛，名曰肌痹。伤于寒湿，刺大分、小分，多发针而深之，以热为故，无伤筋骨，伤筋骨，痛发若变，诸分尽热，病已止。病在骨，骨重不可举，骨髓酸痛，寒气至，名曰骨痹。深者刺无伤脉肉为故，其道大分、小分，骨热病已止。

病在诸阳脉，且寒且热，诸分且寒且热，名曰狂（气狂乱也）。刺之虚脉，视分尽热，病已止。病初发岁一发，不治月一发，不治月四五发，名曰癫病。刺诸分诸脉，其无寒者，以针调之，病已止。病风且寒且热，炅汗出，一日数过，先刺诸分理络脉；汗出且寒且热，三日一刺，百日而已。病大风骨节重，须眉堕，名曰大风。刺肌肉为故，汗出百日，刺骨髓汗出百日，凡二百日须眉生而止针。

【对校】

① 刺至……及皮：张缙版本作"刺至骨病已止。无伤骨肉及皮"。

② 阴刺，入一旁四处：张缙版本作"阳刺入一，旁四处"。

【注释】

[1] 为藏针之：意为头部皮薄肉少，刺之当深刺至肉下骨部。王冰注："藏，犹深也，言深刺之。"《素问》新校正云："按全元起本云：'为针之。'无'藏'字。"《黄

帝内经素问吴注》删"藏"字。

[2] 深专者刺大脏，迫脏刺背："深专者"指病邪深入而专攻于脏的意思。大脏、迫脏：《黄帝内经太素》曰："大脏，肺脏也，肺脏之形，大如四脏，故曰大脏。刺肺脏寒热之法，近脏刺之，刺于背输。迫，近也。近脏刺之，刺于背输。"马莳注："五脏为大脏，而刺五脏俞，即所以刺大脏也。"

[3] 皮䐃：䐃，音 téng，方言，指脐下皮肉坚肥厚处。同腯，《说文解字》段注："按，人曰肥，兽曰腯，此人物之大辨也。又析言之，则牛羊得称肥，豕独称腯 tú。"马莳《黄帝内经素问注证发微》云："《内经》中，有应用肉旁者，每以骨旁代之。""皮䐃"《黄帝内经太素》作"腹脐"。《黄帝内经太素》平按：新校正云："皮䐃应作皮䶏，䶏，骨端也，谓脐下横骨之端。全元起本作皮䐃，元起注'脐傍埵起也'，亦未为得。"指脐下皮肉坚（肥）厚处。

[4] 髁：音 kē。骨名，一般多指骨端之突起，如股骨髁。《医宗金鉴·刺灸心法要诀》指肱骨头，曰："髁骨者，肩端之骨也。即肩胛骨头留之上棱骨也。"

【按语】篇名《长刺节论》：长，即广的意思；刺，针刺；节，法度。本篇广泛地论述各种疾病的针刺法度，故名为"长刺节论"。本节"刺家不诊，听病者言"与《灵枢·九针十二原》强调"凡将用针，必先诊脉"，是否矛盾呢？实际上，"刺家不诊，听病者言"就是"刺家诊，先听病者言"。"不"在这里只是一个语气助词。"不"字在《辞源》中含义较多：①表示否定：否定词，表示相反义；毋，勿，不要，表示禁止；无、没有。②非，不是。③表示尚未、不到之意，当"未"讲。④用作语助，无实际含义，如《诗·大雅·文王》曰："帝命不时。"郑玄笺曰："不时，时也。"目前的口语中还保留着这种用法，如"好不热闹""好不痛快"等。《黄帝内经》中亦有"不"字作为语助词的情况，如《素问·四气调神大论》中"恶气不发"和《素问·调经论》中"皮肤不收"等。

第五节　调经论（卷一）

【提要】本篇内容出自《素问·调经论》。主要论述气血相并，风雨寒湿中人，喜怒不节，阴阳偏盛偏衰等因素致使脏腑经络发生的虚实变化，以及针刺补泻手法。同时强调了针刺治疗时，应结合患者的体质、四时气候、病变所在及病情虚实等方面，采用相应的刺法如燔针、焠针、缪刺、巨刺等，以调治其经脉。

【原文】

黄帝问曰：有余不足，余已闻虚实之形，不知其何以生？岐伯曰：气血以并，阴阳相倾，气乱于卫，血逆于经，血气离居，一实一虚。血并于阴，气并于阳，故为惊狂[1]；血并于阳，气并于阴，乃为炅中[2]；血并于上，气并于下，心烦惋[3]喜怒；血并于下，气并于上，乱而喜忘。上下谓膈上下。

帝曰：血并于阴，气并于阳，如是血气离居，何者为实？何者为虚？岐伯曰：血气者，喜温而恶寒，寒则泣不能流，温则消而去之，是故气之所并为血虚，血之所并为气虚。

帝曰：人之所有者，血与气耳。今夫子乃言血并为虚，气并为虚，是无实乎？岐伯曰：有者为实，无者为虚，故气并则无血，血并则无气，今血与气相失，故为虚焉。络之与孙脉，俱输于经，血与气并，则为实焉。血之与气，并走于上，则为大厥[4]，厥则暴死，气复反则生，不反则死。

【注释】

［1］血并于阴，气并于阳，故为惊狂：吴崑注："血并于阴脏，是为重阴；气并于阳腑，是为重阳。"惊狂，癫狂也。

［2］血并于阳，气并于阴，乃为炅中：《类经》曰："血并于阳，阴在表也，气并于阴，阳在里也，故为炅中。"炅，热也。

［3］悗：音 mèn。通"悗"。郁闷。

［4］大厥：指突然昏倒类疾病。系气血并走于上，上实下虚之证。

【原文】

帝曰：实者何道从来？虚者何道从去？虚实之要，愿闻其故。岐伯曰：夫阴与阳皆有俞会[1]。阳注于阴，阴满之外[2]，阴阳匀平，以充其形，九候若一，命曰平人。夫邪之生也，或生于阴，或生于阳。其生于阳者，得之风雨寒暑；其生于阴者，得之饮食居处，阴阳喜怒。

帝曰：风雨之伤人奈何？曰：风雨之伤人也，先客于皮肤，传入于孙脉，孙脉满则传入于络脉，络脉满则输于大经脉，血气与邪并客于分腠之间，其脉坚大，故曰实。实者外坚充满，不可按之，按之则痛。

帝曰：寒湿之伤人奈何？曰：寒湿之中人也，皮肤不收[3]，肌肉坚紧，荣血泣[4]，卫气去，故曰虚。虚者聂辟[5]气不足，按之则气足以温之，故快然而不痛。

帝曰：阴之生实奈何？曰：喜怒不节，则阴气上逆，上逆则下虚，下虚则阳气走之，故曰实矣。帝曰：阴之生虚奈何？曰：喜则气下，悲则气消，消则脉虚空，因寒饮食，寒气熏满，则血泣气去，故曰虚矣。

【注释】

［1］俞会：俞，指腧穴。会，指经气所会之处。

［2］阳注于阴，阴满之外：《类经》曰："阳注于阴，则自经归脏；阴满之外，则自脏及经。"

［3］皮肤不收：《针灸甲乙经》及《黄帝内经太素》作"皮肤收，无不字"。《黄帝内经太素》曰："皮肤收者，言皮肤急而聚也。"

［4］泣：此处当"涩"讲。《黄帝内经》中"泣"的含义：①指眼泪。《灵枢·口问》曰："人之哀而泣涕出者。"《灵枢·五癃津液别》曰："悲哀气并，则为泣。"②与涩为同义词。《素问·五脏生成》曰："血……凝于脉者为泣。"王注次注："泣，谓血行不利。"吴崑《黄帝内经素问吴注》曰："泣，涩同，血涩不利也。""泣"又疑为"沍"：俞樾《内经辨言》曰："字书'泣'字并无此义。泣疑沍字之误。泣亦沍字之误，王氏不注于前而注于后，或其作注时此文沍字犹未误，故以血行不利说之，正沍

字之义也。"《说文解字》曰："泣，无声出涕曰泣。从水，立声。"

[5]聂辟：又作"摄辟""摺襞"。指肌肤皱褶。王冰注："聂谓聂皱，辟谓辟迭。"此处又指怯弱恐惧貌。

【按语】本段论人体虚实的原因、特点。以上两节所说的虚实，是由于外感风雨寒湿，内伤饮食起居，阴阳喜怒所致。并指出风雨之邪与血气相并而客于分膝之间者为实；寒湿伤人，致营血涩滞，卫气去者为虚。在内若因怒而气逆者为实；若因喜悲而致气消散者为虚。

【原文】

帝曰：经言阳虚则外寒，阴虚则内热，阳盛则外热，阴盛则内寒，余已闻之矣，不知其所由然也。岐伯曰：阳受气于上焦，以温皮肤分肉之间，今寒气在外，则上焦不通，上焦不通，则寒气独留于外，故寒栗。帝曰：阴虚生内热奈何？曰：有所劳倦，形气衰少，谷气不盛，上焦不行，下脘不通，胃气热，热气熏胸中，故内热。帝曰：阳盛生外热奈何？曰：上焦不通利，则皮肤致密，腠理闭塞，玄府不通，卫气不得泄越，故外热。帝曰：阴盛生内寒奈何？曰：厥气上逆，寒气积于胸中而不泻，不泻则温气去，寒独留，则血凝泣，凝则脉不通，其脉盛大以涩，故中寒。

【按语】本段所论虚实寒热阴阳的病机分类方式与后世有何不同？本节论述了"阳虚则外寒""阴虚则内热""阳盛则外热""阴盛则内寒"的病理。但是其机理与后世之"阳虚则生外寒""阴虚则生内热""阳盛则热""阴盛则寒"不尽相同。虽然不尽相同，但是以阴阳为纲来分析内外虚实寒热之病机，却为后世"八纲辨证"奠定了基础。

【原文】

帝曰：阴与阳并，血气以并，病形以成，刺以奈何？曰：刺此者，取之经隧，取血于营，取气于卫[1]。用形哉，因四时多少高下。

帝曰：夫子言虚实者有十[2]，生于五脏，五脏五脉耳。夫十二经脉，皆生其病，今夫子独言五脏，夫十二经脉者，皆络三百六十五节，节有病，必被[3]经脉，经脉之病，皆有虚实，何以合之？岐伯曰：五脏者故得六腑与为表里，经络支节，各生虚实，其病所居，随而调之。病在脉，调之血[4]；病在血，调之络；病在气，调之卫；病在肉，调之分肉；病在筋，调之筋①。燔针劫刺其下及与急者，病在骨调之骨焠针药熨②[5]。病不知所痛，两跷为上。身形有痛，九候莫病，则缪刺[6]之。痛在于左而右脉病者，巨刺之。必谨察其九候，针道备矣。

【对校】

① 病在筋，调之筋：张缙版本该句后有"病在骨，调之骨"。

② 病在骨调之骨焠针药熨：张缙版本作"病在骨焠针药熨"。

【注释】

[1]取血于营，取气于卫：马莳注："营气属阴，血生于营，故刺血者，取之营气而已；卫气属阳，气亦属阳，故刺气者，取之卫气而已。"

[2]言虚实者有十：指本篇开始所说的神、气、血、形、志等五虚五实而言。

[3]被：及也。

[4]病在脉，调之血：王冰注："脉者血之府，脉实则血实，脉虚则血虚，由此脉病而调之血也。"

[5]燔针劫刺其下……焠针药熨：《说文解字》曰："燔，爇也，爇，烧也。"《类经》曰："燔针者，盖纳针之后，以火燔之使暖也。此言焠针者，用火先赤其针而后刺之，不但暖也，寒毒固结，非此不可。"说明燔针与焠针是两种不同的针法。明·吴崑《针方六集》则说："燔针者，内针之后，以火幡之暖耳，不必赤也。"劫刺：《类经》曰："劫刺，因火气而劫散寒邪也。"但《官针》和《经筋》认为燔针和焠刺是一致的。《灵枢·官针》曰："焠刺者，刺燔针则取痹也。"《灵枢·经筋》曰："焠刺者，刺寒急也，热则筋纵不收，无用燔针。"

[6]缪刺：缪，多音字。①音jiū：通"纠"，交错义，如丹波元简《素问识》曰："盖左病刺右，右病刺左，交错其处，故曰缪刺。"通"樛"，绞结，指树木向下弯曲。②音miù：纰缪；错误。③音mù：古同"穆"：古时宗庙所列次序，父子辈递为昭穆，左为昭，右为穆；调和、和悦；虔诚貌。④音lù：通勠，合力，并力，如"缪力同心"。⑤音liǎo：古同"缭"，缭绕。⑥音móu：绸缪，"麻十束为缪"。⑦音miào：姓。缪之基础字是"翏"，音liù，高飞也，古作国名或姓。

【按语】本节言经脉虚实结合五脏虚实的刺法的特点。结合临床理解"病在脉，调之血；病在血，调之络；病在气，调之卫"。

第六节　缪刺论（卷一）

【提要】本篇内容出自《素问·缪刺论》。主要内容有：①说明缪刺和巨刺的意义和二者的异同。②分别介绍各经络脉病证和针刺治疗的方法。③介绍邪客于五脏之间和邪客于五络所发生的病证与治法，指出对经、络和皮部血络的诊察和刺治原则。

【原文】

黄帝问曰：余闻缪刺，未得其意，何谓缪刺？岐伯对曰：夫邪客于皮毛，入舍于孙络，留而不去，闭塞不通，不得入于经，流溢于大络，而生奇病也（大络，十五络也）。夫邪客大络者，左注右，右注左，上下左右与经相干，而布于四末，其气无常处，不入于经俞，命曰缪刺（四末，谓四肢也）。帝曰：愿闻缪刺，以左取右，以右取左，奈何？其与巨刺何以别之？曰：邪客于经，左盛则右病，右盛则左病，亦有移易者（谓病移且易），左痛未已而右脉先病，如此者，必巨刺之，必中其经，非络脉也。故络病者，其痛与经脉缪处，故命曰缪刺。

帝曰：愿闻缪刺奈何？取之何如？对曰：邪客于足少阴之络，令人卒心痛，暴胀，胸胁支满，无积者，刺然骨之前出血，如食顷而已。不已，左取右，右取左。病新发者，取五日已。

邪客于手少阳之络，令人喉痹，舌卷，口干，心烦，臂外廉痛，手不及头，刺手小指次指爪甲上，去端如韭叶，各一痏（关冲穴，痏疮也），壮者立已，老者有顷已，左取右，右取左，此新病数日已。

邪客于足厥阴之络，令人卒疝暴痛，刺足大趾爪甲上与肉交者，各一痏（大敦穴，两脚俱刺，故曰各一痏），男子立已，女子有顷已，左取右，右取左。

邪客于足太阳之络，令人头项肩痛，刺足小趾爪甲上与肉交者，各一痏，立已（至阴，一云小指外侧）。不已，刺外踝下三痏，左取右，右取左，如食顷已（金门）。

邪客于手阳明之络，令人气满胸中，喘息而支胠，胸中热，刺手大指次指爪甲上，去端如韭叶，各一痏，左取右，右取左，如食顷已（商阳，一云次指内侧）。

邪客于臂掌之间，不可得屈，刺其踝后（人手本节踝），先以指按之痛，乃刺之。以月死生为数，月生一日一痏，二日二痏，十五日十五痏，十六日十四痏（月半已前为生，月半已后为死）。

邪客于足阳跷之脉，令人目痛从内眦始。刺外踝之下半寸所各二痏，左刺右，右刺左，如行十里顷而已。

人有所堕坠，恶血留内，腹中满胀，不得前后，先饮利药，此上伤厥阴之脉，下伤少阴之络，刺足内踝之下，然骨之前血脉出血，刺足跗上动脉（冲阳[1]），不已，刺三毛上各一痏，见血立已，左刺右，右刺左（三毛大敦穴）。善悲惊不乐，刺如右方。

邪客于手阳明之络，令人耳聋，时不闻音，刺手大指次指爪甲上，去端如韭叶，各一痏，立闻（商阳）；不已，刺中指爪甲上与肉交者，立闻（中冲）；其不时闻者，不可刺也（络气已绝，故不刺）。耳中生风者，亦刺之如此数。左刺右，右刺左。

凡痹往来，行无常处者，在分肉间痛而刺之，以月死生为数，用针者，随气盛衰以为痏数，针过其日数则脱气，不及日数则气不泻，左刺右，右刺左，病已止；不已，复刺之如法。月生一日一痏，二日二痏，渐多之；十五日十五痏，十六日十四痏，渐少之。

邪客于足阳明之络，令人鼻①衄，上齿寒，刺足大趾次趾爪甲上与肉交者，各一痏，左刺右，右刺左（厉兑）。

邪客于足少阳之络，令人胁痛不得息，咳而汗出，刺足小指次指爪甲上与肉交者，各一痏（窍阴），不得息立已，汗出立止，咳者温衣饮食，一日已，左刺右，右刺左，病立已；不已，复刺如法。

邪客于足少阴之络，令人嗌痛，不可内食，无故善怒，气上走贲上（贲谓气贲也，一云贲膈也，谓气上走膈上），刺足下中央之脉（涌泉），各三痏，凡六刺，立已，左刺右，右刺左。嗌中肿，不能内唾，时不能出唾者，刺然骨之前出血，立已，左刺右，右刺左。

邪客于足太阴之络，令人腰痛，引少腹控胁，不可以仰息，刺腰尻之解，两胂[2]之上是腰俞，以月死生为痏数，发针立已，左刺右，右刺左（一云腰俞无左右，当是下髎穴）。

邪客于足太阳之络，令人拘挛背急，引胁而痛，刺之从项始，数脊椎侠脊，疾按之应手如痛，刺之旁三痏，立已。

邪客于足少阳之络，令人留于枢中[3]痛，髀不可举，刺枢中以毫针，寒则久留针，以月死生为数，立已（环跳）。

治诸经刺之，所过者不病，则缪刺之。耳聋，刺手阳明，不已，刺其通脉出耳前者（听会）。齿龋，刺手阳明，不已，刺其脉入齿中者[4]，立已（龈交）。

邪客于五脏之间，其病也，脉引而痛，时来时止，视其病缪刺之于手足爪甲上（各刺其井，左取右，右取左），视其脉，出其血，间日一刺，一刺不已，五刺已。缪传引上齿，齿唇寒痛，视其手背脉血者去之，足阳明中指爪甲上一痏（厉兑），手大指次指爪甲上各一痏（商阳），立已，左取右，右取左。

邪客于手足少阴、太阴、足阳明之络，此五络皆会于耳中，上络左额角，五络俱竭，令人身脉皆动，而形无知也，其状若尸，或曰尸厥。刺足大趾内侧爪甲上，去端如韭叶，隐白。后刺足心（涌泉），后刺足中趾爪甲上各一痏（厉兑），后刺少商、少冲、神门②。不已，以竹管吹其两耳，鬄其左角之发方一寸，燔治，饮以美酒一杯，立已。

凡刺之数，先视其经脉，切而从之，审其虚实而调之。不调者，经刺之；有痛而经不病者，缪刺之。因视其皮部有血络者尽取之，此缪刺之数也。

【对校】

① 鼻：张缙版本作"鼽"。

② 后刺少商、少冲、神门：张缙版本该句后有"各一痏，立已"。

【注释】

[1] 冲阳：王冰注为冲阳穴，《类经》注为太冲穴。

[2] 胂：音 shēn。夹脊肉。

[3] 枢中：即髀枢中，当环跳穴处。

[4] 刺其脉入齿中者：手阳明之脉"贯颊入下齿中"。足阳明之脉"下循鼻外，入上齿中"。

【按语】缪刺首见于《灵枢·终始》，《素问·缪刺论》对其做了具体论述。《素问·缪刺论》一开始交代了病邪入侵人体的途径，至络至经的次第。并着重讨论病邪在络而未入经的问题。本文的缪处、缪刺和缪传之缪皆为"交错"之义。缪处指交错相处，"故络病者，其痛与经脉缪处"；缪刺指交错取穴针刺，"夫邪客大络者，左注右，右注左，上下左右，与经相干，而布于四末，其气无常处，不入于经俞，命曰缪刺"；缪传指交互相传，"缪传引上齿，齿唇寒痛"。

第七节 巨刺论（卷一）

【提要】本文出自《素问·缪刺论》。主要内容是说明缪刺与巨刺的不同及巨刺的方法。

【原文】

巨刺刺经脉，缪刺刺络脉[1]，所以别也。

岐伯曰：痛在于左而右脉病者，则巨刺之。

邪客于经，左盛则右病，右盛则左病，亦有移易者，左痛未已，而右脉先病，如此者，必巨刺之，必中其经，非络脉也。

【注释】

[1] 巨刺刺经脉，缪刺刺络脉：巨刺为邪客在经脉，深刺刺经；缪刺为邪客在络脉，浅刺刺络。

【按语】 缪刺与巨刺虽然都是左病取右，右病取左，但是有刺经和刺络的不同。凡邪气自浅入深而"极于五脏之次"的，应当刺经，而用巨刺；凡邪气客于络而未入于经，且其痛与经脉缪处的，即当刺络，而用缪刺。

第八节　经刺论（卷一）

【提要】 本文出自《素问·缪刺论》和《灵枢·经脉》。主要内容是说明病邪侵入人体的先后顺序及针刺治病方法。

【原文】

岐伯曰：夫邪之客于形也，必先舍于皮毛，留而不去，入①于孙脉，留而不去，入于络脉，留而不去，入于经脉，内连五脏，散于肠胃，阴阳俱盛②，五脏乃伤，此邪之从皮毛而入，极于五脏之次也。如此则治其经[1]焉。

凡刺之数，先视其经脉，切而从之③，审其虚实而调之，不调者经刺之[2]。

不盛不虚以经取之。

【对校】

① 入：张缙版本作"入舍"，下同。

② 阴阳俱盛：张缙版本作"阴阳俱感"。

③ 切而从之：张缙版本作"切而循之"。

【注释】

[1] 治其经：《类经》曰："治经者，十二经穴之正刺也，尚非缪刺之谓。"

[2] 不调者经刺之：《黄帝内经太素》曰："不调者，偏有虚实也。偏有虚实者，可从经穴调其气也。"

【按语】 病邪由外而内入如何分层次侵入人身？邪气侵入人身的层次从外到内分别为皮肤、络脉、经脉、六腑（肠胃为代表）、五脏。

第九节　五刺应五脏论（卷一）

【提要】 本章节取自《灵枢·官针》。主要介绍适应五脏疾病的5种刺法。

【原文】

岐伯曰：凡①刺有五，以应五脏。一曰半刺[1]者，浅内而疾发②，无针肉，如拔毛状，以取皮气，以应肺也。二曰豹文刺[2]者，左右前后针之，中脉，以取经络之血，以应心也。三曰关刺[3]者，直刺左右尽筋上，以取筋痹，慎无出血，以应肝也。四曰合谷刺[4]者，左右鸡足，针于分肉之间，以取肌痹，以应脾也。五曰输刺者，直入直出，深内至骨，以取骨痹，以应肾也。

【对校】

① 凡：张缙版本"凡"字前没有"岐伯曰"三字。

② 浅内而疾发：黄龙祥版本作"浅纳而疾发针"。张缙版本作"浅内而疾发针"。

【注释】

[1] 半刺：《黄帝内经太素》曰："凡刺不减一分，今言半刺，当是半分。"

[2] 豹文刺：《黄帝内经太素》曰："左右前后，针痏状若豹文，故曰豹文刺。"

[3] 关刺：指刺四肢的关节部位。

[4] 合谷刺：《黄帝内经太素》曰："刺身，左右分肉之间，痏如鸡足之迹，以合分肉间之气，故曰合刺也。"此处合刺即合谷刺。

【按语】本节出自《灵枢·官针》的五刺，"五刺应五脏"的标题出自高武的《素难要旨》。该节在1955年版《针灸大成·卷一》的目录中未列出，而是列在"刺法论"一节之后。"凡刺有五，以应五脏"是从五脏应合五体（皮、脉、筋、肉、骨）的关系分成5种刺法，故又名五脏刺。五脏刺法清楚表明了病有深浅层次的不同，刺法也有浅深及角度差异等的不同。

第十节　九刺应九变论（卷一）

【提要】本章节取自《灵枢·官针》。主要内容是为适应9种不同的病情变化而采取的9种刺法。

【原文】

岐伯曰①：凡刺有九，以应九变。一曰输刺者，诸经荥输脏腧[1]也②。二曰远道刺[2]者，病在上取之下，刺腑腧也。三曰经刺者，刺大经之结络经分[3]也。四曰络刺者，刺小络血脉也。五曰分刺者，刺分肉间也。六曰大泻刺者，刺大脓也。七曰毛刺者，刺浮毛皮也③。八曰巨刺者，左取右，右取左也。九曰焠刺者，燔针以取痹也。

【对校】

① 岐伯曰：张缙版本无"岐伯曰"三字。

② 诸经荥输脏腧也：张缙版本作"刺诸经荥俞脏俞也"。

③ 刺浮毛皮也：张缙版本作"刺浮痹皮肤也"。

【注释】

[1] 脏腧：《类经》曰："背间之脏腑输也。"即背俞穴。

[2] 输刺……远道刺：输刺、远道刺皆属于处方配穴范畴的刺法。

[3] 大经之结络经分：张志聪曰："大经者，五脏六腑之大络也，邪客于皮毛，入客于孙络，留而不去，闭结不通，则留溢于大经之分而生奇病，故此大经之结络以通之。"

【按语】本节出自《灵枢·官针》的九刺，"九刺应九变"的标题出自高武的《素难要旨》。该节在1955年版《针灸大成·卷一》的目录中未列出，而是列在"刺法论"

一节之后。"凡刺有九，以应九变"的所谓"变"是指不同性质的病变，讨论不同性质的病变应运用不同的刺法及配穴法。针分九种，适应证各不相同，同一针具，刺法也各有不同。

第十一节 十二刺应十二经论（卷一）

【提要】 本章节取自《灵枢·官针》。详细论述临床要根据病情的变化，不同的经脉病患，不同的脏器病患，邪气的深浅程度等而采取的各种针刺方法。这里主要论述适应十二经病变的"十二节"刺法。

【原文】

岐伯曰①：凡刺有十二②，以应十二经。一曰偶刺[1]者，以手直心若背，直痛所，一刺前，一刺后，以治心痹（刺宜傍针③）。二曰报刺[2]者，刺痛无常处。上下行者，直内无拔针，以手随病所按之④，乃出针复刺也。三曰恢刺[3]者，直刺傍举之⑤，前后恢筋急，以治筋痹。四曰齐刺[4]者，直入一，傍入二，以治寒气少深者。五曰扬刺[5]者，正内一，傍内四而浮之，以治寒气博大者。六曰直针刺[6]者，引皮乃刺之，以治寒气之浅者。七曰输刺[7]者，直入直出，稀发针而深之，以治气盛而热者。八曰短刺[8]者，刺骨痹，稍摇而深之，置针骨所，以上下摩骨也。九曰浮刺者，傍入而浮之，以治肌急而寒者。十曰阴刺者，左右率刺之，以治寒厥中寒厥，足踝后少阴也。十一曰傍针刺[9]者，宜傍刺各一，以治留痹久居者。十二曰赞刺[10]者，直入直出，数发针而浅之出血，是谓治痈肿也。

【对校】

① 岐伯曰：张缙版本无"岐伯曰"三字。

② 凡刺有十二：张缙版本作"凡刺有十二节"。

③ 刺宜傍针：黄龙祥版本作"刺宜旁针"；张缙版本作"刺此者傍针之也"。

④ 以手随病所按之：张缙版本作"以左手随病所按之"。

⑤ 直刺傍举之：张缙版本作"直刺傍之举之"；黄龙祥版本作"直刺旁举之"。

【注释】

[1] 偶刺：《类经》曰："偶，两也。前后各一，故曰偶刺。直，当也。以手直心若背，谓前心后心，当其痛所，各用一针治之。然须斜针以刺其旁，恐中心则死也。"属于处方配穴范畴。

[2] 报刺：《类经》曰："重刺也。"是一针两次刺。

[3] 恢刺：恢，阔、大的意思。恢刺，指刺的范围宽阔。此句《类经》言："恢刺者，刺旁之，举之前后，恢筋急以治筋痹也（恢，恢廓也。筋急者，不刺筋而刺其旁，必数举其针或前或后以恢其气，则筋痹可舒也）。"直刺筋脉拘急处所的旁边，用提插的手法，或向前或向后，以疏其气，可以治疗筋痹病。

[4] 齐刺：《类经》曰："齐者，三针齐用也，又曰三刺。"与恢刺相反，恢刺为一穴多刺，或称多向刺，齐刺为三针集合。例如，可用齐刺扳机点的方法治疗原发性三叉

神经痛，浅刺，深度不超过真皮。

［5］扬刺：张志聪曰："从中而发扬于四旁者。"《类经》曰："扬，散也。中外共五针而用在浮泛，故能祛散博大之寒气。"近代梅花针叩刺法即为扬刺法的演变。扬刺、浮刺和毛刺同属浅刺法，但扬刺是多针而浅刺；浮刺是斜针浅刺的一种方法，近代演变为皮内针法；毛刺为少针而浅刺。

［6］直针刺：《类经》曰："直者，直入无避也。直对病所之意（引起其皮而刺之，则所用不深，故但治寒气之浅者）。"

［7］输刺：《类经》曰："言能输泻其邪，非上文荥输之谓（直入直出，用其锐也。稀发针，留之久也。久而且深，故可以去盛热之气）。"是一种深刺泄热法，指垂直刺入较深处候气，得气后慢慢将针退出，乃从阴（深）引阳（浅），输泻热邪的一种手法。

［8］短刺：一作逐步进针的意思。可能即后世三部行针法的起源。《类经》曰："短者，入之渐也。"

［9］傍针刺：《类经》曰："旁针刺者，一正一旁也。正者刺其经，旁者刺其络，故可以刺久居之留痹。"

［10］赞刺：《类经》曰："赞，助也，数发针而浅之，以后助前，故可使之出血而治痈肿。"是连续分散浅刺出血的刺法，用治痈肿、丹毒等症。

【按语】本节出自《灵枢·官针》的十二刺，"十二刺应十二经"的标题出自高武的《素难要旨》。该节在 1955 年版《针灸大成·卷一》的目录中未列出，而是列在"刺法论"一节之后。"凡刺有十二，以应十二经"又作"凡刺有十二节，以应十二经"，"节"是节要的意思。由于刺法中有十二节要，所以能应合于十二经的病症，又称"十二节刺"。

第十二节 手足阴阳经脉刺论（卷一）

【提要】本文出自《灵枢·经水》，高武的《素难要旨》引用本段，名之为"手足阴阳经脉刺"，《针灸大成》引自《素难要旨》，并在题后加"论"字。其主要内容是阐述了各经经穴的适宜针刺深度及留针时间（用呼吸数表示），并指出了刺过的后果。

【原文】

岐伯曰：足阳明，五脏六腑之海也。其脉大，血多气盛，壮热，刺此者，不深弗散，不留弗泻也[1]。足阳明，刺深六分，留十呼。足太阳，深五分，留七呼。足少阳，深四分，留五呼。足少阴①，深三分，留四呼。足太阴②，深二分，留三呼。足厥阴，深一分，留二呼。手之阴阳，其受气之道近，其气之来疾，其刺深者，皆无过二分，其留皆无过一呼[2]，刺而过此者，则脱气[3]。

【对校】

① 足少阴：张缙版本作"足太阴"。

② 足太阴：张缙版本作"足少阴"。

【注释】

［1］足阳明……不留弗泻也：足阳明胃经是五脏六腑之海，多气多血，阳热最盛，刺此经之穴位，若不用深刺法，留针时间不够长，则不能使邪气消散。

［2］手之阴阳……其留皆无过一呼：手三阴经、手三阳经居身体的上部，气血运行的路径近，而且气行速度快，所以针刺的深度宜浅，不宜超过二分，留针时间也不宜过长，不超过一个呼吸周期。

［3］脱气：元气脱泄。

【按语】该节在 1955 年版《针灸大成·卷一》的目录中未列出，而是列在"刺法论"一节之后。《黄帝内经》论述针刺深浅的问题，如《素问·刺要论》提出病之深浅决定针刺深浅，病深则刺深，病浅则刺浅。《素问·刺齐论》言深浅不当会导致不良的后果。而本篇则主要提出穴位所在经脉的气血多少与经气运行速度影响针刺深浅及留针时间。

第十三节　刺王公布衣（卷一）

【提要】本文出自《灵枢·根结》和《灵枢·寿夭刚柔》，主要阐述了因生活方式不同而致气血滑涩不同的人，针刺时针具大小、针刺深浅和徐疾的区别。

【原文】

岐伯曰：膏粱藿菽[1]之味，何可同也？气滑则出疾，气涩则出迟，气悍则针小而入浅，气涩则针大而入深，深则欲留，浅则欲疾。以此观之，刺布衣者，深而留之；刺大人者，微以徐之。此皆因其慓悍滑利也①。寒痹内热，刺布衣以火焠之，刺大人以药熨之。

【对校】

① 此皆因其慓悍滑利也：张缙版本作"此皆因其气之慓悍滑利也"。

【注释】

［1］膏粱藿菽：膏，肥肉；粱，肥美的食物；藿，音 huò，蔬菜；菽，音 shū，一般的粗粮。

【按语】该节在 1955 年版《针灸大成·卷一》的目录中未列出，而是列在"刺法论"一节之后。《针灸大成》引自高武《素难要旨·刺王公大人布衣》，标题改为"刺王公布衣"。生活方式、饮食结构会影响人体气血的滑、涩，因此在选择针具、确定针刺深浅和留针久暂时也有不同，不宜盲目应用大刺激量的方法。

第十四节　刺常人黑白肥瘦（卷一）

【提要】本文出自《灵枢·逆顺肥瘦》和《灵枢·终始》的部分原文。本文阐述了应根据肤色、肥瘦决定针刺深浅、徐疾。

【原文】

岐伯曰：年质壮大，血气充盈，肤革坚固，因加以邪，刺此者，深而留之。此肥人也，广肩，腋项肉厚，皮黑色①，唇临临然[1]，其血黑以浊，其气涩以迟。其为人也，贪于取与[2]，刺此者，深而留之，多益其数也。瘦人皮薄色白，肉廉廉然[3]，薄唇轻言，其血气清②，易脱于气，易损于血，刺此者，浅而疾之。

刺肥人者以秋冬之齐，刺瘦人者以春夏之齐。

【对校】

① 广肩，腋项肉厚，皮黑色：黄龙祥版本作"广肩腋项，肉厚皮黑色"；张缙版本作"广肩腋项，肉薄厚皮而黑色"。

② 其血气清：张缙版本作"其血清气滑"。

【注释】

[1] 唇临临然：唇厚下垂状。

[2] 贪于取与：郭霭春曰："贪图便宜，又好赠与。或指性情好胜。"

[3] 肉廉廉然：肌肉瘦薄状。《灵枢识》曰："瘦曜而见骨骼。廉，棱也。"

【按语】该节在1955年版《针灸大成·卷一》的目录中未列出，而是列在"刺法论"一节之后。高武的《素难要旨》中有"黑白肥瘦刺"与"刺常人"两个标题，《针灸大成》将两个标题合而为一，名为"刺常人黑白肥瘦"，但内容只有"黑白肥瘦刺"而无"刺常人"的内容。

第十五节　刺壮士（卷一）

【提要】本文节选自《灵枢·逆顺肥瘦》。其主要内容是对年轻力壮者的针刺方法。

【原文】

岐伯曰：壮士真骨[1]，坚肉缓节，此人重则气涩血浊，刺此者，深而留之，多益其数；劲则气滑血清，刺此者，浅而疾之。

【注释】

[1] 真骨：健壮坚固的骨骼。《类经·肥瘦婴壮顺逆之刺》注："壮士之骨多坚刚，故曰真骨。"

【按语】该节在1955年版《针灸大成·卷一》的目录中未列出，而是列在"刺法论"一节之后。该节是《针灸大成》引自《素难要旨》，文字有删减。年轻壮士，气质不同，针刺深浅有别。

第十六节　刺婴儿（卷一）

【提要】本段文字原出自《灵枢·逆顺肥瘦》。

【原文】

岐伯曰：婴儿者，其肉脆，血少气弱，刺此者，以毫针浅刺而疾发针，日再刺可也。

【按语】该段摘自《素难要旨》，标题在 1955 年版《针灸大成·卷一》的目录中未列出，而是列在"刺法论"一节之后。婴儿乃稚阴稚阳之体，其针刺特点：浅刺、疾发针、日再刺。

第十七节　人身左右上下虚实不同刺（卷一）

【提要】本段文字节选自《素问·阴阳应象大论》。通过天人相应，取类比象的方法，说明了人体的生理特点，并指出感受外邪后应尽早治疗，最后指出了临床运用针法的一些原则。

【原文】

岐伯曰：天不足西北，故西北方阴也，而人右耳目不如左明也。地不满东南，故东南方阳也，而人左手足不如右强也。东方阳也，阳者其精并于上，并于上，则上明而下虚，故使耳目聪明，而手足不便也。西方阴也，阴者其精并于下，并于下，则下盛而上虚，故使耳目不聪明，而手足便也。故俱感于邪，其在上则右甚，在下则左甚，此天地阴阳所不能移①也，故邪居之。盖②天有精[1]，地有形，天有八纪[2]，地有五里③[3]，故能为万物之父母。清阳上天，浊阴归地，是故天地之动静，神明之纲纪，故能以生长收藏，终而复始。惟贤人上配天以养头，下象地以养足，中傍人事以养五脏。天气通于肺，地气通于嗌[4]，风气通于肝，雷气通于心，谷气通于脾，雨气通于肾，六经为川，肠胃为海，九窍为水注之器④[5]。以天地为之阴阳，阳之汗，以天地之雨名之；阳之气，以天地之疾风名之。暴气⑤象雷，逆气⑥象阳，故治不法天之纪，不用地之理，则灾害至矣。故邪风之至，疾如风雨，故善治者，治皮毛，其次治肌肤，其次治筋脉，其次治六腑，其次治五脏。治五脏者，半死半生也。故天之邪气感，则害人五脏；水谷之寒热感，则害人六腑[6]；地之湿气感，则害人皮肤筋脉⑦。故善用针者，从阴引阳，从阳引阴，以右治左，以左治右，以我知彼，以表知里，以观过与不及之理，见微得过，用之不殆⑧。

【对校】

① 移：张缙版本作"全"。

② 盖：张缙版本作"故"。

③ 里：黄龙祥版本作"理"。

④ 器：张缙版本作"气"。

⑤ 气：黄龙祥版本作"风"。

⑥ 气：黄龙祥版本作"风"。

⑦ 故天之邪气感……则害人皮肤筋脉：黄龙祥和张缙版本皆作"故天之邪气，感则害人五脏；水谷之寒热，感则害人六腑；地之湿气，感则害人皮肤筋脉"。

⑧ 见微得过，用之不殆：黄龙祥版本作"见微则用之不殆"。

【注释】

[1] 精：此指气之清者，《春秋繁露》曰："气之清者为精。"

[2] 八纪：指立春、立夏、立秋、立冬、春分、秋分、夏至、冬至八节。

[3] 五里：指东、西、南、北、中五方之道理，亦可解释为五行之道理。

[4] 天气通于肺，地气通于嗌：天气，指清气，呼吸之气；地气，指浊气，饮食之气。《类经》注："清气通于五脏，由喉而先入肺，浊气通于六腑，由嗌而先入胃。"

[5] 九窍为水注之器：《类经》注："水注之气，言水气之注也。如目之泪，鼻之涕，口之津，二阴之尿秽皆是也。虽耳若无水，而耳津气湿而成垢，是即水气所致。气至水必至，水至气必至，故言水注之气。"

[6] 水谷之寒热感，则害人六腑：吴崑注："五味贵于和中，寒则阴胜，热则阳胜，阳胜则热，阴胜则寒，皆能害于肠胃也。"

【按语】该节在1955年版《针灸大成·卷一》的目录中未列出，而是列在"刺法论"一节之后。本节内容是《针灸大成》转引自高武的《素难要旨》，引用后命名为"人身左右上下虚实不同刺"。"善治者，治皮毛"提示皮肤对人体调节的重要性。"善用针者，从阴引阳，从阳引阴，以右治左，以左治右，以我知彼，以表知里"说明针灸治病，多借助"感应"之理。

第十八节　卫气行论（卷一）

【提要】本篇出自《灵枢·卫气行》。主要阐述了卫气在人体运行的规律，以及与针刺时机的关系。

【原文】

黄帝问曰：卫气之在于身也，上下往来不以期，候气而刺之，奈何？伯高曰：分有多少，日有长短[1]，春秋冬夏，各有分理[2]，然后常以平旦为纪，以夜尽为始。是故一日一夜水下百刻，二十五刻者，半日之度也，常如是无已。日入而止，随日之长短，各以为纪而刺之，谨候其时，病可与期。失时反候者，有病不治。故曰，刺实者，刺其来也；刺虚者，刺其去也。此言气存亡之时[3]，以候虚实而刺之。是故谨候气之所在而刺之，是谓逢时。病在于三阳，必候其气在于阳而刺之；病在于三阴，必候其气在阴分而刺之。

水下一刻[4]，人气在太阳；水下二刻，气在少阳；水下三刻，气在阳明；水下四刻，气在阴分[5]；水下五刻，气在太阳；水下六刻，气在少阳；水下七刻，气在阳明；水下八刻，气在阴分；水下九刻，气在太阳；水下十刻，气在少阳；水下十一刻，气在阳明；水下十二刻，气在阴分；水下十三刻，气在太阳；水下十四刻，气在少阳；水下十五刻，气在阳明；水下十六刻，气在阴分；水下十七刻，气在太阳；水下十八刻，气在少阳；水下十九刻，气在阳明；水下二十刻，气在阴分；水下二十一刻，气在太阳；水下二十二刻，气在少阳；水下二十三刻，气在阳明；水下二十四刻，气在阴分；水下二十五刻，气在太阳，此半日之度也。从房至毕一十四舍[6]，水下五十刻，日行半度，迴行一舍，水下三刻与七分刻之四。大要曰：常以日之加于宿上也，人气在太阳。是故日行一舍，人气行三阳，行与阴分，常如是无已，天与地同纪，纷纷盼盼[7]终而复始，一日一夜，水下百刻而尽矣。

【注释】

[1] 分有多少，日有长短：四季中阳分和阴分所占的时间，各有定数，因此四季中昼与夜的时间也有短有长。

[2] 春秋冬夏，各有分理：一年中四季的昼夜长短，随着季节变化呈现一定的规律。

[3] 气存亡之时：指针下气的有无。

[4] 水下一刻：每刻合现代时，计为14分24秒。

[5] 阴分：指足少阴肾经。

[6] 从房至毕一十四舍："房"与"毕"指二十八宿中的"房宿"与"毕宿"。二十八宿也称二十八舍、二十八星。古代天文学家以星宿作为观测天象的标志，二十八宿平均分为四组，每组七宿，与四方（东、西、南、北）和四象（苍龙、白虎、朱雀、玄武）相配，以北斗斗柄所指的角宿为起点，由西向东，分别为：东方苍龙七宿——角、亢、氐、房、心、尾、箕；北方玄武七宿——斗、牛、女、虚、危、室、壁；西方白虎七宿——奎、娄、胃、昴、毕、觜、参；南方朱雀七宿——井、鬼、柳、星、张、翼、轸。房宿是苍龙七宿的第四宿，毕宿是白虎七宿的第五宿，从东方的房宿经南方到西方的毕宿共计十四颗星，故称一十四舍，在十二支相当于卯、辰、巳、午、未、申六个时辰，正是从早晨到傍晚这段时间。

[7] 纷纷纷纷：纷纷，纷乱的意思；纷纷，整齐、有条理。指纷乱中又有条理。

【按语】针刺时机的把握是要"谨候气之所在而刺之"。如何知道气之所在，则需明气之运行规律。当卫气行于阳经时，治三阳经的病，当卫气行于阴经时，治三阴经的病。补则趁其虚，泻则趁其实。

第十九节　诊要经终论（卷一）

【提要】本篇为《素问·诊要经终论》前半篇的"诊要部分"，其主要内容为：论述四时气候变化与人气所在的关系；说明春夏秋冬各有所刺的道理和误刺所造成的危害。

【原文】

黄帝问曰：诊要何如？岐伯对曰：正月、二月，天气始方[1]，地气始发，人气在肝；三月、四月，天气正方，地气定发，人气在脾；五月、六月，天气盛，地气高，人气在头；七月、八月，阴气始杀，人气在肺；九月、十月，阴气始冰，地气始闭，人气在心；十一月、十二月，冰复，地气合，人气在肾。故春刺散俞[2]及与分理，血出而止。甚者传气，间者环也[3]。夏刺络俞[4]，见血而止，尽气闭环[5]，痛病必下。秋刺皮肤，循理，上下同法，神变而止[6]。冬刺俞窍[7]于分理，甚者直下，间者散下[8]。

春夏秋冬，各有所刺，法其所在。春刺夏分，令人不嗜食，少气①；春刺秋分，令人时惊，且哭；春刺冬分，令人胀，病不愈，且欲言语；夏刺春分，令人懈惰；夏刺秋分，令人心中欲无言，惕惕如人将扑之。夏刺冬分，令人少气，时欲怒。秋刺春分，令人惕然，欲有所为，起而忘之；秋刺夏分，令人益嗜卧②，且善梦；秋刺冬分，令人洒洒时寒；冬刺春分，令人卧不能眠；冬刺夏分，令人气上，发为诸痹；冬刺秋分，令人善渴。

【对校】

① 令人不嗜食，少气：黄龙祥版本作"令人不食，少气"；张缙版本作"令人不嗜食少气"。

② 令人益嗜卧：黄龙祥版本作"令人嗜卧"。

【注释】

[1] 天气始方：方，"初动"的意思，天气始方即指自然界中天的升发之气初动。

[2] 散俞：或指经脉的一般腧穴。王冰曰："散俞，谓间穴。分理，谓肌肉分理。"《素问绍识》云："按散俞对本输而言，譬若太阴肺经，除少商、鱼际、太渊、经渠、尺泽之外，共为间散之穴，谓之散俞……盖春气始生之际，邪气入浅，故其刺亦不欲深，故刺间散之穴也。"指五输穴以外的腧穴。宋·林亿云："按《四时刺逆从论》云：春气在经脉，此散俞即经脉之俞也。"马莳云："散俞者，各经分散之腧穴也。"

[3] 甚者传气，间者环也：甚，病重；间，病轻；传，传布；环，循环。病情严重的应长久留针，等气传布后再出针；病稍轻的可留针等候经气在体内循环一周后出针。《类经》曰："病甚者，针宜久留，故必待其传气。病稍间者，但候其气行一周于身，越二刻许，可止针也。"

[4] 络俞：孙络之俞。《类经》张景岳注："络俞，谓诸经浮络之穴，以夏气在孙络也。"络俞与前面的散俞一起，皆是相对后面"俞窍"的称谓。

[5] 尽气闭环：尽气，邪气完全散去；闭环，以手扪闭针孔，经气即可以正常循环运转。

[6] 神变而止：刺时视患者神色有改变，即止针。

[7] 俞窍：深在筋骨间的腧穴。《类经》注："孔穴之深者曰窍，冬气在骨髓中，故当深取俞窍于分理间也。"

[8] 甚者直下，间者散下：病重的可使针直下深刺，病轻的或缓下其针，或在其左右上下散刺之。

【按语】 人之气随四季阴阳变化而不同，针刺随之而变化。《黄帝内经》论四时针刺的四季内容完整的篇章有9篇。《黄帝内经》的四时针刺方法本是讲四时与针刺部位的关系，意在刺处深浅与四时二者之气相合，经不同角度阐发，气之深浅由层次部位为主转为腧穴为主，渐变为五输穴选用原则。"秋刺皮肤"出于肺合皮毛的认识。

第二十节　皮部论（卷一）

【提要】 本篇引自《素问·皮部论》，主要阐述了病邪由外向内，由轻而重的变化规律，提示早期治疗的重要性。

【原文】

帝曰：皮之十二部，其生病皆何如？岐伯曰：皮者，脉之部也，邪客于皮则腠理开，开则邪入客于络脉，络脉满则注于经脉；经脉满则入舍于腑脏也。故皮者有分部，不与[1]，而生大病也（不与，疑不愈也）。

【注释】

[1] 不与：《针灸甲乙经》作"不愈"。《类经》曰："若不预为之治，则邪将日深，而变生大病也。与、预同。"与，治之义。

【按语】 十二经有十二皮部，邪气如何侵犯皮部而致病？致病后又会有怎样的变化？

第二十一节　经络论（卷一）

【提要】 本篇出自《素问·经络论》，其主要内容是经络的五色变化。

【原文】

黄帝问曰：夫络脉之见也，其五色各异，青、黄、赤、白、黑不同，其故何也？岐伯对曰：经有常色，而络无常变也。帝曰：经之常色何如？曰：心赤，肺白，肝青，脾黄，肾黑，皆亦应其经脉之色也。帝曰：络之阴阳，亦应其经乎？曰：阴络之色应其经，阳络之色变无常，随四时而行也。寒多则凝泣[1]，凝泣则青黑；热多则淖泽，淖泽则黄赤，此皆常色，谓之无病。五色具见者，谓之寒热。

【注释】

[1] 泣：冻结，闭塞。张衡《思玄赋》曰："清泉泣而不流。"这里引申为气血运行凝滞。

【按语】 经脉与络脉是有区别的。络脉的颜色随四时寒热而变，其中什么样的变化为正常的，什么又是异常的，如何通过观察络脉的变化来诊病？这是针灸临床容易忽视的。

第二十二节　标本论（卷一）

【提要】 本篇节选自《素问·标本病传论》。主要通过实例说明病有标本，治有缓急，治疗时应遵循"急则治其标，缓则治其本"的原则。

【原文】

岐伯曰：先病而后逆者，治其本；先逆而后病者，治其本；先寒而后生病者，治其本；先病而后生寒者，治其本；先热而后生病者，治其本①；先泄而后生他病者，治其本。必且调之，乃治其他病。先病而后中满者②，治其标；先病而后泄者，治其本③；先中满而后烦心者，治其本；有客气④[1]，有同气[2]，大小便不利，治其标；大小便利，治其本。病发而有余，本而标之，先治其本，后治其标；病发而不足，标而本之，先治其标，后治其本。谨详察间甚，以意调之。间者并行，甚为独行⑤，先大小便不利，而后生他病者，治其本也⑥。

【对校】

① 先热而后生病者，治其本：张缙版本此后有"先热而后生中满者治其标"。

② 先病而后中满者：张缙版本作"先病而后生中满者"。

③ 先病而后泄者，治其本：张缙版本此句在"先泄而后生他病者，治其本"之前。

④ 有客气：张缙版本作"人有客气"。

⑤ 谨详察间甚……甚为独行：张缙版本作"谨详察间甚，以意调之，间者并行，甚为独行"。

⑥ 先大小便不利……治其本也：张缙版本作"先大小便不利而后生他病者，治其本"，并在"病发而有余"句之前。

【注释】

[1] 客气：四时不正之气叫"客气"。

[2] 同气：四季固有之气，如春温、夏热、秋凉、冬寒都为同气，这里指人体正气。

【按语】"中医治本"说深入人心，其实，中医也重视治标。"间者并行，甚为独行"是中医临床的根本标准。该节是《针灸大成》从《素难要旨·标本》转引而来。高武在《素难要旨》中对《素问·标本病传论》的内容有改动。

第二十三节　刺热论（卷一）

【提要】本篇出自《素问·刺热》全文。主要论述五脏热病的症状、色诊、愈期、转归等，以及治疗热病的59种刺法和治热病的腧穴。

【原文】

黄帝问曰：五脏热病奈何？岐伯曰：肝热病者，小便先黄，腹痛，多卧，身热。热争[1]则狂言及惊（争谓邪正相搏），胁满痛，手足躁，不得安卧，庚辛甚，甲乙大汗[2]，气逆[3]则庚辛死（肝主木，庚辛为金，金克木，故死）。刺足厥阴、少阳（厥阴肝脉，少阳胆脉）。其逆则头痛员员[4]，脉引冲头也。

心热病者，先不乐，数日乃热。热争则卒心痛[5]，烦闷善呕，头痛面赤无汗，壬癸甚，丙丁大汗，气逆则壬癸死。刺手少阴、太阳（少阴心脉，太阳小肠脉）。

脾热病者，先头重，颊痛，烦心，颜青欲呕，身热。热争则腰痛，不可用俯仰，腹满泄，两颌痛，甲乙甚，戊己大汗，气逆则甲乙死。刺足太阴、阳明。

肺热病者，先淅然[6]厥，起毫毛，恶风寒，舌上黄，身热。热争则喘咳，痛走胸膺背，不得太息[7]，头痛不堪，汗出而寒，丙丁甚，庚辛大汗，气逆则丙丁死。刺手太阴、阳明，出血如大豆，立已。

肾热病者，先腰痛胻[8]酸，苦渴数饮，身热。热争则项痛而强，胻寒且酸，足下热，不欲言，其逆则项痛员员澹澹[9]然，戊己甚，壬癸大汗，气逆则戊己死。刺足少阴、太阳。诸汗者，至其所胜日汗出也。

【注释】

[1] 热争：热邪与正气相争。

[2] 庚辛甚，甲乙大汗：此指肝热病而言。肝主木，庚辛为金，金克木。故肝病逢庚辛日则加重。甲乙为木，肝病逢甲乙日则气旺，正能胜邪，可大汗出而热退。其余四脏亦均可据此推测其转归。

[3] 气逆：因热邪而致之正气逆乱。

[4] 员员：《针灸甲乙经》作"贡贡"。张志聪说："员员，周转也。"《通雅》云："头痛员员，正谓作晕，故今人言头悬。"

[5] 卒心痛：卒，音 cù，突然。《针灸甲乙经》无"卒""痛"二字，"心"连下句读。

[6] 淅然：淅，音 xī，寒惊貌。

[7] 太息：太是通假字，"太"通"叹"。

[8] 胻：音 héng。脚胫。

[9] 员员澹澹：王冰注："员员，谓似急也；澹澹，谓欲不定也。"张志聪注："员员澹澹，痛之微也。"员员澹澹，重文以形容痛之剧也。

【原文】

肝热病者，左颊先赤；心热病者，颜先赤[1]；脾热病者，鼻先赤；肺热病者，右颊先赤；肾热病者，颐先赤。病虽未发，见赤色者刺之，名曰治未病。热病从部所[2]起者，至期而已（期为大汗之日，如肝甲乙），其刺之反者[3]，三周[4]而已（反谓反取其气也，如肝病刺脾，脾刺肾，肾刺心，心刺肺，肺刺肝。三周，谓三周于三阴、三阳之脉状也。如太阳病，而刺泻阳明也），重逆[5]则死。诸当汗者，至其所胜日汗大出也。

诸治热病，以饮之寒水，乃刺之，必寒衣之，居止寒处，身寒而止也。热病先胸胁痛，手足躁，刺足少阳，补足太阴，病甚者，为五十九刺[6]。热病始手臂痛者，刺手阳明、太阴，而汗出止。热病始于头首，刺项太阳，而汗出止。热病始于足胫者，刺足阳明，而汗出止。热病先身重骨痛，耳聋好瞑[7]，刺足少阴，病甚为五十九刺。热病先眩冒[8]而热，胸胁满，刺足少阴、少阳（亦井荣也）。太阳之脉，色荣颧骨，热病也（荣，铺也）。荣未交[9]，曰今且得汗①，待时而已（待时者，谓肝病待甲乙之类也），与厥阴脉争见者，死期不过三日（外见太阳之赤色，内应厥阴之弦脉，是土气已败，木复狂行，故三日死）。其热病内连肾，少阳之脉色也（病一作气）。少阳之脉，色荣颊前，热病也②。荣未交，曰今且得汗③，待时而已，与少阴脉争见者，死期不过三日。热病气穴，三椎下间主胸中热④，四椎下间主膈中热，五椎下间主肝热，六椎下间主脾热，七椎下间主肾热，荣在骶也，项上三椎陷者中也。颊下逆颧为大瘕[10]，下牙车为腹满，颧后为胁痛，颊上者，膈上也⑤。

【对校】

① 荣未交，曰今且得汗：张缙版本作"荣未夭日，今且得汗"。

② 色荣颊前，热病也：张缙版本作"色荣颊，筋热病也"。

③ 荣未交，曰今且得汗：张缙版本作"荣未夭日，今且得汗"。

④ 三椎下间主脑中热：张缙、黄龙祥版本作"三椎下间主胸中热"。

⑤ 颊上者，膈上也：张缙版本作"颊上者、膈上也"。

【注释】

[1] 心热病者，颜先赤：《灵枢·五色》曰："黄帝曰：明堂者，鼻也。阙者，眉间也。庭者，颜也。"

[2] 部所：指五脏热病之色反应在面上的部位。

[3] 刺之反者：就是刺法不得当，如当泄反补，当补反泄之类。

[4] 三周：《类经》注："三周者谓三遇所胜之日而后已。"这是以本经经一个旺日为一个周期来计算。

[5] 重逆：一误再误。

[6] 五十九刺：指刺热病的五十九穴。见《素问·水热穴论》。

[7] 好瞑：闭眼，《灵枢·寒热病》曰："阴气盛则瞑目。"

[8] 眩冒：眩，眼前发黑；冒，头觉昏蒙，甚至昏厥。

[9] 荣未交：邪尚未入于荣分。

[10] 大瘕：瘕，多音多义字。①音 jiǎ 或 gǔ，"瘕（jiǎ）"与"蛊（gǔ）"二字，为古音之同音通假字，读音到底本字是"瘕"还是"蛊"字，必须根据文中之具体内容定夺，音 jiǎ 如《难经·五十七难》曰："大瘕泄者，里急后重，数至圊而不能便，茎中痛。"音 gǔ 如《素问·玉机真脏论》云："脾传之肾，病名曰疝瘕，少腹冤热而痛，出白，一名曰蛊。"故疝瘕又称"蛊"。②音 jiǎ，指妇女肚子里结块的病。③音 xiá，古同"瑕"，污；缺点。④音 xiā，喉病，常见于口语，方言。

【按语】本节谈到了治未病的具体方法。《黄帝内经》"治未病"一词首见于《灵枢·逆顺》，曰："上工刺其未生者也；其次，刺其未盛者也……上工治未病，不治已病，此之谓也。"《黄帝内经》中出现"治未病"一词的还有《素问·四气调神大论》，曰："是故圣人不治已病治未病，不治已乱治未乱，此之谓也。夫病已成而后药之，乱已成而后治之，譬犹渴而穿井，斗而铸锥，不亦晚乎！"本篇则为"病虽未发，见赤色者刺之，名曰治未病"。

第二十四节　刺水热穴论（卷一）

【提要】本篇出自《素问·水热穴论》全文。主要论述水病的病因、病理、症状及治疗本病的五十七穴与治热病的五十九穴，故名刺水热穴论。另外，对春夏秋冬四季取穴不同的意义也做了比较详细的论述。

【原文】

黄帝问曰：少阴何以主肾？肾何以主水？岐伯曰：肾者至阴也，至阴者盛水也；肺者太阴也①；少阴者冬脉[1]也。故其本在肾，其末在肺，皆积水也[2]。帝曰：肾何以能聚水而生病？岐伯曰：肾者胃之关也[3]，关门不利，故聚水而从其类也。上下溢于皮肤，故为胕肿[4]。胕肿者，聚水而生病也。帝曰：诸水皆生于肾乎？曰：肾者牝脏[5]

也，地气上者属于肾，而生水液也，故曰至阴。勇而劳甚，则肾汗出，肾汗出逢于风，内不得入于脏腑，外不得越于皮肤，客于玄府，行于皮里，传于胕肿，本之于肾，名曰风水。所谓玄府者，汗孔也。

帝曰：水俞五十七处者，是何主也？岐伯曰：肾俞[6]五十七穴，积阴之所聚也，水所从出入也。尻上五行行五者[7]，此肾俞，故水病下为胕肿大腹，上为喘呼，不得卧者，标本俱病，故肺为喘呼，肾为水肿，肺为逆不得卧，分为相输俱受者，水气之所留也。伏兔上各二行行五者，此肾之街也，三阴之所交结于脚也。踝上各一行行六者，此肾脉之下行也，名曰太冲[8]。凡五十七穴者，皆脏之阴络，水之所客也。

帝曰：春取络脉分肉[9]何也？曰：春者木始治，肝气始生，肝气急，其风疾，经脉常深，其气少，不能深入，故取络脉分肉间。帝曰：夏取盛经[10]分腠[11]何也？曰：夏者火始治，心气始长，脉瘦气弱，阳气流溢，热熏分腠，内至于经，故取盛经分腠，绝肤[12]而病去者，邪居浅也。所谓盛经者，阳脉也。帝曰：秋取经俞何也？曰：秋者金始治，肺将收杀，金将胜火，阳气在合，阴气初胜，湿气及体，阴气未盛，未能深入，故取俞以泻阴邪，取合以虚阳邪，阳气始衰，故取于合。帝曰：冬取井荥何也？曰：冬者水始治，肾方闭，阳气衰少，阴气坚盛，巨阳伏沉，阳气乃去，故取井以下阴逆，取荥以实阳气。故曰：冬取井荥，春不鼽衄，此之谓也。

帝曰：夫子言治热病五十九俞，愿闻其处，因闻其意。岐伯曰：头上五行行五者[13]，以越诸阳之热逆也，大杼、膺俞、缺盆、背俞，此八者，以泻胸中之热也；气街、三里、巨虚上下廉，此八者，以泻胃中之热也；云门、髃骨、委中、髓空，此八者，以泻四肢之热也；五脏俞旁五[14]，此十者，以泻五脏之热也。凡此五十九穴者，皆热之左右也。帝曰：人伤于寒而传为热，何也？岐伯曰：夫寒盛，则生热也。

【对校】

① 肺者太阴也：黄龙祥版本作"肺者少阴也"。

【注释】

[1] 冬脉：《难经·十五难》曰："冬脉石者，肾北方水也，万物之所藏也，盛冬之时，水凝如石，故其脉之来，沉濡而滑，故曰石。"石脉，脉学名词，系冬季脉来沉滑之象。

[2] 故其本在肾，其末在肺，皆积水也：《类经》注："肺为手太阴经，其脏属金，肾为足少阴经，其脏属水。少阴脉从肾上贯肝膈入肺中，所以肾邪上逆则水客于肺。故凡病水者，其本在肾，其末在肺，亦以金水相生，母子同气故皆能积水。"

[3] 肾者胃之关也：张景岳说："关者，门户要会之处，所以司启闭出入也。肾主下焦，开窍于二阴，水谷入胃，清者由前阴而出，浊者由后阴而出。肾气化，则二阴通；肾气不化，则二阴闭；肾气壮，则二阴调；肾气虚，则二阴不禁，故曰肾者胃之关也。"

[4] 胕肿：胕音 fū，古同"肤"，皮肤；音 zhǒu，古同"肘"；音 fú，指浮肿。胕肿的含义为：①全身浮肿，胕通肤。《素问·水热穴论》曰："上下溢于皮肤，故为胕肿。胕肿者，聚水而生病也。"②足面浮肿。《素问·评热病论》曰："有病肾风者，面

胕庞然壅。"马莳注:"胕，足面也。"

[5] 牝脏：其性属阴之脏为牝脏。王冰说："牝阴也亦主阴位故云牝脏。"

[6] 肾俞：肾为水脏，统摄全身水气，故把治水病的57个腧穴，又称肾俞。

[7] 尻上五行行五者：从尻骨向上，共分5行，每行有5个腧穴。指督脉的脊中、悬枢、命门、腰俞、长强，足太阳膀胱经的大肠俞、小肠俞、膀胱俞、中膂俞、白环俞，胃仓、肓门、志室、胞门、秩边等25穴。

[8] 踝上各一行……名曰太冲：《类经·针刺类》曰："踝上各一行，独指足少阴肾经而言。行六穴，则大钟、照海、复溜、交信、筑宾、阴谷是也。"又曰："肾之大络，并冲脉下行于足，合而盛大，故曰太冲。"

[9] 分肉：谓肌肉间界限分明，故名。另《灵枢·本脏》曰："卫气者所以温分肉，充皮肤，肥腠理，司开阖者也。"或指肌肉，前人称肌肉外层为白肉，内层为赤肉，赤白相分，故名。

[10] 盛经：①"取盛经分腠"的"盛经"指浮现于皮肤分肉之间的络脉。②气血充盛的经脉。如冲脉、胃经等。《素问·调经论》曰："血有余，则泻其盛经出其血。"

[11] 分腠：指分肉和腠理等组织。分肉为人体部位名，古时称脂肪为白肉，肌肉为赤肉，赤白相分之处为分肉，或谓肌肉间界限分明之处。腠理泛指皮肤、肌肉、脏腑的纹理及皮肤、肌肉间隙交接处的结缔组织。

[12] 绝肤：浅刺，透过皮肤。"肤"：膚、膚，从虍（hū），从胃，虍亦声，"虍"即带毛的虎皮，意为"保护"。本义：动物身体的外层、保护层。引申义：人体表面的带汗毛的保护层。

[13] 头上五行行五者：中行督脉之上星、囟会、前顶、百会、后顶。旁两行是足太阳经的承光、通天、络却、玉枕、五处。次旁二行是足少阳经的临泣、目窗、正营、承灵、脑空。

[14] 五脏俞旁五：指五脏俞之旁各有5个穴，即魄户、神堂、魂门、意舍、志室，左右共10个穴。

【按语】本节提出水病"其本在肾，其末在肺"，结合《素问·汤液醪醴论》关于水肿的治疗原则，说明针刺治疗水肿病具有重要意义。"肾者，胃之关也，关门不利，故聚水而从其类也"，实已提示了胃与水肿的密切关系。明代张景岳即由此而明确提出水肿"其制在脾"的理论。

第二十五节　刺疟论（卷一）

【提要】本篇出自《素问·刺疟》全文。主要论述六经、五脏和胃疟十二疟的症状、发病规律和针刺治疗方法，并指出针刺治疗疟疾的时机和先病先刺的原则，以及疟疾辨证取穴的治疗原则和要领，并说明根据经络脏腑的体质而加以鉴别，提示对于正气虚弱的患者，有时不宜用针。

【原文】

黄帝问曰：刺疟奈何？岐伯对曰：足太阳之疟，令人腰痛头重，寒从背起[1]，先寒后热，熇熇暍暍[2]然，热止汗出难已，刺郄中出血（一云金门，一云委中，针三分，若灸，可五壮）。

足少阳之疟，令人身体解㑊[3]，寒不甚，热不甚，恶见人，见人心惕惕然，热多汗出甚，刺足少阳（侠溪针三分，灸可三壮）。

足阳明之疟，令人先寒，洒淅洒淅，寒甚久乃热，热去汗出，喜见日月光火气，乃快然①，刺足阳明跗上（冲阳针三分，灸可三壮）。

足太阴之疟，令人不乐，好太息，不嗜食，多寒热汗出，病至则善呕，呕已乃衰，即取之（公孙针四分，灸可三壮）。

足少阴之疟，令人呕吐甚，多寒热，热多寒少，欲闭户牖而处，其病难已（大钟针二分，太溪针三分，各灸三壮）。

足厥阴之疟，令人腰痛，少腹满，小便不利，如癃状，非癃也，数便，意恐惧②，气不足，腹中悒悒[4]，刺足厥阴（太冲针三分，灸可三壮）。

【对校】

① 喜见日月光火气，乃快然：黄龙祥版本作"喜见日月光火气乃快然"。

② 数便，意恐惧：黄龙祥版本作"数便意，恐惧"。

【注释】

[1] 寒从背起：太阳标阳而本寒，故先寒后热。背为阳，故寒从背起也。

[2] 熇熇暍暍：熇：一音 hè，指火势猛烈；一音 kào，指烹饪方法，烘烤。暍音 yē，暑热气也。

[3] 解㑊：病名。解通懈。解㑊是一种肢体困乏、筋骨涣散无力的病证，或兼有少言等症。

[4] 悒悒：悒音 yì。忧愁，不安。

【原文】

肺疟者，令人心寒，寒甚热，热间善惊，如有所见者，刺手太阴、阳明（列缺针三分，灸五壮；合谷针三分，灸三壮）。

心疟者，令人烦心甚，欲得清水，反寒多，不甚热，刺手少阴（神门针三分，灸可三壮）。

肝疟者，令人色苍苍然，太息，其状若死者，刺足厥阴见血（中封针四分，灸可三壮）。

脾疟者，令人寒，腹中痛，热则肠中鸣，鸣已汗出，刺足太阴（商丘针三分，灸可三壮）。

肾疟者，令人洒洒然，腰脊痛宛转，大便难①，目眴眴然，手足寒，刺足太阳、少阴（足太阳金门，足少阴太溪）。

胃疟者，令人且②病也，善饥而不能食，食而支满腹大，刺足阳明、太阴横脉出血（厉兑针一分，灸一壮；解溪针五分，灸二壮；三里针一寸，灸三壮；太阴横脉，在内踝前，斜过大脉宜出血）。

【对校】

①腰脊痛宛转，大便难：张缙版本作"腰脊痛，宛转大便难"。

②且：黄龙祥版本作"疸"。

【原文】

疟发身方热，刺跗上动脉（谓阳明脉），开其孔，出其血，立寒；疟方欲寒，刺手阳明、太阴，足阳明、太阴（亦开孔出血）。疟脉满大急，刺背俞，用中针傍五胠俞各一，适肥瘦，出其血（五胠俞谓谚譆）。疟脉小实急，灸胫少阴，刺指井（复溜针三分，灸可五壮；井谓至阴，针一分，灸可三壮）。疟脉满大急，刺背俞，用五胠俞、背俞各一，适行至于血也。疟脉缓大虚，便宜用药，不宜用针①。凡治疟，先发如食顷，乃可以治②，过之，则失时也。诸疟而脉不见刺十指间出血，血去必已。先视之赤如小豆者，尽取之。

【对校】

① 便宜用药，不宜用针：黄龙祥版本作"便用药"。

② 凡治疟，先发如食顷，乃可以治：黄龙祥版本作"先发如食顷，乃可以治"。

【原文】

十二疟者，其发各不同时，察其病形，以知其何脉之病也。先其发时，如食顷而刺之①，一刺则衰，二刺则知，三刺则已。不已，刺舌下两脉出血；不已，刺郄中盛经出血，又刺项已下侠②脊者，必已（侠脊者谓大杼，针三分，灸五壮；风门热府，针五分，灸可五壮）。舌下两脉者廉泉也[1]（针三分，灸三壮）。

刺疟者，必先问其病之所先发者，先刺之。先头痛及重者，先刺头上及两额、两眉间出血③（头谓上星、百会，额谓悬颅，眉间谓攒竹等穴是也）；先项背痛者，先刺之（风池、风府、大杼、神道）；先腰脊痛者，先刺郄中出血；先手臂痛者，先刺手少阴、阳明十指间；先足胫酸痛者，先刺足阳明十指间出血。

风疟，疟发则汗出恶风，刺三阳经背俞之血者。胻酸痛甚，按之不可，名曰胕髓病。以镵针针绝骨出血，立已。身体小痛，刺至阴。诸阴之井，无出血④，间日一刺，疟不渴，间日而作，刺足太阳，渴而间日作，刺足少阳。温疟汗不出，为五十九刺。

【对校】

① 先其发时，如食顷而刺之：张缙、黄龙祥版本作"先其发时如食顷而刺之不已"。

② 侠：黄龙祥版本作"夹"。

③ 先刺头上及两额、两眉间出血：张缙版本作"先刺头上及两额，两眉间出血"。

④ 身体小痛……无出血：黄龙祥版本作"身体小痛，刺至阴、诸阴之井，无出血"；张缙版本作"身体小痛，刺诸阴之井、无出血"。

【注释】

[1] 舌下两脉者廉泉也：王冰、马莳、张景岳、张志聪等均认为是任脉的廉泉穴。

丹波元简《素问识》云："诸家为任脉之廉泉，非也。任脉廉泉只一穴，不宜言两脉，此言足少阴廉泉也。"《灵枢·卫气》云："足少阴之……标在背俞与舌下两脉也。"《灵枢·根结》云："少阴根于涌泉，结于廉泉。"足少阴肾经"挟舌本"，正系舌下两脉也。舌下两脉在《黄帝内经》已有记载与应用。《备急千金要方》云："治舌卒肿，满口溢出，如吹猪胞，气息不得通，须臾不治杀人方……刺舌下两边大脉，血出，勿使刺著舌下中央脉，出血不止，杀人。不愈，血出数升；则烧铁篦，令赤，熨疮数过以绝血也。"将"舌下两脉"命名为经外奇穴之金津、玉液，则首见于《针灸大成》，《针灸大成·经外奇穴》云："左金津、右玉液：二穴。在舌下两旁，紫脉上是穴，卷舌取之。治重舌肿痛，喉闭，用白汤煮三棱针，出血。"

【按语】用针刺治疗疟疾，须根据疟疾发作的不同情况而采取不同的治疗措施，特别要注意在疟疾未发作之前的针刺时机的把握：先其发时，如食顷而刺之，这一原则至今仍是必须遵循的。或发作时最先感觉症状的部位进行针刺。至于方热方寒之时的刺法，则是属于从权达变之施，这是应予指出的。

第二十六节　刺咳论（卷一）

【提要】本篇出自《素问·咳论》全文。主要论述病因与季节的关系及诸咳的传变规律。

【原文】

黄帝问曰：肺之令人咳[1]，何也？岐伯对曰：五脏六腑皆令人咳，非独肺也。帝曰：愿闻其状？曰：皮毛者，肺之合也。皮毛先受邪气，邪气以从其合也。其寒饮食入胃，从肺脉上至于肺，则肺寒；肺寒则外内合，邪因而客之，则为肺咳。五脏各以其时受病，非其时各传以与之（时谓王月）。人与天地相参，故五脏各以治时。感于寒则受病①，微则为咳，甚者为泄、为痛。乘秋则肺先受邪，乘春则肝先受之，乘夏则心先受之，乘至阴[2]则脾先受之，乘冬则肾先受之。帝曰：何以异？曰：肺咳之状，咳而喘息有音，甚则唾血；心咳之状，咳则心痛，喉中介介如梗状，甚则咽肿喉痹；肝咳之状，咳则两胁下痛，甚则不可以转，转则两胠[3]下满；脾咳之状，咳则右胁下痛，阴阴[4]引肩背，甚则不可以动，动则咳剧；肾咳之状，咳则腰背相引而痛，甚则咳涎。

帝曰：六腑之咳奈何？安所受病？曰：五脏之久咳，乃移于六腑。脾咳不已，则胃受之，胃咳之状，咳而呕，呕甚则长虫出；肝咳不已，则胆受之，胆咳之状，咳呕胆汁；肺咳不已，则大肠受之，大肠咳状，咳而遗矢；心咳不已，则小肠受之，小肠咳状，咳而失气，气与咳俱失；肾咳不已，则膀胱受之，膀胱咳状，咳而遗溺；久咳不已，则三焦受之，三焦咳状，咳而腹满，不欲食饮。此皆聚于胃，关于肺，使人多涕唾，而面浮肿气逆也②。帝曰：治之奈何？岐伯曰：治脏者治其俞；治腑者治其合；浮肿者治其经[5]。

【对校】

① 故五脏各以治时。感于寒则受病：黄龙祥版本作"故五脏各以治时感于寒则受

病"。

② 使人多涕唾，而面浮肿气逆也：黄龙祥版本作"使人多涕唾，而面浮肿，气逆也"；张缙版本作"使人多涕唾而面浮肿，气逆也"。

【注释】

[1] 咳：《周礼》说："冬有嗽、上气疾。"上气疾即指"咳"而言。"气乃上逆"叫咳。

[2] 至阴：阴历6月。

[3] 胠：腋下。

[4] 阴阴：阴，在此作"隐"解。阴阴即隐隐之意，《大戴礼记·文王官人》曰："考其阴阳。"注："阴阳谓隐显也。"

[5] 经：此指五输穴中的经穴。王冰注："经者，脏脉之所起第四穴，腑脉之所起第五穴。"

【按语】针灸治疗咳嗽疗效较好，应当得到较好的临床应用。本篇提出了"五脏六腑皆令人咳，非独肺也"，但"皆聚于胃，关于肺"："其寒饮食入胃""皮毛先受邪气"，肺胃为成咳之源。脏腑所致之咳各有症状，针灸治疗取穴不同。

第二十七节 刺腰痛论（卷一）

【提要】本篇出自《素问·刺腰痛》全文。主要论述腰痛在不同的经脉出现的证候、特点及当取之腧穴与针刺方法。

【原文】

黄帝问曰：腰痛起于何脉。刺之奈何？岐伯曰：足太阳脉令人腰痛，引项脊尻背如重状；刺其郄中太阳正经出血，春无见血。少阳令人腰痛，如以针刺其皮中，循循然[1]不可以俯仰，不可以顾；刺少阳成骨之端出血，成骨在膝外廉之骨独起者，夏无见血。阳明令人腰痛，不可以顾，顾如有见者，善悲；刺阳明于胻前三痏[2]，上下和之出血，秋无见血（即三里穴）。足少阴令人腰痛，痛引脊内廉。刺少阴于内踝上二痏，冬无见血，出血太多，不可复也（即复溜穴，二分，灸五壮）。厥阴之脉令人腰痛，腰中如张弓弩弦；刺厥阴之脉，在腨[3]踵鱼腹之外，循之累累然[4]，乃刺之（蠡沟针二分，灸三壮），其病令人善言嘿[5]嘿然不慧，刺之三痏（一云无善字）。

【注释】

[1] 循循然：①有顺序貌。②遵循规矩貌。③徘徊不前貌。

[2] 痏：音wěi。①瘢痕。即针刺的痕迹、针孔。《灵枢·邪气脏腑病形》曰："已发针，疾按其痏，无令其血也。"②针刺的小瘢痕叫痏，在此作次数解。刺之三痏，即针刺3次。

[3] 腨：音shuàn。俗称小腿肚，即腓肠肌隆起部。

[4] 累累然：此处形容肌肉隆起状。

[5] 嘿：同默。

【原文】

解脉[1]令人腰痛，痛引肩，目䀮䀮然[2]，时遗溲；刺解脉，在膝筋肉分间郄外廉之横脉出血，血变而止。解脉令人腰痛如引带，常如折腰状，善恐；刺解脉，在郄中结络如黍米[3]，刺之血射以黑，见赤血而已。同阴之脉[4]令人腰痛，痛如小锤[5]居其中，怫然肿[6]（小锤，小针）；刺同阴之脉，在外踝上绝骨之端，为三痏。阳维之脉令人腰痛，痛上怫然肿；刺阳维之脉，脉与太阳合腨下间，去地一尺所（承山针七分，灸五壮）。衡络之脉[7]令人腰痛，不可以俯仰，仰则恐仆，得之举重伤腰，衡络绝，恶血归之；刺之在郄阳[8]筋之间，上郄数寸衡居，为二痏出血（委阳针七分，殷门针五分，灸各三壮）。

【注释】

[1] 解脉：足太阳经散在腘窝部的血络。"解"是分散或关节的意思。

[2] 䀮䀮然：䀮音 máng。目不明也。

[3] 黍米：黍音 shǔ。黍米又称糯秫、糯粟、糜子米等，五谷之一。秆上有毛、偏穗、种子黏者为黍；秆上无毛、散穗、种子不黏者为稷。有白、黄、红诸色。

[4] 同阴之脉：同阴脉在外踝上绝骨之端，当是足少阳络脉也。另据王冰注："足少阴之别络也，并少阳经上行，去足外踝上同身寸之五分，乃别走厥阴，并经下络足附，故名同阴脉也。"

[5] 小锤：《素问》新校正云："《太素》小锤作小针。"

[6] 怫然肿：怫，音 fú，《说文解字》曰："郁也。"段注：引申为凡抑郁之称。《尔雅·释言》曰："郁，气也。"怫然肿，有郁积肿胀之意。另："怫"还音 fèi，通"悖"（bèi），违反，逆乱。

[7] 衡络之脉：即带脉，因其横络于腰间，故名。

[8] 郄阳：为委阳穴的别名。《黄帝内经素问·刺腰痛》王冰注："郄阳，谓浮郄穴上侧委阳穴也。"

【原文】

会阴之脉[1]令人腰痛，痛上漯漯然汗出，汗干令人欲饮，饮已欲走；刺直阳之脉[2]上三痏，在蹻上郄下[3]五寸横居，视其盛者出血（一云承筋禁针）。飞扬之脉[4]令人腰痛，痛上怫怫然[5]，甚则悲以恐；刺飞扬之脉，在内踝上五寸（一作七寸），少阴之前，与阴维之会（复溜、筑宾俱针三分，灸五壮）。昌阳之脉[6]令人腰痛，痛引膺，目䀮䀮然，甚则反折，舌卷不能言；刺内筋为二痏，在内踝上大筋前、太阴后上踝二寸所（交信穴）。散脉[7]令人腰痛而热，热甚生烦，腰下如有横木居其中，甚则遗溲；刺散脉在膝前骨肉分间，络外廉束脉，为三痏（地机穴）。肉里之脉[8]令人腰痛，不可以咳，咳则筋缩急；刺肉里之脉为二痏，在太阳之外，少阳绝骨之后[9]。

【注释】

[1] 会阴之脉：①指足太阳膀胱经从腰中通过骶部的一条支脉，如清·姚止庵《素问经注节解》曰："足太阳之中经也。其脉循腰下，会于后阴故名。"②指任脉，如张志聪注：任脉起于至阴，与督脉交会，分而上行，故名会阴。

　　［2］直阳之脉：即足太阳膀胱经。王冰注："直阳之脉，则太阳之脉，侠脊下行贯臀，下至腘中，下循腨过外踝之后，条直而行直，故曰直阳之脉也。"一说即督脉。张志聪注："直阳之脉，督脉也。督脉总督一身之阳，贯脊直上，故曰直阳。"

　　［3］跻上郄下：王冰注："跻为阳跻所生申脉穴。"郄下指足太阳经委中穴以下。

　　［4］飞扬之脉：足太阳别，名曰飞阳，"飞"亦作"蜚"。太阳去外踝上七寸，别走足少阴。当至内踝上二寸，足少阴之前，与阴维会处，是此刺处也。多以为属足少阴经，唯杨上善与丹波元简解属足厥阴经。

　　［5］怫怫然：怫音 fú，形声，从心，弗声，本义：抑郁，心情不舒畅。音 fèi，名词作"愤怒"，《庄子·德充符》曰："我怫然而怒。"动词通"悖"（bèi），违反，逆乱。

　　［6］昌阳之脉：足少阴经在小腿部的支脉。《灵枢·本输》曰：复溜，别名昌阳、伏白、外命，属足少阴肾经。

　　［7］散脉：后世诸家注解存在很大分歧。①指足太阴之别络，以散行而上，如《黄帝内经素问·刺腰痛》曰："刺散脉在膝前骨肉分间，络外廉束脉。"王冰注："散脉，足太阴之别也，散行而上，故以名焉。"②指冲脉，如张隐庵注："此论冲脉为病而令人腰痛也。冲者，起于胞中，上循背里，为经络之海；其浮而外者，循腹右上行，至胸中而散，灌于皮肤，渗于脉外，故名散脉也。"③杨上善注："散脉在膝前肉分间者，十二经脉中，惟足厥阴、足少阳在膝前主溲，故当是此二经之别名。在二经大络外廉小筋名束脉，亦名散脉也。"④张景岳注："此节云膝前骨肉分间络外廉束脉，似指阳明经为散脉，而王氏释为太阴，若乎有疑；但本篇独缺太阴刺法，而下有云上热刺足太阴者，若与此相照应，及考之地机穴，主治腰痛，故今从王氏之注。"

　　［8］肉里之脉：即分肉穴，又名阳辅穴，在太阳之外，少阳绝骨之后，乃少阳所生，阳维承气所发也。

　　［9］在太阳之外，少阳绝骨之后：马莳注："足少阳胆经有阳辅穴，又名分肉，故王氏以肉里为分肉。"

【原文】

　　腰痛侠脊而痛至头，几几然[1]，目䀮䀮欲僵仆；刺足太阳郄中出血（几几一作沉沉）。腰痛上寒，刺足太阳、阳明；上热，刺足厥阴；不可以俯仰，刺足少阳；中热[2]而喘，刺足少阴，刺郄中出血。腰痛上寒不可顾，刺足阳明（阴市、三里）；上热，刺足太阴（地机）；中热而喘，刺足少阴（涌泉、大钟）；大便难，刺足少阴（涌泉）；少腹满，刺足厥阴（太冲）；如折不可以俯仰，不可举，刺足太阳（束骨、京骨、昆仑、申脉、仆参）；引脊内廉，刺足少阴（复溜、飞扬）。腰痛引少腹控眇[3]，不可以仰，刺腰尻交者[4]，两髁[5]肿[6]上。以月生死为痏数[7]，发针立已（腰髁下第四髎，即下髎，针二寸，灸可三壮），左取右，右取左（痛在左针右，痛在右针左，所以然者，以其脉左右交于尻骨之中故也）。

【注释】

　　［1］几几然：形容项背紧缩不舒之状。

[2] 中热：即里热。

[3] 胁：季胁下夹脊两旁空软处也。

[4] 腰尻交者：《素问》王冰注："谓髁下尻骨两傍四骨孔左右八穴。俗称此为八髎骨也，此腰痛取腰髁下第四髎即下髎是也。足太阳、厥阴、少阳三脉左右交结于中，故曰腰尻交者也。"

[5] 髁：即髋骨，即今之髂骨。

[6] 胂：指髂骨崎以下的肌肉部分；也泛指脊柱骨两侧的肌肉。

[7] 月生死为痏数：此乃古人按月之盈亏来决定刺针多少的一种方法。

【按语】一般认为腰痛总是属肾，其实十二经脉和奇经八脉之病变，皆可令人腰痛。高士宗指出："腰者，足三阳、三阴之脉及奇经八脉皆从腰而上，故举足太阳、少阳、阳明、少阴、厥阴及奇经八脉并解脉肉理，皆系于腰而为痛。"要抓住整体论的观点，四诊合参认病识证，进而正确治疗，这种以经络为依据的辨证论治的观点，是很值得重视和研究的。

第二十八节　骨空论（卷一）

【提要】本篇出自《素问·骨空论》全文。主要论述风邪所致疾病的针灸疗法，以及其取穴方法。

【原文】

黄帝问曰：余闻风者百病之始也，以针治之奈何？岐伯对曰：风从外入，令人振寒，汗出头痛，身重恶寒①，治在风府，调其阴阳，不足则补，有余则泻。大风颈项痛[1]，刺风府，大风汗出，灸谚譆，以手压之，令病者呼谚譆，谚譆应手。从风憎风[2]，刺眉头（即攒竹刺三分，若灸三壮）；失枕在肩上横骨间[3]②（即缺盆）；折使摇臂，齐肘正，灸脊中[4]（即背阳关，针五分，灸三壮）；胁络[5]季胁引少腹而痛胀，刺谚譆（胂谓侠脊两旁空软处）；腰痛不可以转摇，急引阴卵，刺八髎与痛上，八髎在腰尻分间；鼠瘘寒热[6]，还刺寒府[7]，寒府在附膝外解营[8]。取膝上外者使之拜；取足心者使之跪也。

【对校】

① 身重恶寒：张缙、黄龙祥版本作"身重伤寒"。

② 失枕在肩上横骨间：黄龙祥版本作"失枕，在肩上横骨间"。

【注释】

[1] 大风颈项痛：大风即风邪较甚者。《黄帝内经素问集注》曰："夫风伤卫，卫气一日一夜大会于风府，是以大风之邪，随卫气而直入于风府者，致使其头项痛也。"《黄帝内经素问注证发微》曰："《长刺节论》有曰：'病大风骨节重，须眉堕，名曰大风，此其病名也。'"《灵枢识》注："从大风为疫风误。"

[2] 从风憎风：从风即迎风，憎风即恶风。《黄帝内经素问集注》注："从风，迎风也。迎风憎风，是邪在头额间，故当取眉间之骨穴。"

[3] 失枕在肩上横骨间：失枕即落枕。《黄帝内经素问》注：“谓缺盆穴也。”《素问》注：“失枕者，风在颈项，颈痛不利，不能就枕也。肩上横骨者中，当是巨骨穴。”《类经》注：“刺在肩上横骨间，当是后肩骨上手太阳之肩外俞也，或为足少阳之肩井穴，亦主颈项之痛。”按：缺盆非治失枕之穴，王注难从。

[4] 折使摇臂，齐肘正，灸脊中：王冰《黄帝内经素问补注释文》中认为是承上文失枕症的取穴法；张景岳《类经》则说是脊中盘折的取穴法；马莳《黄帝内经素问注证发微》认为是臂折的取穴法；吴崑《黄帝内经素问吴注》又认为是手拘挛，灸脊中穴；而杨继洲《针灸大成》言脊中乃阳关之背，但按阳关仅有腰及膝两者，不知其所指为何，且未知孰是，暂存疑。

[5] 胁络：王冰曰：“胁谓侠脊两旁空软处也。肋络季胁引少腹而痛者，阳气不得开也，故刺谵谵以开举其阳。”高士宗《素问直解》注：“肋梢曰胁，肋络，肋梢之络也。季胁，胁之尽处也。肋络季胁，经络不和，枢转不利，致引少腹而痛胀。少腹者，太阳膀胱之部，故当刺太阳之谵谵，通其经脉焉。”二注不同，高注为是。

[6] 鼠瘘寒热：《诸病源候论·卷三十四·鼠候》云：“鼠瘘者，由饮食不择，虫蛆毒变化入于脏腑，稽留脉内不出，使人寒热，其根在脉，生于颈掖之间。”《类经》注：“鼠瘘，瘰病也。”《素问直解》注：“鼠瘘寒热，乃肾脏水毒，循脉而上，颈项如瘘，是为鼠瘘，身为寒热，是为鼠瘘寒热。”

[7] 还刺寒府：《黄帝内经素问》注：“膝外骨间也，屈伸之处，寒气喜中，故名寒府也。”

[8] 寒府在附膝外解营：解营指骨缝中的穴。解，骨缝。营，窟也，指腧穴。《类经》注：“寒府在附膝外解营，谓在膝下，外辅骨之骨解间。凡寒气自下而上者，必聚于膝，是以膝膑最寒，故名寒府。营，窟也。当是足少阳之阳关穴。盖鼠瘘在颈腋之间，病由肝胆，故当取此治之。”

【按语】“肩上横骨间”：其一指柱骨间，如杨上善注：“失枕为病，可取肩上横骨间，谓柱骨间。”其二指缺盆穴，如王冰注：“谓缺盆穴也。在肩上横骨陷者中，手阳明脉气所发。”其三指巨骨穴，如马莳注：“肩上横骨间，乃肩尖端上行两叉骨罅间陷中，名巨骨穴。”指肩外俞、肩井穴。如张景岳注：“刺在肩上横骨间，当是后肩骨上，手太阳之肩外俞也。或为足少阳之肩井穴，亦主颈项之痛。”以上诸家注释各异，但考缺盆、巨骨二穴，非主此疾。临床上刺失枕或取肩井，或用天髎，或用肩外俞等，皆可酌情而取，故此云“肩上横骨间”，似为泛指此处腧穴而言，而不应释为一穴。

第二十九节 奇病论（卷一）

【提要】本篇论述了妊娠九月而喑、息积、伏梁、疹筋、厥逆头痛、脾瘅、胆瘅和癃症之五有余二不足，胎病、肾风与阳厥狂怒等十一种奇异之症。虽然用“奇病论”之名，但仅录《素问·奇病论》全文之半，有关病因的解释、无损不足和益有余等未录。最后的“有病怒狂者……下气疾也”出自《素问·病能论》。

【原文】

岐伯曰：人有重身[1]，九月而喑，名曰胞之络脉绝也。无治，当十月复。

病胁下满，气逆，二三岁不已，名曰息积[2]。不可灸刺，积为导引服药①。

人身体髀股䯒皆肿，环脐而痛，名曰伏梁[3]。不可动之（动谓齐其毒药，而击动之），动之为水溺涩之病也。

人有尺脉数甚，筋急而见，名曰疹筋[4]。是人腹必急，白色黑色见，则病甚。

人有病头痛，数岁不已，名曰厥逆。谓所犯大寒，内至骨髓，髓以脑为主，脑逆，故令头痛②，齿亦痛。

有病口甘者，名曰脾瘅[5]（瘅，谓热也），谓人数食甘美而多肥，肥者令人内热，甘者令人中满，故气上溢，转为消渴，治之以兰，除陈气也。

有病口苦者，名曰胆瘅，治之以胆募俞。

有癃者，日数十溲，此不足也；身热如炭，颈膺如格，人迎躁盛，喘息气逆，此有余也；太阴脉细微如发者，此不足也。五有余[6]，二不足，名曰厥，死不治。

人初生病癫疾者，名曰胎病，谓在母腹中感惊，令子发为癫也。

有病痝然[7]如有水状，切其脉大紧，身无痛者，形不瘦，不能食，食少，名曰肾风。

肾风而不能食，善惊，惊已，心气痿者死。

有病怒狂者，名曰阳厥。谓阳气因暴折而难决，故善怒也。治之当夺其食，即已。使之服以生铁洛为饮（铁洛、铁浆），夫生铁洛[8]者，下气疾也。

【对校】

① 积为导引服药：黄龙祥版本作"为导引服药"。

② 脑逆，故令头痛：黄龙祥版本作"脑逆，故令人头痛"。

【注释】

[1] 重身：即妇人怀孕。王冰注："重身，谓身中有身，则怀妊者也。"

[2] 息积：吴崑曰："息积，即息贲，肺积也。"张志聪曰："肺之积曰息奔。"指以呼吸急促、气逆上奔、胁下胀满为主的病症。

[3] 伏梁：指脘腹部痞满肿块一类疾患。为五积之一。《素问·腹中论》曰："上下左右皆有根……病名曰伏梁。"

[4] 疹筋：病证名。亦作"狐筋"。症见腹痛，两臂筋脉拘急，脉数。

[5] 脾瘅：王冰注："瘅，谓热也。脾热则四脏同禀，故五气上溢也。生因脾热，故曰脾瘅。"

[6] 五有余：《类经》曰："外得五有余者，一身热如炭，二颈膺如格，三人迎躁盛，四喘息，五气逆也。内得二不足者，一癃而一日数十溲，二太阴脉细微如发也。"另：五有余：《素问·调经论》指神、气、血、形、志五者邪气有余。神有余则笑不休，气有余则喘咳上气，血有余则怒，形有余则腹胀、二便不通利，志有余则腹胀、飧泄。神、气、血、形、志为五脏所藏，其有余，实质是指五脏之邪气有余。

[7] 痝然：痝音 máng，痝然指肿起貌。

[8] 生铁洛：又名生铁落、铁落、铁花、铁蛾、铁屑、铁落花、铁粉、铁液、铁屎。为生铁煅至红赤，外层氧化时被锤落的铁屑，主要成分为四氧化三铁（Fe_3O_4）。辛、凉，归心经、肝经。其气重而寒，能坠热开结，平木火之邪，又能重镇心神。《本草纲目》谓："平肝去怯，治善怒发狂。"

【按语】论述"胎病"形成的病因病机。是中医学中关于先天性疾病的最早记载。

第四章　毫针补泻

概要：对明代以前针刺补泻手法的全面收集、阐述、发挥是《针灸大成》的一大特色。本章主要收录《针灸大成·卷四》的《内经》补泻、《难经》补泻、《神应经》补泻、南丰李氏补泻、四明高氏补泻、三衢杨氏补泻。

第一节　《内经》补泻（卷四）

【提要】 本节内容引自《古今医统大全·卷之七·内经补泻》，其内容来自《黄帝内经》的不同篇章，《针灸大成》引用时也没有注明所摘内容出自《黄帝内经》哪一篇。对《黄帝内经》的原文进行一定的删减增幅、调整顺序等工作，但前后段落逻辑关联紧密。为便于学习，本书根据段落主要内容，在相关段落前加上其在《黄帝内经》的出处。本节是针刺操作及补泻的理论源头。

【原文】

（《素问·调经论》）帝曰：余闻刺法，有余者泻之，不足者补之。岐伯曰：百病之生，皆有虚实，而补泻行焉。

（《灵枢·胀论》）泻虚补实，神去其室，致邪失正，真不可定，粗之所败，谓之天命。补虚泻实，神归其室，久塞其空，谓之良工。

（《灵枢·九针十二原》）凡用针者，随而济之，迎而夺之①，虚则实之，满则泻之，菀[1]陈则除之，邪盛则虚之②。徐而疾则实，疾而徐则虚。言实与虚，若有若无。察后与先，若存若亡③。为虚与实，若得若失。虚实之要，九针最妙。补泻之时，以针为之。泻曰迎之④，必持内之⑤，放而出之，排阳得针⑥[2]，邪气得泄。按而引针[3]，是谓内温[4]，血不得散，气不得出也⑦。补曰随之，随之之意，若忘若行，若按如蚊虻，止如留还⑧，去如弦绝，令左属右[5]，其气故止。外门已闭，中气乃实，必无留血，急取诛之[6]。

刺之而气不至，无问其数，刺之而气至，乃去之，勿复针。

【对校】

① 随而济之，迎而夺之：张缙版本无"随而济之，迎而夺之"。

② 邪盛则虚之：张缙版本作"邪胜则虚之"。

③ 若存若亡：张缙版本作"若亡若存"。

④ 泻曰迎之：张缙版本作"泻曰迎之，迎之意"。

⑤ 必持内之：黄龙祥版本作"必持纳之"；张缙版本作"必持而纳之"。

⑥ 排阳得针：张缙版本作"排扬出针"。

⑦ 气不得出也：张缙版本作"气不得出"。

⑧ 补曰随之……止如留还：黄龙祥版本作"补曰随之，随之之意，若忘若行若按，如蚊虻止，如留还"。张缙版本改为"补曰随之，随之意若妄之，若行若悔，如蚊虻止，如留如还"。

【注释】

[1] 菀：音 yùn，古同"蕴"，郁结，积滞。音 wǎn、yù，形容词，茂盛。《诗·大雅·桑柔》曰："菀彼桑柔，其下侯旬。"

[2] 放而出之，排阳得针：出针之时要摇大针孔，以排出邪气。

[3] 按而引针：按压（穴位周围）出针。有说指出针后随即按压针孔。

[4] 内温："温"同"蕴"，指气血蕴结于内。

[5] 令左属右：指右手出针，左手按压针孔。杨上善《黄帝内经太素》曰："左手按穴，右手行针，内气已补，右手出针，左手闭门，使气相续不灭也。属，续也。"

[6] 必无留血，急取诛之：杨上善《黄帝内经太素》曰："补者，留其气也，不可留于客邪血也。邪血留者，可刺去之，故曰急诛之也。"

【按语】《灵枢·九针十二原》是《黄帝内经》言针之最重要篇，《针灸大成》根据其段落内容将其拆开收录在不同的卷章中。本段的关键节是"随而济之，迎而夺之""虚则实之，满则泻之，菀陈则除之，邪盛则虚之""徐而疾则实，疾而徐则虚"，"徐而疾则实，疾而徐则虚"又是补泻的核心论述。

本段在《灵枢·九针十二原》里顺序上居于中间，在下一段之后，并且"随而济之，迎而夺之""刺之而气不至，无问其数，刺之而气至，乃去之，勿复针"不是《灵枢·九针十二原》的语句。

【原文】

(《素问·宝命全形论》) 针有悬布[1]天下者五：一曰治神，二曰知养身，三曰知毒药，四曰制砭石大小，五曰知五脏①血气之诊。五法俱立，各有所先。今末世之刺也，虚者实之，满者泄之，此皆众工所共知也。若夫法天则地随应而动，和之者若响，随之者若影，道无鬼神，独来独往。帝曰：愿闻其道？岐伯曰：凡刺之真，必先治神，五脏已定，九候已备，后乃存针。众脉不见，众凶弗闻，外内相得，无以形先，可玩往来，乃施于人；人有虚实，五虚勿近，五实勿远[2]。至其当发，间不容睷②[3]。手动若务，针耀而匀，静意视义，观适之变，是谓冥冥[4]，莫知其形。见其乌乌，见其稷稷[5]，从见其飞，不知其谁？伏如横弩，起如发机。

刺虚者须其实，刺实者须其虚，经气已至，慎守勿失，浅深在志，远近若一，如临深渊，手如握虎，神无营于众物，义[6]无邪下，必正其神。

【对校】

① 五脏：张缙版本作"腑脏"。

② 间不容睫：张缙版本作"间不容瞚"。

【注释】

[1] 悬布：悬，吊挂。布：宣告，对众陈述。

[2] 五虚勿近，五实勿远：五虚，指脉来细弱、肤冷、气少、泄泻而小便不利、饮食不入等。五实，指脉来洪盛、皮肤灼热、腹胀、大小便不通、闷瞀等。

[3] 间不容睫：睫指眼睑边缘的细毛。瞚：古同"瞬"，眨眼。终日视而目不瞚。

[4] 冥冥：幽深。

[5] 见其乌乌，见其稷稷：形容鸟飞貌，言其在飞翔中依然隐约可见，比喻得气之时针似乎在动中若隐若现。

[6] 义：中国古代一种含义极广的道德范畴。本指公正合宜的道理或举动。

【按语】《素问·宝命全形论》的本部分明确了针者所必须具备的五方面知识。强调"凡刺之真，必先治神""经气已至，慎守勿失"。最后一段"义无邪下，必正其神"一句是《针灸大成》所加。

【原文】

（《灵枢·九针十二原》）小针之要，易陈而难入。粗守形，上守神，神乎，神客在门①[1]。未睹其疾，恶知其原？刺之微，在速迟。粗守关，上守机，机之动，不离其空[2]。空中之机，清净而微。其来不可逢，其往不可追。知机之道者，不可挂以发。不知机道，扣之不发[3]。知其往来，要与之期。粗之暗乎。妙哉，工独有之。往者为逆，来者为顺，明知逆顺，正行无问，迎而夺之，恶得无虚？随而济之，恶得无实？迎之随之，以意和之，针道毕矣。

凡用针者，虚则实之，满则泄之，菀陈则除之，邪盛则虚之②。大要曰：持针之道，坚者为宝③，正指直刺，无针左右。神在秋毫，属意病者。审视血脉，刺之无殆。方刺之时，必在悬阳[4]，及与两卫[5]。神属勿去，知病存亡。血脉者任在腧横居④，视之独澄⑤，切之独坚。

【对校】

① 神乎，神客在门：张缙、黄龙祥版本作"神乎神，客在门"。

② 邪盛则虚之：张缙版本作"邪胜则虚之"。

③ 坚者为宝：黄龙祥版本作"坚者为主"。

④ 血脉者任在腧横居：张缙版本作"取血脉者，在腧横居"。

⑤ 视之独澄：张缙版本作"视之独满"。

【注释】

[1] 神乎，神客在门：《灵枢·小针解》曰："神客者，正邪共会也。"马莳注："所谓神者，人之正气也，神乎哉，此正气不可不守也。"若作"神乎神，客在门"：张志聪曰："粗守形者，守皮脉肉筋骨之刺，上守神者，守血气之虚实而行补泻也，神乎神，甚赞其得神之妙。"门者，正气出入之门。客在门者，邪循正气出入之所也。

[2] 空：指腧穴。

[3] 知机之道者……扣之不发："不可挂以发"的"发"读fà，当"髪"讲，本

义：头发。"扣之不发"的"发"读 fā，当"發"讲，本义：发射弓箭。

[4] 悬阳：杨上善认为是指"鼻"（见《黄帝内经太素》（缺卷）卷二十一）；张景岳认为是"提举神气"（见《类经》十九卷第七注）；杨继洲认为是"腠理之间朝针之气"（见《经络迎随设为问答》）；张志聪认为指"心"而言（见《黄帝内经灵枢集注》）；刘衡如认为所指为"目"（见《灵枢经校勘本》）。

[5] 两卫：张景岳认为是指"卫气与脾气而言"（见《类经》十九卷第七注）；杨继洲认为是"迎随呼吸出入之气"（见《经络迎随设为问答》）；汪机认为指"卫者，气也。行于阳，为卫之阳，行于阴，为卫之阴。故曰两卫"（见《针灸问对》）；刘衡如认为应从《针灸甲乙经》改为衡，曰"此句总谓刺时当一心注视病者眉目间神气之变化，方知针刺之效应"（见《灵枢经校勘本》）。《黄帝内经太素》（缺卷）卷二十一亦作"两衡"。衡：本义指绑在牛角上的横木，或指穿于牛鼻的横木。

【按语】本部分是《灵枢·九针十二原》开始部分，强调"守神""守机"的原则及其关键点。提出"刺之微，在速迟""持针之道，坚者为宝，正指直刺，无针左右"的原则。与上一段《素问·宝命全形论》的内容之间，既紧密关联，又相对独立。

【原文】

（《素问·针解》）刺虚则实之者，针下热也，气实乃热也。满则泄之者，针下寒也①。菀陈则除之者，出恶血也。邪盛则虚之者②，出针勿按。徐而疾则实者，徐出针而疾按之[1]也。疾而徐则虚者，疾出针而徐按之[2]也。言实与虚者，察血气多少也③。若有若无者，疾不可知也。察后与先者，知病先后也。若存若亡④者，脉时有无也。为虚与实者，工勿失其法也。若得若失者，离其法也。虚实之要，九针最妙者，谓其各有所宜也。补泻之时者⑤，与气开阖相合也。九针之名各有不同形者，针穷其所当补泻也。刺实须其虚者，留针阴气隆至，乃去针也。刺虚须其实者，阳气隆至，针下热，乃去针也。经气已至慎守勿失者，勿变更也。浅深在志者，知病之内外也。远近如一者，浅深其候等也。如临深渊者，不敢堕也⑥。手如握虎者，欲其壮也。神无营[3]于众物者，静志观病人，无左右视也。义无邪下[4]者，欲端以正也。必正其神者，欲瞻病人，自制其神，令气易行也。

【对校】

① 针下寒也：张缙版本作"针下寒也，气虚乃寒也"。

② 邪盛则虚之者：张缙版本作"邪胜则虚之者"。

③ 察血气多少也：张缙版本作"寒温气多少也"。

④ 若存若亡：张缙版本作"若亡若存"。

⑤ 补泻之时者：张缙版本作"补泻之时以针为之者"。

⑥ 不敢堕也：黄龙祥版本作"不敢坠也"。

【注释】

[1] 按之：此处"之"当"针"讲。

[2] 按之：同上。

[3] 营：寻求、经营之意。

[4] 义无邪下：指针刺时要端正、直下。

【按语】《素问·针解》是对古医书《九针》的讲解，其内容包含了《灵枢·九针十二原》及《素问·宝命全形论》的部分内容。解读针刺治疗虚、实、满、菀的原则。"徐而疾则实者，徐出针而疾按之也。疾而徐则虚者，疾出针而徐按之也"是从层次进针出针来解释徐疾操作：进针插针时分层（徐）深入，出针提针时一次性（疾）上提的操作为补，反此为泻。本篇还提出了"针下热""针下寒"的针刺补泻判断指标。

【原文】

（《灵枢·小针解》）所谓易陈者，易言也。难入者，难著于人也。粗守形者，守刺法也。上守神者，守人之血气有余不足，可补泻也。神客者，正邪共会也。神者，正气也。客者，邪气也。在门者，邪循正气之所出入也。未睹其疾者，先知邪正何经之疾也。恶知其原者，先知何经之病，所取之处也。刺之微在速迟者，徐疾之意也。粗守关者，守四肢而不知血气正邪之往来也。上守机者，知守气也。机之动不离其空中者，知气之虚实，用针之徐疾也。空中之机清净而微者，针以得气①，密意守气勿失也。其来不可逢者，气盛不可补也。其往不可追者，气虚不可泻也。不可挂以发者，言气易失也。扣之不发者，言不知补泻之意也②。血气已尽，而气不下也。知其往来者，知气之逆顺盛虚也。要与之期者，知气之可取之时也。粗之暗者，冥冥不知气之微密也。妙哉，工独有之者，尽知针意也。往者为逆者，言气之虚而小，小者逆也。来者为顺者，言形气之平，平者顺也。明知逆顺正行无问者，言知所取之处也。逆而夺之者③，泻也。随而济之者，补也。所谓虚则实之者，气口虚而当补之也。满则泄之者，气口盛而当泻之也。菀陈则除之者，去血脉也。邪盛则虚之者，言诸经有盛者，皆泻其邪也。徐而疾则实者，言徐内④而疾出也。疾而徐则虚者，言疾内⑤而徐出也。言实与虚，若有若无者，言实者有气，虚者无气也。察后与先，若存若亡者⑥，言气之虚实，补泻之先后，察其气之已下与常⑦存也。为虚与实，若得若失者，言补者⑧伙⑨[1]然若有得也，泻者恍然若有失也。

【对校】

① 针以得气：张缙版本作"针已得气"。

② 言不知补泻之意也：黄龙祥版本作"言不知补泻之义"。

③ 逆而夺之者：张缙版本作"迎而夺之者"。

④ 内：黄龙祥版本作"纳"。

⑤ 内：黄龙祥版本作"纳"。

⑥ 若存若亡者：张缙版本作"若亡若存者"。

⑦ 常：张缙版本作"尚"。

⑧ 者：张缙版本作"则"。

⑨ 伙：张缙、黄龙祥版本作"佖"。

【注释】

[1] 伙：音 bì。威仪貌。

【按语】《灵枢·小针解》是对《灵枢·九针十二原》内论"小针之要"几节内容

的解释。提出了对迎随的理解。本篇对"徐而疾则实，疾而徐则虚"的解释与《素问·针解》的解释并不矛盾。本篇"徐而疾则实者，言徐内而疾出也。疾而徐则虚者，言疾内而徐出也"，这是在一个层次上的操作。

【原文】

（《灵枢·官能》）是故工之用针也，知气之所在，而守其门户，明于调气补泻所在，徐疾之意，所取之处。泻必用圆，切而转之，其气乃行，疾而徐出[1]，邪气乃出，伸而逆之，摇大其穴，气出乃疾。补必用方[1]，外引其皮，令当其门，左引其枢，右推其肤，微旋而徐推之，必端以正，安以静，坚心无解，欲微以留气[2]，气下而疾出之，推其皮，盖其外门，神气乃存，用针之要，无忘其神。

【对校】

① 疾而徐出：张缙版本作"疾入徐出"。

② 欲微以留气：张缙、黄龙祥版本作"欲微以留"。

【注释】

[1] 泻必用圆……补必用方：圆：流利之意，动也；方：方正之意，静也。《黄帝内经太素》杨上善注："员谓之规，法天而动，写气者也；方谓之矩，法地而静，补气者也。"意指泻法有如圆规，动作大，有利于祛邪；补法有如角尺，端端正正，动作小，有利于扶正。此节的"方""圆"主要讲补泻的动作大小的把握。

【按语】《灵枢·官能》的官：任也，任其所能。此处对针刺补泻和针刺方法做了详细说明。"泻必用圆"的手法在于切转、徐出、伸提，动作圆动，"补必用方"的手法在于引皮、引枢、推肤、微旋、徐推，辅助手法多，动作微静。"泻必用圆"的"徐出"和"补必用方"的"徐推"与《素问·针解》篇互参。"微旋""伸提"是补泻操作的关键操作。

【原文】

（《素问·八正神明论》）泻必用方者，以气方盛也，以月方满也，以日方温也，以身方定也，以息方吸而内针；乃复候其方吸而转针，乃复候其方呼而徐引针，故曰泻必用方，其气而行焉。补必用圆①[1]者，圆者行也；行者移也[2]。刺必中其荣，复以吸排针[3]也，故圆与方非针也。

【对校】

① 补必用圆：黄龙祥版本前有"故曰泻"。

【注释】

[1] 泻必用方……补必用圆：此节的"方""圆"主要讲补泻的时机把握。泻法时要待气盛时、吸气时，补法时要待气弱时、呼气时。张志聪云："方圆之道，非用针之妙，在得气之神也。"

[2] 圆者行也；行者移也："行"是多音多义字。①音 xíng，会意，从彳从亍，本义为走路、行走。②音 háng，象形，本义为道路。③音 héng，为轻声，含义较多，如道行（僧道修行的功）、道德、品行等。此处应读 xíng，说明补法与气的运行有关。

[3] 排针：指出针。

【原文】

(《素问·调经论》) 泻实者，气盛乃内针，针与气俱内，以开其门，如利其户，针与气俱出，精气不伤，邪气乃下，外门不闭，以出其实①，摇大其道，如利其路，是谓大泻。必切而出，大气[1]乃出，持针勿置，以定其意，候呼内针，气出针入，针孔四塞，精无从出，方实而疾出针，气入针出，热不得还，闭塞其门，邪气布散，精气乃得存，动气候时，近气不失，远气乃来，是谓追之[2]。

【对校】

① 以出其实：张缙版本作"以出其疾"。

【注释】

[1] 大气：指亢盛的邪气。

[2] 追之：指随而济之。

【原文】

(《素问·离合真邪论》) 吸则内针，无令气忤[1]，静以久留，无令邪布。吸则转针，以得气为故，候呼引针，呼尽乃去①，大气皆出，故命曰泻。扪而循之，切而散之，推而按之，弹而努之，爪而下之，通而取之，外引其门，以闭其神，呼尽内针，静以久留，以气至为故，如待所贵，不知日暮，其气已至，适而自护，候吸引针，气不得出，各在所处，推阖其门，令神气存，大气留止，故命曰补。

【对校】

① 呼尽乃去：黄龙祥版本作"呼尽乃出"。

【注释】

[1] 气忤：指气逆。

【按语】 以上三段分别引自《素问·八正神明论》《素问·调经论》《素问·离合真邪论》，论述均涉及呼吸与补泻的关系问题，呼吸在补泻中的作用，强调呼吸怎样与其他补泻操作手法配合，并解释呼吸补泻的呼吸与进出针的原因。

【原文】

(《素问·宝命全形论》) 补泻弗失，与天地一。经气已至，慎守勿失，浅深在志，远近如一，如临深渊，手如握虎，神无营[1]于众物。

【注释】

[1] 营：惑也。《淮南子·精神训》曰："而物无能营。"

【按语】 本段内容的前一句"补泻弗失，与天地一"在《素问·宝命全形论》里未见。"经气已至，慎守勿失，浅深在志，远近若一，如临深渊，手如握虎，神无营于众物"在前面已经出现过。

【原文】

(《灵枢·邪客》) 持针之道，欲端以正，安以静，先知虚实，而行疾徐，左手执骨，右手循之，无与肉裹[1]。泻欲端以正，补必闭肤，辅针导气①，邪得淫泆②，真气得居。

帝曰：扞[2]皮③开腠理奈何？岐伯曰：因其分肉，左别其肤[3]，微内而徐端之，适神不散，邪气得去④。

【对校】

① 辅针导气：张缙版本作"转针导气"。

② 邪得淫泆：张缙版本作"邪气不得淫泆"。

③ 扞皮：黄龙祥版本作"捍皮"。

④ 邪气得去：黄龙祥版本作"邪气得出"。

【注释】

[1] 肉裹：指肌肉紧张而发生的滞针。

[2] 扞：拉开、张开之意。

[3] 左别其肤："左"在《黄帝内经太素》作"在"。杨上善曰："肤，皮肤也。以手按得分肉之穴，当穴皮上下针，故曰在别其肤也。"

【按语】《灵枢·邪客》里黄帝问了几个问题："余愿闻持针之数，内针之理，纵舍之意（《类经》：纵言从缓，舍言弗用也），皮开腠理奈何？脉之屈折出入之处，焉至而出？焉至而止？焉至而徐？焉至而疾？焉至而入？"第一段是对黄帝问"持针纵舍奈何"后，进一步问"持针纵舍，余未得其意也"（《类经》：不惟病形轻重有纵舍，而持针之际，其进止退留亦有纵舍，未得其详，因而复问），岐伯从操作的角度回答。第二段论述的"扞皮开腠理"针刺手法，可能是今之皮肤针、腕踝针、浮针等刺皮下针法的渊源。

【原文】

（《灵枢·官能》）知其气所在，先得其道，稀而疏之[1]，稍深以留，故能徐入①之。大热在上，推而下之，从上下者引而去之②，视先③痛者常先取之。大寒在外，留而补之。入于中者，从合[2]泻之。上气不足，推而扬之。下气不足，积而从之[3]。寒入于中，推而行之。

【对校】

① 入：张缙版本无"入"。

② 从上下者引而去之：黄龙祥版本作"上者引而去之"；张缙版本作"从下上者引而去之"。

③ 先：张缙版本作"前"。

【注释】

[1] 稀而疏之：指取穴少而精。

[2] 合：合穴。

[3] 上气不足……积而从之：杨上善曰："上气不足，谓膻中气少，可推补令盛。扬，盛也。下气不足，谓肾间动气少者，可补气聚。积，聚也。从，顺也。"

【按语】本段举例论述不同病症的不同治法、取穴配方、操作顺序等。本段是对《灵枢·官能》篇中多段的删减而成。原文"审皮肤之寒温滑涩，知其所苦，膈有上下，知其气所在。先得其道，稀而疏之，稍深以留，故能徐入之。大热在上，推而下之；从上下者，引而去之；视前痛者，常先取之。大寒在外，留而补之；入于中者，从合泻之。针所不为，灸之所宜。上气不足，推而扬之；下气不足，积而从之；阴阳皆虚，火自当之。厥而寒甚，骨廉陷下，寒过于膝，下陵三里。阴络所过，得之留止，寒入于中，推而行之；经陷下者，火则当之；结络坚紧，火所治之。不知所苦，两跷之下，男阴女阳，良工所禁，针论毕矣"。《灵枢·官能》之"推"，当用针推，属补法之操作。

【原文】

(《素问·刺志论》) 夫实者，气入也。虚者，气出也。气实者，热也。气虚者，寒也。入实者，左手开针孔也。入虚者，右手①闭针孔也。

【对校】

① 右手：张缙版本作"左手"。

【按语】本篇出自《素问·刺志论》，但此段之虚实指病证病机之虚实，主要论述根据机体虚实状态的不同与针刺的关系。与《针灸大成》卷一所收录的《素问·刺志论》前部分的虚实所指不同。

【原文】

(《灵枢·根结》) 形气不足，病气有余，是邪盛①也，急泻之。形气有余，病气不足②，此阴阳俱不足也，不可刺③；刺之则重不足，重不足④则阴阳俱竭，血气皆尽，五脏空虚，筋骨髓枯，老者绝灭，壮者不复矣。形气有余，病气有余，此谓阴阳俱有余也，急泻其邪，调其虚实。故曰有余者泻之，不足者补之，此之谓也。故曰刺不知逆顺，真邪相搏，满而补之，则阴阳四溢，肠胃充郭，肝肺内䐜[1]，阴阳相错；虚而泻之，则经脉空虚，血气竭枯，肠胃聂辟，皮肤薄著，毛腠夭焦，子知⑤死期。

【对校】

① 邪盛：张缙版本作"邪胜"。

② 形气有余，病气不足：张缙版本作"形气有余，病气不足，急补之。形气不足，病气不足"。

③ 不可刺：张缙版本作"不可刺之"。

④ 重不足：黄龙祥版本作"不足"。

⑤ 子知：黄龙祥版本作"预知"；张缙版本作"预之"。

【注释】

[1] 䐜：胀起之意。

【按语】本篇主要论述根据虚实情况合理应用补泻及补泻误用的后果。《灵枢·根结》此段后面有"故曰：用针之要，在于知调阴与阳。调阴与阳，精气乃光，合形与气，使神内藏。故曰：上工平气，中工乱脉，下工绝气危生。故曰：下工不可不慎也。必审五脏变化之病，五脉之应，经络之实虚，皮之柔粗，而后取之也"。

【原文】

(《灵枢·刺节真邪》) 凡用针之类，在于调气。气积于胃，以通荣卫，各行其道，宗气留于海。其下者，注于气冲[1]，其直者①，走于息道[2]。故厥在于足，宗气不下，脉中之血，凝而留止，弗之火调②，弗能取之。

【对校】

① 其直者：张缙版本作"其上者"。

② 凝而留止，弗之火调：黄龙祥版本作"流而不止，弗之火调"；张缙版本作"凝而留止弗之火调"。

【注释】

[1] 气冲：经穴名，别名气街。

[2] 息道：指呼吸道。

【按语】《灵枢·刺节真邪》介绍了刺法中的五节，说明了针刺五邪的作用和方法，同时又重点讨论了真气和邪气之间的关系。本段明确了"凡用针之类，在于调气"，此"气"与胃气、荣卫之气、宗气的关系。明确厥在足当用火调。

【原文】

(《灵枢·终始》) 散气可收，聚气可布，深居静处，占神往来①，闭户塞牖[1]，魂魄不散，专意一神，精气之分②，毋闻人声，以收其精，必一其神，令志在针。浅而留之，微而浮之，以移其神，气至乃休。男内女外[2]，坚拒勿出，谨守勿内[3]，是谓得气。

【对校】

① 占神往来：张缙版本作"与神往来"。

② 精气之分：张缙版本作"精气不分"。

【注释】

[1] 闭户塞牖：指关闭门窗。

[2] 男内女外：张志聪曰："男为阳，女为阴，阳在外，故使之内；阴在内，故引之外。谓和调外内阴阳之气也。"

[3] 坚拒勿出，谨守勿内：正气内守，邪气不入。

【按语】本段强调"必一其神，令志在针"，说明针灸获效的因素并不是单纯的物理刺激。《灵枢·终始》强调脉象、十二经气血阴阳的变化与针刺治疗原则。"凡刺之道，毕于终始。明知终始，五脏为纪，阴阳定也"。本段前有"凡刺之法，必察其形气。形肉未脱，少气而脉又躁，躁厥者，必为缪刺之"。

【原文】

(《灵枢·九针十二原》) 刺之而气不至，无问其数，刺之而气至，乃去之，勿复针。针各有所宜，各不同形，各任其所，为刺之要。气至而有效，效之信，若风之吹云，明乎若见苍天，刺之道毕矣。

【按语】本段主要论述针"各有所宜"，"刺之要，气至而有效"。

【原文】

(《灵枢·刺节真邪》) 用针者，必先察其经络之虚实，切而循之，按而弹之，视其应动者，乃复取之①而下之。六经调者谓之不病，虽病谓之自已，一经上实下虚而不通者，此必有横络盛加于大经，令之不通，视而泻之，此所谓解结也。上寒下热，先刺其项太阳[1]久留之，已刺即熨项与肩胛令热下合乃止，此所谓推而上之者也。上热下寒，视其脉虚而陷之于经络者取之，气下乃止②，此所谓引而下之者也。大热偏身，狂而妄见、妄闻、妄语，视足阳明及大络取之，虚者补之，血而实者泻之。因其③偃卧[2]，居其头前，以两手四指侠按头动脉④，久持之，卷而切推，下至缺盆中而复止如前，热去乃止⑤，此所谓推而散之者也。

【对校】

① 之：张缙版本无"之"。

② 视其脉虚而陷之于经络者取之，气下乃止：黄龙祥版本作"视其脉虚而陷下于经者取之，气下乃止"；张缙版本作"视其脉虚而陷下于经络者取之，气下乃止"。

③ 其：张缙版本作"令"。

④ 头动脉：张缙版本作"颈动脉"。

⑤ 下至缺盆中而复止如前，热去乃止：张缙版本作"下至缺盆中而复上如前，热去乃止"。

【注释】

[1] 上寒下热，先刺其项太阳：杨上善曰："上寒，腰以上寒；下热，腰以下热。""项太阳"指足太阳经的大杼、天柱等穴。

[2] 偃卧：指仰卧。

【按语】 本篇的"解结""推而上之""引而下之""推而散之"的具体操作方法及足阳明上实下虚证的处理方法，具有重要临床意义。经筋解结的理论与方法得到很大应用与发展。

【原文】

(《素问·调经论》) 帝曰：余闻刺法言曰：有余者泻之，不足者补之，何谓有余？何谓不足？岐伯曰：有余有五，不足亦有五，帝欲何问？帝曰：愿尽闻之。岐伯曰：神有有余有不足，气有有余有不足，血有有余有不足，形有有余有不足，志有有余有不足，凡此十者，其气不等也。

帝曰：人有精气津液，四肢九窍，五脏十六部，三百六十五节，乃生百病，百病之生，皆有虚实。今夫子乃言有余有五，不足亦有五，何以生之乎？岐伯曰：皆生于五脏也。夫心藏神，肺藏气，肝藏血，脾藏肉，肾藏志，而此成形。志意通，内连骨髓而成形五脏①。五脏之道，皆出于经隧，以行血气。血气不和，百病乃变化而生，是故守经隧焉。

帝曰：神有余不足何如？岐伯曰：神有余则笑不休，神不足则悲。血气未并，五脏安定，邪客于形，洒淅[1]起于毫毛，未入于经络也。故命曰神之微[2]。帝曰：补泻奈何？岐伯曰：神有余则泻其小络之穴出血，勿之深斥，无中其大经，神气乃平。神不足者，视其虚络，按而致之，刺而利之，无出其血，无泄其气，以通其经，神气乃平。帝曰：刺微奈何？岐伯曰：按摩勿释[3]，着针勿斥[4]，移气于不足，神气乃得复。

帝曰：气有余不足奈何？岐伯曰：气有余则喘咳上气，不足则息利少气，血气未并，五脏安定，皮肤微病，命曰白气[5]微泄。帝曰：补泻奈何？岐伯曰：气有余则泻其经隧，无伤其经，无出其血，无泄其气。不足则补其经隧，无出其气。帝曰：刺微奈何？岐伯曰：按摩勿释，出针视之曰：我将深之。适人必革[6]，精气自伏，邪气散乱，无所休息，气泄腠理，真气乃相得。

帝曰：血有余不足奈何？岐伯曰：血有余则怒，不足则恐，血气未并，五脏安定，孙络水溢②，则经有留血。帝曰：补泻奈何？岐伯曰：血有余则泻其盛经，出其血；不足则补其虚经，内针其脉中，久留而视，脉大疾出其针，无令血泄。帝曰：刺留血奈何？岐伯曰：视其血络，刺出其血，无令恶血得入于经，以成其疾。

帝曰：形有余不足奈何？岐伯曰：形有余则腹胀，泾溲不利[7]；不足则四肢不用，血气未并，五脏安定，肌肉蠕动，命曰微风。帝曰：补泻奈何？岐伯曰：形有余则泻其阳经，不足则补其阳络。帝曰：刺微奈何？岐伯曰：取分肉间，无中其经，无伤其络，卫气得复，邪气乃索[8]。

帝曰：志有余不足奈何？岐伯曰：志有余则腹胀飧泄，不足则厥，血气未并，五脏安定，骨节有动。帝曰：补泻奈何？岐伯曰：志有余则泻然骨之前出血，不足则补其复溜。帝曰：刺未并奈何？岐伯曰：即取之无中其经，邪乃立虚。

（《灵枢·逆顺肥瘦》）血清气滑，疾泻之则气易竭；血浊气涩，疾泻之则经可通。

【对校】

① 内连骨髓而成形五脏：张缙版本作"内连骨髓而成身形五脏"。

② 孙络水溢：张缙版本作"孙络外溢"。

【注释】

[1] 洒淅：形容恶寒战栗之状。

[2] 神之微：神病微邪。马莳曰："然方其血未并于气，气未并于血，而五脏安定之时，邪或客之，则邪在小络，起于毫毛，有洒淅恶寒之貌，尚未入于大经与大络也，故名曰神之微病耳。"

[3] 按摩勿释：释，放下。指要做长时间的按摩。

[4] 着针勿斥：指针刺不要过深。

[5] 白气：指肺气。

[6] 适人必革：《类经·十四卷·第十八》注："适，至也。革，变也……适人必革者，谓针之至人，必变革前说，而刺仍浅也，如是则精气既伏于内，邪气散乱无所止息而泄于外，故真气得其所矣。"

[7] 泾溲不利：泾，大便。溲，小便。指大小便不利。

[8] 索：作离散解。

【按语】本段内容出自《素问·调经论》，讨论了神、气、血、形、志有余不足的表现与针刺治疗。

最后一句删减自《灵枢·逆顺肥瘦》，原文曰："黄帝曰：临深决水奈何？岐伯曰：血清气浊，疾泻之，则气竭焉。黄帝曰：循掘决冲奈何？岐伯曰：血浊气涩，疾泻之，则经可通也。"

第二节 《难经》补泻（卷四）

【提要】本节内容当引自元代滑寿的《难经本义》。节选《难经》69～73难和75～81难的全文。与《黄帝内经》比起来，提出了虚则补其母、实则泻其子、刺营无伤卫与刺卫无伤营、泻南补北、迎随补泻等。主要内容：69难：虚则补其母，实则泻其子；70难：论四时刺法；71难：论刺营无伤卫，刺卫无伤营；72难：论迎随补泻；73难：论刺井改荥；75难：论东实西虚，泻南补北；母能令子虚，子能令母实；77难：论治未病：见肝之病，则知肝当传之于脾，故先实其脾气；76难：论从卫取气，从荥置气；78难：补泻之法，非必呼吸出内针也；知为针者信其左，不知为针者信其右；79难：论迎随之法与子母补泻的关系；80难：论候气进针和候气散出针；81难：论损有余补不足的误治。

【原文】

（69难）经言：虚者补之，实者泻之，不虚不实，以经取之，何谓也？然，虚者补其母，实者泻其子，当先补之，然后泻之。不虚不实，以经取之者，是正经自生病，不中他邪也，当自取其经，故言以经取之。

（70难）经言：春夏刺浅，秋冬刺深者，何谓也？然，春夏者，阳气在上，人气亦在上，故当浅取之。秋冬者，阳气在下，人气亦在下，故当深取之。

春夏各致一阴，秋冬各致一阳者，何谓也？然，春夏温，必致一阴者，初下针，沉之至肾肝之部，得气引持之阴也。秋冬寒，必致一阳者，初内针浅而浮之，至心肺之部，得气推内之阳也。是谓春夏必致一阴，秋冬必致一阳。

（71难）经言：刺荣无伤卫，刺卫无伤荣，何谓也？然，刺阳者，卧针而刺之；刺阴者，先以左手摄按所针荣俞①之处，气散乃内针，是谓刺荣无伤卫，刺卫无伤荣也。

（72难）经言：能知迎随之气，可令调之，调气之方，必在阴阳，何谓也？然，所谓迎随者，知荣卫之流行，经脉之往来也，随其逆顺而取之，故曰迎随。调气之方，必在阴阳者，知其内外表里，随其阴阳而调之，故曰调气之方，必在阴阳。

（73难）诸井者，肌肉浅薄，气少不足使也。刺之奈何？然，诸井者木也，荥者火也。火者木之子，当刺井者，以荥泻之。故经言补者，不可以为泻；泻者，不可以为补。此之谓也。

（75难）经言：东方实，西方虚，泻南方，补北方，何谓也？然，金木水火土，当更相平。东方木也，西方金也，木欲实，金当平之。火欲实，水当平之。土欲实，木当平之。金欲实，火当平之。水欲实，土当平之。东方肝也，则知肝实。西方肺也，则知肺虚。泻南方火，补北方水，南方火，火者木之子也。北方水，水者木之母也。水胜火，子能令母实，母能令子虚，故泻火补水，欲令金不②得平木也。经曰：不能治其虚，何问其余。此之谓也。

金不得"不"字疑衍。谓泻火以抑木，补水以济金，欲令金得平木。一云：泻火补水，而旁治之，不得径以金平木。

◎补水泻火之图：

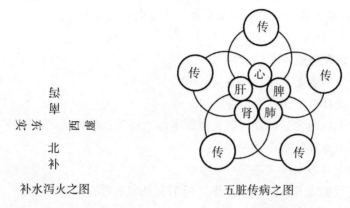

补水泻火之图　　　　　　　　五脏传病之图

火者木之子，子能令母实，谓子有余，则不食于母。今泻南方者，夺子之气，使之食其③母也。金者水之母，母能令子虚，谓母不足则不能荫其子。今补北方者，益子之气，则不至食其母也。此与《八十一难》义正相发。其曰：不能治其虚，安问其余，则隐然实实虚虚之意也。

（77难）经言：上工治未病，中工治已病，何谓也？然，所谓治未病者，见肝之病，则知肝当传之于脾，故先实其脾气，无令得受肝之邪，故曰治未病焉。中工见肝之病，不晓相传，但一心治肝，故曰治已病也。

心病传肺，肺传肝，肝传脾，脾传肾，肾传心，心复传肺，七传者死，谓传其所胜也。

心病传脾，脾传肺，肺传肾，肾传肝，肝传心，间脏者生，谓传其子也。

（76难）何谓补泻？当补之时，何所取气？当泻之时，何所置气？然，当补之时，从卫取气[1]，当泻之时，从荣置气[2]。其阳气不足，阴气有余，当先补其阳，而后泻其阴。阴气不足，阳气有余，当先补其阴，而后泻其阳。荣卫通行，此其要也。

（78难）针有补泻，何谓也？然，补泻之法，非必呼吸出内针也。然，知为针者信其左，不知为针者信其右。当刺之时，必先以左手压按所针荣俞之处，弹而努之，爪而下之，其气之来，如动脉之状，顺针而刺之，得气因推而内之是谓补④。动而伸之是谓泻。不得气，乃与男外女内，不得气，是谓十死不治也。

信其左，谓善针者，信用左手，不知针法者，自右手⑤起也。

（79难）经言：迎而夺之，恶[3]得无虚？随而济之，恶得无实？虚之与实，若得若失。实之与虚，若有若无，何谓也？然，迎而夺之者，泻其子也。随而济之者，补其母也。假令心病泻手心主俞⑥，是谓迎而夺之者也。补手心主井，是谓随而济之者也。所谓实之与虚者，牢濡之意也。气来实牢[4]者为得，濡虚[5]者为失，故曰若得若失也。

（80难）经言：有见如入，有见如出者，何谓也？然，所谓有见如入者⑦，谓左手见气来至，乃内⑧针；针入见气尽乃出针，是谓有见如入，有见如出也。

（81难）经言：无实实虚虚，损不足而益有余。是寸口脉耶？将病自有虚实耶？其损益奈何？然，是病非谓寸口脉也，谓病自有虚实也。假令肝实而肺虚，肝者木也，肺者金也，金木当更相平，当知金平木，假令肺实而肝虚微少气，用针不补其肝，而反重实其肺，故曰实实虚虚，损不足而益有余，此者中工之所害也。

【对校】

① 荥俞：黄龙祥版本作"荥输"。

② 不：张缙版本无"不"字。

③ 其：黄龙祥版本无"其"字。

④ 得气因推而内之是谓补：黄龙祥版本作"得气，推而纳之是谓补"。

⑤ 右手：黄龙祥版本作"左手"。

⑥ 俞：黄龙祥版本作"输"。

⑦ 所谓有见如入者：张缙版本作"所谓有见如入者有见如出者"。

⑧ 内：黄龙祥版本作"纳"。

【注释】

[1] 从卫取气：卫，指卫气所行的部分，即浅部；指补法的操作须于浅部候气，并往下按纳。

[2] 从荣置气：荣通营，指营气所行的部分，即深部；置有放置之意，指泻法的操作要于深部候气，并向浅部引提。

[3] 恶：此指"怎么能"之意。

[4] 实牢：形容针下气的充实之状。

[5] 濡虚：形容针下气的空虚之状。

【按语】 春夏各致一阴，秋冬各致一阳？春夏要使阳气上浮，所以从深至浅，把秋冬季沉下去的阳气引上来。秋冬要使阳气潜藏，所以从浅至深，把春夏季浮上来的阳气引下去。要正确理解泻南补北法，当从"东方实"与"西方虚"之间的关系去思考。应真正理解"治未病""善针者，信用左手"的内涵。

《针灸大成》未录入《难经》74 难原文：

经言：春刺井，夏刺荥，季夏刺俞，秋刺经，冬刺合者，何谓也？然：春刺井者，邪在肝；夏刺荥者，邪在心；季夏刺俞者，邪在脾；秋刺经者，邪在肺；冬刺合者，邪在肾。其肝、心、脾、肺、肾，而系于春、夏、秋、冬者，何也？然：五脏一病，辄有五也（色）。假令肝病，色青者肝也，臊臭者肝也，喜酸者肝也，喜呼者肝也，喜泣者肝也。其病众多，不可尽言也。四时有数，而并系于春、夏、秋、冬者也。针之要妙，在于秋毫者也。

第三节　《神应经》补泻（卷四）

【提要】 本篇出自《神应经》"补泻迎随诀"。包括泻诀直说和补诀直说两部分。陈氏在刺法补泻方面倡导捻转手法、阐述"补泻迎随"、倡"平补平泻"说，提出了泻法的进出针配合咳嗽，补法的进出针配合吸气，并规定了左右手、拇食指在针刺中的应用。补泻有"三飞一退""一进三飞"之别。头面躯干中线的补泻，则按男女阴阳不同施行左或右转。

泻诀直说

【原文】

宏纲陈氏[1]曰：取穴既正，左手大指掐其穴，右手置针于穴上，令患人咳嗽一声，随咳内①针至分寸[2]，候数穴针毕，停少时，用右手大指及食指持针，细细动摇，进退搓捻其针，如手颤之状，谓之催气。约行五六次，觉针下气紧，却用泻法如针左边，用右手大指、食指持针，以大指向前，食指向后，以针头轻提往左转。如有数针，俱依此法。俱转毕，仍用右手大指、食指持针，却用食指连搓三下（谓之飞）。仍轻提往左转，略退针半分许，谓之三飞一退。依此法行至五六次，觉针下沉紧，是气至极矣。再轻提往左转一二次，如针右边，以左手大指、食指持针，以大指向前，食指向后，依前法连搓三下，轻提针头向右转，是针右边泻法。欲出针时，令病人咳嗽一声，随咳出针，此之谓泻法也。

【对校】

① 内：黄龙祥版本作"纳"。

【注释】

[1] 宏纲陈氏：即陈会。字善同，号宏纲。

[2] 分寸：寸，一寸多以中指第二指节的长度为准，即中指弯曲，在第二指节两端的指缝之间的距离。

补诀直说

【原文】

凡人有疾，皆邪气所凑，虽病人瘦弱，不可专行补法。经曰：邪之所凑，其气必虚。如患赤目等疾，明见其为邪热所致，可专行泻法。其余诸疾，只宜平补平泻[1]，须先泻后补，谓之先泻邪气，后补真气，此乃先师不传之秘诀也。如人有疾，依前用手法催气取气，泻之既毕，却行补法，令病人吸气一口，随吸转针。如针左边，捻针头转向右边，以我之右手大指、食指持针，以食指向前，大指向后，仍捻针深入一二分，使真气深入肌肉之分。如针右边，捻针头转向左边，以我之左手大指、食指持针，以食指向前，大指向后，仍捻针深入一二分。如有数穴，依此法行之。既毕，停少时，却用手指于针头上，轻弹[2]三下，如此三次，仍用我左手大指、食指持针，以大指连搓三下（谓之飞）。将针深进一二分，以针头向左边，谓之一进三飞。依此法行至五六次，觉针下沉紧，或针下气热，是气至足矣。令病人吸气一口，随吸出针，急以手按其穴，此谓之补法也。

凡针背腹两边穴，分阴阳经补泻。针男子背上中行，左转为补，右转为泻。腹上中行，右转为补，左转为泻。女人背中行，右转为补，左转为泻。腹中行，左转为补，右转为泻。盖男子背阳腹阴，女子背阴腹阳，故也。

【注释】

[1] 平补平泻：《神应经》首见，为一种先泻后补的刺法。《针灸大成》所称的

"平补、平泻",则是指"小补""小泻",是杨氏从补泻分大小的论点出发而提出来的,相对于"大补""大泻",这是指一种刺激量较小的操作较简单的平和补泻方法。近人所称的"平补平泻",则是指一种不分补泻的以得气为主的刺法。

[2] 弹:行针基本手法,补泻之时,如气不行,将针柄轻轻弹之,以大指与次指相叠,病在上用大指弹之而上,病在下用次指弹之而下,使气速行,用以催气。

【按语】陈宏纲是席弘的第十世孙席信卿传子之外的首传门徒。席弘一派自陈会著作传徒开始,得以流传开来。明太祖朱元璋第十七子朱权说陈会"徒二十四人,独瑾得其指下之秘,故能继宏纲之术而无坠也"。因命刘瑾重校其师陈宏纲的书稿,他"止取其穴之切于用者为一卷,更其名曰《神应经》",可知这一书名是朱权所定。《神应经》在明代初刊之后,各针灸书竞相引用。

第四节 金针赋(杨氏注解)(卷二)

【提要】《金针赋》出自明代徐凤编著的《针灸大全》,全名《梓岐风谷飞经走气撮要金针赋》,是针灸史上影响最大的一篇针刺手法专著。本赋全文共分九个段落,两千余言。首论头病取足,左病取右,男女早晚之气,手足经络顺逆之理;次论补泻下针,调气、出针之法;末论治病驱运气血,通接至微之妙。赋中创立了复式针刺补泻手法,载述了针刺十四法、调(运)气法、分层补泻法、飞经走气法等内容。首次命名针法:烧山火、透天凉、阳中隐阴、阴中隐阳、子午捣臼、进气、留气、抽添、青龙摆尾、白虎摇头、苍龟探穴、赤凤迎源等针法。《针灸大成》收录时加有杨氏注解(本文以不同字体录入《金针赋》原文和杨氏注解)。

【原文】

观夫针道,捷[1]法最奇,须要明于补泻,方可起于倾危。先分病之上下,次定穴之高低。头有病而足取之,左有病而右取之[2]。男子之气,早在上而晚在下,取之必明其理;女子之气,早在下而晚在上,用之必识其时。午前为早属阳,午后为晚属阴,男女上下,凭腰分之。手足三阳,手走头而头走足;手足三阴,足走腹而胸走手。阴升阳降,出入之机[3]。逆之者为泻、为迎,顺之者为补、为随。春夏刺浅者以瘦,秋冬刺深者以肥。更观元气厚薄,浅深之刺犹宜。

经曰:荣气行于脉中,周身五十度,无分昼夜,至平旦与卫气会于手太阴。卫气行于脉外,昼行阳二十五度,夜行阴二十五度,平旦与荣气会于手太阴。是则卫气之行,但分昼夜,未闻分上下,男女脏腑经络,气血往来,未尝不同也。今分早晚何所据依?但此赋今人所尚,故录此以参其见。

【注释】

[1] 捷:快速。此指针法简便,收效迅速。

[2] 左有病而右取之:包括巨刺和缪刺。

[3] 阴升阳降,出入之机:上肢高举时足三阴经由足走腹,手三阴经由胸走手,此皆由下而上,故称之为"阴升";同样体位,手三阳经由手走头、足三阳经由头走

足，又皆由上而下，故称之为"阳降"。"出入"是从升降而来。

【原文】

原夫补泻之法，妙在呼吸手指[1]。男子者，大指进前左转，呼之为补，退后右转，吸之为泻，提针为热，插针为寒；女子者，大指退后右转，吸之为补，进前呼之为泻，插针为热，提针为寒。左与右各异，胸与背不同，午前者如此，午后者反之。是故爪而切之，下针之法；摇而退之，出针之法[2]；动而进之，催针之法[3]；循而摄之，行气之法。搓而去病，弹则补虚[4]，肚腹盘旋[5]，扪为穴闭。重沉豆许曰按，轻浮豆许曰提。一十四法[6]，针要所备。补者一退三飞，真气自归；泻者一飞三退[7]，邪气自避。补则补其不足，泻则泻其有余。有余者为肿为痛曰实，不足者为痒为麻曰虚。气速效速，气迟效迟，死生贵贱，针下皆知。贱者硬而贵者脆，生者涩而死者虚[8]，候之不至，必死无疑。

（本书注：《针灸大成》原文此处有："此一段手法，详注四卷。"）

【注释】

[1] 妙在呼吸手指：指针刺补泻的技巧在于呼吸与手法结合。

[2] 摇而退之，出针之法：出针时，手持针柄，边摇动针体，边缓慢出针。

[3] 动而进之，催针之法：边捻转边进针的催气方法，可以使经气速至。

[4] 搓而去病，弹则补虚：搓，指转动针柄如搓线之状，向一边较快地转针。弹，李梴曰："弹者补也。以大指次指相交而叠，病在上大指爪轻弹向上，病在下次指爪轻弹向下，使气速行，则气易至也。"

[5] 肚腹盘旋：这里指进针得气后将针由地部提至人部或天部，再将针扳倒，使之与皮肤呈45°角，像推磨那样缓缓由外而内，或由内而外旋转针身的一种手法。这里说的"肚腹盘旋"，是指此法常用于脏腑病，于腹部行针之时。

[6] 一十四法：即爪、切、摇、退、动、进、循、摄、搓、弹、盘旋、扪、按、提法。

[7] 补者一退三飞……泻者一飞三退：这里指的是一种飞针补泻，术式的区别是补法为飞推；泻法为飞退。"飞推"是每捻一次，拇食二指要离开针柄一次，每次离开都似展翅而飞之状，方向是向体内，边飞针边向内推针，要推而不入，推中有捻，还要捻而不进。"飞退"的指法与"飞推"一样，只是方向相反，是向上向外飞针。

[8] 生者涩而死者虚：行针者觉针下沉涩紧滞，是得气的标志，提示患者预后较佳；如果始终不能得气，医者感觉针下空虚，提示患者预后不良。

【原文】

且夫下针之先，须爪按重而切之，次令咳嗽一声，随咳下针。凡补者呼气，初针刺至皮内，乃曰天才；少停进针，刺入肉内，是曰人才；又停进针，刺至筋骨之间，名曰地才[1]。此为极处，就当补之，再停良久，却须退针至人之分，待气沉紧[2]，倒针朝病[3]，进退往来，飞经走气，尽在其中矣。凡泻者吸气，初针至天，少停进针，直至于地，得气泻之，再停良久，即须退针，复至于人，待气沉紧，倒针朝病，法同前矣。其或晕针者，神气虚也，以针补之，口鼻气回，热汤与之，略停少顷，依前再施。

如刺肝经之穴，晕，即补肝之合穴，针入即苏，余仿此。或有投针气晕者，即补足三里，或补人中，大抵晕从心生，心不惧怕，晕从何生？如关公刮骨疗毒，而色不变可知。

【注释】

[1] 天才……人才……地才：即三才补泻法，亦称天部、人部、地部，即将腧穴应刺深度分为三等份，自浅至深分别为天才、人才、地才。

[2] 待气沉紧：即行针者觉针下沉紧，亦即气至。

[3] 倒针朝病：将针柄按倒使针尖朝向病所，可促气至。

【原文】

及夫调气之法，下针至地之后，复人之分，欲气上行，将针右捻；欲气下行，将针左捻；欲补先呼后吸，欲泻先吸后呼。气不至者，以手循摄，以爪切掐，以针摇动，进捻搓弹，直待气至。以龙虎升腾之法，按之在前，使气在后，按之在后，使气在前。运气走至疼痛之所，以纳气之法，扶针直插，复向下纳，使气不回。若关节阻涩，气不过者，以龙虎龟凤通经接气，大段之法，驱而运之，仍以循摄爪切，无不应矣。此通仙之妙。

（本书注：《针灸大成》原文此处有："龙虎龟凤等法，亦注四卷。"）

况夫出针之法，病势既退，针气微松，病未退者，针气始根，推之不动，转之不移，此为邪气吸拔其针，乃至气真至，不可出之；出之者其病即复，再须补泻，停以待之，真候微松，方可出针豆许，摇而停之。补者吸之去疾[1]，其穴急扪；泻者呼之去徐[2]，其穴不闭。欲令凑密，然后吸气，故曰：下针贵迟，太急伤血；出针贵缓，太急伤气。以上总要，于斯尽矣。

《医经小学》云：出针不猛出，必须作三、四次，徐转出可之则无血，若猛出必见血也。《素问》补遗篇注云：动气至而即出针，此猛出也。然与此不同，大抵经络有凝血，欲大泻者当猛出。若寻常补泻，当依此可也。亦不可不辨。

【注释】

[1] 吸之去疾：指吸气时很快地出针。

[2] 呼之去徐：指呼气时缓慢地出针。

【原文】

考夫治病，其法有八：一曰烧山火，治顽麻冷痹，先浅后深，凡九阳而三进三退，慢提紧按，热至，紧闭，插针，除寒之有准。二曰透天凉，治肌热骨蒸，先深后浅，用六阴而三出三入，紧提慢按，寒至，徐徐举针，退热之可凭。皆细细搓之，去病准绳。三曰阳中隐阴，先寒后热，浅而深，以九六之法，则先补后泻也。四曰阴中隐阳，先热后寒，深而浅，以六九之方，则先泻后补也。补者直须热至，泻者务待寒侵，犹如搓线，慢慢转针，法浅则用浅，法深则用深，二者不可兼而紊之也。五曰子午捣白，水蛊膈气[1]，落穴之后，调气均匀，针行上下，九入六出，左右转之，十遭自平。六曰进气之诀，腰背肘膝痛，浑身走注疼，刺九分，行九补，卧针五七吸，待气上下，亦可龙虎交战，左捻九而右捻六，是亦住痛之针。七曰留气之诀，痃癖癥瘕，刺七分，用纯阳，然后乃直插针，气来深刺，提针再停。八曰抽添之诀[2]，瘫痪疮癞，取其要穴，使九阳得气，提按搜寻，大要运气周遍，扶针直插，复向下纳，回阳倒阴，指下玄微，胸中活法，一有未应，反复再施。

若夫过关过节催运气，以飞经走气，其法有四：一曰青龙摆尾，如扶船舵，不进不退，一左一右，慢慢拨动。二曰白虎摇头，似手摇铃，退方进圆，兼之左右，摇而振之。三曰苍龟探穴，如入土之象，一退三进，钻别四方。四曰赤凤迎源，展翅之仪，入针至地，提针至天，候针自摇，复进其原，上下左右，四围飞旋，病在上吸而退之，病在下呼而进之。

（本书注：《针灸大成》原文此处有："以上手法，乃大略也。其始末当参考四卷。"）

【注释】

[1] 膈气：指忧思郁结，营卫气机涩滞所致的痞证。症见腹部微痛、心下痞满、食欲减退等。

[2] 抽添之诀：针入穴后行九阳数（左转九），得气后，随呼按添，随吸提抽，使气至病处再扶针直插向深部。

【原文】

至夫久患偏枯，通经接气之法，有定息寸数。手足三阳，上九而下十四，过经四寸[1]；手足三阴，上七而下十二，过经五寸[2]，在乎摇动出纳，呼吸同法[3]，驱运气血，顷刻周流，上下通接，可使寒者暖而热者凉，痛者止而胀者消。若开渠之决水，立时见功，何倾危之不起哉？虽然，病有三因，皆从气血，针分八法，不离阴阳。盖经脉昼夜之循环，呼吸往来之不息，和则身体康健，否则疾病竞生。譬如天下国家地方，山海田园，江河溪谷，值岁时风雨均调，则水道疏利，民安物阜。其或一方一所，风雨不均，遭以旱涝，使水道涌竭不通，灾忧遂至。人之气血，受病三因，亦犹方所之于旱涝也。盖针砭所以通经脉，均气血，蠲[4]邪扶正，故曰捷法最奇者哉。

嗟夫！轩岐[5]古远，卢扁[6]久亡，此道幽深，非一言而可尽，斯文细密，在久习而能通。岂世上之常辞，庸流之泛术，得之者若科之及第，而悦于心；用之者如射之发中，而应于目。述自先圣，传之后学，用针之士，有志于斯，果能洞造玄微，而尽其精妙，则世之伏枕之疴[7]，有缘者遇针，其病皆随手而愈矣。

【注释】

[1] 手足三阳，上九而下十四，过经四寸：如手三阳经，从手至头各长五尺，施针用九息，一息气行六寸，九息气行五尺四寸，除去准经长五尺，仍余四寸，是为催气过他经四寸，令气不回。足三阳经，从头至足各长八尺，施针用十四息，一息气行六寸，十四息气行八尺四寸，除去准经长八尺，仍余四寸，是为催气过于他经四寸，令气不回。

[2] 手足三阴，上七而下十二，过经五寸：源于何若愚的"接气通经"，当为"过经七寸"。

[3] 摇动出纳，呼吸同法：摇动即转针补泻法，出纳即提按补泻法，呼吸即呼吸

补泻法。意指三种补泻法并用。

[4] 蠲：除去。

[5] 轩岐："轩"指轩辕黄帝，"岐"指岐伯而言。

[6] 卢扁：即秦越人，号扁鹊，又因其居于卢国（今山东长清一带），故又称卢医。

[7] 疴：音 kē。作病解。

【按语】本篇论述的晕针处理方法，与一般教材有别，应当引起重视。

文中"此一段手法，详注四卷""龙虎龟凤等法，亦注四卷""以上手法，乃大略也。其始末当参考四卷"，杨氏《卫生针灸玄机秘要》原书仅三卷，故以上注文当出自靳贤之手或经其改编，而其校改的文字又未加任何标识。

宋代以后，针刺手法的运用发展较快，这或许与宋代以后毫针圆柱形针柄的出现，制作更趋精巧有关。金元时期窦默提出"动、退、搓、进、盘、摇、弹、捻、循、扪、摄、按、爪、切"手指十四法，《金针赋》加以归纳，将"捻"并入"搓"，另加"提"以与"按"对举，总结为"下针十四法"。张缙《针灸大成校释》总结为二十四法：经、穴上运作——揣、爪、循、摄；左右运作——摇、盘、捻、搓；上下运作——进、退、提、插；针柄上运作——刮、弹、飞、摩；针身上运作——动、推、战、弩；进针后在穴上及针尖上运作——按、扪、搜、拨。

《金针赋》的作者有一定争论，有谓泉石者，有谓泉石心者，主要是"其号曰泉石心以遁守自娱"的断句问题，有谓泉石即徐凤者。现录《针灸大全》卷之五内容，供参考。

此金针赋，乃先师秘传之要法。得之者，每每私藏而不以示人，必待价之金乃可得也。予当见之，则用针之法，尽于此矣。

金针赋序

大明洪武庚辰仲春，予学针法。初学于洞玄先生，孟仲倪公。明年公没过维阳，又学于东隐湖间。不臻效。永乐己丑，惜予遭诬，徙居于民乐耕锄之内，故退寓西河，立其堂曰"资深"，其号曰"泉石"。心以遁守自娱，过者皆曰此读书耕者之所也。凡有疾者求治，不用于针，多用于灸，自是梓岐风谷之法荒废，而名不闻。非不以济人之心为心，盖不欲取誉于时矣。今也，予年向暮，髭鬓皆霜，恐久失传，拳拳在念，正统己未春末，养疾之暇，阅其所传针法之书，繁而无统，于是撮其简要，不愧疏庸，编集成文，名曰"金针赋"。金乃世之宝也，非富贵不能得之，岂贫贱所能有也。名其金，称其贵也。贵能劫疾于顷刻之间，故以观夫发端，而嗟夫结之，则深叹美其法，而有收效之捷异耳。篇中首论头病取足，左病取右，男女早晚之气，手足经络顺逆之理；次论补泻下针，调气出针之法；末论治病驱运气血，通接至微之妙，而又叮咛勉其学人，务必以尽精诚，则可以起沉之疾。言虽直简，其义详明，尤其贯穿次第有序，使后之学人易为记诵，其传不泯。俟他日有窦汉卿复出，而攻之熟，造之深，得于心而应手，显用光大，必念乎今之删繁撮简成文者谁欤。是亦遗言于后也，必学者敬之哉。

时正统四年己未岁八月既望

第五节　南丰李氏[1]补泻（卷四）

【提要】李南丰的《医学入门》刊于 1575 年，本节是该书针法里的内容，是李南丰摘录《难经》《黄帝内经》的有关经文，加以注释而成。南丰补泻主要是从阴阳、男女、左右、九六、三才等方面论述了迎随补泻，并强调了张世贤的"针芒"朝向理论，呼吸与捻转相结合的补泻方法——李氏提出了"自然呼吸"和"使然呼吸"，入针出针时的呼吸是使然呼吸，亦即人为的呼吸，而转针的呼吸则为自然的呼吸；李氏重点阐述："从卫取气"和"从荣置气"，所说的"取气"有"取气以补"之意，"置气"是"弃置其气以散"；强调在进行针刺时押手的重要性；提插补泻与凉热手法；龙虎交战、龙虎交腾、子午捣臼及青龙摆尾等通经接气之法。

【原文】

《图注难经》[2]云："手三阳，从手至头，针芒从外，往上为随，针芒从内，往下为迎。足三阳，从头至足，针芒从内，往下为随，针芒从外，往上为迎。足三阴，从足至腹，针芒从外，往上为随，针芒从内，往下为迎。手三阴，从脑①至手，针芒从内，往下为随，针芒从外，往上为迎[3]。大要以子午为主，左为阳（从子至午，左行为补），右为阴（从午至子，右行为泻，阳主进，阴主退），手为阳（左手为纯阳），足为阴（右足为纯阴）。左手阳经，为阳中之阳，左手阴经，为阳中之阴。右手阳经，为阴中之阳，右手阴经，为阳中之阴②。右足阴经，为阴中之阴，右足阳经，为阴中之阳。左足阴经，为阳中之阴，左足阳经，为阴中之阳。今细分之，病者左手阳经，以医者右手大指进前（盐指③退后），呼之为随（午后又以大指退后为随，进前即经之从外，退后即经之从内），退后吸之为迎。病者左手阴经，以医者右手大指退后，吸之为随，进前呼之为迎。病者右手阳经，以医者右手大指退后，吸之为随，进前呼之为迎。病人右手阴经，以医者右手大指进前，呼之为随，退后吸之为迎。病者右足阳经，以医者右手大指进前，呼之为随，退后吸之为迎。病者右足阴经，以医者右手大指退后，吸之为随，进前呼之为迎。病者左足阳经，以医者右手大指退后，吸之为随，进前呼之为迎。病者左足阴经，以医者右手大指进前，呼之为随，退后吸之为迎。男子午前皆然，午后与女人反之[4]。

【对较】

① 脑：张缙、黄龙祥版本作"胸"。

② 阳中之阴：黄龙祥版本作"阴中之阴"。

③ 盐指：张缙版本作"食指"。

【注释】

[1] 南丰李氏：名梴，字健斋，明朝江西盱江地域南丰县人，江西古代十大名医之一。生活于明代嘉靖至万历年间。世称李南丰。著《医学入门》。

[2]《图注难经》：明代张世贤所撰。是一部以图解为主的《难经》注本。

[3] 针芒从内……往上为迎：针芒往上往下是言针芒与经脉之顺逆；《医学入

门》注"大指进前即经之从外，退后即经之从内"，所云从外从内是言针身之左转右转。

[4]男子午前皆然，午后与女人反之：意即男子午前都是这样，午后则用与男子午前相反的方法。《医学入门》：适用于调和二十八脉（左右十二经脉，男子阳跷，女子阴跷，以及任、督共计二十八脉）营卫偕行之气，因营卫偕行，男子午前先顺行左边经脉，后逆行右边经脉，男子午后，先顺行右边经脉，后逆行左边经脉；女子与此相反，故用转针补泻时，须有左右、手足、阴阳经、男女、午前午后之别，始合顺逆迎随之旨。

【原文】

手上阳进阴退，足上阳退阴进，合六经起止故也。凡针起穴，针芒向上，气顺行之道①。凡针止穴，针芒向下，气所止之处。左外右内，令气上行，右外左内，令气下行。或问午前补泻，与午后相反，男子补泻，与女人相反。盖以男子之气，早在上而晚在下，女人之气，早在下而晚在上，男女上下，平腰分之故也。至于呼吸，男女人我皆同，何亦有阴阳之分耶？盖有自然之呼吸，有使然[1]之呼吸，入针出针，使然之呼吸也。转针如待贵人，如握虎尾，候其自然呼吸。若左手足候其呼而先转，则右手足，必候其吸而后转之；若右手足候其吸而先转，则左手足必候其呼而后转之，真阴阳一升一降之消息也。故男子阳经午前以呼为补，吸为泻；阴经以吸为补，呼为泻，午后反之。女人阳经午前以吸为补，呼为泻，阴经以呼为补，吸为泻，午后亦反之。或者又曰：补泻必资[2]呼吸，假令尸厥中风，不能使之呼吸者，奈何？曰：候其自然之呼吸而转针，若当吸不转，令人以手掩其口鼻，鼓动其气可也。噫！补泻提插，分男女早晚，其理深微，原为奇经，不拘十二经常度，故参互错综如是。若流注穴，但分左右阴阳可也。尝爱《雪心[3]歌》云：如何补泻有两般，盖是经从两边发，古人补泻左右分，今人乃为男女别。男女经脉一般生，昼夜循环无暂歇，此诀出自梓桑君[4]，我今授汝心已雪。此子午兼八法而后全也。

【对较】

① 针芒向上，气顺行之道：黄龙祥版本作"针芒向上气顺行之道"。

【注释】

[1]使然：这里作"人为"解。操作时医生令病人呼气或吸气。

[2]必资：这里作"必须借助"解。

[3]雪心：歌赋名。"雪心"从字面解：以雪洗身，洁白，纯洁，不藏污垢。《雪心歌》《补泻雪心歌》出自明朝高武著的《针灸聚英》。

[4]梓桑君：席弘之号，字弘远，生活在1100年前后，南宋时期著名针灸家。江西临川席坊人。

【原文】

然补泻之法，非必呼吸出内①针也。有以浅深言者。经言：春夏宜浅，秋冬宜深。有以荣卫言者，经言从卫取气，从荣置气。

补则从卫取气，宜轻浅而针，从其卫气随之于后，而济益其虚也。泻则从荣，弃置其气，宜重深而刺，取其荣气迎之于前，而泻夺其实也。然补之不可使太实，泻之不可使反虚，皆欲以平为期耳。又男子轻按其穴，而浅刺之，以候卫气之分。女子重按其穴，而深刺之，以候荣气之分。

【对较】

① 内：黄龙祥版本作"纳"。

【原文】

有以虚实言者，经言：虚则补其母，实则泻其子。此迎随之概也。

凡针逆而迎夺，即泻其子也。如心之热病，必泻于脾胃之分，针顺而随济，即补其母也。如心之虚病，必补于肝胆之分。

飞经走气[1]，亦不外于子午迎随。

凡言九者，即子阳也。六者，即午阴也。但九六数有多少不同，补泻提插皆然。言初九数者，即一九也，少停又行一九，少停又行一九，三次共二十七数，或四九三十六数。言少阳数者，七七四十九数，亦每次七数，略停。老阳数者，九九八十一数，每次二十七数，少停，共行三次。言初六数者，即一六也，少停又行一六，少停又行一六，三次共一十八数。言少阴数者，六六三十六数，每次一十八数，略停再行一次。言老阴数者，八八六十四数，每次八数，略停。或云：子后宜九数补阳，午后宜六数补阴。阴日刺阳经，多用六数补阴。阳日刺阴经，多用九数补阳。此正理也，但见热症即泻，见冷症即补，权[2]也，活法[3]也。

【注释】

[1] 飞经走气：运用手法使经气能循经流注，并送气到病所，叫飞经走气。

[2] 权：权衡。

[3] 活法：指灵活的方法。

【原文】

经言：知为针者信其左，不知为针者信其右。

先将同身寸法比穴，以墨点记，后令患人饮食端坐，或偃卧[1]，缓病必待天气温晴，则气易行。急病如遇大雷雨，亦不敢针。夜晚非急病，亦不敢针，若空心立针必晕。

当刺之时，必先以左手压按所针荣俞之处。阳穴，以骨侧陷处，按之酸麻者为真。阴穴，按之有动脉应手者为真。

【注释】

[1] 偃卧：仰卧。

【原文】

切而散之，爪而下之。

切者，以手爪掐按其所针之穴，上下四旁，令气血散。爪者，先以左手大指爪，重掐穴上，亦令气血散耳。然后用右手盐指顶住针尾，以中指、大指紧执针腰，以无名指略扶针头，却令患人咳嗽一声，随咳下针，刺入皮内，撒手停针十息，号曰天才。少时再进针，刺入肉内①，停针十息，号曰人才。少时再进针至筋骨之间，停针十息，号曰地才。此为极处，再停良久，却令患人吸气一口，随吸退至人部，审其气至未，如针下沉重紧满者，为气已至。若患人觉痛则为实，觉酸则为虚。如针下轻浮虚活者，气犹未至，后用弹努循扪引之，引之气犹不至，针如插豆腐者死。凡除寒热病，宜于天部行气。经络病，宜于人部行气。麻痹疼痛，宜于地部行气。

弹而努之[1]，扪而循之[2]。

弹者补也，以大指与次指爪，相交而迭，病在上，大指爪轻弹向上；病在下，次指爪轻弹向下，使气速行，则气易至也。努者，以大指次指拈针，连搓三下，如手颤之状，谓之飞，补者入针飞之，令患人闭气一口，着力努之；泻者提针飞之，令患人呼之，不必着力，一法二用，气自至者，不必用此弹努。扪者摩也，如痛处未除，即于痛处扪摩，使痛散也。复以飞针引之，除其痛也。又起针之时，以手按其穴，亦曰扪。循者，用手于所针部分，随经络上下循按之，使气往来，推之则行，引之则至是也。

动而伸之[3]，推而按之[4]。

动者转动也，推者推转也，凡转针太急则痛，太慢则不去疾，所谓推动，即分阴阳左转右转之法也。伸者提也，按者插也，如补泻不觉气行，将针提起空如豆许，或再弹二三下以补之。紧战者，连用飞法三下，如觉针下紧满，其气易行，即用通法。若邪盛气滞，却用提插，先去病邪，而后通其真气。提者自地部提至人部天部，插者自天部插至人部地部。病轻提插初九数，病重者或少阳数、老阳数，愈多愈好。或问：治病全在提插，既云急提慢按如冰冷，慢提急按火烧身。又云：男子午前提针为热，插针为寒；午后提针为寒，插针为热。女人反之，其故何耶？盖提插补泻，无非顺阴阳也。午前顺阳性，提至天部则热；午后顺阴性，插至地部则热。奇效良方，有诗最明。

【对较】

① 刺入肉内：黄龙祥版本作"刺入肉也"。

【注释】

[1] 弹而努之：将针柄轻弹之，以大指与次指相叠，病在上用大指弹之而上，病在下用次指弹之而下，使气速行。努法即古人"龙虎升腾"手法，按之在前使气在后，按之在后使气在前，可运气走至病所，乃调气之法。

[2] 扪而循之：扪法乃针体刚要离开表皮的同时就压住针孔，循法乃下针之后，用手上下循之，以三指平直，将指面于针边向穴之上下循经抚摩，推之则行，引之则至，故于催气时用之。

[3] 动而伸之：动指改变原来位置或脱离静止状态，伸指舒展开。

[4] 推而按之：推的本义是手向外用力使物体移动或向前移动。按的本义是在合适位置上用手向下压或摁。

【原文】

补泻提插活法：凡补针先浅入而后深入，泻针先深入而后浅。凡提插急提慢按如冰冷，泻也；慢提急按火烧身，补也，或先提插而后补泻，或先补泻而后提插，可也。或补泻提插同用亦可也。如治久患瘫痪，顽麻冷痹，遍身走痛及癫风[1]寒疟，一切冷症，先浅入针，而后渐深入针，俱补老阳数，气行针下紧满，其身觉热带补，慢提急按老阳数，或三九而二十七数，即用通法，扳倒针头，令患人吸气五口，使气上行，阳回阴退，名曰进气法，又曰烧山火。

治风痰壅盛，中风，喉风^[2]，癫狂，疟疾，单热，一切热症，先深入针，而后渐浅退针，俱泻少阴数，得气觉凉带泻，急提慢按初六数，或三六一十八数，再泻再提，即用通法，徐徐提之，病除乃止，名曰透天凉。

治疟疾先寒后热，一切上盛下虚等症，先浅入针，行四九三十六数，气行觉热，深入行三六一十八数。如疟疾先热后寒，一切半虚半实等症，先深入针，行六阴数，气行觉凉渐退，针行九阳数，此龙虎交战法，俾阳中有阴，阴中有阳也。盖邪气常随正气而行，不交战，则邪不退而正不胜，其病复起。

治痃癖癥瘕气块，先针入七分，行老阳数，气行便深入一寸，微伸提之，却退至原处，不得气，依前法再施，名曰留气法。

治水蛊膈气胀满，落穴之后，补泻调气均匀，针行上下，九入六出，左右转之，千遭自平，名曰子午捣臼。

治损逆赤眼，痈肿初起，先以大指进前捻入左，后以大指退后捻入右，一左一右，三九二十七数，得气向前，推转内^①入，以大指弹其针尾，引其阳气，按而提之，其气自行，未应再施，此龙虎交腾法也。

杂病单针一穴，即于得气后行之，起针际行之亦可。

【对较】

① 内：黄龙祥版本作"纳"。

【注释】

[1] 癫风：又称"癫大风"，俗名"大麻风""疠风"。

[2] 喉风：多因感受风热外邪，肺胃素有积热，致风火相扇，蕴结而成。甚则连及前胸，呼吸急促，则称为"缠喉风"。

【原文】

通而取之。

通者通其气也，提插之后用之。如病人左手阳经，以医者右手大指进前九数，却扳倒针头，带补以大指努力，针嘴^[1]朝向病处，或上或下，或左或右，执住^[2]，直待病人觉热方停。若气又不通，以龙虎龟凤、飞经接气之法，驱而运之。如病人左手阴经，以医者右手大指退后九数，却扳倒针头，带补以大指努力，针嘴朝病，执住，直待病人觉热方停。右手阳经，与左手阴经同法。右手阴经，与左手阳经同法。左足阳经，与右手阳经同法。左足阴经，与右手阴经同法。右足阳经，与左手阳经同法。右足阴经，与左手阴经同法。如退潮，每一次先补六，后泻九，不拘次数，直待潮退为度。止痛同此法。痒麻虚补，疼痛实泻，此皆先正推衍《内经》通气之法，更有取气^[3]、斗气^[4]、接气^[5]之法。取者，左取右，右取左，手取足，足取头，头取手足三阳，胸腹取手足三阴，以不病者为主，病者为应。如两手蜷挛，则以两足为应；两足蜷挛^[6]，则以两手为应。先下主针，后下应针，主针气已行，而后针应针，左边左手，左足同手法，右边亦然。先斗气、接气，而后取气，手补足泻，足补手泻，如搓索然[7]。久患偏枯[8]蜷挛甚者，必用此法于提插之后。徐氏[9]曰：通气、接气之法，已有定息[10]寸数，手足三阳，上九而下十四，过经四寸。手足三阴，上七而下十二，过经五寸①。在乎摇动出纳，呼吸同法，上下通接，立时见功。所谓定息寸数者，手三阴经，从胸走手，长三尺五寸；手三阳经，从手走头，长五尺；足三阳经，从头走足，长八尺；足三阴经，从足走腹，长六尺五寸；阴阳两跷，从足走目，长七尺五寸；督脉长四尺五寸；任脉长四尺五寸，人一呼，气行三寸，一吸气行三寸，一呼一吸，谓之一息。针下随其经脉长短，以息计之，取其气到病所为度。

一曰青龙摆尾：以两指扳倒针头朝病，如扶舡[11]舵，执之不转，一左一右，慢慢拨动九数或三九二十七数，其气遍体交流。

二曰白虎摇头：以两指扶起针尾，以肉内针头轻转，如下水舡中之橹，振摇六数或三六一十八数，如欲气前行，按之在后，欲气后行，按之在前，二法轻病亦可行之，摆动血气。盖龙为气，虎为血，阳日先行龙而后虎，阴日先行虎而后龙。

三曰苍龟探穴：以两指扳倒针头，一退三进，向上钻剔[12]一下，向下钻剔一下，向左钻剔一下，向右钻剔一下，先上而下，自左而右，如入土之象。

四曰赤凤迎源：以两指扶起针，插入地部，复提至天部，候针自摇，复进至人部，上下左右，四围飞旋，如展翅之状。病在上，吸而退之；病在下，呼而进之。又将大指爪从针尾刮至针腰，此刮法也。能移不忍痛，可散积年风，午后又从针腰刮至针尾。又云：病在上刮向上，病在下刮向下。有寒急者，频宜刮切、循摄二法，须连行三五次，气血各循经络，飞走之妙，全在此处，病邪从此退矣。放针停半时辰久，扶起针头，审看针下十分沉紧，则泻九补六；如不甚紧，则泻六补九，补泻后针活，即摇而出之。摄者，用大指随经络上下切之，其气自得通行。

【对较】

① 五寸：张缙版本作"七寸"。

【注释】

[1] 针嘴：即针尖。

[2] 执住：此处作"把握住针柄"解。

[3] 取气："取气"与"得气"意义基本相同，习惯上前者（取气）是指动作将要进行，或正在进行中；后者（得气）是指动作已经完成。

[4] 斗气：斗，凑也，此处有"聚气"之意。

[5] 接气：将经气接通叫"接气"。

[6] 蜷挛：形容肢体拘紧不得屈伸之状。

[7] 如搓索然：形容用手捻针像搓绳一样。

[8] 偏枯：又称为"偏瘫"。指一侧肢体偏肿或不能随意运动。久病则患肢比健侧枯瘦，麻木不仁，故又称为"偏废"或"偏废不仁"。

[9] 徐氏：指《针灸大全》的作者徐凤。

[10] 定息：指医生在诊脉时，首先调理呼吸，使之均匀、稳定，以观察病人脉来

的缓急。

[11] 舡：音 chuán，本义：工程船。又：船之古俗称。

[12] 钻剔：在此是形容龟入土挖洞的动作，用以说明行针中术式的特征。

【原文】

摇而出之，外引其门，以闭其神。

摇者退也。以两指拿针尾，向上下左右各摇振[1]五七下，提二七下[2]，能散诸风，出针直待微松，方可出针豆许。如病邪吸针，正气未复，再须补泻停待；如再难，频加刮切[3]，刮后连泻三下；次用搜法[4]，不论数横搜，如龙虎交腾[5]，一左一右，但手更快耳，直搜一上一下，如捻法而不转，泻刮同前；次用盘法[6]，左转九次，右转六次，泻刮同前；次用子午捣臼，子后慢提，午后略快些，缓缓提插，摇出应针[7]，次出主针，补者吸之，急出其针，便以左手大指，按其针穴及穴外之皮，令针穴门户不开，神气内守，亦不致出血也。泻者呼之，慢出其针，勿令气泄，不用按穴。凡针起速及针不停久待暮[8]者，其病即复。

……

嗟夫！神针肇自上古，在昔岐伯已叹失其传矣，况后世乎？尚赖窦、徐二氏，能因遗文，以究其意，俾来学有所悟，而识其梗概，括为四段，聊为初学开关救危之用，尚期四方智者裁之！

补泻一段，乃庐陵欧阳之后所授，与今时师不同。但考《素问》，不曰针法，而曰针道，言针当顺气血往来之道也。又曰：凡刺者，必别阴阳，再考《难经图注》及徐氏云：左与右不同，胸与背有异。然后知其源流有自。盖左为阳，为升、为呼、为出、为提、为午前、为男子之背；右为阴，为降、为吸、为入、为插、为午后、为男子之腹。所以女人反此者，女属阴，男属阳，女人背阴腹阳，男子背阳腹阴，天地男女阴阳之妙，自然如此。

【注释】

[1] 摇振：是一种摇针的动作，在摇针中手要稍稍颤动。

[2] 二七下：即十四下。

[3] 刮切：刮是以手指甲上下刮动针柄；切是左手在经穴上切摄。此两法配合使用。

[4] 搜法：是指针后，将针提起，向其他方向刺入，以搜寻经气。

[5] 龙虎交腾：凡用针时，先行左龙，则左转，凡得九数，却行右虎，则右转，主六数，如此反复行之，得气补之。以龙虎奇偶，阴阳相对，故曰龙虎交战法。

[6] 盘法：是指入针后，手持针柄，将针扳倒，做360°盘旋，多用于腹部行针。

[7] 应针：指所刺配穴之针。

[8] 停久待暮：是指长时间的留针。

【按语】李南丰的补泻特点主要以阴阳、男女、左右、上下、呼吸、九六之数等方面为基础，重视押手的作用，注重通经接气法。其学术思想明显受到了《神应经》学派的影响。

九、六之数，当为强弱之分。用六数补阴，是因为六为午阴，而过了午时之后，人的经气就向阴转化；用九数补阳，是因为九为子阳，而过了子时之后，人的经气就向阳转化。在九阳之中，又有初、少、老之分；在六阴中，亦有初、少、老之别。

第六节　四明高氏补泻（卷四）

【提要】四明是浙江宁波府的别称，以其境内四明山而得。本节是《针灸大成》引明·高武1529年《针灸聚英》卷三"补泻"和"呼吸"的内容，删"补泻"二字，加上"神针八法"的内容而成。"补泻"与"呼吸"两项内容均非高武的手笔，乃高氏引于他书。文中按语系高武所按。高武强调在补泻时分两部（即阴分、阳分）进针施术，并主张呼吸配合。"神针八法"是一套行针的过程：医生心无内慕，继之检针、温针，按穴进针，这是第一法；用龙虎交战（左捻九而右捻六）止痛为第二法；随咳进针为第三法；改变针下的实状与虚状为第四法；凤凰展翅（泻法）为第五法；饿马摇铃（补法）为第六法；晕针者热汤服之为补，是第七法；解决滞针之法为第八法。《拔萃》前的咒法，本书移至第七章针灸禁忌与治神符咒。

【原文】

《拔萃》云：泻法先以左手揣按得穴，以右手置针于穴上，令病人咳嗽一声，拈针[1]入腠理，令病人吸气一口，针至六分，觉针沉涩，复退至三分[2]，再觉沉涩，更退针一豆许，仰手[1]转针头向病所，以手循经络，扪循至病所，以合手回针[2]，引气直过针所三寸，随呼徐徐出针，勿闭其穴，命之曰泻。

补法先以左手揣按得穴，以右手置针于穴上，令病人咳嗽一声，拈针入腠理，令病人呼气一口[3]，纳针至八分，觉针沉紧，复退一分，更觉沉紧，仰手转针头向病所，依前循扪其病所，气至病已，随吸而走出针，速按其穴，命之曰补。

《明堂》注云：寒热补泻，假令补冷，先令病人咳嗽一声，得入腠理，复令吹气一口，随吹下针至六七分，渐进肾肝之部[3]，停针徐徐，良久[4]复退针一豆许，乃捻针问病人觉热否？然后针至三四分，及心肺之部[5]，又令病人吸气先内捻针，使气下行至病所，却外捻针，使气上行，直过所针穴一二寸，乃吸而外捻针出，以手速按其穴，此为补。

病热者，治之以寒，何如？须其寒者，先刺入阳之分，候得气推内[4]至阴之分，后令病人地气入而天气出，谨按生成之息数[6]足，其病人自觉清凉矣。

病恶寒者，治之以热，何如？须其热者，先刺入阴之分，候得气，徐引针至阳之分，后令病人天气入而地气出，亦谨按生成之息数足，其病人自觉和暖矣。

【对校】

① 拈针：黄龙祥和张缙版本作"捻针"。后同。

② 复退至三分：张缙版本作"复退至三四分"。

③ 令病人呼气一口：张缙版本后有"将尽"二字。

④ 内：黄龙祥版本作"纳"。

【注释】

[1] 仰手：这里指扳倒针柄，将手（心）朝上使针尖向病所。

[2] 合手回针："合手"是与"仰手"相对而言，将针扳倒使针尖朝向病所之后，再俯手（亦即合手）将针立起（回针），这样手一仰一合，针便一倒一立，用此法行针，易于引气上行。

[3] 肾肝之部：指深部而言。详见本卷《难经》补泻部分。

[4] 良久：指间隔一段时间。

[5] 心肺之部：指浅部而言。详见本卷《难经》补泻部分。

[6] 生成之息数：汪机《针灸问对》曰："赋言生成息数，不足为生，太过为成。补生泻成，各依脏腑息数……生成息数者，即手阳九息，足阳十四息，手阴七息，足阴十二息是也。谨按生成息数者，一呼一吸为一息，气行六寸，手足三阳，手九呼而足十四呼，以行卫气，过经四寸。手足三阴，手七吸而足十二吸，以行营血，过经七寸。手三阳经，施针定息，皆用九呼。足三阳经，施针定息，皆用十四呼，呼者使卫气上行也，手三阴经，施针定息，皆用七吸，足三阴经，施针定息，皆用十二吸，吸者使营气下行也。"

呼吸

【原文】

《素问》注云：按经之旨，先补真气，乃泻其邪也，何以言之？补法呼则内针①，静以久留。泻法吸则内针，又静以久留。然呼则次其吸②，吸则不兼呼③，内针之候既同，久留之理复一，先补之义④，昭然可知。《拔萃》云：呼不过三，吸不过五。《明堂》云：当补之时，候气至病所，更用生成之息数，令病人鼻中吸气，口中呼气，内自觉热矣。当泻之时，使气至病所，更用生成之息数，令病人鼻中出气，口中吸气，按所病脏腑之处，内自觉清凉矣。

【对校】

① 补法呼则内针：黄龙祥版本作"补法：呼则纳针"；张缙版本作"补法呼尽内针"。

② 然呼则次其吸：张缙版本作"然呼尽则次其吸"。

③ 吸则不兼呼：张缙版本作"吸至则不兼呼"。

④ 先补之义：张缙版本作"则先补之义"。

神针八法

【原文】

心无内慕，如待贵宾，心为神也。医者之心，病者之心，与针相随上下，先虑针损，次将针尖含在口内，而令其温，又以左手按摩受疾之穴，如握虎之状，右手拈针，如持无力之刃，是用针之一法也。左拈九而右拈六，此乃住痛之二法也。进针之时，令病人咳嗽而针进，进针之三法也。针沉良久，待内不胀，气不行，照前施之，如气来裹针不下，乃实也，宜左捻而泻其实，如不散，令病人呼气三口，医者用手抓针自散；如针进无滞无胀，乃气虚也，令病人吸气，针宜右捻而补其虚，此补泻之四法也。其泻者有凤凰展翅：用右手大指、食指捻针头，如飞腾之象，一捻一放，此泻之五法也。其补者有饿马摇铃：用右手大指、食指捻针头，如饿马无力之状，缓缓前进则长，后退则短，此补之六法也。如病人晕针，用袖掩之，热汤饮之即醒，补之七法也。如针至深处，而进不能，退不能，其皮上四围起皱纹，其针如生在内，此气实之极也，有苍蝇丛咬之状，四围飞延，用右手食指，向皱纹皮处，离针不远四围前进三下，后退其一，乃泻之八法也。出针时，即扪其穴，此补之要诀。

【按语】高武，生卒年月不详，约生活于 16 世纪。号梅孤，鄞县（今浙江宁波）人，喜读书，天文、律吕、兵法、骑射无不娴习。嘉靖间曾中武举。晚年研究医学，尤长针灸。著《针灸聚英》4 卷（1529），《针灸节要》3 卷（1537），《痘科正宗》4 卷，还有《射学指南》《律吕辨》《发挥直指》等。高氏为订正穴位，亲制针灸铜人模型三具，男、女、童子各一。

第七节　三衢杨氏补泻（卷九）

【提要】本节是杨继洲的针刺手法。当为《卫生针灸玄机秘要》的内容。有两个方面的论述：十二字、分次第手法及歌，包括二十四式操作名称（其中有九法为杨氏所创：运气法、中气法、五脏交经、膈角交经、通关交经、关节交经、子午倾针、进火补法、进水泻法）；下手八法。

十二字、分次第手法及歌

【原文】
一爪切者：凡下针，用左手大指爪甲，重切其针之穴，令气血宣散，然后下针，不伤于荣卫也。

取穴先将爪切深，须教毋外慕其心，致令荣卫无伤碍，医者方堪入妙针。

二指持者：凡下针，以右手持针，于穴上着力旋插，直至腠理，吸气三口，提于天部，依前口气，徐徐而用。正谓持针者手如握虎，势若擒龙，心无他慕，若待贵人之说也。

持针之士要心雄，势如握虎与擒龙，欲识机关三部奥，须将此理再推穷。

三口温者：凡下针，入口中必须温热，方可与刺，使血气调和，冷热不相争斗也。

温针一理最为良，口内调和纳穴场，毋令冷热相争搏，荣卫宣通始得祥。

四进针者：凡下针，要病人神气定，息数匀，医者亦如之，切不可太忙。又须审穴在何部分，如在阳部，必取筋骨之间陷下为真；如在阴分，郄腘之内，动脉相应，以爪重切经络，少待方可下手。

进针理法取关机，失经失穴岂堪施，阳经取陷阴经脉，三思已定再思之。

五指循者：凡下针，若气不至，用指于所属部分经络之路，上下左右循之，使气血往来，上下均匀，针下自然气至沉紧，得气即泻之故也。

循其部分理何明，只为针头不紧沉，推则行之引则止，调和血气两来临。

六爪摄者：凡下针，如针下邪气滞涩不行者，随经络上下，用大指爪甲切之，其气自通行也。

摄法应知气滞经，须令爪切勿交轻，上下通行随经络，故教学者要穷精。

七针退者：凡退针，必在六阴之数，分明三部之用，斟酌不可不诚心着意，混乱差讹，以泻为补，以补为泻，欲退之际，一部一部以针缓缓而退也。

退针手法谁知，三才诀内总玄机，一部六阴三气吸，须臾[1]疾病愈如飞。

八指搓者：凡转针如搓线之状，勿转太紧，随其气而用之。若转太紧，令人肉缠针，则有大痛之患。若气滞涩，即以第六摄法切之，方可施也。

搓针泄气最为奇，气至针缠莫急移，浑如搓线攸攸转，急转缠针肉不离。

九指捻者：凡下针之际，治上大指向外捻，治下大指向内捻。外捻者，令气向上而治病；内捻者，令气至下而治病。如出至人部，内捻为之补，转针头向病所，令取真气以至病所。如出至人部，外捻者为之泻，转针头向病所，令侠邪气退至针下出也。此乃针中之秘旨也。

捻针指法不相同，一般在手两般穷，内外转移行上下，邪气逢之疾岂容。

十指留者：如出针至于天部之际，须在皮肤之间留一豆许，少时方出针也。

留针取气候沉浮，出容一豆入容侔[2]，致令荣卫纵横散，巧妙玄机在指头。

十一针摇者：凡出针三部，欲泻之际，每一部摇一次[3]，计六摇而已。以指捻针，如扶人头摇之状，庶使孔穴开大也。

摇针三部六摇之，依次推排指上施，孔穴大开无窒碍[4]，致令邪气出如飞。

十二指拔者：凡持针欲出之时，待针下气缓不沉紧，便觉轻滑，用指捻针，如拔虎尾之状也。

拔针一法最为良，浮沉涩滑任推详，势犹取虎身中尾，此诀谁知蕴锦囊。

总歌曰：针法玄机口诀多，手法虽多亦不过，切穴持针温口内，进针循摄退针搓，指捻泻气针留豆，摇令穴大拔如梭，医师穴法叮咛说，记此便为十二歌。

【注释】

[1] 须臾：瞬间、片刻。

[2] 侔：音 móu，在此作"相等"讲。《庄子·大宋师》曰："畸人者，畸于人而侔于天。"

[3] 摇一次：应作摇二次，这才符合三部六次之数。

[4] 窒碍：作"障碍"解。

【按语】《针灸大成》1955 年版作"十二字、分次第手法及歌"，现多作"十二字分次第手法及歌"，有十二歌和二十四式操作手法。为便于学习，将二十四式手法单独列出目录。十二歌是杨氏一套完整的行针程序，杨氏把各种重要手法融入行针程序之中，这是学习杨继洲的三衢杨氏补泻的重要方面。

二十四式操作

(一) 烧山火

【原文】

口诀 烧山火, 能除寒, 三进一退热涌涌, 鼻吸气一口, 呵五口。

烧山之火能除寒, 一退三飞病自安, 始是五分终一寸, 三番出入慢提看。

凡用针之时, 须拈运入五分之中, 行九阳之数, 其一寸者, 即先浅后深也。若得气, 便行运针之道。运者男左女右, 渐渐运入一寸之内, 三出三入, 慢提紧按, 若觉针头沉紧, 其针插之时, 热气复生, 冷气自除; 未效, 依前再施也。

四肢似水最难禁, 憎寒不住便来临, 医师运起烧山火, 患人时下得安宁。

(二) 透天凉

【原文】

口诀 透天凉, 能除热, 三退一进冷冰冰, 口吸气一口, 鼻出五口。

凡用针时, 进一寸内, 行六阴之数, 其五分者, 即先深后浅也。若得气, 便退而伸之, 退至五分之中, 三入三出, 紧提慢按, 觉针头沉紧, 徐徐举之, 则凉气自生, 热病自除; 如不效, 依前法再施。

一身浑似火来烧, 不住之时热上潮[①], 若能加入清凉法, 须臾热毒自然消。

【对校】

① 不住之时热上潮: 黄龙祥和张缙版本作 "不住时时热上潮"。

【按语】 烧山火与透天凉是复式手法的代表。其名称最早见于 1439 年泉石所著的《金针赋》。

(三) 阳中隐阴

【原文】

口诀 阳中隐阴, 能治先寒后热, 浅而深。

阳中隐个阴, 先寒后热人, 五分阳九数, 一寸六阴行。

凡用针之时, 先运入五分, 乃行九阳之数, 如觉微热, 便运一寸之内, 却行六阴之数, 以得气, 此乃阳中隐阴, 可治先寒后热之症, 先补后泻也。

先寒后热身如疟, 医师不晓实和弱, 叮咛针要阴阳刺, 祛除寒热免灾恶。

(四) 阴中隐阳

【原文】

口诀 阴中隐阳, 能治先热后寒, 深而浅。

凡用针之时, 先运一寸, 乃行六阴之数, 如觉病微凉, 即退至五分之中, 却行九阳之数, 以得气, 此乃阴中隐阳, 可治先热后寒之症, 先泻后补也。

先热后寒如疟疾，先阴后阳号通天，针师运起云雨泽，荣卫调和病自痊。

补者直须热至，泻者直待寒侵，犹如搓线，慢慢转针，法在浅则当浅，法在深则当深，二者不可兼而紊乱也。

【按语】阳中隐阴、阴中隐阳手法首见于《金针赋》。在《医学入门》《针灸问对》等书中也有记载，但没解释其机理。《针灸大成》的解释则较为详细。《针灸大成·针有深浅策》曰："先寒后热者，是阳隐于阴也。"又曰："先热后寒者，是阴隐于阳也。"

阳中隐阴是一种先补后泻手法，因本法是以补为主，补中有泻，故名阳中隐阴。此法的要点是在同一穴中先在人部行烧山火，后在地部行透天凉，这是一种混合手法。

阴中隐阳是一种先泻后补手法，因本法是以泻为主，泻中有补，故名阴中隐阳。此法的要点是在同一穴中先在地部行透天凉，后在人部行烧山火，也是一种混合手法。

（五）留气法

【原文】

口诀　留气法，能破气，伸九提六。

留气运针先七分，纯阴得气十分深[①]，伸时用九提时六，癥瘕消溶气块匀。

凡用针之时，先运入七分之中，行纯阳之数，若得气，便深刺一寸中，微伸提之，却退至原处；若未得气，依前法再行，可治癥瘕气块之疾。

痃癖癥瘕疾宜休，却在医师志意求，指头手法为留气，身除疾痛再无忧。

【对校】

①纯阴得气十分深：张缙、黄龙祥版本作"纯阳得气十分深"。

（六）运气法

【原文】

口诀　运气法，能泻，先直后卧。

运气用纯阴，气来便倒针，令人吸五口，疼痛病除根。

凡用针之时，先行纯阴之数，若觉针下气满，便倒其针，令患人吸气五口，使针力至病所，此乃运气之法，可治疼痛之病。

运气行针好用工，遍身疼痛忽无踪，此法密传堪济世，论金宜值万千钟。

（七）提气法

【原文】

口诀　提气法，提气从阴微拈提，冷麻之症一时除。

凡用针之时，先从阴数，以觉气至，微捻轻提其针，使针下经络气聚，可治冷麻之症。

提气从阴六数同，堪除顽痹有奇功，欲知奥妙先师诀，取次机关一掌中。

（八）中气法

【原文】

口诀　中气法，能除积，先直后卧，泻之。

凡用针之时，先行运气之法，或阳或阴，便卧其针，向外至痛疼，立起其针，不与内气回也[1]。

中气须知运气同，一般造化两般功，手中运气叮咛使，妙理玄机起疲癃[2]。

若关节阻涩，气不通者，以龙虎大段之法，通经接气，驱而运之，仍以循摄切摩，无不应矣。又按扪摩屈伸，导引之法而行。

【注释】

[1] 不与内气回也：意思是不使进入之气随针而出。

[2] 疲癃：曲腰高背之疾。泛指年老多病或年老多病之人。宋·张载《正蒙·乾称》曰：“凡天下疲癃残疾，悍独鳏寡，皆吾兄弟之颠连而无告者也。”

【按语】留气法、运气法、提气法、中气法是讲如何控制针下之气，以求气至病所，主要用来治疗癥瘕积聚、顽麻冷痹一类疾病。留气法是徐疾补法、提插补泻、九六补泻的组合，始见于《金针赋》，但其操作方法不甚明了。运气法是在《金针赋》的进气法的基础上发展形成的一种手法，始见于《针灸大成》，其法与进气法相似，也是补泻手法与行气法的结合，只是在穴位中行提插泻法，并配合针尖方向与吸气，以调节针感走向，促使气至病所。提气法始见于明·高武《针灸聚英》，但只提出本法能“祛除顽痹与冷风”，具体术式不详，《针灸大成》指出了提气法的具体操作方法，主要是以提插泻法、捻转和上提针为主的方法。中气法实际上是进气法与运气法的深化，是提插补泻手法与针尖方向、吸气、提针等行气法的结合。最早在《金针赋》中就有所记载，只是名为“纳气法”。《针灸问对》《针灸聚英》又有所发展。留、运、提、中四法就是讲针下气的运动轨迹及其效应：留气法纯阳伸提治癥瘕疝癖，运气法纯阳倒针口吸治疼痛，提气法阴数聚气治冷麻，中气法阴阳运气卧针起疲癃。

（九）苍龙摆尾

【原文】

口诀　苍龙摆尾手法，补。

苍龙摆尾行关节，回拨将针慢慢扶，一似江中舡上舵，周身遍体气流普。

或用补法而就得气，则纯补；补法而未得气，则用泻，此亦人之活变也。

凡欲下针之时，飞气至关节去处，便使回拨者，将针慢慢扶之，如舡之舵，左右随其气而拨之，其气自然交感，左右慢慢拨动，周身遍体，夺流不失其所矣。

苍龙摆尾气交流，气血夺来遍体周，任君体有千般症，一插须教疾病休。

（十）赤凤摇头

【原文】

口诀　赤凤摇头手法，泻。

凡下针得气，如要使之上，须关其下，要下须关其上，连连进针，从辰至巳，退针，从巳至午①，拨左而左点，拨右而右点，其实只在左右动，似手摇铃，退方进圆[1]，兼之左右摇而振之。

针似舡中之橹[2]，犹如赤凤摇头，辨别迎随逆顺，不可违理胡求。

【对校】

① 退针，从巳至午：黄龙祥版本作"退针；从巳至午"。

【注释】

[1] 退方进圆：指在摇针向前时，要将针成半圆形，由左下摇着进至右上方成"ᑭ"形；向右摇着退针时，由右上方退至左下方，如"↵"形。

[2] 橹：行船的工具，比桨长而大，安在船梢或船旁用人摇。本处形容摇针似摇橹之状。

（十一）龙虎交战

【原文】

口诀　龙虎交战手法，三部俱一补一泻。

龙虎交争战，虎龙左右施，阴阳互相隐，九六住疼时。

凡用针时，先行左龙则左拈，凡得九数，阳奇零也。却行右虎则右拈，凡得六数，阴偶对也。乃先龙后虎而战之，以得气补之，故阳中隐阴，阴中隐阳，左捻九而右捻六，是亦住痛之针，乃得返复之道，号曰龙虎交战，以得邪尽，方知其所，此乃进退阴阳也。

青龙左转九阳宫，白虎右旋六阴通，返复玄机随法取，消息阴阳九六中。

（十二）龙虎升降

【原文】

口诀　龙虎升降手法。

凡用针之法，先以右手大指向前拈之，入穴后，以左手大指向前捻，经络得气行，转其针向左向右，引起阳气，按而提之，其气自行，如气未满，更依前法再施。

龙虎升腾捻妙法，气行上下合交迁，依师口诀分明说，目下教君疾病痊。

【按语】青龙摆尾和赤凤摇头两法来自《金针赋》飞经走气之法。《针灸大成》的"苍龙摆尾，补""赤凤摇头手法，泻"明确提出这两种手法具有补泻的作用，较《金针赋》有所发展。龙虎交战手法始见于《金针赋》，是以捻转补泻法和九六补泻相结合，是在同一层次内实行补法和泻法，《针灸大成》对该法又有所发展，认为它有"住痛"的功效。龙虎升降在《针灸聚英》所载操作不明，而《针灸问对》的阐述又过于繁杂，该法是捻转和提插，并左右交互，具有使"气行上下"的功效。

（十三）五脏交经

【原文】

口诀　五脏交经。

五脏交经须气溢，候他气血散宣时，苍龙摆尾东西拨，定穴五行君记之。

凡下针之时，气行至溢，须要候气血宣散，乃施苍龙左右拨之可也。

五行定穴分经络，如船解缆[1]自通亨，必在针头分造化，须交气血自纵横[2]。

【注释】

[1] 缆：此指拴船的缆绳。

[2] 纵横：本处指横向、纵向运行的气血。

（十四）通关[1]交经

【原文】

口诀 通关交经。通关交经、苍龙摆尾、赤凤摇头，补泻得理。

先用苍龙摆尾，后用赤凤摇头，运入关节之中，后以补则用补中手法，泻则用泻中手法，使气于其经便交。

先用苍龙来摆尾，后用赤凤以摇头，再行上下八指法，关节宣通气自流。

【注释】

[1] 通关：即通过关节。

（十五）膈角交经

【原文】

口诀 膈角交经。膈角交经，相克相生。

凡用针之时，欲得气相生相克者，或先补后泻，或先泻后补，随其疾之虚实，病之寒热，其邪气自泻除，真气自补生。

膈角要相生，水火在君能，有症直在取，无病手中行，仰卧须停隐①，法得气调均，飞经疗入角，便是一提金[1]。

【对校】

①仰卧须停隐：张缙、黄龙祥版本作"仰卧须停稳"。

【注释】

[1] 一提金：指一定数量的金子。提，一种舀取液体的用器。此指收到较佳的疗效而言。

（十六）关节交经

【原文】

口诀 关节交经。关节交经，气至关节，立起针来，施中气法。

凡下针之时，走气至关节去处，立起针，与施中气法纳之可也。

关节交经莫大功，必令气走纳经中，手法运之三五度，须知其气自然通。

【按语】 交经法的"交"是交接、交通之义，交经法是为了使针下之气与经脉交接，或与脏腑、病灶交互沟通，使针下之气按经络循行的方向传导，其核心是得气并气至病所。杨氏交经针法主要是使针下之气与经脉交接，四种操作方法的关键：一是正确选择穴位，二是操作手法的使用。五脏交经为五脏五行相生子母取穴，运用苍龙摇尾的手法，是杨氏首创，实际上是配穴补泻和针刺补泻的结合；膈角交经为五脏六腑五行相生相克取穴，配合相应手法使针下之气传开；通关交经取大关节以下的穴位，先用苍龙摆尾，再用白虎摇头，配合补泻手法及辅助手法；关节交经取关节附近的穴位，使用中气法使气至关节。此四法均有控制针感向一定方向传导。

（十七）子午补泻总歌

【原文】

口诀 子午补泻总歌。

补则须弹针，爪甲切宜轻，泻时甚切忌，休交疾再侵。

凡用针者，若刺针时，先用口温针，次用左手压穴，其下针之处，弹而努之，爪而下之，扪而循之，通而取之，却令病人咳嗽一声，右手持针而刺之，春夏二十四息，秋冬三十六息，徐出徐入，气来如动脉之状，针下微紧，留待气至后，宜用补泻之法若前也。

动与摇一例，其中不一般，动为补之气，摇为泻之安。

（十八）子午捣臼

【原文】

口诀 子午捣臼法，水蛊膈气。

子午捣臼，上下针行，九入六出，左右不停。

且如下针之时，调气得均，以针行上下，九入六出，左右转之不已，必按阴阳之道，其症即愈。

子午捣臼是神机，九入六出会者稀，万病自然合大数，要交[1]患者笑嘻嘻。

【注释】

[1] 交：通教。岑参《叹白发》曰："白发生偏速，交人不奈何。"

（十九）子午前后交经换气歌

【原文】

口诀 子午前后交经换气歌。

子后要知寒与热，左转为补右为泻，提针为热插针寒，女人反此要分别；午后要知寒与热，右转为补左为泻，顺则为左逆为右，此是神仙真妙诀。

（二十）子午补泻歌

【原文】

口诀 子午补泻歌。

每日午前皮上揭，有似滚汤煎冷雪，若要寒时皮内寻，不枉教君皮破裂。阴阳返复怎生知？虚实辨别临时诀①，针头如弩似发机，等闲休与非人说。

【对校】

① 诀：张缙版本作"决"。

（二十一）子午倾针

【原文】

口诀 子午倾针。

子午倾针，要识脉经，病在何脏，补泻法行。

凡欲下针之时，先取六指之诀，须知经络，病在何脏，用针依前补泻，出入内外，如有不应者何也？答曰：一日之内，有阴有阳，有阳中隐阴，有阴中隐阳，有日为阳，夜为阴，子一刻一阳生，午一刻一阴生，从子至午，故曰：子午之法也。

左转为男补之气，右转却为泻之记，女人反此不为真，此是阴阳补泻义。热病不瘥泻之须，冷病缠身补是奇，哮吼气来为补泻，气不至时莫急施。

补：随其经脉纳而按之，左手闭针穴，徐出针而疾按之。泻：迎其经脉动而伸之，左手开针穴，疾出针而徐入之。经曰：随而济之，是为之补。迎而夺之，是为之泻。《素问》云：刺实须其虚者，留针待阴气至，乃去针也。刺虚须其实者，留针待阳气备，乃去针也。

【按语】

有关冠以"子午"名称的操作共五项。前四项之"子午"操作实际上是一般的手法。最后一项"子午倾针"中谈的才是有关子午方面的内容。在金元时期，子午流注之法盛行，受这方面影响，在针灸内容中许多内容常和"子午"二字相连，这些手法的命名可能与此有关。子午捣臼始见于《金针赋》，以提插、捻转为主，结合徐疾补泻组成复式手法。《针灸大成》承袭了其法，认为该法有"导引阴阳之气"，可治疗"水蛊膈气"。子午倾针是杨氏所首创，提出根据时刻、男女、捻转方向的不同，补泻的方法不同。

（二十二）脏腑阴阳，呼吸内外，捻针补泻手法

【原文】

口诀 十二经络之病，欲针之时，实则泻之，虚则补之，热则疾之，寒则留之，陷则灸之，不虚不实，以经取之。经云：虚则补其母而不足，实则泻其子而有余，当先补而后泻。假令人气在足太阳膀胱经，虚则补其阳，所出为井，属金，下针得气，随而济之，右手取针，徐出而疾扪之，是谓补也。实则泻其阳所注为俞，属木，下针得气，迎而夺之，左手开针穴，疾出针而徐扪之，是谓之泻也。

脏腑阴阳，呼吸内外，捻针补泻手法。

外拈随呼补脏虚，吸来里转泻实肥，六腑病加颠倒用，但依呼吸病还除。女人补虚呵内转，吸来外转泻实肥，依经三度调病气，但令呼吸莫令疏。

男子补虚呵外转◉，吸来内转泻实肥◉，女人补虚呵内转◉，吸来外转泻实肥◉。

（二十三）进火补

【原文】

进火 补。初进针一分，呼气一口，退三退，进三进，令病人鼻中吸气，口中呼气

三次，把针摇动，自然热矣。如不应，依前导引。

（二十四）进水泻

【原文】

　　进水　泻。初进针一分，吸气一口，进三进，退三退，令病人鼻中出气，口中吸气三次，把针摇动，自然冷矣。如不应，依前导引之；再不应，依生成息数，按所病脏腑之数，自觉冷热应手。

　　【按语】进火补法、进水泻法首见于《针灸大成》，是徐疾、呼吸、提插单式补泻手法，结合摇法或刮法而组成的复式补泻手法。它是杨继洲在烧山火、透天凉手法的基础上简化而成，刺激量较轻，热或凉感也多是产生在局部。

　　以上二十四式操作手法名称，乃根据口诀所加。二十四式操作歌诀，张缙版本有顺序调整。

　　24种复式手法中，出自《针灸大全·金针赋》的有9种，出自《针灸聚英》《针灸问对》的有2种，阐述一般的补泻原则与方法的有4种，杨氏独创的有9种。烧山火、透天凉、阳中隐阴、阴中隐阳、留气法、苍龙摆尾、赤凤摇头、龙虎交战、子午捣臼等9法源自《金针赋》的"治病八法"和"飞经走气"4法。进火补法、进水泻法、运气法、中气法、五脏交经、通关交经、膈角交经、关节交经、子午倾针等9法为杨氏所创。

下手八法口诀

【原文】

　　揣　揣而寻之。凡点穴，以手揣摸其处，在阳部筋骨之侧，陷者为真。在阴部郄腘之间，动脉相应。其肉厚薄，或伸或屈，或平或直，以法取之，按而正之，以大指爪切掐其穴，于中庶得进退，方有准也。《难经》曰：刺荣毋伤卫，刺卫毋伤荣。又曰：刺荣无伤卫者，乃掐按其穴，令气散，以针而刺，是不伤其卫气也。刺卫无伤荣者，乃撮起其穴，以针卧而刺之，是不伤其荣血也。此乃阴阳补泻之大法也。

　　爪　爪而下之，此则《针赋》曰：左手重而切按，欲令气血得以宣散，是不伤于荣卫也。右手轻而徐入，欲不痛之因，此乃下针之秘法也。

　　搓　搓而转者，如搓线之貌，勿转太紧，转者左补右泻，以大指次指相合，大指往上，进为之左，大指往下，退为之右，此则迎随之法也。故经曰：迎夺右而泻凉，随济左而补暖。此则左右补泻之大法也。

　　弹　弹而努之，此则先弹针头，待气至，却退一豆许，先浅而后深，自外推内，补针之法也。

　　摇　摇而伸之，此乃先摇动针头，待气至，却退一豆许，乃先深而后浅，自内引外，泻针之法也。故曰：针头补泻。

　　扪　扪而闭之。经曰：凡补必扪而出之。故补欲出针时，就扪闭其穴，不令气出，使血气不泄，乃为真补。

　　循　循而通之。经曰：凡泻针，必以手指于穴上四傍循之，使令气血宣散，方可下针，故出针时，不闭其穴，乃为真泻。此提按补泻之法，男女补泻，左右反用。

　　捻　捻者，治上大指向外捻，治下大指向内捻。外捻者令气向上而治病，内捻者令气向下而治病。如出针，内捻者令气行至病所，外捻者令邪气至针下而出也。此下手八法口诀也。

　　【按语】"下手八法"是杨继洲的 8 个单手式手法，是针刺基本手法的重要组成部分之一。其中"揣法"是杨氏提出来的。其他几种皆见于窦汉卿的十四法。"揣"法是对十四法中"切"的深化，是对十四法非常重要的补充，其他七法则是十四法中的重点。明代针法理论比《黄帝内经》《难经》大为提高；针法技巧比《黄帝内经》《难经》大为丰富。

第五章　脏腑经络腧穴，导引养生

概要：古代主要的腧穴文献著作有三部：①对汉代以前散在医书中（包括《黄帝内经》在内）的针灸腧穴文献进行的一次全面总结的著作是《黄帝明堂经》（又被称作"明堂""明堂经"，唐代政府曾两次下令重修《明堂经》：一为甄权撰修之《明堂图》，一为杨上善奉敕撰注之《黄帝内经明堂》十三卷，另有杨玄操注本《黄帝明堂经》）。②金元时期窦汉卿著的《针经指南》。③明代高武所著的《针灸聚英》。高氏以元代杜思敬辑载于《济生拔萃》第一卷的《针经节要》为基础，广搜《素问》《备急千金要方》《针灸资生经》等书"而补辑之"，《针经节要》是 1027 年宋·王惟一撰的《铜人腧穴针灸图经》的节选本，而《铜人腧穴针灸图经》是继承了《黄帝明堂经》和甄权《明堂图》两部分的内容。因此，《针灸聚英》是继宋代之后又一次系统的针灸腧穴文献整理工作，对于腧穴理论的发展做出了重大贡献，而《针灸大成》将其很好的发扬光大，对后世针灸带来了深远影响。

本章内容主要来自《针灸大成》卷一、卷六及卷七，是关于脏腑、十二经脉、奇经八脉的论述，兼论五脏与任督二脉的导引养生。内容主要来自《针灸聚英》，但《针灸大成》在《针灸聚英》的基础上又有所发挥，如改动脏腑经脉插图，整理穴位主治、手法操作，依据《脉经》《太平圣惠方》《肘后备急方》等书修订增加眉冲、督俞、气海俞、关元俞、风市等 5 个穴位，使经穴数在《针灸聚英》载穴 354 个的基础上增至 359 个，与中华人民共和国国家标准：GB/T12346 – 2006《腧穴名称与定位》362 个穴位比较，所缺为中枢、急脉、印堂。《针灸大成》中还首列简易取穴法，如取天府、列缺、下关、伏兔等穴的方法。《考正穴法》中多数按语系直接抄自或化裁自《针灸聚英》，少量按语来自杨氏。可以看出，杨继洲对脏腑经络腧穴的贡献是很大的。

在五脏各经和任督脉条都载有导引内容。五脏条下以"导引本经"为题进行叙述；任督脉条下说"先依前注导引各经"，称为"筑基"，其后描述任督脉的"前降后升"周天运行途径，对针灸和导引养生都有启示意义。"导引本经"这四字依李鼎先生考证认为：指导引这一经（脏）的有关理论和方法，其引文既有广成子、张三丰、张紫阳，也有《心印经》等，可说是道佛合参，为医所用。外功导引为本书参合李鼎先生所考以补其未备。

第一节 脏腑、经脉尺寸穴图

【提要】本节收录了《针灸大成·卷六·五脏六腑》,其内容在《素问·宣明五气》和《素问·五脏别论》等篇有论述。主要论述五脏、六腑的概念、功能、五行、重量、大小、形状、位置、颜色等属性。《针灸大成·卷一》中的《难经·三十五难》主要内容是论脏腑远近。十四经脉长短尺寸插叙了跷脉长度与循行方向。收录了《针灸大成》卷首的周身经穴总图两幅,卷六的仰人经图两幅,出自《古今医统大全·卷之四》的仰人伏人尺寸图两幅、腹部背部穴图两幅、中指取寸图一幅。

五脏六腑(卷六)

【原文】

五脏:脏者,藏也。心藏神[1],肺藏魄[2],肝藏魂[3],脾藏意[4]与智[5],肾藏精[6]与志[7],故为五脏。

六腑:腑者,府也。胆、胃、大肠、小肠、三焦[8]、膀胱,受五脏浊气,名传化之府,故为六腑。

五脏藏精而不泻,故满而不实。六腑输泻而不藏,故实而不满。如水谷入口,则胃实而肠虚,食下,则肠实而胃虚,故曰实而不满。

肺重三斤三两,六叶两耳[9],四垂如盖,附脊第三椎。中有二十四孔,行列分布诸脏清浊之气,为五脏华盖[10]云。

心重十二两,七孔[11]三毛形如未敷莲花,居肺下膈上,附脊第五椎。

心包络,在心下横膜之上,竖膜之下,与横膜相粘而黄脂慢裹者,心也。外有细筋膜如丝,与心肺相连者,包络也。

三焦者,水谷之道路,气[12]之所终始也。上焦在心下、胃上,其治[13]在膻中,直两乳间陷中者。中焦在胃中脘,当脐上四寸,其治在脐旁。下焦当膀胱上际,其治在脐下一寸。

肝重二斤四两①,左三叶,右四叶,其治在左,其脏在右胁、右肾之前,并胃,附脊第九椎。

胆在肝之短叶间,重三两三铢[14],包精汁

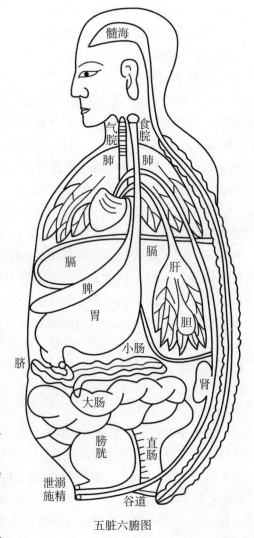

五脏六腑图

三合[15]。

膈膜前齐鸠尾[16]，后齐十一椎，周围着脊，以遮隔浊气，不使上熏心肺也。

脾重二斤三两，广三寸，长五寸，掩乎太仓[17]，附脊十一椎。

胃重二斤一两，大[18]一尺五寸，径[19]五寸，纡曲屈伸，长二尺六寸。

小肠重二斤十四两，长三丈二尺，左回叠积十六曲，小肠上口，即胃之下口，在脐上二寸；腹下一寸水分穴，为小肠下口，至是而泌别清浊，水液入膀胱，滓秽入大肠。

大肠重二斤十二两，长二丈一尺，广四寸，右回叠十六曲，当脐中心，大肠上口，即小肠下口也。

肾有两枚，重一斤一两，状如石卵，色黄紫，当胃下两旁②，入脊膂[20]，附脊十四椎，前与脐平。

膀胱重九两二铢，广九寸，居肾下之前，大肠之侧，膀胱上际，即小肠下口，水液由是渗入焉。

脊骨二十一节，取穴之法，以平肩为大椎，即百劳穴也。

【对校】

① 肝重二斤四两：张缙版本作"肝重四斤四两"。

② 当胃下两旁：张缙版本作"当膈下两旁"。

【注释】

[1] 神：系人体生命活动的总称。它有广义和狭义之分。广义之神是指人体生命活动的外在表现；狭义之神是指心所主的神，即人的精神、意识、思维活动。在此是指狭义之神。

[2] 魄：精神意识活动的一部分。《灵枢·本神》曰："并精而出入者，谓之魄。"《类经·卷三》解释为"魄之为用，能动能作，痛痒由之而觉也"。魄属于本能的感觉和动作范畴。

[3] 魂：即精神意识活动的一部分。《灵枢·本神》曰："随神往来者谓之魂。"

[4] 意：属于精神意识活动的组成部分。《灵枢·本神》曰："心有所忆谓之意。"

[5] 智：属于精神意识活动的组成部分。《灵枢·本神》曰："因虑而处物谓之智。"

[6] 精：指构成人体和维持人体生命活动的基本物质。有先天与后天之分。先天之精，亦即生殖之精。《灵枢·决气》曰："两神相搏，合而成形，常先身主，是谓精。"后天之精，亦即水谷之精。在此指先天之精。

[7] 志：属于精神意识活动的组成部分。《灵枢·本神》曰："意之所存谓之志。"

[8] 三焦：为六腑之一，是脏之外围最大之腑，又称外腑、孤腑。其功能有主持诸气，疏通水道的作用。《难经·三十一难》曰："三焦者，水谷之道路，气之始终也。"《素问·灵兰秘典论》曰："三焦者，决渎之官，水道出焉。"三焦的划分是：横膈以上为上焦，以下至脐为中焦，脐以下为下焦。《灵枢·营卫生会》曰："上焦出于胃上口，并咽以上，贯膈而布胸中……下焦者，别回肠，注于膀胱而渗入焉。"温病把三焦作为病情发展的划分阶段。《温病条辨》曰："肺病逆传，则为心包；上

焦不治则传中焦，胃与脾也；中焦不治则传下焦，肝与肾也。始于上焦，终于下焦。"此以肺与心包为上焦。

[9] 六叶两耳：《难经校释·四十二难解》释为"垂下为叶，旁出为耳"。《难经·四十二难》曰："凡八叶、主藏魄。"现代解剖学划肺叶为左二，右三。

[10] 华盖：帝王用车的顶盖。崔豹《古今注·舆服》曰："华盖，黄帝所作也，与蚩尤战于涿鹿之野，常有五色云声（或作气），金枝玉叶，止于帝上，有花葩之象，故因而作华盖也。"在此以华盖比肺脏。肺居五脏、六腑最高位，有如对其他脏腑的遮盖。

[11] 七孔：据《难经汇注笺正》引《列子》云："心之七孔，本是古人习惯之常语。"

[12] 气：在此指营卫之气。

[13] 治：在此作"主"解。

[14] 铢：古代重量单位，为一两的 1/24。

[15] 合：音 gē。量词，为一升的 1/10。

[16] 鸠尾：在此指鸠尾骨，即"蔽心骨"，相当于胸骨剑突部分。

[17] 太仓：即胃之别名。由于胃是受纳水谷之府，所以称之为太仓。其别名还有"水之海""五谷之腑"。

[18] 大：此指胃的周长而言。

[19] 径：指胃的横径而言。

[20] 膂：音 lǚ。即为脊柱两侧肌肉。

《难经·三十五难》（脏腑远近）（卷一）

【原文】

三十五难曰：五脏各有所腑，皆相近，而心、肺独去大肠、小肠远者，何也然[①]？经言心荣肺卫，通行阳气，故居在上；大肠、小肠传阴气而下，故居在下，所以相去而远也。

【对校】

① 何也然：张缙、黄龙祥版本作"何也？然"。

十四经脉长短尺寸[①]（卷七）

【原文】

手之六阳经脉，从手至头，长五尺，共计五六合三丈。

手之六阴经脉，从胸走手，长三尺五寸，共计三六一丈八尺，五六合三尺，合二丈一尺。

足之六阳经脉，从头走至足，长八尺，共计六八四丈八尺。

足之六阴经脉，从足走入腹中，长六尺五寸，共计六六三十六，五六当三尺，合三丈九尺。

督脉、任脉，各长四尺五寸，共合九尺。

两跻脉，从足至目，各长七尺五寸，共合一丈五尺。

十四脉部，合一十六丈二尺，此气之大经隧也。

【对校】

① 十四经脉长短尺寸：张缙版本该段在卷六。

周身经穴总图（卷首）

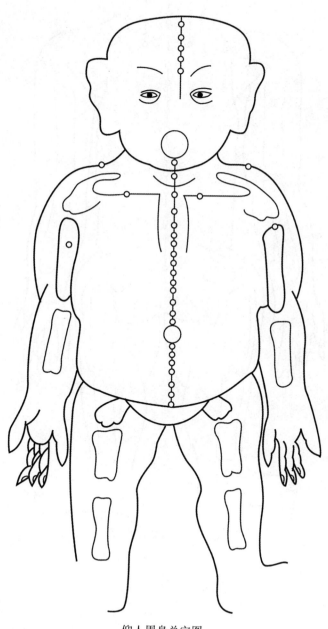

仰人周身总穴图

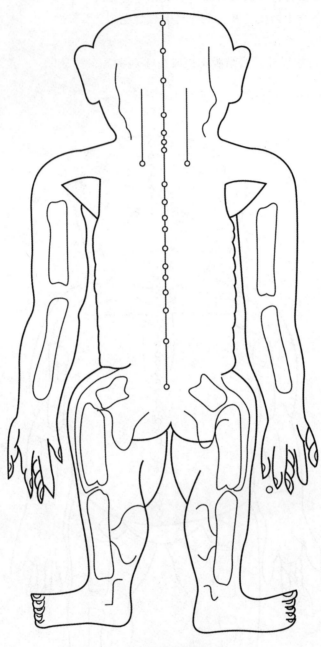

伏人周身总穴图

仰人经图、伏人经图（卷七）

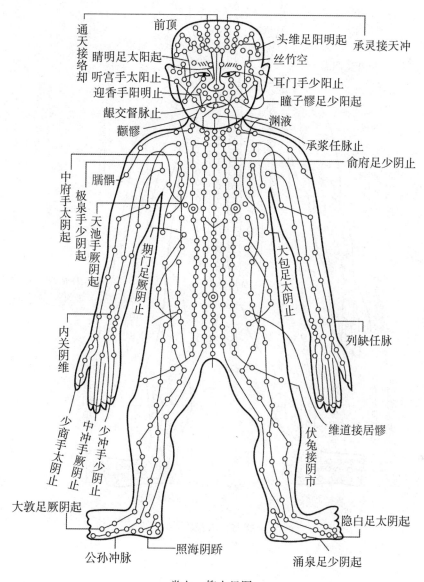

前顶

通天接络却
头维足阳明起
承灵接天冲
睛明足太阳起
丝竹空
听宫手太阳止
耳门手少阳止
迎香手阳明止
瞳子髎足少阳起
龈交督脉止
颧髎
渊液
承浆任脉止
臑髎
俞府足少阴止
中府手太阴起
极泉手少阴起
天池手厥阴起
期门足厥阴止
大包足太阴止
内关阴维
列缺任脉
少商手太阴止
中冲手厥阴止
少冲手少阴止
维道接居髎
伏兔接阴市
大敦足厥阴起
隐白足太阴起
公孙冲脉
照海阴跷
涌泉足少阴起

卷七·仰人经图

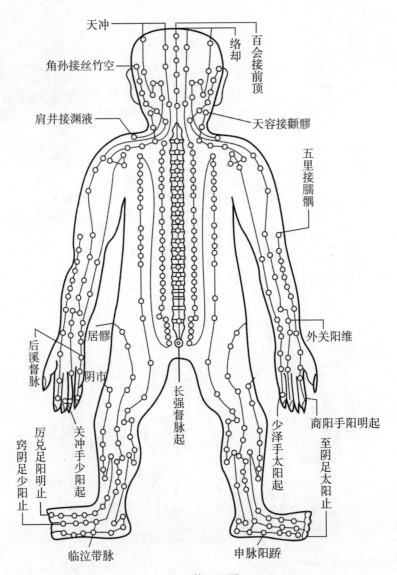

天冲

络却

百会接前顶

角孙接丝竹空

肩井接渊液

天容接颧髎

五里接臑髎

居髎

后溪督脉

阴市

外关阳维

长强督脉起

少泽手太阳起

商阳手阳明起

厉兑足阳明止

关冲手少阳起

至阴足太阳止

窍阴足少阳止

临泣带脉

申脉阳跷

卷七·伏人经图

仰人尺寸图、伏人尺寸图、背部穴图、腹部穴图（卷四）

《医统》

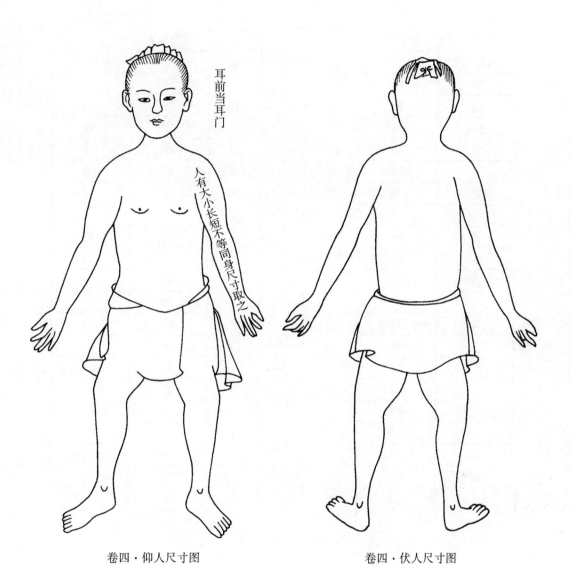

卷四·仰人尺寸图　　　　　　　　　卷四·伏人尺寸图

背部穴图

除脊三寸	除脊寸半	大陶身神灵至 脊悬命阳腰	椎序	椎道柱道台阳 中枢门关 俞阳	除脊寸半	除脊三寸
	大	大	一	椎	杼	
附	风	陶	二	道	门	分
魄	肺	身	三	柱	俞	户
膏肓	厥阴	神	四	道	俞	俞
神	心	灵	五	台	俞	堂
谚	督脉	至	六	阳	俞	谚
膈	膈		七		俞	关
			八			
魂	肝		九		俞	门
阳	胆		十		俞	纲
意	脾	脊	十一	中	俞	舍
胃	胃	悬	十二	枢	俞	仓
肓	三焦	命	十三	门	俞	门
志	肾	阳	十四	关	俞	室
	气海		十五		俞	
	大肠		十六		俞	
	关元		十七		俞	
	小肠		十八		俞	
胞	膀胱		十九		俞	肓
秩	中膂	腰	二十	俞	俞	边
	白环		二十一		俞	
上						髎
次						髎
中		会　长强　阳				髎
下						髎

腹部穴图

		六寸	四寸	二寸	天突	二寸	四寸	六寸		
肋下	六寸	云	气	俞	璇玑	府	户	门	六寸	肋下
一	六寸	中	库	或	华盖	中	房	府	六寸	一
二	六寸	周	屋	神	紫宫	藏	翳	荣	六寸	二
三	六寸	胸	膺	灵	玉堂	墟	窗	乡	六寸	三
四	六寸	天	乳	神	膻中	封	中	溪	六寸	四
五	六寸	食	乳	步	中庭	廊	根	窦	六寸	五

歧骨下

四寸	二寸	一寸	一	鸠尾	寸	一寸	二寸	四寸
期	不	幽	一	巨阙	寸	门	容	门
日	承	通	一	上脘	寸	谷	满	月
	梁	阴	一	中脘	寸	都	门	
腹	关	石	一	建里	寸	关	门	哀
	太乙	商	一	下脘	寸	曲	门	
	滑肉		一	水分	寸		门	
大	天	肓	一	神阙	寸	门	枢	横
	外	中	一	阴交	寸	注	陵	
腹			半	气海	寸			结
	大	四	半	石门	寸	满	巨	
	水	气	一	关元	寸	穴	分	
府	归	大	一	中极	寸	赫	来	舍
冲	气	横	一	曲骨	寸	骨	冲	门
				会阴				

中指取寸[①]（卷四）

【原文】

男左女右，手中指第二节内廷，两横纹头相去为一寸。取稻秆心量，或用薄篾量，皆易折而不伸缩为准，用绳则伸缩不便，故多不准。

头部：

前发际至后发际，折作十二节，为一尺二寸。前发不明者，取眉心直上行三寸。后发际不明者，取大椎上行三寸。前后俱不明者，折作一尺八寸。头部直寸，并依此法取。

眼内眦角至外眦角为一寸，头部横穴，并依此穴寸法取。

神庭穴至曲差穴、曲差穴至本神穴、本神穴至头维穴各一寸半，自神庭至头维共四寸半。

背部：

大椎穴至尾骶骨穴，共计二十一椎，通作三尺，故谓人为三尺之躯者，此也。上七椎，每椎一寸四分一厘，共九寸八分七厘。中七椎，每椎一寸六分一厘，共一尺一寸二分七厘。下七椎，每椎一寸二分六厘，共八寸八分二厘。

第二行，侠脊各一寸半，除脊一寸，共折作四寸，分两旁。

第三行，侠脊各三寸，除脊一寸，共折作七寸，分两旁。

腹部：

膺部腹部横寸，并用对乳间横折作八寸。膺腹横寸取穴，悉依上法。直寸取穴，依中行心蔽骨下至脐，共折八寸。人无蔽骨者，取歧骨下至脐心，共折九寸取之。脐下至毛际横骨，折作五寸。天突至膻中，折作八寸，下行一寸六分为中庭，上取天突，下至中庭，共折九寸六分。

手足部、并背部横寸，并用中指寸取之。

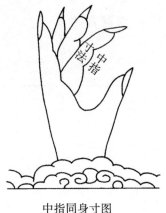

中指同身寸图

【对校】

①中指取寸：张缙、黄龙祥版本皆无该标题。

【按语】《针灸大成》在继承前人对解剖结构的认识的同时，有了一定发挥。虽然图中肺、肝的分叶，膈与肝的位置存在一定错误，但总体来看，五脏六腑比较接近现代人体解剖结构形态。取穴唯用中指取寸法。标题"中指取寸"为63本另加。这一部分删减了背部俞穴歌、腹部中穴歌等内容。

第二节　手太阴肺经（卷六）

【提要】"手太阴经穴主治"依据《素问·灵兰秘典论》《素问·六节藏象论》《素问·金匮真言论》《素问·宣明五气》《素问·阴阳应象大论》等篇内容，概述肺的藏象特点。"手太阴肺经穴歌"引自《医学入门》，包括手太阴肺经十一穴歌诀、五输穴、手太阴肺经的循行、气血多少、与肺经有关的病证及其药物证治，阐述了"补须发热""泻为辛凉"的用药原则。阐述肺的导引调摄要点，强调"息从心起，心静息调，息息归根，金丹之母"。考证手太阴肺经十一穴穴法。

手太阴经穴主治

【原文】

《内经》曰："肺者，相傅[1]之官，治节[2]出焉。"

肺者，气之本，魄之处也。其华在毛，其充在皮，为阴中之少阴①，通于秋气。

西方白色，入通于肺，开窍于鼻，藏精于肺，故病在背。其味辛，其类金，其畜马，其谷稻，其应四时，上为太白星，是以知病之在皮毛也。其音商，其数九，其臭腥[3]，其液涕。

西方生燥，燥生金，金生辛，辛生肺，肺生皮毛，皮毛生肾。肺主鼻，其在天为燥，在地为金，在体为皮毛，在脏为肺，在声为哭，为变动为咳②，在志为忧，忧伤肺，喜胜忧，热伤皮毛，寒胜热，辛伤皮毛，苦胜辛。

【对校】

① 为阴中之少阴：张缙版本作"阳中之太阴"。

② 为变动为咳：张缙、黄龙祥版本作"在变动为咳"。

【注释】

[1] 相傅：相：官名。《吕览》曰："相者，百官之长也。"傅：音 fù，《说文解字》曰："傅，相也。"《康熙字典》曰："师傅，官名。古者天子有太师、大傅、太保，为三公。"用"相傅"来比喻肺在人体的地位和作用。

[2] 治节：治，《说文解字》曰："水，出东莱曲城阳丘山，南入海。"本义为江河之名。段玉裁注："按今字训理，盖由借治为理。"理，《说文解字》曰："治玉也。"节，《说文解字》曰："竹约也。"段玉裁注："约，缠束也……引申为节省、节制、节义字。"治节即治理、调节之意。从肺的功能来说，治当使动用法比较好，即"使治之节"。

[3] 腥：中医术语的"五臭"之一。所谓"五臭"，亦称"五气"，即臊、焦、香、腥、腐，分别与肝、心、脾、肺、肾五脏相对应。

手太阴肺经穴歌

【原文】

手太阴肺十一穴，中府云门天府诀，夹①白尺泽孔最存，列缺经渠太渊涉，鱼际少商如韭叶（左右二十二穴）。

此一经起于中府，终始少商，取少商、鱼际、太渊、经渠、尺泽与井荣俞经合也。

脉起中焦，下络大肠，还循胃口，上膈属肺。从肺系横出腋下，循臑内②行少阴心主之前，下肘中，循臂内上骨下廉，入寸口，上鱼，循鱼际出大指端。其支者，从腕后列缺穴，直出次指内廉出其端，交手阳明也。多气少血，寅时注③此。

辛金之脏，脉居右寸，实则脉实，上热气粗兼鼻壅，泻必辛凉。虚则脉虚，少气不足息低微，补须酸热。橘甘下痰气之神方，姜陈去气嗽之圣药④。七情郁结而喘，沉香乌药参槟；胸痞喘急⑤彻而痛，半夏瓜蒌桔梗。鼻塞不通，丸荆穗澄茄薄荷；鼻渊不止，末龙脑苍芷辛夷。百花却去红痰，二母偏除热嗽。黄连赤茯阿胶，抑心火而清肺脏；柯子⑥杏仁通草，利久嗽以出喉音。流注疼痛因痰饮，半夏倍于朴硝；瘾疹痒痛为风热，苦参少于皂荚。哮嗽齁齁[1]，兜苓⑦蝉蜕杏除尖砒霜少入，热壅咽喉，鸡苏荆芥桔防风。参牛甘草消酒疸，轻粉硫黄去鼻痔。白矾甘遂白砒霜性情实重，入豆豉偏治响喘；百草霜气味虽轻，和海盐却消舌肿。甜葶苈良治肺痈，苦雄胆寒涂肠痔。琼玉膏[2]

理嗽调元，流金丹清痰降火。人参非大剂不补，少则凝滞，大则流通；黄芩非枯薄不泻，细则凉肠，枯则清金。升麻白芷，东垣曾云报使；葱白麻黄，仲景常用引经。紫菀五味能补敛，桑白防风实开通。寒热温凉，名方选辨，轻重缓急，指下详明，更参一字之秘，价值千金之重，会得其中旨，草木总皆空。

《导引本经》：肺为五脏之华盖，声音之所从出，皮肤赖之而润泽者也。人惟内伤七情，外感六淫，而呼吸出入不定，肺金于是乎不清矣。然欲清金，必先调息，息调则动患不生，而心火自静，一者下着安心，二者宽中体[3]，三者想气遍毛孔出入，通用无障，而细其心，令息微微，此为真息也。盖息从心起，心静息调，息息归根，金丹之母。《心印经》曰："回风混合，百日通灵。"《内经》曰："秋三月，此谓容平，天气以急，地气以明，夜卧早起⑧，与鸡俱兴，使志安宁，以缓秋形，收敛神气，使秋气平。无外其志，使肺气清。逆之则伤肺。"若过食瓜果，宜微利一行，静息二日，以薤白粥加羊肾空心补之；如无羊肾，以猪腰代之，胜服补剂。秋当温足凉头，其时清肃之气，与体收敛也。自夏至以来，阴气渐旺，当薄衽席[4]，以培寿基[5]。其或夏伤于暑，至秋发为痎疟，阳上阴下，交争为寒，阳下阴上，交争为热，寒热交争，皆肺之受病，如二少阳脉微弦，即是夏食生冷，积滞留中，至秋变为痢疾。如足阳明、太阴微弦濡而紧，乃反时之脉，病恐危急。然秋脉当如毫毛，治法详后与前也。《素问》云："秋伤于湿，冬生咳嗽，纯阳归空。"《秘法》云："行住坐卧常噤口，呼吸调息定音声，甘津玉液频频咽。"无非润肺，使邪火下降，而清肺金也。

【对校】

① 夹：张缙、黄龙祥版本作"侠"。

② 循臑内：张缙版本作"下循臑内"。

③ 住：张缙、黄龙祥版本作"注"。

④ 姜陈去气嗽之圣药：张缙版本作"姜除去气嗽之圣药"。

⑤ 喘急：张缙版本作"喘息"。

⑥ 柯子：张缙、黄龙祥版本作"诃子"。

⑦ 兜苓：张缙、黄龙祥版本作"兜铃"。

⑧ 此谓容平，天气以急，地气以明，夜卧早起：张缙版本作"比谓容平，天气以急，地气以明，早卧早起"。

【注释】

[1] 哮嗽齁齁：哮，即哮喘。齁音 hōu。齁齁是形容喉中发出的哮鸣声。喘而喉中有哮鸣声，故称。

[2] 琼玉膏：原载于宋·洪遵所撰《洪氏集验方》中。系由人参、茯苓、生地黄与白蜜熬沸成膏。主治虚劳干咳，咽燥咯血。

[3] 宽中体：即宽胃。苏东坡曰："一日安分以养福，二日宽胃以养气，三日省弗以养财。"

[4] 薄衽席：衽音 rèn。衽席，即席子，引申为居住之处，"谓寝处之所也"。《庄子·达生》曰："人之所取畏者，衽席之上，饮食之间，而不知为之戒者，过也。"薄

衽席，意指饮食起居皆不可过。

〔5〕培寿基：有栽培长寿的根基之意。

考证穴法

【原文】

中府（一名膺俞）：云门下一寸六分，乳上三肋间，动脉应手陷中，去胸中行各六寸。肺之募（募犹结募也，言经气聚此），手足太阴二脉之会。针三分，留五呼，灸五壮。

主腹胀，四肢肿，食不下，喘气胸满，肩背痛，呕哕，咳逆上气，肺系急，肺寒热，胸悚悚，胆热呕逆，咳唾浊涕，风汗出，皮痛面肿，少气不得卧，伤寒胸中热，飞尸遁疰[1]，瘿瘤。

云门：巨骨下，侠气户旁二寸陷中，动脉应手，举臂取之，去胸中行各六寸。《素注》针七分，《铜人》针三分，灸五壮。

主伤寒四肢热不已，咳逆，喘不得息，胸胁短气，气上冲心，胸中烦满，胁彻背痛，喉痹，肩痛臂不举，瘿气。

天府：腋下三寸，肘腕上五寸，动脉中，用鼻尖点墨，到处是穴。禁灸，针四分，留七呼。

主暴痹，口鼻衄血，中风邪，泣出，喜忘，飞尸恶疰[2]，鬼语，喘息，寒热疟，目眩，远视䀮䀮，瘿气。

夹白：天府下，去肘五寸动脉中。针三分，灸五壮。

主心痛，短气，干呕逆，烦满。

尺泽：肘中约纹上，动脉中，屈肘横纹，筋骨罅[3]陷中。手太阴肺脉所入为合水，肺实泻之。针三分，留三呼，灸五壮。

主肩臂痛，汗出中风，小便数，善嚏，悲哭，寒热风痹，臑肘挛，手臂不举，喉痹，上气呕吐，口干，咳嗽唾浊，痎疟，四肢腹肿，心疼臂痛，短气，肺膨胀，心烦闷，少气，劳热，喘满，腰脊强痛，小儿慢惊风。

孔最：去腕上七寸，侧取之。灸五壮，针三分。

主热病汗不出，咳逆，肘臂厥痛屈伸难，手不及头，指不握，吐血，失音，咽肿头痛。

列缺：手太阴络，别走阳明。去腕侧上一寸五分，以两手交叉，食指尽处，两筋骨罅中。针二分，留五呼①，泻五吸，灸七壮。

主偏风口㖞而喎斜，手腕无力②，半身不遂，掌中热，口噤不开，寒热疟，呕沫，咳嗽，善笑，纵唇口，健忘，溺血精出，阴茎痛，小便热，痫惊妄见，面目四肢痈肿，肩痹，胸背寒栗，少气不足以息，尸厥寒热，交两手而瞀。实则胸背热，汗出，四肢暴肿。虚则胸背寒栗，少气不足以息。

《素问》③曰：实则手锐掌热，泻之。虚则欠〔㰦〕，则便遗数，补之。直行者谓之经，旁出者谓之络，手太阴之支，从腕后直出次指内廉出其端，是列缺为太阴别走阳明之路④。人或有寸、关、尺三部脉不见，自列缺至阳溪脉见者，俗谓之反关脉。此经脉虚而络脉满，《千金翼》谓阳脉逆，反大于寸口三倍，惜叔和尚未之及，而况高阳生哉。

经渠：寸口动脉陷中。肺脉所行为经金。针入二分，留三呼，禁灸，灸伤神明。

主疟寒热，胸背拘急，胸满膨⑤，喉痹，掌中热，咳逆上气，伤寒，热病汗不出，暴痹喘促，心痛呕吐。

太渊（一名大泉，避唐祖讳）：掌后内侧横纹头，动脉中。肺脉所注为俞土，肺虚补之。《难经》曰：脉会太渊。疏曰：脉病治此。平旦寅时，气血从此始，故曰寸口者，脉之大要会，手太阴之动脉也。灸三壮，针二分，留三呼⑥。

主胸痹逆气，善哕，呕饮水，咳嗽⑦，烦闷不得眠，肺胀膨，臂内廉痛，目生白翳，眼痛赤，乍寒乍热，缺盆中引痛，掌中热，数欠，肩背痛寒，喘不得息，噫气上逆，心痛，脉涩，咳血呕血，振寒，咽干，狂言口噼，溺色变，卒遗矢无度。

鱼际：大指本节后，内侧白肉际陷中。又云：散脉中。肺脉所溜为荥火。针二分，留二呼，禁灸。

主酒病，恶风寒，虚热，舌上黄，身热头痛，咳嗽哕，伤寒汗不出，痹走胸背痛不得息，目眩，心烦少气，腹痛不下食，肘挛肢满，喉中干燥，寒栗鼓颔，咳引尻痛，溺出呕血⑧，心痹悲恐，乳痛。东垣曰：胃气下溜，五脏气乱，皆在于肺者，取之手太阴鱼际，足少阴俞。

少商：大指内侧，去爪甲角如韭叶，肺脉所出为井木。宜以三棱针刺之，微出血，泄诸脏热，凑不宜灸⑨。

主颔肿喉闭，烦心善哕，心下满，汗出而寒，咳逆，痎疟振寒，腹满，唾沫，唇干引饮，食不下，膨膨，手挛指痛，掌热，寒栗鼓颔，喉中鸣，小儿乳鹅。

唐刺史成君绰，忽颔肿，大如升，喉中闭塞，水粒不下三日。甄权以三棱针刺之，微出血，立愈。泻脏热也。《素注》留一呼，《明堂》灸三壮，《甲乙》灸一壮。

【对校】

① 留五呼：黄龙祥版本作"留三呼"。

② 手腕无力：张缙版本作"手肘无力"。

③ 《素问》：张缙版本作"《灵枢》"。

④ 是列缺为太阴别走阳明之路：张缙、黄龙祥版本作"是列缺为太阴别走阳明之络"。

⑤ 胸满膨：张缙版本作"胸满膨膨"。

⑥ 留三呼：张缙版本作"留二呼"。

⑦ 善哕，呕饮水，咳嗽：张缙版本作"善哕呕，饮食咳嗽"。

⑧ 溺出呕血：张缙版本作"尿血呕血"。

⑨ 泄诸脏热，凑不宜灸：张缙、黄龙祥版本作"泄诸脏热凑，不宜灸"。

【注释】

[1] 飞尸遁疰：遁音dùn。飞尸遁疰指痨瘵。《诸病源候论·卷二十三·飞尸候》

云："飞尸者，发无所渐，忽然而至，若飞走急疾，故谓之飞尸……"《诸病源候论·卷二十四·遁注候》又云："注者，住也。言其病连滞停住，死又注易旁人也……"

[2] 恶疰：病名。正虚为恶毒之气所伤，流移心腹，往来击痛之证。《太平圣惠方·卷五十六》云："恶疰者，是恶毒之气也。人体虚者受之。毒气入于经络，遂流移心腹，其状往来击痛，痛不一处，故名恶疰也。"

[3] 罅：音 xià，缝隙、裂缝。《说文解字》曰："裂也。"清代文字学家朱骏声曰："烧缶善裂，即考工旅人所谓薜也。"

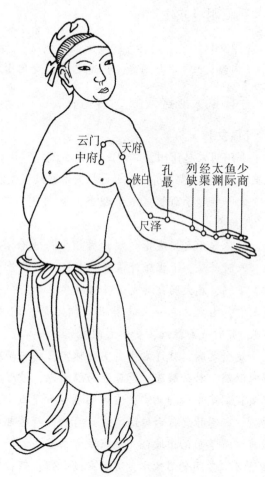

手太阴肺经

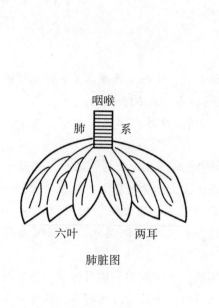

肺脏图

【按语】《针灸大成》认为肺的解剖结构是两耳六叶。手太阴肺经的循行路线、腧穴分布位置和次序与国家标准经穴部位基本一致。手太阴肺经的体表起始穴在《针灸甲乙经》《标幽赋》中记载为云门，宋代《铜人腧穴针灸图经》中记载为中府，《针灸大成》从《铜人针灸腧穴图经》。肺脏导引方面，呼吸深沉而均匀，是养肺气的第一要着。其外功导引，可配合屈伸脊背，或两手反复向外方推展，或以掌捶背上等，均有利于宣畅肺气。

第三节 手阳明大肠经（卷六）

【提要】"手阳明经穴主治"略述了大肠的生理功能特点。"手阳明大肠经穴歌"内容包括手阳明大肠经二十穴歌诀、五输穴、手阳明大肠经的循行、气血多少、与大肠经有关的病证及其药物证治。考证手阳明大肠经二十穴穴法。

手阳明经穴主治

【原文】

《内经》曰："大肠者，传道之官，变化出焉。"又云："大肠为白肠。"

手阳明大肠经穴歌

【原文】

手阳明穴起商阳，二间三间合谷藏，阳溪偏历温溜长，下廉上廉手三里，曲池肘髎五里近，臂臑肩髃巨骨当，天鼎扶突禾髎接，鼻旁五分号迎香（左右四十穴）。

此一经起于商阳，终于迎香，取商阳、二间、三间、合谷、阳溪、曲池，与井荣俞①原经合也。

其脉起于大指次指之端，循指上廉出合谷两骨[1]之间，上入两筋[2]之中，循臂上廉，入肘外廉，上循臑外前廉，上肩，出髃骨之前廉，上出柱骨之会上，下入缺盆，络肺，下膈，属大肠；其支者，从缺盆上颈贯颊，入下齿缝中，还出侠②口，交人中——左之右，右之左——上侠鼻孔，循禾髎，迎香而终，以交于足阳明也。是经气血俱多③，卯时气血注此，受手太阴之交。

庚金之腑，脉详右寸。实则脉实，伤热而肠满不通，辛温可泻。虚则脉虚，伤寒而肠鸣泄痛，补必酸凉。蒸黄连而解酒毒，炒厚朴而止便红。肠风妙川乌荆芥，脏毒奇卷柏黄芪。痢中六神丸[3]，宜调则调；带下百中散，可止则止。润肠通秘，麻仁丸[4]果有神效，行滞推坚，六磨汤[5]岂无奇功。痔疮热痛，脑麝研入蜗牛，胆冰磨敷井水；痢疾腹疼，姜茶煎治出坡仙，梅蜜饮方书登父。肠内生痈，返魂汤而加减随宜，十宣散[6]去增适可。尝闻食石饮水，可作充肠之馔；饵松食柏，亦成清腑之方。是以疗饥者不在珍馐，调肠者何烦异术，能穷针里阴阳，自获殊常效验。

【对校】

① 俞：黄龙祥版本作"输"。

② 侠：黄龙祥版本作"夹"。

③ 是经气血俱多：张缙版本作"本经气血俱多"。

【注释】

[1] 合谷两骨：相当于第一、二掌骨而言。

[2] 两筋：此相当于拇短伸肌腱和拇长伸肌腱。

[3] 六神丸：此即载于《景岳全书》引《良方》中的六神丸。由神曲、炒麦芽、

茯苓、枳壳、木香、黄连各等份配成。

[4] 麻仁丸：即麻子仁丸，出于《伤寒论》，由厚朴、枳实、麻子仁、大黄、杏仁、芍药所组成。

[5] 六磨汤：出于《证治准绳》。由乌药、木香、槟榔、枳实、沉香和人参（一作大黄）六味药所组成。

[6] 十宣散：亦名参芪内托散。为朱丹溪之方，系由人参、金银花、炙甘草、远志、牡丹皮、黄芪、川首乌、陈皮、当归、大枣等十味药所组成。

考正穴法

【原文】

商阳（一名绝阳）：手大指次指内侧，去爪甲角如韭叶。手阳明大肠脉所出为井金。《铜人》灸三壮，针一分，留一呼。

主胸中气满，喘咳支肿，热病汗不出，耳鸣聋，寒热痎疟，口干，颐颔肿，齿痛，恶寒，肩背急相引缺盆中痛，目青盲。灸三壮，左取右，右取左，如食顷立已。

二间（一名间谷）：食指本节前内侧陷中。手阳明大肠脉所溜为荥水，大肠实泻之。《铜人》针三分，留六呼，灸三壮。

主喉痹，颔肿，肩背痛，振寒，鼻鼽衄血，多惊，齿痛，目黄，口干口喝，急食不通，伤寒水结。

三间（一名少谷）：食指本节后内侧陷中。手阳明大肠脉所注为俞木。《铜人》针三分，留三呼，灸三壮。

主喉痹，咽中如梗，下齿龋痛，嗜卧，胸腹满，肠鸣洞泄，寒热疟，唇焦口干，气喘，目眦急痛，吐舌，戾颈[1]，喜惊多唾，急食不通，伤寒气热，身寒结水。

东垣曰：气在于臂足取之，先去血脉，后深取手阳明之荥俞二间、三间。

合谷（一名虎口）：手大指次指歧骨间陷中。手阳明大肠脉所过为原，虚实皆拔之。《铜人》针三分，留六呼，灸三壮。

主伤寒大渴，脉浮在表，发热恶寒，头痛脊强，无汗，寒热疟，鼻衄不止，热病汗不出，目视不明，生白翳，头痛，下齿龋，耳聋，喉痹，面肿，唇吻不收，喑不能言，口噤不开，偏风，风疹，痂疥，偏正头痛，腰脊内引痛，小儿单乳鹅。

按：合谷，妇人妊娠可泻不可补，补即堕胎，详见足太阴脾经三阴交下。

阳溪（一名中魁）：腕中上侧两筋间陷中。手阳明大肠脉所行为经火。《铜人》针三分，留七呼，灸三壮。

主狂言喜笑见鬼，热病烦心，目风赤烂有翳，厥逆头痛，胸满不得息，寒热疟疾，寒嗽呕沫，喉痹，耳鸣，耳聋，惊掣肘臂不举，痂疥。

偏历：腕中后三寸。手阳明络脉，别走太阴。《铜人》针三分，留七呼，灸三壮。《明下》灸五壮。

主肩膊肘腕酸疼，瞋目䀮䀮，齿痛，鼻衄，寒热疟，癫疾多言，咽喉干，喉痹，耳鸣，风汗不出，利小便。实则龋聋，泻之；虚则齿寒痹膈，补之。

温溜（一名逆注，一名池头）：腕后大士五寸，小士六寸，《明堂》在腕后五寸、六寸间。《铜人》针三分，灸三壮。

主肠鸣腹痛，伤寒哕逆噫，膈中气闭，寒热头痛，喜笑狂言见鬼，吐涎沫，风逆四肢肿，吐舌口舌痛，喉痹。

下廉：辅骨下，去上廉一寸，辅锐肉分外。《铜人》斜针五分，留五呼，灸三壮。

主飧泄，劳瘵，小腹满，小便黄，便血，狂言，偏风热风，冷痹不遂，风湿痹，小肠气不足，面无颜色，痃癖，腹痛若刀刺不可忍，腹胁痛满，狂走，侠脐痛，食不化，喘息不能行，唇干涎出，乳痈。

上廉：三里下一寸，其分独抵阳明之会外。《铜人》斜针五分，灸五壮。

主小便难黄赤，肠鸣，胸痛，偏风半身不遂，骨髓冷，手足不仁，喘息，大肠气[1]，脑风头痛。

三里（一名手三里）：曲池下二寸，按之肉起，锐肉之端。《铜人》灸三壮，针二分。

主霍乱遗矢，失音气[2]，齿痛，颊颌肿，瘰疬，手臂不仁，肘挛不伸，中风口僻，手足不随。

曲池：肘外辅骨，屈肘横纹头陷中，以手拱胸取之。手阳明大肠脉所入为合土。《素注》针五分，留七呼。《铜人》针七分，得气先泻后补，灸三壮。《明堂》日灸七壮，至二百壮，且停十余日，更灸止二百壮。

主绕踝风，手臂红肿，肘中痛，偏风半身不遂，恶风邪气，泣出喜忘，风瘾疹，喉痹不能言，胸中烦满，臂膊疼痛，筋缓捉物不得，挽弓不开，屈伸难，风痹，肘细无力，伤寒余热不尽，皮肤干燥，瘛疭癫疾，举体痛痒如虫啮，皮脱作疮，皮肤痂疥，妇人经脉不通。

肘髎：大骨外廉陷中[3]。《铜人》灸三壮，针三分。

主风劳嗜卧，肘节风痹，臂痛不举，屈伸挛急，麻木不仁[4]。

五里：肘上三寸，行向里大脉中央。《铜人》灸十壮。《素问》大禁针。

主风劳惊恐，吐血咳嗽，肘臂痛，嗜卧，四肢不得动，心下胀满，上气，身黄，时有微热，瘰疬，目视䀮䀮，痎疟。

臂臑：肘上七寸，䐃肉端[5]，肩髃下一寸[6]，两筋两骨罅陷宛宛中[2]，举臂取之。手阳明络，手足太阳、阳维之会。《铜人》灸三壮，针三分。《明堂》宜灸不宜针，日灸七壮，至二百壮。若针，不得过三、五分。

主寒热臂痛，不得举，瘰疬，颈项拘急。

肩髃（一名中肩井，一名偏肩）：膊骨头肩端上，两骨罅间陷者宛宛中，举臂取之有空。手阳明、阳跷之会。《铜人》灸七壮，至二七壮，以瘥为度。若灸偏风，灸七七壮，不宜多，恐手臂细。若风病，筋骨无力，久不瘥，灸不畏细。刺即泄肩臂热气。《明堂》针八分，留三呼，泻五吸，灸不及针。以平手取其穴，灸七壮，增至二七壮。《素注》针一寸，灸五壮。又云：针六分，留六呼。

主中风手足不随，偏风，风痪，风痿，风病，半身不遂，热风肩中热，头不可回顾，肩臂疼痛臂无力，手不能向头，挛急，风热瘾疹，颜色枯焦，劳气泄精，伤寒热不已，四肢热，诸瘿气。

唐鲁州刺史库狄嵚风痹，不能挽弓，甄权针肩髃，针进即可射。

巨骨：肩尖端上行，两叉骨罅间陷中。手阳明、阳跷之会。《铜人》灸五壮，针一寸半。《明堂》灸三壮至七壮。《素注》禁针。针则倒悬，一食顷，乃得下针，针四分，泻之勿补，针出始得正卧。《明堂》[7]灸三壮。

主惊痫，破心吐血，臂膊痛，胸中有瘀血，肩臂不得屈伸。

天鼎：颈缺盆上，直扶突后一寸。《素注》针四分。《铜人》灸三壮，针三分。《明堂》灸七壮。

主暴喑气哽，喉痹嗌肿，不得息，饮食不下，喉中鸣。

扶突（一名水穴）：气舍上一寸五分，在颈当曲颊下一寸，人迎后一寸五分，仰而取之。《铜人》灸三壮，针三分。《素注》针四分。

咳嗽多唾[8]，上气，咽引喘息，喉中如水鸡声，暴喑气哽。

禾髎（一名长颊[9][3]）：鼻孔下，挟水沟旁五分。手阳明脉气所发。《铜人》针三分，禁灸。

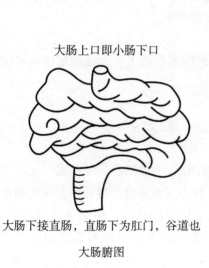

大肠上口即小肠下口

大肠下接直肠，直肠下为肛门，谷道也

大肠腑图

手阳明大肠经

主尸厥及口不可开，鼻疮息肉，鼻塞不闻香臭，衄蚵不止。

迎香：禾髎上一寸，鼻下孔旁五分。手足阳明之会。针三分，留三呼，禁灸。

主鼻塞不闻香臭，偏风口喎，面痒浮肿，风动叶落，状如虫行⑩，唇肿痛，喘息不利，鼻喎多涕，衄蚵骨疮，鼻有息肉。

【对校】

① 大肠气：张缙版本作"大肠气滞"。

② 失音气：张缙版本作"失音"。

③ 大骨外廉陷中：张缙版本作"肘大骨外廉陷中"。

④ 麻木不仁：张缙版本作"肘臂麻木不仁"。

⑤ 腘肉端：张缙、黄龙祥版本作"䐃（jùn）肉端"。

⑥ 肩髃下一寸：黄龙祥版本作"肩髃下一夫"。

⑦ 《明堂》：张缙版本作"《明下》"。

⑧ 咳嗽多唾：张缙版本作"主咳嗽多唾"。

⑨ 一名长颧：黄龙祥版本作"一名长频"。

⑩ 风动叶落，状如虫行：张缙版本作"风动面痒状如虫行"。

【注释】

[1] 戾颈：痉挛性斜颈。

[2] 宛宛中：宛宛音 wǎnwǎn。宛宛中，指凹陷中。在针灸古籍中，时常有"宛中"或"宛宛中"的表述，意思是一样的。如《备急千金要方》"灸左右手中指节去延外宛中三壮"（"去延外宛中"，延，指边缘。外，指外侧）。

[3] 颧：音 huì，指下巴上的胡须。

【按语】　手阳明大肠经的禾髎、迎香穴位于同侧经脉循行线上。禾髎的定位与水沟相平，"鼻孔下，挟水沟旁五分"。

第四节　足阳明胃经（卷六）

【提要】　"足阳明经穴主治"略述了胃的生理功能特点。"足阳明胃经穴歌"记载了足阳明胃经四十五穴歌诀、五输穴、足阳明胃经的循行、气血多少、与胃经有关的病证及其药物证治。引用《丹溪心法》部分内容，论述了乳岩的成因、病证及防治方法。引用《脾胃论》部分内容，强调脾胃在人体中的重要性。考证足阳明胃经四十五穴穴法。

足阳明经穴主治

【原文】

《内经》曰："胃者，仓廪之官，五味出焉。"又曰："胃为黄肠。"

五味入口藏于胃，以养五脏气。胃者，水谷之海，六腑之大原也①。是以五脏六腑之气味，皆出于胃。

【对校】

① 六腑之大原也：张缙版本作"六腑之大源也"。

足阳明胃经穴歌

【原文】

四十五穴足阳明，头维下关颊车停，承泣四白巨髎经，地仓大迎对人迎，水突气舍连缺盆，气户库房屋翳屯，膺窗乳中延乳根，不容承满梁门起，关门太乙滑肉门，天枢外陵大巨存，水道归来气冲次，髀关伏兔走阴市，梁丘犊鼻足三里，上巨虚连条口位，下巨虚跳上丰隆，解溪冲阳陷谷中，内庭厉兑经穴终（左右九十穴）。

此一经起于头维，终于厉兑，取厉兑、内庭、陷谷、冲阳、解溪、三里，与井荥俞①原经合也。

脉起于鼻交頞中，旁约太阳之脉，下循鼻外，上入齿中②，还出侠③口，环唇，下交承浆，却循颐后下廉，出大迎，循颊车，上耳前，过客主人，循发际至额颅；其支别者，从大迎前下人迎，循喉咙入缺盆，下膈，属胃，络脾；其直行者，从缺盆下乳内廉，侠脐入气冲中④；其支者，起胃下口，循腹里，下至气冲而合，以下髀关，抵伏兔，下入膝膑中，下循胫外廉，下足跗，入中指外间⑤；其支者，下膝三寸而别，以下入中指⑥外间；其支者，别跗上，入大指间，出其端，以交于太阴也。多血多气，巳时气血注此⑦。

戊土之腑，脉右关部。胃气平调，五脏安堵。实则脉实，唇口干而腋下肿疼，宜泻胃土；虚则脉虚，腹痛鸣而面目虚浮，药行温补。验实热分，必口内壅干，泻黄散[1]而得效；审虚寒分，须骨节皆痛，人参散[2]而最奇。橘皮竹茹汤[3]，治热渴而频频呕哕；乌药沉香散，疗寒痛而日日攒眉。人参治翻胃之良，豆蔻消积气之冷。粥药不停，藿叶人参橘皮；心脾刺痛，砂仁香附乌沉。胃冷生痰，半夏姜煎生附子；中寒停水，曲丸苍术久陈皮。芫花消癥⑧癖，丸共朱砂；黄芪治消渴，煎同甘草。硫汞结成砂子，吐逆立痊；参茱煎用枣姜，酸咽即可。霍乱转筋肢逆冷，木瓜盐炒吴茱萸；食痕酒癖胁胸疼，蓬术芫棱同醋煮。胃虚咳逆，人参甘草倍陈皮；胃实痰喘，藿叶丁皮增半夏。补虚降火，竹茹甘草橘红皮⑨，或加枳术；扶弱驱寒，橘皮⑩良姜丁半夏，参草姜苓。抑闻上部有脉，下部无脉者为食寒，点盐汤探吐宽舒；倘或三部俱急，人迎带数者号内壅，服灵丸泻利便宜。调脾助胃之药最难，热则消于肌肉，须用中和饮子；变通加减之法不易，寒则减于饮食，要施仁义丹头[4]。如心不在焉，食而不知其味，正心为剂；口不谨分，饮而不中其节，缄口良方。须知病后能服药，孰若病前能自防。

【对校】

① 俞：黄龙祥版本作"输"。

② 上入齿中：张缙版本作"入上齿中"。

③ 侠：张缙版本作"挟"；黄龙祥版本作"夹"。

④ 侠脐入气冲中：张缙版本作"下挟脐入气冲中"。

⑤ 入中指外间：张缙版本作"入中趾内间"。

⑥ 指：张缙版本作"趾"，下同。

⑦ 巳时气血注此：张缙、黄龙祥版本作"辰时气血注此"。

⑧ 瘲：黄龙祥版本作"症"。

⑨ 竹茹甘草橘红皮：黄龙祥版本作"竹如甘草橘陈皮"。

⑩ 橘皮：黄龙祥版本作"柿橘"。

【注释】

[1] 泻黄散：《小儿药证直诀》方。由藿香、栀子、石膏、甘草、防风等五味药物组成。

[2] 人参散：《类证普济本事方》方。由人参、白术、茯苓、赤芍、神曲、柴胡、甘草、当归、干葛根、黄芩等十味药物组成。

[3] 橘皮竹茹汤：《金匮要略》方。由橘皮、竹茹、大枣、生姜、甘草、人参六味药物组成。

[4] 仁义丹头：仁义丹是丹药名。炼制各种丹药时都必须有硝、矾与汞，它们的比例是7:8:10，所说"七硝八矾一两银"，即此之意。这三种炼丹的基本药物叫作"丹头"。

考正穴法

【原文】

头维：额角入发际，本神旁一寸五分，神庭旁四寸五分。足阳明、少阳二脉之会。《铜人》针三分。《素注》针五分，禁灸。

主头痛如破，目痛如脱，目瞤，目风泪出，偏风，视物不明。

下关：客主人下，耳前动脉下廉，合口有空，开口则闭，侧卧闭口取之。足阳明、少阳之会。《素注》针三分，留七呼①，灸三壮。《铜人》针四分，得气即泻，禁灸。

主聤耳有脓汁出，偏风口目㖞，牙车脱臼。牙龈肿处②，张口以三棱针出脓血，多含盐汤，即不畏风。

颊车（一名机关，一名曲牙）：耳下八分，曲颊端近前陷中，侧卧开口有空取之。《铜人》针四分，得气即泻，日灸七壮，止七七壮，炷如麦大。《明堂》灸三壮。《素注》针三分。

主中风牙关不开，口噤不语，失音，牙车疼痛，颌颊肿牙不开嚼物，颈强不得回顾，口眼㖞。

承泣：目下七分，直瞳子陷中。足阳明、阳跷脉、任脉之会。《铜人》灸三壮，禁针，针之令人目乌色。《明堂》针四分半，不宜灸，灸后令人目下大如拳，息肉日加如桃，至三十日定不见物。《资生》云：当不灸不针。

东垣曰：魏邦彦夫人目翳绿色，从下侵上者，自阳明来也。

主目冷泪出，上观，瞳子痒，远视䀮䀮，昏夜无见，目瞤动与项口相引，口眼㖞斜，口不能言，面叶叶牵动，眼赤痛，耳鸣耳聋。

四白：目下一寸，直瞳子，令病人正视取之。《素注》针四分。《甲乙》《铜人》针三分，灸七壮。凡用针稳当，方可下针，刺太深，令人目乌色。

主头痛，目眩，目赤痛，僻泪不明，目瞤目肤翳，口眼㖞僻不能言。

巨髎： 侠鼻孔旁八分，直瞳子，平水沟。手足阳明、阳跷脉之会。《铜人》针三分，得气即泻，灸七壮。《明堂》灸七七壮。

主瘈疭，唇颊肿痛，口㖞僻，目障无见，青盲无见，远视䀮䀮，淫肤白膜，翳覆瞳子，面风鼻頞肿臃痛，招摇视瞻，脚气膝肿。

地仓： 侠口吻旁四分外如近，下有脉微动。手足阳明、阳跷脉之会。《铜人》针三分。《明堂》针三分半，留五呼，得气即泻。日可灸二七壮，重者七七壮，炷如粗钗股脚大，艾炷若大，口转㖞，却灸承浆七七壮，即愈。

主偏风口㖞，目不得闭，脚肿，失音不语，饮水不收，水浆漏落，眼瞤动不止，瞳子痒，远视䀮䀮，昏夜无见。病左治右，病右治左，宜频针灸，以取尽风气。口眼㖞斜者，以正为度。

大迎： 曲颔前一寸二分，骨陷中动脉。又以口下当两肩是穴。《素注》针三分，留七呼，灸三壮。

主风痉，口噤不开，唇吻瞤动，颊肿牙疼，寒热颈痛瘰疬，口㖞齿龋痛，数欠气恶寒，舌强不能言，风壅面浮肿，目痛不得闭。

人迎（一名五会）： 颈大动脉应手，侠结喉两旁一寸五分，仰而取之，以候五脏气。足阳明、少阳之会。滑氏曰：古以侠喉两旁为气口，人迎，至晋·王叔和直以左右手寸口为人迎、气口。《铜人》禁针。《明堂》针四分。《素注》刺过深杀人。

主吐逆霍乱，胸中满，喘呼不得息，咽喉臃肿，瘰疬。

水突（一名水门）： 颈大筋前，直人迎下，气舍上。《铜人》针三分，灸三壮。

主咳逆上气，咽喉臃肿，呼吸短气，喘息不得卧。

气舍： 颈直人迎下，侠天突陷中。《铜人》灸三壮，针三分。

主咳逆上气，颈项强不得回顾，喉痹哽噎，咽肿不消，瘿瘤。

缺盆（一名天盖）： 肩下横骨陷中。《铜人》灸三壮，针三分。《素注》针三分[3]，留七呼，不宜太深，深则使人逆息。《素问》刺缺盆中内陷，气泄令人喘咳。

主息奔，胸满，喘急，水肿，瘰疬，喉痹，汗出寒热，缺盆中肿，外溃则生，胸中热满，伤寒胸热不已。

气户： 巨骨下，俞府两旁各二寸陷中，去中行各四寸，仰而取之。《铜人》针三分，灸五壮。

主咳逆上气，胸背痛，咳不得息，不知味，胸胁支满，喘急。

库房： 气户下一寸六分陷中，去中行各四寸。《铜人》灸五壮，针三分。

主胸胁满，咳逆上气，呼吸不至息，唾脓血浊沫。

屋翳： 库房下一寸六分陷中，去中行各四寸，仰而取之。《素注》针四分。《铜人》灸五壮，针三分。

主咳逆上气，唾血多浊沫脓血，痰饮，身体肿、皮肤痛不可近衣，淫泺，瘈疭不仁。

膺窗：屋翳下一寸六分陷中，去中行各四寸。《铜人》针四分，灸五壮。

主胸满短气卧不安，唇肿，肠鸣注泄，乳痛寒热。

乳中：当乳中是。《铜人》微刺三分，禁灸，灸则生蚀疮，疮中有脓血清汁可治；疮中有息肉若蚀疮者死。《素问》云：刺乳上，中乳房为肿根蚀。

丹溪曰：乳房阳明胃所经，乳头厥阴肝所属。乳（去声）子之母，不知调养，忿怒所逆，郁闷所遏，厚味所酿，以致厥阴之气不行，窍不得通，汁不得出，阳明之血沸腾，热甚似脓④。亦有所乳之子，膈有滞痰，口气焮热，含乳而睡，热气所吹，遂生结核。初起时，便须忍痛，揉令稍软，吮令汁透，自可消散。失此不治，必成痈疖，若加以艾火两三壮，其效尤捷。粗工便用针刀，卒惹拙病，若不得夫与舅姑忧怒郁闷，脾气消沮⑤，肝气横逆，遂成结核如棋子，不痛不痒，十数年后为疮陷，名曰奶岩。以疮形如嵌凹，似岩穴也。不可治矣。若于始生之际，能消息病根，使心清神安，然后医治，庶有可安之理。

乳根：乳中下一寸六分陷中，去中行各四寸，仰而取之。《铜人》灸五壮，针三分。《素注》针四分，灸三壮。

主胸下满闷，胸痛膈气，不下食，噎病，臂痛肿，乳痛，乳痈，悽惨寒痛⑥，不可按抑⑦，咳逆，霍乱转筋，四厥。

不容：幽门旁相去各一寸五分，去中行各三寸⑧。《铜人》灸五壮。《明堂》灸三壮，针五分。《素注》针八分。

主腹满痃癖，吐血，肩胁痛，口干，心痛，胸背相引痛，喘咳，不嗜食，腹虚鸣，呕吐，痰癖，疝瘕。

承满：不容下一寸，去中行各三寸。《铜人》针三分，灸五壮。《明堂》三壮。

主肠鸣腹胀，上气喘逆，食饮不下，肩息唾血。

梁门：承满下一寸，去中行各三寸。《铜人》针三分，灸五壮。

主胁下积气，食饮不思，大肠滑泄，完谷不化。

关门：梁门下一寸，去中行各三寸。《铜人》针八分，灸五壮。

主善满积气，肠鸣卒痛，泄利，不欲食，腹中气走，侠脐急痛，身肿，痰疟振寒，遗溺。

太乙：关门下一寸，去中行各三寸。《铜人》灸五壮，针八分。

主癫疾狂走，心烦吐舌。

滑肉门：太乙下一寸，去中行各三寸。《铜人》灸五壮，针八分。

主癫狂，呕逆，吐舌，舌强。

天枢（一名长溪，一名谷门）：去肓俞一寸⑨，侠脐中两旁各二寸陷中。乃大肠之募。《铜人》灸百壮，针五分，留十呼⑩。《千金》云：魂魄之舍不可针。《素注》针五分，留一呼。

主奔豚，泄泻，胀疝，赤白痢、水痢不止⑪，食不下，水肿腹胀肠鸣⑫，上气冲胸，不能久立，久积冷气，绕脐切痛，时上冲心，烦满呕吐，霍乱，冬月感寒泄利，疟寒热狂言，伤寒饮水过多，腹胀气喘，妇人女子癥瘕，血结成块，漏下赤白，月事不时。

外陵：天枢下一寸，去中行各二寸。《铜人》灸五壮，针三分。

主腹痛，心下如悬，下引脐痛。

大巨：外陵下一寸，去中行各二寸。《铜人》针五分，灸五壮。《素注》针八分。

主小腹胀满，烦渴，小便难，癫疝，偏枯，四肢不收，惊悸不眠。

水道：大巨下三寸，去中行各二寸。《铜人》灸五壮，针三分半。《素注》针二分半。

主腰骨强急[13]，膀胱有寒，三焦结热，妇人小腹胀满，痛引阴中，胞中瘕，子门寒，大小便不通。

归来：水道下二寸，去中行各二寸。《铜人》灸五壮，针五分。《素注》针八分。

主小腹奔豚，卵上入腹，引茎中痛，七疝，妇人血脏积冷。

气冲（一名气街）：归来下一寸，去中行各二寸，动脉应手宛宛中，冲脉所起。《铜人》灸七壮，炷如大麦，禁针。《素问》刺中脉，血不出，为肿鼠仆。《明堂》针三分，留七呼，气至即泻，灸三壮。

主腹满不得正卧，癫疝[1]，大肠中热，身热腹痛，大气石水，阴痿茎痛，两丸骞痛，小腹奔豚，腹有逆气上攻心，腹胀满，上抢心，痛不得息，腰痛不得俯仰，淫泺，伤寒胃中热，妇人无子，小肠痛，月水不利，妊娠子上冲心，生难胞衣不出。

东垣曰：脾胃虚弱，感湿成痿，汗大泄，妨食，三里、气街以三棱针出血。又曰：吐血多不愈，以三棱针于气街出血，立愈。

髀关：伏兔后交叉中。《铜人》针六分，灸三壮。

主腰痛，足麻木，膝寒不仁，痿痹，股内筋络急，不屈伸，小腹引喉痛。

伏兔：膝上六寸起肉，正跪坐而取之。《铜人》针五分，禁灸。以左右各三指按捺，上有肉起如兔之状，因以此名。

《此事难知》：定痈疽死地分有九，伏兔居一。刘宗厚曰：脉络所会也。

主膝冷不得温，风劳痹逆[14]，狂邪，手挛缩，身瘾疹，腹胀少气，头重脚气，妇人八部诸疾。

阴市（一名阴鼎）：膝上三寸，伏兔下陷中，拜而取之。《铜人》针三分，禁灸。

主腰脚如冷水，膝寒，痿痹不仁，不屈伸，卒寒疝，力痿少气，小腹痛，胀满，脚气，脚以下伏兔上寒，消渴。

梁丘：膝上二寸两筋间。《铜人》灸三壮，针三分。《明堂》针五分。

主膝脚腰痛，冷痹不仁，跪难屈伸[15]，足寒，大惊，乳肿痛。

犊鼻：膝膑下，胻骨上，侠解大筋陷中，形如牛鼻，故名。《素注》针六分。《铜人》针三分，灸三壮。《素问》：刺犊鼻出液为跛。

主膝中痛不仁，难跪起，脚气，膝膑肿溃者不可治，不溃者可治。若犊鼻坚硬，勿便攻，先洗熨，微刺之愈。

三里：膝下三寸，胻骨外廉大筋内宛宛中，两筋肉分间，举足取之，极重按之，则跗上动脉止矣。足阳明胃脉所入为合土。《素注》刺一寸，灸三壮。《铜人》灸三壮，针五分。《明堂》针八分，留十呼，泻七吸，日灸七壮，止百壮。《千金》灸五百壮，少亦一二百壮。

主胃中寒，心腹胀满，肠鸣，脏气虚惫，真气不足，腹痛食不下，大便不通，心闷不已，卒心痛，腹有逆气上攻，腰痛不得俯仰，小肠气，水气蛊毒，鬼击，痃癖，四肢满，膝胻酸痛，目不明，产妇血晕。

秦承祖云：诸病皆治。华佗云：主五劳羸瘦，七伤虚乏，胸中瘀血，乳痈。《千金翼》云：主腹中寒胀满，肠中雷鸣，气上冲胸，喘不能久立，腹痛，胸腹中瘀血，小肠胀皮肿⑯，阴气不足，小腹坚，伤寒热不已，热病汗不出，喜呕口苦，壮热，身反折，口噤鼓颔，肿痛不可回顾，口僻，乳肿，喉痹不能言，胃气不足，久泄利，食不化，胁下支满，不能久立，膝痿寒热，中消谷苦饥，腹热身烦狂言，乳痈，喜噫，恶闻食臭，狂歌妄笑，恐怒大骂，霍乱，遗尿失气⑰，阳厥，悽悽恶寒，头痃，小便不利，喜哕，脚气。《外台秘要》云：人年三十以上，若不灸三里，令人气上冲目。东垣曰：饮食失节及劳役形质，阴火乘于坤土之中，致谷气、荣气、清气、胃气、元气不得上升，滋于六腑之阳气，是五阳之气，先绝于外。外者天也，下流入于坤土阴火之中⑱，皆由喜怒悲忧恐为五贼所伤，而后胃气不行，劳役饮食不节，继之则元气乃伤，当于三里穴中，推而扬之，以伸元气。又曰：气在于肠胃者，取之足太阴、阳明，不下者取之三里。又曰：气逆霍乱者取三里，气下乃止，不下复治。又曰：胃脘当心而痛，上支两胁，膈噎不通，饮食不下，取三里以补之。又曰：六淫客邪及上热下寒，筋骨皮肉血脉之病，错取于胃之合（三里穴），大危。又曰：有人年少气弱，常于三里、气海灸之，节次约五七十壮，至年老热厥头痛，虽大寒犹喜风寒，痛愈恶暖处及烟火，皆灸之过也。

上廉（一名上巨虚）：三里下三寸，两筋骨罅中，举足取之。《铜人》灸三壮，针三分。甄权随年为壮。《明堂》针八分，得气即泻，灸日七壮。

主脏气不足，偏风脚气，腰腿手足不仁，脚胫酸痛屈伸难，不久立，风水膝肿，骨髓冷疼，大肠冷，食不化，飧泄，劳瘵，夹脐腹两胁痛，肠中切痛雷鸣，气上冲胸，喘息不能行，不能久立，伤寒胃中热。

东垣曰：脾胃虚弱，湿痿，汗泄，妨食，三里、气街出血，不愈，于上廉出血。

条口：下廉上一寸，举足取之。《铜人》针五分。《明堂》针八分，灸三壮。

主足麻木，风气，足下热，不能久立，足寒膝痛，胫寒湿痹，脚痛胻肿，转筋，足缓不收。

下廉（一名下巨虚）：上廉下三寸，两筋骨罅中，蹲地举足取之。《铜人》针八分，灸三壮。《素注》针三分。《明堂》针六分，得气即泻。《甲乙》灸日七七壮。

主小肠气不足，面无颜色，偏风腿痿，足不履地，热风冷痹不遂，风湿痹，喉痹，脚气不足，沉重，唇干，涎出不觉，不得汗出，毛发焦，肉脱，伤寒胃中热，不嗜食，泄脓血，胸胁小腹控睾而痛，时窘之后，当耳前热。若寒甚，若独肩上热甚及小指次指间热痛，暴惊狂，言语非常，女子乳痛，足跗不收，跟痛。

丰隆：外踝上八寸，下胻外廉陷中，足阳明络别走太阴。《铜人》针三分，灸三壮。《明堂》灸七壮。

主厥逆，大小便难，怠惰，腿膝酸，屈伸难，胸痛如刺，腹若刀切痛，风痰头痛，风逆四肢肿，足青身寒湿，喉痹不能言，登高而歌，弃衣而走，见鬼好笑。气逆则喉痹卒喑，实则癫狂，泻之。虚则足不收，胫枯，补之。

解溪：冲阳后一寸五分，腕上陷中，足大指次指直上跗上陷者宛宛中。足阳明胃脉所行为经火，胃虚补之。《铜人》灸三壮，针五分，留三呼。

主风面浮肿，颜黑，厥气上冲，腹胀，大便下重，瘛惊，膝股胻肿，转筋，目眩，头痛，癫疾，烦心悲泣，霍乱，头风面赤、目赤，眉攒疼不可忍。

冲阳：足跗上五寸，去陷谷二寸⑲，骨间动脉。足阳明胃脉所过为原，胃虚实皆拔之。《素注》针三分，留十呼。《素问》：刺足跗上动脉，血出不止死。《铜人》针五分，灸三壮。

主偏风口眼㖞，跗肿，齿龋，发寒热，腹坚大，不嗜食，伤寒病振寒而欠，久狂，登高而歌，弃衣而走，足缓履不收，身前痛。

陷谷：足大指次指外间，本节后陷中，去内庭二寸。足阳明胃脉所注为俞木。《铜人》针三分。《素注》针五分，留七呼，灸三壮。

主面目浮肿及水病善噫，肠鸣腹痛，热病无度，汗不出，振寒疟疾。

东垣曰：气在于足，取之先去血脉，后深取足阳明之荥俞：内庭、陷谷。

内庭：足大指次指外间陷中。足阳明胃脉所溜为荥水。《铜人》灸三壮，针三分，留十呼。

主四肢厥逆，腹胀满，数欠，恶闻人声，振寒，咽中引痛，口㖞，上齿龋，疟不嗜食，脑皮肤痛，鼻衄不止，伤寒手足逆冷，汗不出，赤白痢。

厉兑：足大指次指之端，去爪甲角如韭叶。足阳明胃脉所出为井金，胃实泻之。《铜人》针一分，灸一壮。

主尸厥，口噤气绝，状如中恶，心腹胀满，水肿，热病汗不出，寒疟不嗜食，面肿，足胻寒，喉痹，上齿龋，恶寒鼻不利，多惊好卧，狂欲登高而歌，弃衣而走，黄疸，鼽衄，口㖞唇裂，颈肿，膝膑肿痛，循胸、乳、气膺⑳、伏兔、胻外廉、足跗上皆痛，消谷善饥，溺黄。

【对校】

① 留七呼：黄龙祥版本作"留六呼"。

② 牙龈肿处：张缙版本作"齿痛牙龈肿处"。

③ 《素注》针三分：张缙版本作"《素注》针二分"。

④ 热甚似脓：黄龙祥版本作"热甚化脓"。

⑤ 脾气消沮：张缙版本作"脾气消阻"。

⑥ 悽惨寒痛：张缙版本作"凄凄寒热"。

⑦ 不可按抑：张缙版本作"痛不可按"。

⑧ 去中行各三寸：张缙版本作"去中行各二寸"，下同。

⑨ 去肓俞一寸：张缙版本作"去肓俞一寸五分"。

⑩ 留十呼：黄龙祥版本作"留七呼"。

⑪ 赤白痢、水痢不止：张缙版本作"赤白痢、水利不止"。

⑫ 水肿腹胀肠鸣：黄龙祥版本作"水肿胀腹肠鸣"。

⑬ 主腰骨强急：张缙、黄龙祥版本作"主腰背强急"。

⑭ 风劳痹逆：张缙版本作"风劳气逆"。

⑮ 跪难屈伸：张缙版本作"不可屈伸难跪"。

⑯ 小肠胀皮肿：张缙、黄龙祥版本作"小腹胀皮肿"。

⑰ 遗尿失气：张缙版本作"遗矢矢气"。

⑱ 下流入于坤土阴火之中：张缙版本作"下流伏于坤土阴火之中"。

⑲ 去陷谷二寸：张缙版本作"去陷骨二寸"。

⑳ 气膺：张缙版本作"气街"。

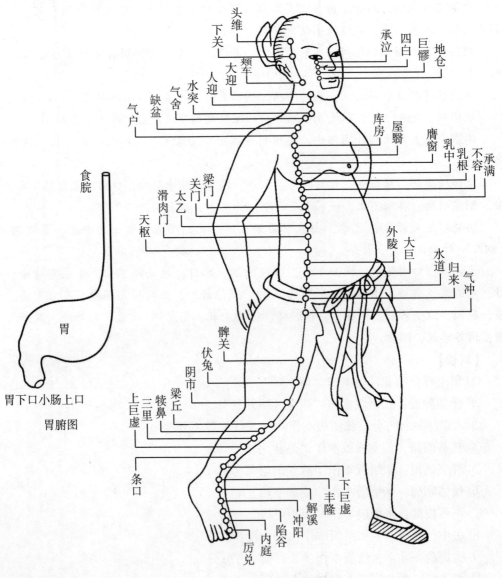

足阳明胃经

【注释】

[1] 癞疝：癞音 tuí，其异体字还包括瘄。癞疝又作颓疝：①病症名。或指寒湿下注所引起的阴囊肿大。《儒门事亲》曰："癞疝，其状阴囊肿缒，如升如斗，不痒之痛者是也。得之地气卑湿所生，故江淮之间，湫溏之处，多感此疾。宜以去湿之药下之。"癞疝又指阴挺，《医宗金鉴·妇科心法要诀》曰："阴挺下脱即癞疝，突物如蛇或如菌。"②经外奇穴名，出自《备急千金要方》，位于阴阜、阴茎两旁。主治疝。一般只灸不针。

【按语】《针灸大成》的足阳明胃经在头面部从头维起始，走行至"颊车"穴处折返向上连接承泣、四白、巨髎、地仓，再向下到颈项部，连接大迎穴。

第五节　足太阴脾经（卷六）

【提要】"足太阴经穴主治"内容依据《素问·灵兰秘典论》《素问·刺法论》《素问·金匮真言论》《素问·宣明五气》《素问·阴阳应象大论》等篇的内容，概述脾的藏象特点。"足太阴脾经穴歌"记载了足太阴脾经经穴二十一穴歌、气血多少、足太阴脾经脉的循行、与脾有关的病证及其药物证治。阐述脾的导引调摄要点。考证足太阴经二十一穴穴法。

足太阴经穴主治

【原文】

《内经》曰："脾者，谏议[1]之官，智周出焉。"

脾者，仓廪之本，荣之居也；其华在唇四白[2]，其充在肌，至阴之类，通于土气，孤脏以灌四旁。脾主四肢，为胃行津液。

中央黄色，入通于脾，开窍于口，藏精于脾，故病在舌本。其味甘，其类土，其畜牛，其谷稷，其应四时，上为镇星[3]，是以知病之在肉也。其音宫，其数五，其臭香，其液涎。

中央生湿，湿生土，土生甘，甘生脾，脾生肉，肉生肺，肺主口①。其在天为湿，在地为土，在体为肉，在脏为脾，在声为歌，在变动为哕，在志为思，思伤脾，怒胜思，湿伤肉，风胜湿。甘伤肉，酸胜甘。

【对校】

① 肺主口：张缙、黄龙祥版本作"脾主口"。

【注释】

[1] 谏议：谏音 jiàn。对上规劝。

[2] 唇四白：即口唇四周白肉处。

[3] 镇星：即土星。

足太阴脾经穴歌

【原文】

二十一穴脾中州，隐白在足大趾头，大都太白公孙盛，商丘三阴交可求，漏谷地机阴陵穴，血海箕门冲门开，府舍腹结大横排，腹哀食窦连天溪，胸乡周荣大包随（左右四十二穴）。

此一经起于隐白，终于大包，取隐白、大都、太白、商丘、阴陵泉，与井荥俞①经合也。

脉起大指之端，循指内侧白肉际，过窍骨后②，上内踝前廉，上腨[1]内，循胻骨后，交出厥阴之前，上循膝股内前廉，入腹，属脾络胃，上膈，侠③咽，连舌本，散舌下；其支别者，复从胃别上膈，注心中。少血多气，巳时气血注此。

巳土之脏，脉在右关，实则饮食消而肌肤滑泽，虚则身体瘦而四肢不举。脐凸肢浮生之难，口青唇黑死之易。去病安生，理宜调摄，戒满意之食，省爽口之味，因饮食劳倦之灾，修温多辛少之剂，饮食审寒热之伤，汤药兼补泻之置。气别寒热温凉，用适其宜；味辨甘补苦泻，行当熟记。如白术健脾消食，必青皮枳实；人参缓土和气，须半夏橘红。柴胡除不足之热，佐之甘草升麻；黄芪去有汗之火，辅之芍药川芎。气虚呕而人参茱萸，脾寒吐而丁香半夏。泄泻手足冷而不渴兮，附子干姜，霍乱吐泻兼而不药兮，胡椒绿豆。脾冷而食不磨兮，平胃宜加砂蔻；胃寒而饮不消兮，本方更入参苓。香附微寒，与缩砂消食化气，更妙安胎；沉香少温，共藿香助土调中，奇消水肿，破血消癥兮，三棱蓬莪，去瘀除疼兮，蒲黄五灵。茴香治霍乱转筋，共济木瓜乌药；辣桂主中焦气滞，相扶枳壳生姜。心腹疼痛兮，延胡索入胡椒；胸满咳逆兮，良姜炒同香附。肚实胀兮，大黄滑石朴牵牛，木香苓泻；腹虚胀兮，参苓朴木橘辰砂曲蘗附子。大抵物滞气伤，补益兼行乎消导，橘皮枳术丸，加减随宜；食多胃壅，推陈并贵乎和中，巴豆备急丸，荡涤何伤。四君子[2]平善，与人处也，使人道德进而功名轻，忽不知其入于圣贤之域；二陈汤[3]纯和，能消痰也，致令脾胃健而中气顺，自不觉其进于仁寿之乡。抑又闻东垣悯生民夭枉，凡治疾必先扶植脾胃，诚不刊之妙典；王安道发前贤未发，辨内伤不足中有有余，实得传之秘旨，万物从土而归出，补肾又不若补脾。

《导引本经》：脾居五脏之中，寄旺四时之内，五味藏之而滋长，五神因之而彰着，四肢百骸，赖之而运动也。人惟饮食不节，劳倦过甚，则脾气受伤矣。脾胃一伤，则饮食不化，口不知味，四肢困倦，心腹痞满，为吐泄，为肠澼，此其见之《内经》诸书，盖班班俱载，可考而知者。然不饥强食则脾劳，不渴强饮则胃胀。食若过饱，则气脉不通，令心塞闭；食若过少，则身羸心悬，意虑不固。食秽浊之物，则心识昏迷，坐念不安；食不宜之物，则四大违反，而动宿疾，皆非卫生之道也。举要言之，食必以时，饮必以节，不饱不饥是也。人能饮食如是，不惟脾胃清纯，而五脏六腑亦调和矣。盖人之饮食入口，由胃脘入于胃中，其滋味渗入五脏，其质入于小肠乃化之。至小肠下口，始分清浊，浊者为渣滓，入于大肠；清者为津液，入于膀胱，乃津液之府也。至膀胱又分清浊，浊者入于溺中，清者入于胆，胆引入于脾，散于五脏，为涎，为唾，为涕，为泪，为汗，其滋味渗入五脏，乃成五汁，同归于脾，脾和乃化血，复归于脏腑也。经曰：脾土旺能生万物，衰则百病。昔东坡调脾土，饮食不过一爵一肉，有召饮者，预以此告，一曰安分以养福，二曰宽胃以养气，三曰省费以养财。善卫生者养内，不善卫生者养外；养内者安恬[4]脏腑，调顺血脉，养外者极滋味之美，穷饮食之乐，虽肌体充腴^[5]，而酷烈之气，内蚀脏腑矣。

【对校】

① 俞：黄龙祥版本作"输"。

② 过窍骨后：张缙、黄龙祥版本作"过核骨后"。

③ 侠：张缙版本作"挟"；黄龙祥版本作"夹"。

【注释】

[1] 腨：音 shuàn。俗称小腿肚，即腓肠肌隆起部。

[2] 四君子：即四君子汤，《太平惠民和济局方》方。由人参、炙甘草、茯苓、白术各等份组成。

[3] 二陈汤：《太平惠民和济局方》方。由半夏、陈皮、茯苓、炙甘草、生姜、乌梅所组成。

[4] 恬：音 tián。安也。

[5] 腴：音 yú。腹之下肥曰腴，故取喻云。

考正穴法

【原文】

隐白： 足大指端内侧，去爪甲角如韭叶。脾脉所出为井木。《素注》针一分，留三呼。《铜人》针三分，灸三壮。

主腹胀，喘满不得安卧，呕吐食不下，胸中热，暴泄，衄血，尸厥不识人，足寒不能温，妇人月事过时不止，小儿客忤，慢惊风。

大都： 足大指本节后，内侧陷中，骨缝赤白肉际。脾脉所溜为荥火，脾虚补之。《铜人》针三分，灸三壮。

主热病汗不出，不得卧，身重骨疼，伤寒手足逆冷，腹满善呕，烦热闷乱，吐逆目眩，腰痛不可俯仰，绕踝风，胃心痛，腹胀胸满，心蛔痛，小儿客忤。

太白： 足大指内侧，内踝前核骨下陷中。脾脉所注为俞土。《铜人》针三分，灸三壮。

主身热烦满，腹胀食不化，呕吐，泄泻脓血，腰痛大便难，气逆，霍乱腹中切痛，肠鸣，膝股胻酸转筋，身重骨痛，胃心痛，腹胀胸满，心痛脉缓。

公孙： 足大指本节后一寸，内踝前。足太阴络脉，别走阳明胃经。《铜人》针四分，灸三壮。

主寒疟，不嗜食，痫气，好太息，多寒热汗出，病至则喜呕，呕已乃衰。头面肿起，烦心狂言，多饮，胆虚，厥气上逆则霍乱，实则肠中切痛泻之，虚则鼓胀补之。

商丘： 足内踝骨下微前陷中，前有中封，后有照海，其穴居中。脾脉所行为经金，脾实泻之。《铜人》灸三壮，针三分。

主腹胀，肠中鸣，不便，脾虚令人不乐，身寒善太息，心悲，骨痹，气逆，痔疾，骨疽蚀，魇梦，痫瘛，寒热好呕，阴股内痛，气痈^①，狐疝走上下，引小腹痛、不可俯仰、脾积痞气，黄疸，舌本强痛，腹胀，寒疟，溏瘕泄水，面黄，善思善味，食不消，体重节痛，怠惰嗜卧，妇人绝子，小儿慢风。

三阴交：内踝上三寸，骨下陷中。足太阴少阴厥阴之会。《铜人》针三分，灸三壮。

主脾胃虚弱，心腹胀满，不思饮食，脾痛身重，四肢不举，腹胀肠鸣，溏泄食不化，痃癖，腹寒，膝内廉痛，小便不利，阴茎痛，足痿不能行，疝气，小便遗，胆虚，食后吐水，梦遗失精，霍乱，手足逆冷，呵欠[②]，颊车蹉开，张口不合，男子阴茎痛，元脏发动，脐下痛不可忍，小儿客忤，妇人临经行房，羸瘦，癥瘕，漏血不止，月水不止，妊娠胎动横生，产后恶露不行，去血过多，血崩晕，不省人事。如经脉塞闭不通，泻之立通。经脉虚耗不行者，补之，经脉益盛则通。

按：宋太子出苑，逢妊妇，诊曰：女。徐文伯曰：一男一女。太子性急欲视。文伯泻三阴交，补合谷，胎应针而下，果如文伯之诊。后世遂以三阴交、合谷为妊妇禁针。然文伯泻三阴交，补合谷而堕胎，今独不可补三阴交，泻合谷，而安胎乎？盖三阴交，肾肝脾三脉之交会，主阴血，血当补不当泻；合谷为大肠之原，大肠为肺之腑，主气，当泻不当补。文伯泻三阴交，以补合谷，是血衰气旺也。今补三阴交，泻合谷，是血旺气衰矣。故刘元宾亦曰：血衰气旺定无妊，血旺气衰应有体。

漏谷（一名太阴络）：内踝上六寸，胻骨下陷中。《铜人》针三分，禁灸。

主肠鸣，强欠，心悲逆气，腹胀满急，痃癖冷气，食饮不为肌肤，膝痹足不能行。

地机（一名脾舍）：膝下五寸，膝内侧辅骨下陷中，伸足取之。足太阴郄，别走上一寸有空。《铜人》灸三壮，针三分。

主腰痛不可俯仰，溏泄，腹胁胀，水肿腹坚，不嗜食，小便不利，精不足，女子癥瘕，按之如汤沃股内至膝。

阴陵泉：膝下内侧辅骨下陷中，伸足取之；或屈膝取之。在膝横纹头下，与阳陵泉穴相对，稍高一寸。足太阴脾脉所入为合水。《铜人》针五分。

主腹中寒不嗜食，胁下满，水胀腹坚，喘逆不得卧，腰痛不可俯仰，霍乱，疝瘕，遗精，尿失禁不自知，小便不利，气淋，寒热不节[③]，阴痛，胸中热，暴泄飧泄。

血海：膝膑上内廉，白肉际二寸半。《铜人》针五分，灸三壮。

主气逆腹胀，女子漏下恶血，月事不调。

东垣曰：女子漏下恶血，月事不调，暴崩不止，多下水浆之物，皆由饮食不节，或劳伤形体，或素有气不足，灸太阴脾经七壮。

箕门：鱼腹上越筋间，阴股内动脉应手。一云股上起筋间。《铜人》灸三壮。

主淋小便不通，遗溺，鼠鼷肿痛。

冲门（一名上慈宫）：府舍下一寸，横骨两端约中动脉[④]，去腹中行各四寸半。《铜人》针七分，灸五壮。

主腹寒气满，腹中积聚疼，癃，淫泺，阴疝，妇人难乳，妊娠子冲心，不得息。

府舍：腹结下二寸[⑤]，去腹中行各四寸半，足太阴、厥阴、阴维之会。三脉上下一一入腹[⑥]，络脾肝，结心肺，从胁上至肩，此太阴郄，三阴阳明之别。《铜人》灸五壮，针七分。

主疝瘕，痹中急疼[⑦]，循胁上下抢心，腹满积聚，厥气霍乱。

腹结（一名肠窟）：大横下一寸三分，去腹中行各四寸半。《铜人》针七分，灸五壮。

主咳逆，绕脐痛，腹寒泻利，上抢心，咳逆。

大横：腹哀下三寸五分，去腹中行各四寸半。足太阴、阴维之会。《铜人》针七分，灸五壮。

主大风逆气，多寒善悲，四肢不可举动，多汗洞痢。

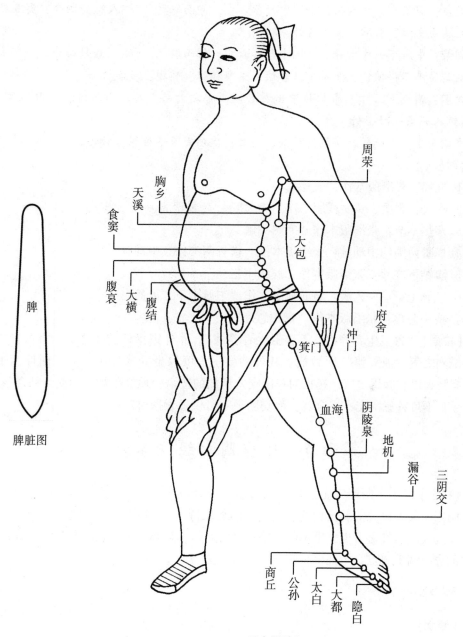

脾脏图

足太阴脾经

腹哀：日月下一寸五分，去腹中行各四寸半，足太阴、阴维之会。《铜人》针三分。

主寒中食不化，大便脓血，腹中痛。

食窦：天溪下一寸六分，去胸中行各六寸，举臂取之。《铜人》针四分，灸五壮。

主胸胁支满，膈间雷鸣，常有水声，膈痛。

天溪：胸乡下一寸六分陷中，去胸中行各六寸，仰而取之。《铜人》针四分，灸五壮。

主胸中满痛，贲膺，咳逆上气，喉中作声，妇人乳肿溃痈。

胸乡：周荣下一寸六分，去胸中行各六寸，仰而取之。《铜人》针四分，灸五壮。

主胸胁支满，引胸背痛不得卧，转侧难。

周荣：中府下一寸六分，去胸中行各六寸，仰而取之。《铜人》针四分。

主胸胁满不得俯仰，食不下，喜饮，咳唾秽脓，咳逆，多淫。

大包：渊液下三寸，布胸胁中出九肋间。脾之大络，总统阴阳诸络，由脾灌溉五脏。《铜人》灸三壮，针三分。

主胸胁中痛，喘气，实则身尽痛，泻之；虚则百节尽皆纵，补之。

【对校】

① 气痛：张缙版本作"气壅"。

② 呵欠：张缙、黄龙祥版本作"失欠"。

③ 寒热不节：张缙版本作"寒热不解"。

④ 横骨两端约中动脉：张缙版本作"横骨两端约纹中动脉"。

⑤ 腹结下二寸：张缙版本作"腹结下三寸"。

⑥ 三脉上下一一入腹：黄龙祥版本作"三脉上下二入腹"。

⑦ 痹中急疼：张缙版本作"髀中急疼"。

【按语】"善卫生者养内，不善卫生者养外"。养外则指极滋味之美，穷饮食之乐，致"酷烈之气内蚀脏腑"而致病。其外功导引，可取坐立或仰卧，交互屈伸两下肢，兼按摩脐腹以利脾胃之气。杨氏对三阴交穴所加的按语"然文伯泻三阴交，补合谷而堕胎，今独不可补三阴交，泻合谷，而安胎乎"可供思索探讨。

第六节　手少阴心经（卷六）

【提要】"手少阴经穴主治"依据《素问·金匮真言论》《素问·宣明五气》《素问·阴阳应象大论》等篇的内容，概述心的藏象特点。"手少阴心经穴歌"记载了手少阴心经九穴歌、气血多少、手少阴心经经脉的循行、与心有关的病证及其药物证治。阐述心的导引调摄要点。考证手少阴心经九穴穴法。

手少阴经穴主治

【原文】

《内经》曰："心者，君主之官，神明出焉。"

心者，生之本，神之变也。其华在面，其充在血脉，为阳中之太阳，通于夏气。

南方赤色，入通于心，开窍于舌，藏精于心。故病在五脏，其味苦，其类火，其畜羊，其谷黍[1]，其应四时，上为荧惑星[2]，是以知病之在脉也；其音徵①，其数七，其臭焦，其液汗。

南方生热，热生火，火生苦，苦生心，心生血，血生脾，心主舌。其在天为热，在地为火，在体为脉，在脏为心，在声为笑，在变动为忧，在志为喜。喜伤心，恐胜喜，热伤气，寒胜热，苦伤气，咸胜苦。

【对校】

① 其音徵：黄龙祥版本作"其音征"。

【注释】

[1] 黍：音 shǔ。一年生草本作物，我国北方多种植，其类型有三种：一种为黍型，即黍子；一种为黍稷型，即糜子；另一种为稷型，即稷子。稷子性不黏，糜子性黏（去掉糠皮后，俗称为"大黄米"）；三种均可供食用，亦可作饲料。我国古代有一种酒器亦作黍名。

[2] 荧惑星：即火星。

手少阴心经穴歌

【原文】

九穴午时手少阴，极泉青灵少海深，灵道通里阴郄遂，神门少府少冲寻（左右一十八穴）。

此一经起于极泉，终于少冲。取少冲、少府、神门、灵道、少海，与井荥俞①经合也。

脉起心中，出属心系，下膈络小肠；其支者，从心系上侠②咽，系目③；其直者，复从心系却上肺，出腋下，下循臑内后廉，行太阴心主之后，下肘内廉，循臂内后廉，抵掌后锐骨之端，入掌内后廉，循小指之内，出其端。多气少血，午时气血注此。

丁火之脏，脉在左寸。实则热而虚则寒，静则安而动则燥④。虚寒者怯怕多惊，健忘恍惚，清便自可，诊必濡细迟虚；实热者癫狂谵语，腮赤舌干，二腑涩黄，脉须数洪沉实。心盛则热见乎标，心虚则热收于内。虚则补其母，实则泻其子。虚实既知，补泻必当。味甘泻而补之以咸，气热补而泻之以冷。心阳不足，桂心代赭紫石英，补须参附；离火有余，竹叶大黄山栀子，泻用芩连。凉心者朱砂，壮心者琥珀。舌长过寸，研冰片敷之即收；血衄如泉，炒槐花掺之即止。除疮琥珀膏，犀角与辰砂；定志宁神丸，朱砂共莲草。蔓荆子凉诸经之血，草连翘泻六经之火，惊悸不安，须龙脑沙参小草；健忘失记，必茯神远志当归。多睡饮卢同之苦茶，不眠服雷公之酸枣。凉血补阴生地黄，行津止渴天花粉。文蛤末敷愈口疮，铁锈粉噙消舌肿。中风不语，烧竹沥凉之更良；感热多言，飞朱砂镇之又善。胸间痞痛，开之枳实瓜蒌；心内懊侬，治之栀子豆豉。热心痛，炒菖蒲川楝，栀子宜焦；冷心痛，须木香肉桂，玄胡可炒。心惊盗汗，飞辰砂与六黄；鼻衄流血，煮黄芩炒芍药。惊热独妙珍珠，癫狂独加铁粉。安镇灵台，琥珀丹砂和玉屑；开清神府，茯神远志共菖蒲。大哉离兮，应物无迹。倘真血之有亏，觅真铅而补实；至灵心也，操存有要，或元气之有损，求真汞而填完。用药固可言传，上达必由心悟。

《导引本经》：夫心乃一身之主宰，生死之路头也。是故心生则种种欲生，而神不入气；心静则种种欲静，而神气相抱也。《内经》曰："夏月人身，阳气发外，伏阴在内，是脱精神之时，忌疏通以泄精气。夏三月，此谓蕃秀，天地气交，万物华实，夜卧早起，无厌于日，使志无怒，英华成秀⑤，此夏气之应，养成之道也。逆之则伤心，秋为痎疟。"故人常宜燕居[1]静坐，调心息气，食热戒冷，常要两目垂帘，迈光内照⑥，降心火于丹田，使神气相抱。故太玄[2]养初曰："藏心于渊，美厥灵根。神不外也。心牵于事，则火动于中矣。心火夏令正旺，脉本洪大，若缓是伤暑，至晚少餐饮食，睡勿挥扇，风邪易入。"昔邝子元有心疾，或曰："有僧不用符药，能治心疾。"元叩其僧，曰⑦："贵恙起于烦恼，烦恼生于妄想，夫妄想之来，其几有三⑧：或追忆数十年前荣辱恩仇，悲欢离合，及种种闲情，此是过去妄想也。或事到眼前，可以顺应，却又畏首畏尾，三番四复，犹豫不决，此是现在妄想也。或期望日后富贵皆如愿，或期望功成名遂，告老归田；或期望子孙登庸，以继书香，与夫一切不可必成，不可必得之事，此是未来妄想也。三者妄想，忽然而生，忽然而灭，禅家谓之幻心。能照见其妄，而斩断念头，禅家谓之觉心。故曰：不患念起，惟患觉迟，此心若同太虚，烦恼何处安脚？又曰：贵恙亦原于水火不交，凡溺爱冶容，而作色荒，禅家谓之外感之欲。夜深枕上，思得冶容[3]，或成宵寐之变，禅家谓之内生之欲。二者之欲，绸缪染着，消耗元精[4]，若能离之，则肾水自然滋生，可以上交于心。至若思索文字，忘其寝食，禅家谓之理障。经纶职业，不顾劬劳[5]，禅家谓之事障。二者虽非人欲，亦损性灵，若能遣之，则火不至上炎，可下交于肾。故曰：尘不相缘，根无所偶，返流全一，六用不行。又曰：苦海无边，回头是岸。"子元如其言，乃独处一室，扫空万缘，坐静月余，心疾如失。

【对校】

① 俞：黄龙祥版本作"输"。

② 侠：黄龙祥版本作"夹"。

③ 系目：张缙版本作"系目系"。

④ 静则安而动则燥：张缙版本作"静则安而动则躁"。

⑤ 英华成秀：张缙版本作"使英华成秀"。

⑥ 迈光内照：张缙、黄龙祥版本作"返光内照"。

⑦ 元叩其僧，曰：张缙版本作"元叩其僧曰"。

⑧ 其几有三：张缙版本作"其机有三"。

【注释】

[1] 燕居：即"宴居"，闲居。

[2] 太玄：亦称《太玄经》。西汉杨雄著，共十卷。体裁模拟《周易》，分为一玄、三方、九州，二十七部，八十一家，七百二十九赞。全书以"玄"为中心思想。

［3］冶容：即妖艳之容饰。在此喻女色。

［4］绸缪染着，消耗元精：即房事过度，耗损元精。

［5］劬劳：劳苦，劳累。

考正穴法

【原文】

极泉：臂内腋下筋间，动脉入胸。《铜人》针三分，灸七壮。

主臂肘厥寒，四肢不收，心痛干呕，烦渴，目黄，胁满痛，悲愁不乐。

青灵：肘上三寸，伸肘举臂取之。《铜人》灸七壮。《明堂》灸三壮。

主目黄头痛，振寒胁痛，肩臂不举，不能带衣。

少海（一名曲节）：肘内廉节后，大骨外，去肘端五分，屈肘向头得之。手少阴心脉所入为合水。《铜人》针三分，灸三壮。甄权云：不宜灸，针五分。《甲乙》针二分，留三呼，泻五吸，不宜灸。《素注》灸五壮。《资生》云：数说不同，要之非大急不灸。

主寒热齿龋痛，目眩发狂，呕吐涎沫，项不得回顾，肘挛腋胁下痛，四肢不得举，齿痛[1]，脑风头痛，气逆噫哕，瘰疬，心疼，手颤健忘。

灵道：掌后一寸五分，手少阴心脉所行为经金。《铜人》针三分，灸三壮。

主心痛，干呕，悲恐，相引瘛疭，肘挛，暴喑不能言。

通里：掌后一寸陷中。手少阴心脉之络，别走太阳小肠经。《铜人》针三分，灸三壮。《明堂》灸七壮。

主目眩头痛，热病先不乐，数日懊□，数欠频呻悲，面热无汗，头风，暴喑不言，目痛心悸，肘臂臑痛，苦呕喉痹，少气遗溺，妇人经血过多崩中。实则支满膈肿，泻之。虚则不能言，补之。

阴郄：掌后脉中，去腕五分。《铜人》针三分，灸七壮。

主鼻衄吐血，洒淅畏寒，厥逆气惊，心痛霍乱，胸中满。

神门（一名锐中，一名中都）：掌后锐骨端陷中。手少阴心脉所注为俞土。心实泻之。《铜人》针三分，留七呼，灸七壮。

主疟心烦，甚欲得冷饮，恶寒则欲处温中。咽干不嗜食，心痛数噫，恐悸，少气不足，手臂寒，面赤喜笑，掌中热而哕[2]，目黄胁痛，喘逆身热，狂悲狂笑，呕血吐血，振寒上气，遗溺失音，心性痴呆，健忘，心积伏梁，大小人五痫。

东垣曰：胃气下溜五脏气皆乱，其为病互相出见。气在于心者，取之手少阴之俞神门，同精导气以复其本位。《灵枢经》曰：少阴无俞，心不病乎，其外经病而脏不病，故独取其经于掌后锐骨之端。心者五脏六腑之大主，精神之所舍，其脏坚固，邪不能容，容邪则身死，故诸邪皆在心之包络。包络者，心主之脉也。

少府：手小指本节后，骨缝陷中，直劳宫。手少阴心脉所溜为荥火。《铜人》针二分，灸七壮。《明堂》灸三壮。

主烦满少气，悲恐畏人，掌中热，臂酸，肘腋挛急，胸中痛，手卷不伸，痎疟久不愈，振寒，阴挺出，阴痒阴痛，遗尿偏坠，小便不利，太息。

少冲 （一名经始）：手小指内侧，去爪甲角如韭叶。手少阴心脉所出为井木。心虚补之。《铜人》针一分，灸三壮。《明堂》灸一壮。

主热病烦满，上气嗌干渴，目黄，臑臂内后廉痛，胸心痛，痰气，悲惊寒热，肘痛不伸。

张洁古治前阴臊臭，泻肝行间，后于此穴，以治其标。

【对校】

① 齿痛：张缙、黄龙祥版本作"齿寒"。

② 掌中热而哕：黄龙祥版本作"掌中热而口哕"。

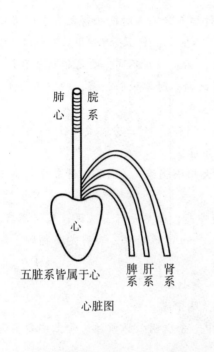

五脏系皆属于心

心脏图

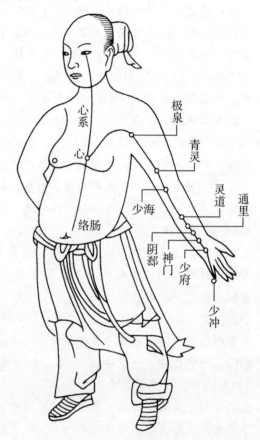

手少阴心经

【按语】 杨氏说："心乃一身之主宰，生死之路头也。是故心生则种种欲生，而神不入气；心静则种种欲静，而神气相抱也。"他指出"调心息气"，"常要两目垂帘，迈光内照，降心火于丹田，使神气相抱"。养心在于寡欲安神，使精神内守。其外功导引，或以掌背反拍背部，或两手一上举一下按，反复托引，如托重石，有助于舒展心气。

第七节　手太阳小肠经（卷六）

【提要】 "手太阳经穴主治"依据《素问·灵兰秘典论》的内容，说明小肠的生理功能。"手太阳小肠经穴歌"记载了手太阳小肠经经穴一十九穴歌、气血多少、手太阳小肠经经脉的循行。提出十余种与小肠经有关的病证及其药物证治，阐述了与本经有关的小便频数、小肠病气、热入小肠等证的药物治疗。考证手太阳小肠经一十九穴穴法。

手太阳经穴主治

【原文】

《内经》曰："小肠者，受盛之官，化物出焉。"又云："小肠为赤肠[1]。"

胃之下口，小肠之上口也，在脐上二寸，水谷于是分焉①。大肠上口，小肠之下口也。至是而泌别清浊，水液渗入膀胱，滓秽流入大肠。

【对校】

① 水谷于是分焉：张缙、黄龙祥版本作"水谷于是入焉"。

【注释】

[1] 小肠为赤肠：心与小肠相表里，心主火，其色赤，故小肠被称为赤肠。

手太阳小肠经穴歌

【原文】

手太阳穴一十九，少泽前谷后溪薮，腕骨阳谷养老绳，支正小海外辅肘，肩贞臑俞接天宗，髎外秉风曲垣首，肩外俞连肩中俞，天窗乃与天容偶，锐骨之端上颧髎，听宫耳前珠上走（左右三十八穴）。

此一经起于少泽，终于听宫。取少泽、前谷、后溪、腕骨、阳谷、少海，与井荥俞①原经合也。

脉起小指之端，循手大侧上腕②，出踝中直上，循臂骨下廉，出肘内侧两骨之间，上循臑外后廉，出肩解[1]，绕肩胛，交肩上，入缺盆，络心，循咽下膈抵胃，属小肠；其支者，从缺盆贯颈上颊，至目锐眦，却入耳中；其支别者，别循颊上𬱟（𬱟音拙）抵鼻，至目内眦也。多血少气，未时气血注此。

丙火之腑[2]，脉详左寸。是经之为病也，面白耳前热，苦寒，肩臂廉内外肿痛。沉诊为心，实则脉实，烦满而口舌生疮；浮取小肠，虚则脉虚，懊侬而唇青下白。颔肿不可转，清痰降火；腰折难动履，渗湿利热。倘小便数频，乌药益智丸，用酒煮山药；若精气不固，白茯猪苓和，须蜡化津液。小肠疝气，茴香姜浸入青盐；肾宫精冷，川楝炒成加木破。滑石寒而能治诸淋，沉香温而能行诸气。尿血煮苦苋菜根③，血淋煎车前子叶。清泉旋汲饮发灰，薄荷时煎调琥珀。热入小肠为赤带，茴香苦楝当归；邪归大腑变膏淋，滑石金砂甘草。尝考牡蛎石斛补，续随金砂泻。巴戟乌药茴香温，黄芩通草花粉凉。羌活藁本引于上，黄柏二苓行于下，细阅本草之旨，略为理治之阶，毋执己见，妙在言传。

【对校】

① 俞：黄龙祥版本作"输"。

② 循手大侧上腕：张缙、黄龙祥版本作"循手外侧上腕"。

③ 尿血煮苦苋菜根：黄龙祥版本作"尿血煮苦荬菜根"。

【注释】

[1] 肩解：即肩后骨缝，为肩胛棘端与上臂相交之处。

[2] 丙火之腑：丙火为阳火，腑属阳，小肠与心相表里，心属火，故称小肠为丙火之腑。

考正穴法

【原文】

少泽（一名小吉）：手小指端外侧，去爪甲角下一分陷中。手太阳小肠脉所出为井金。《素注》灸三壮。《铜人》灸一壮，针一分，留二呼。

主疟寒热，汗不出，喉痹舌强，口干心烦，臂痛瘛疭，咳嗽，口中涎唾，颈项急不得回顾，目生肤翳复瞳子，头痛。

前谷：手小指外侧本节前陷中。手太阳小肠脉所溜为荥水。《铜人》针一分，留三呼，灸一壮。《明堂》灸三壮。

主热病汗不出，痎疟癫疾，耳鸣，颈项肿，喉痹，颊肿引耳后，鼻塞不利，咳嗽吐衄，臂痛不得举，妇人产后无乳。

后溪：手小指外侧本节后陷中，握拳取之。手太阳小肠脉所注为俞木。小肠虚补之。《铜人》针一分，留二呼，灸一壮。

主疟寒热，目赤生翳，鼻衄，耳聋，胸满，颈项强，不得回顾，癫疾，臂肘挛急，痂疥。

腕骨：手外侧腕前起骨下陷中。手太阳小肠脉所过为原。小肠虚实皆拔之。《铜人》针二分，留三呼，灸三壮。

主热病汗不出，胁下痛不得息，颈颌肿，寒热，耳鸣，目冷泪生翳，狂惕①，偏枯，肘不得屈伸，痎疟头痛，烦闷，惊风，瘛疭，五指掣，头痛。

阳谷：手外侧腕中，锐骨下陷中。手太阳小肠脉所行为经火。《素注》灸三壮，针二分，留三呼。《甲乙》留二呼。

主癫疾狂走，热病汗不出，胁痛，颈颌肿，寒热，耳聋耳鸣，齿龋痛，臂外侧痛不举，吐舌，戾颈，妄言，左右顾，目眩，小儿瘛疭，舌强不嗍乳。

养老：手踝骨前上，一云腕骨后一寸陷中。手太阳郄。《铜人》针三分，灸三壮。

主肩臂酸疼，肩欲折，臂如拔，手不能自上下，目视不明。

支正：腕后五寸，手太阳络脉，别走少阴。《铜人》针三分，灸三壮。《明堂》灸五壮。

主风虚，惊恐悲愁，癫狂，五劳，四肢虚弱，肘臂挛难屈伸，手不握，十指尽痛，热病先腰颈酸，喜渴，强项，疣目。实则节弛肘废，泻之；虚则生疣小如指，痂疥，补之。

小海：肘外大骨外②，去肘端五分陷中，屈手向头取之。手太阳小肠脉所入为合土。小肠实泻之。《素注》针二分，留七呼，灸三壮。

主颈颔、肩臑、肘臂外后廉痛，寒热齿龈肿，风眩颈项痛，疬肿振寒，肘腋痛肿，小腹痛，痫发羊鸣，戾颈，瘰疬狂走，颔肿不可回顾，肩似拔，臑似折，耳聋，目黄，颊肿。

肩贞： 曲胛下两骨解间，肩髃③后陷中。《铜人》针五分。《素注》针八分，灸三壮。

主伤寒寒热，耳鸣耳聋，缺盆肩中热痛，风痹，手足麻木不举。

臑俞： 侠肩髃④（手阳明穴⑤）后大骨下，胛上廉陷中，举臂取之。手太阳、阳维、阳跷三脉之会。《铜人》针八分，灸三壮。

主臂酸无力，肩痛引胛，寒热气肿胻痛⑥。

天宗： 秉风后大骨下陷中。《铜人》灸三壮，针五分，留六呼。

主肩臂酸疼，肘外后廉痛，颊颔肿。

秉风： 天髎外肩上小颙后，举臂有空。手太阳、阳明、手足少阳四脉之会。《铜人》灸五壮，针五分。

主肩痛不能举。

曲垣： 肩中央曲胛陷中，按之应手痛。《铜人》灸三壮，针五分。《明堂》针九分。

主肩痹热痛，气注肩胛，拘急痛闷。

肩外俞： 肩胛上廉，去脊三寸陷中。《铜人》针六分，灸三壮。《明堂》灸一壮。

主肩胛痛，周痹寒至肘。

肩中俞： 肩胛内廉，去脊二寸陷中。《素注》针六分，灸三壮。《铜人》针三分，留七呼，灸十壮。

主咳嗽，上气唾血，寒热，目视不明。

天窗（一名窗笼）： 颈大筋间前曲颊下，扶突后动脉应手陷中。《铜人》灸三壮，针三分。《素注》针六分。

主痔瘘，颈痛，肩痛引项不得回顾，耳聋颊肿，喉中痛，暴喑不能言，齿噤中风。

天容： 耳下曲颊后。针一寸，灸三壮。

主喉痹寒热，咽中如梗，瘿颈项痛，不可回顾，不能言，胸痛，胸满不得息，呕逆吐沫，齿噤，耳聋耳鸣。

颧髎： 面颃骨[1]下廉锐骨端陷中。手少阳、太阳之会。《素注》针三分。《铜人》针二分。

主口㖞，面赤目黄，眼睑动不止，颊肿齿痛。

听宫（一名多所闻）： 耳中珠子，大如赤小豆。手足少阳、手太阳三脉之会。《铜人》针三分，灸三壮。《明堂》针一分。《甲乙》针三分。

主失音，癫疾，心腹满，聤耳，耳聋如物填塞无闻，耳中嘈嘈蝉鸣。

【对校】

① 狂惕：张缙版本作"狂易"。

② 肘外大骨外：张缙、黄龙祥版本作"肘内大骨外"。

③ 颙：张缙、黄龙祥版本作"髃"，后同。

④ 侠肩髃：张缙、黄龙祥版本作"肩髎"。

⑤ 手阳明穴：张缙版本作"手少阳穴"。

⑥ 寒热气肿胫痛：张缙版本作"寒热气肿颈痛"。

【注释】

[1] 面頄骨：颧骨。

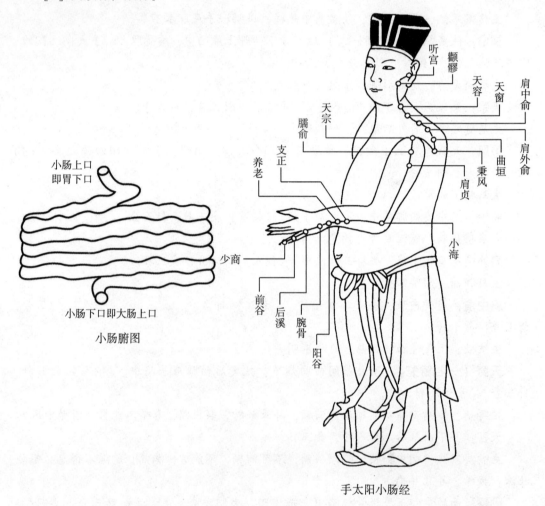

小肠上口
即胃下口

小肠下口即大肠上口

小肠腑图

听宫
颧髎
天容
天窗
肩中俞
天宗
臑俞
曲垣
肩外俞
支正
秉风
养老
肩贞
少商
小海
前谷
后溪
腕骨
阳谷

手太阳小肠经

【按语】注意《针灸大成》手太阳小肠经在肩胛部的循行及肩贞、臑俞、天宗、秉风、曲垣的定位与现行国家标准经穴部位的区别。

第八节　足太阳膀胱经（卷六）

【提要】"足太阳经穴主治"依据《素问·灵兰秘典论》和《难经·三十五难》的内容，说明膀胱的生理功能与病理特点。"足太阳膀胱经穴歌"记载了膀胱经六十七穴穴歌、经脉循行、气血多少，介绍了足太阳膀胱经的五输穴，列举膀胱经的有关病证及其药物证治。考证足太阳膀胱经六十七穴穴法。

足太阳经穴主治

【原文】

《内经》曰："膀胱者，州都之官，津液藏焉。气化则能出矣。"又曰："膀胱为黑肠。"

诸书辨膀胱不一，有云："有上口，无下口。"有云："上下皆有口。"或云："有小窍注泄。"皆非也。惟有下窍以出溺，上皆由泌别渗入膀胱，其所以入也、出也，由于气之施也。在上之气不施，则往入大肠而为泄①；在下之气不施，则急胀涩涩，苦不出而为淋。

【对校】

① 则往入大肠而为泄：张缙版本作"则注入大肠而为泄"。

足太阳膀胱经穴歌

【原文】

足太阳经六十七，睛明目内红肉藏，攒竹眉冲与曲差，五处上寸半承光，通天络却玉枕昂，天柱后际大筋外，大杼背部第二行，风门肺俞厥阴四，心俞督俞膈俞强，肝胆脾胃俱①挨次，三焦肾气海大肠，关元小肠到膀胱，中膂白环仔细量，自从大杼至白环，各各节外寸半长。上髎次髎中复下，一空二空腰髁当，会阳阴尾骨外取，附分侠②脊第三行，魄户膏肓与神堂，譩譆膈关魂门九，阳纲意舍仍胃仓，肓门志室胞肓续，二十椎下秩边场，承扶臀横纹中央，殷门浮郄到委阳，委中合阳承筋是，承山飞扬踝附阳，昆仑仆参连申脉，金门京骨束骨忙，通谷至阴小指旁（一百三十四穴）。

此一经起于睛明，终于至阴，取至阴、通谷、束骨、京骨、昆仑、委中，与井荥俞③原经合也。

脉起目内眦，上额交巅上；其支者，从巅至耳上角；其直行者，从巅入络脑，还出别下项，循肩膊内侠脊抵腰中，入循膂，络肾属膀胱；其支别者，从腰中下贯臀，入腘中；其支别者，从膊内左右别，下贯胛④，侠脊内，过髀枢，循髀外后廉，下合腘中，以下贯腨内，出外踝之后，循京骨至小指外侧端。多血少气，申时气血注此。

壬水之腑[1]，脉居左寸。是膀胱。实则脉实⑤，病胞转不得小便，苦烦满难于俯仰，药用寒凉通利窍，石膏栀子蜜同煎；虚则脉虚，肠痛引腰难屈伸，脚筋紧急耳重听，补磁石五味黄芪，配苍术石英杜仲。大腑热蒸肠内涩，木通生地黄芩；小便不利茎中痛，葶苈茯苓通草。肾大如斗，青支荔核小茴香⑥；胞转如塞，葵子滑石寒水石。冷热熨可利便难，屈伸导能和腰痛。风热相乘囊肿，服三白[2]而立消；虫蚁吹着阳胕敷蝉蜕而即散⑦。羌活藁本行于上，黄柏法制走于下。补用橘核益智仁，泻滇滑石车前子⑧。加茴香乌药能温，添黄柏生地清凉也。

【对校】

① 俱：黄龙祥版本作"具"。

② 侠：黄龙祥版本作"夹"。

③ 俞：黄龙祥版本作"输"。

④ 从膊内左右别，下贯胛：张缙版本作"从膊内左右，别下贯胛"。

⑤ 脉居左寸。是膀胱。实则脉实：张缙版本作"脉居左寸是膀胱。实则脉实"。黄龙祥版本作"脉居左寸是。膀胱实则脉实"。

⑥ 青支荔核小茴香：张缙、黄龙祥版本作"青皮荔核小茴香"。

⑦ 虫蚁吹着阳脬敷蝉蜕而即散：黄龙祥版本作"虫蚁吹着阴脬敷蝉蜕而即散"。

⑧ 泻滇滑石车前子：张缙、黄龙祥版本作"泻须滑石车前子"。

【注释】

[1] 壬水之腑：壬水为阳水，腑属阳，膀胱与肾相表里，肾属水，故称膀胱为壬水之腑。

[2] 三白：即三白草，出自《新修本草》。有清热利水，消肿解毒效用。可治膀胱湿热之尿路涩痛、结石等症。

考正穴法

【原文】

睛明（一名泪孔）：目内眦。《明堂》云：内眦头外一分，宛宛中。手足太阳、足阳明、阴跷、阳跷五脉之会。针一分半，留三呼。雀目者，可久留针，然后速出针。禁灸。

主目远视不明，恶风泪出，憎寒头痛，目眩内眦赤痛，䀮䀮无见，眦痒，淫肤白翳，大眦攀睛努肉，侵睛雀目，瞳子生瘤，小儿疳眼，大人气眼冷泪。

按：东垣曰：刺太阳、阳明出血，则目愈明。盖此经多血少气，故目翳与赤痛从内眦起者，刺睛明、攒竹，以宣泄太阳之热。然睛明刺一分半，攒竹刺一分三分，为适浅深之宜。今医家刺攒竹，卧针直抵睛明，不补不泻，而又久留针，非古人意也。

攒竹（一名始光，一名员柱，一名光明）：两眉头陷中。《素注》针二分①，留六呼，灸三壮。《铜人》禁灸，针一分，留三呼，泻三吸，徐徐出针。宜以细三棱针刺之，宣泄热气，三度刺，目大明。《明堂》宜细三棱针三分，出血，灸一壮。

主目䀮䀮，视物不明，泪出目眩，瞳子痒，目瞢[1]，眼中赤痛及睑瞤动不得卧②，颊痛，面痛，尸厥癫邪，神狂鬼魅，风眩，嚏。

眉冲：直眉头上神庭、曲差之间。针三分，禁灸。

主五痫，头痛，鼻塞。

曲差：神庭旁一寸五分，入发际。《铜人》针二分，灸三壮。

主目不明，鼽衄，鼻塞，鼻疮，心烦满，汗不出，头顶痛，顶肿③，身体烦热。

五处：侠上星旁一寸五分。《铜人》针三分，留七呼，灸三壮。《明堂》灸五壮。

主脊强反折，瘈疭癫疾，头风热，目眩，目不明，目上戴不识人。

承光：五处后一寸五分。《铜人》针三分，禁灸。

主风眩头痛，呕吐心烦，鼻塞不闻香臭，口㖞，鼻多清涕，目生白翳。

通天：承光后一寸五分。《铜人》针三分，留七呼，灸三壮。

主颈项转侧难，瘿气，鼻衄，鼻疮，鼻窒，鼻多清涕，头旋，尸厥，口喝，喘息，头重，暂起僵仆，瘿瘤。

络却（一名强阳，一名脑盖）：通天后一寸五分。《素注》刺三分，留五呼。《铜人》灸三壮。

主头旋耳鸣，狂走瘛疭，恍惚不乐，腹胀，青盲内障，目无所见。

玉枕：络却后一寸五分，侠脑户旁一寸三分，起肉枕骨上，入发际二寸。《铜人》灸三壮，针三分，留三呼。

主目痛如脱，不能远视，内连系急，头风痛不可忍。鼻窒不闻。

天柱：侠项后发际，大筋外廉陷中。《铜人》针五分，得气即泻。《明堂》针二分，留三呼，泻五吸。灸不及针。日七壮至百壮。《下经》灸三壮。《素注》针二分，留六呼。

主足不任身体，肩背痛欲折。目瞑视，头旋脑痛，头风，鼻不知香臭，脑重如脱④，项如拔⑤，项强不可回顾。

大杼：项后第一椎下，两旁相去脊各一寸五分陷中，正坐取之。督脉别络，手足太阳、少阳之会。《难经》曰：骨会大杼。疏曰：骨病治此。袁氏曰：肩能负重，以骨会大杼也。《铜人》针五分，灸七壮。《明堂》禁灸。《下经》《素注》针三分，留七呼，灸七壮。《资生》云：非大急不灸。

主膝痛不可屈伸，伤寒汗不出，腰脊痛，胸中郁郁，热甚不已，头风振寒，项强不可俯仰，痎疟，头旋，劳气咳嗽，身热目眩，腹痛，僵仆不能久立，烦满里急，身不安，筋挛癫疾，身踡急大⑥。

东垣曰：五脏气乱，在于头，取之天柱、大杼，不补不泻，以导气而已。

风门（一名热府）：二椎下两旁相去脊各一寸五分，正坐取之。《铜人》针五分。《素注》针三分，留七呼。《明堂》灸五壮。若频刺，泄诸阳热气，背永不发痈疽，灸五壮。

主发背痈疽，身热，上气喘气，咳逆胸背痛，风劳呕吐，多嚏，鼻衄出清涕，伤寒头项强，目瞑，胸中热，卧不安。

肺俞：第三椎下两旁相去脊各一寸五分。《千金》对乳引绳度之。甄权以搭手，左取右，右取左，当中指末是，正坐取之。《甲乙》针三分，留七呼，得气即泻。甄权灸百壮。《明下》灸三壮。《素问》刺中肺三日死，其动为咳。

主瘿气，黄疸，劳瘵，口舌干，劳热上气，腰脊强痛，寒热喘满，虚烦，传尸骨蒸，肺痿咳嗽，肉痛皮痒，呕吐，支满不嗜食，狂走，欲自杀，背偻，肺中风，偃卧，胸满短气，瞀闷汗出，百毒病，食后吐水，小儿龟背。

仲景曰：太阳与少阳并病，头项强痛或眩冒，时如结胸，心下痞硬者，当刺太阳肺俞、肝俞。

厥阴俞（一名厥俞）：四椎下两旁相去脊各一寸五分，正坐取之。《铜人》针三分，灸七壮。

主咳逆牙痛，心痛，胸满呕吐，留结烦闷。

或曰：脏腑皆有俞在背，独心包络无俞，何也？曰：厥阴俞即心包络俞也。

心俞：五椎下两旁相去脊各一寸五分，正坐取之。《铜人》针三分，留七呼，得气即泻，不可灸。《明堂》灸三壮。《资生》云：刺中心一日死，其动为噫，岂可妄针。《千金》言：中风心急，灸心俞百壮，当权其缓急可也。

主偏风半身不遂，心气乱恍惚，心中风，偃卧不得倾侧，汗出唇赤，狂走发痫，语悲泣，心胸闷乱，咳吐血，黄疸，鼻衄，目瞤目昏，呕吐不下食，健忘，小儿心气不足，数岁不语。

督俞：六椎下两旁相去脊各一寸五分，正坐取之。灸三壮。

主寒热心痛，腹痛，雷鸣气逆。

膈俞：七椎下两旁相去脊各一寸五分，正坐取之。《难经》曰：血会膈俞。疏曰：血病治此。盖上则心俞，心生血，下则肝俞，肝藏血，故膈俞为血会。又足太阳多血，血乃水之象也。《铜人》针三分，留七呼，灸三壮。《素问》刺中膈，皆为伤肝[7]，其病难愈，不过一岁必死。

主心痛，周痹，吐食，翻胃，骨蒸，四肢急惰，嗜卧，痃癖，咳逆，呕吐，膈胃寒痰，食饮不下，热病汗不出，身重常温。不能食，食则心痛，身痛肿胀，胁腹满，自汗盗汗。

肝俞：九椎下两旁相去脊各一寸五分，正坐取之。经曰：东风伤于春[8]，病在肝。《铜人》针三分，留六呼，灸三壮。《明堂》灸七壮。《素问》刺中肝五日死，其动为欠。

主多怒，黄疸，鼻酸，热病后目暗泪出，目眩，气短咳血，目上视，咳逆，口干，寒疝，筋寒热，胫筋急，相引转筋，入腹将死[9]。

《千金》云：咳引两胁急痛不得息，转侧难，掫胁下与脊相引而反折，目戴上，目眩循眉头[10]，惊狂，衄衄，起则目䀮䀮，生白翳，咳引胸中痛，寒疝小腹痛，唾血短气，热病差后，食五辛目暗，肝中风，踞坐不得低头，绕两目连额上色微青。积聚痞痛。

胆俞：十椎下两旁相去脊各一寸五分，正坐取之。《铜人》针五分，留七呼，灸三壮。《明堂》针三分。《下经》灸五壮。《素问》刺中胆一日半死，其动为呕。

主头痛，振寒汗不出，腋下肿胀，口苦舌干，咽痛干呕吐，骨蒸劳热食不下，目黄。

按：《资生经》所载，崔知悌平取四花穴，上二穴是膈俞，下二穴是胆俞，四穴主血，故取此以治劳瘵。后世误以四花为斜取，非也。

脾俞：十一椎下两旁相去脊各一寸五分，正坐取之。《铜人》针三分，留七呼，灸三壮。《明堂》灸五壮。《素问》刺中脾十日死，其动为吞。

主腹胀，引胸背痛，多食身瘦，痃癖积聚，胁下满，泄利，痰疟寒热，水肿气胀引脊痛，黄疸，善欠，不嗜食。

胃俞：十二椎下两旁相去脊各一寸五分，正坐取之。《铜人》针三分，留七呼，灸随年为壮。《明堂》灸三壮。《下经》灸七壮。

主霍乱，胃寒，腹胀而鸣，翻胃呕吐，不嗜食，多食羸瘦，目不明，腹痛，胸胁支满，脊痛筋挛，小儿羸瘦，不生肌肤。

东垣曰：中湿者，治在胃俞。

三焦俞：十三椎下两旁相去脊各一寸五分，正坐取之。《铜人》针五分，留七呼，灸三壮。《明堂》针三分，灸五壮。

主脏腑积聚，胀满羸瘦，不能饮食，伤寒头痛，饮食吐逆，肩背急，腰脊强不得俯仰，水谷不化，泄注下利，腹胀肠鸣，目眩头痛。

肾俞：十四椎下两旁相去脊各一寸五分，前与脐平，正坐取之。《铜人》针三分，留七呼，灸以年为壮。《明堂》灸三壮。《素问》刺中肾六日死，其动为嚏。

主虚劳羸瘦，耳聋肾虚，水脏久冷，心腹膜满胀急，两胁满引小腹急痛，胀热，小便淋，目视䀮䀮，少气，溺血，小便浊，出精梦泄，肾中风，踞坐而腰痛，消渴，五劳七伤，虚惫，脚膝拘急，腰寒如冰，头重身热，振栗，食多羸瘦，面黄黑，肠鸣，膝中四肢淫泺[①]，洞泄食不化，身肿如水，女人积冷气成劳，乘经交接羸瘦，寒热往来。

气海俞：十五椎下两旁相去脊各一寸五分。针三分，灸五壮。

主腰痛痔漏。

大肠俞：十六椎下两旁相去脊各一寸五分，伏而取之。《铜人》针三分，留六呼，灸三壮。

主脊强不得俯仰，腰痛，腹中气胀，绕脐切痛，多食身瘦，肠鸣，大小便不利，洞泄食不化，小腹绞痛。

东垣云：中燥治在大肠俞。

关元俞：十七椎下两旁相去脊各一寸五分，伏而取之。

主风劳腰痛，泄痢，虚胀，小便难，妇人瘕聚诸疾。

小肠俞：十八椎下两旁相去脊各一寸五分，伏而取之。《铜人》针三分，留六呼，灸三壮。

主膀胱、三焦津液少，大、小肠寒热，小便赤不利，淋沥遗溺，小腹胀满，疞痛[2]，泄利脓血。五色赤痢下重，肿痛，脚肿，五痔，头痛，虚乏消渴，口干不可忍，妇人带下。

膀胱俞：十九椎下两旁相去脊各一寸五分，伏而取之。《铜人》针三分，留六呼，灸三壮。《明堂》灸七壮。

主风劳脊急强，小便赤黄，遗溺，阴生疮，少气，胫寒拘急，不得屈伸，腹满，大便难，泄利腹痛，脚膝无力，女子瘕聚。

中膂俞（一名脊内俞）：二十椎下两旁相去脊各一寸五分，侠脊伸起肉[⑫]，伏而取之。《铜人》针三分，留十呼，灸三壮。《明堂》云：腰痛侠脊里痛，上下按之应者，从项至此穴痛，皆宜灸。

主肾虚消渴，腰脊强不得俯仰，肠冷赤白痢，疝痛，汗不出，腹胀胁痛。

白环俞：二十一椎下两旁相去脊各一寸五分，伏而取之。一云：挺伏地，端身，两手相重支额，纵息令皮肤俱缓，乃取其穴。《素注》针五分，得气则先泻，泻讫多补之，不宜灸。《明堂》云灸三壮。

主手足不仁，腰脊痛，疝痛，大小便不利，腰髋疼，脚膝不遂，温疟，腰脊冷疼，不得久卧，劳损虚风，腰背不便，筋挛臂缩[13]，虚热闭塞。

上髎：第一空腰髁下一寸，侠脊陷中。足太阳、少阳之络。《铜人》针三分，灸七壮。

主大小便不利，呕逆，膝冷痛，鼻衄，寒热疟，阴挺出，妇人白沥，绝嗣。

大理赵卿患偏风，不能起跪，甄权针上髎、环跳、阳陵泉、巨虚下廉，即能起跪。

八髎总治腰痛。

次髎：第二空侠脊陷中。《铜人》针三分，灸七壮。

主小便赤淋，腰痛不得转摇，急引阴器痛不可忍，腰以下至足不仁，背腠寒，小便赤，心下坚胀，疝气下坠，足清气痛，肠鸣注泻，偏风，妇人赤白带下。

中髎：三空侠脊陷中。足厥阴、少阳所结之会。《铜人》针二分，留十呼，灸三壮。

主大小便不利，腹胀下利，五劳七伤六极，大便难，小便淋沥，飧泄，妇人绝子带下，月事不调。

下髎：四空侠脊陷中。《铜人》针二分，留十呼，灸三壮。

主大小便不利，肠鸣注泻，寒湿内伤，大便下血，腰不得转，痛引卵。女子下苍汁不禁，中痛引小腹急痛。

会阳（一名利机）：阴尾尻骨两旁。《铜人》针八分，灸五壮。

主腹寒，热气冷气，泄泻，肠澼下血，阳气虚乏，阴汗湿，久痔。

附分：二椎下，附项内廉，两旁相去脊各三寸，正坐取之。手足太阳之会。《铜人》针三分。《素注》刺八分，灸五壮。

主肘不仁，肩背拘急，风冷客于腠理，颈痛不得回顾。

魄户：直附分下，三椎下两旁相去脊各三寸，正坐取之。《铜人》针五分，得气即泻，又宜久留针[14]，日灸七壮至百壮。《素注》五壮。

主背膊痛，虚劳肺痿，三尸走疰，项强急不得回顾，喘息咳逆，呕吐烦满。

膏肓俞：四椎下一分，五椎上二分，两旁相去脊各三寸，四肋三间，正坐屈脊，伸两手，以臂着膝前令端直，手大指与膝头齐，以物支肘，毋令摇动取之。《铜人》灸百壮，多至五百壮。当觉薾薾然似水流之状，亦当有所下，若无停痰宿饮，则无所下也。如病人已困，不能正坐，当令侧卧，挽上臂，令取穴灸之。又当灸脐下气海、丹田、关元、中极，四穴中取一穴。又灸足三里，以引火气实下。

主无所不疗。羸瘦，虚损，传尸骨蒸，梦中失精，上气咳逆，发狂，健忘，痰病。

《左传》：成公十年，晋侯疾病，求医于秦，秦使医缓（秦医名缓）为之，未至。公梦疾为二竖子曰：彼良医也，惧伤我，焉逃之？其一曰：居肓之上，膏之下，若我何？医至曰：疾不可为也，在肓之上，膏之下，攻之不可，达之不及，药不至焉，不可为也。公曰：良医也。厚为之礼而归之。

孙思邈曰：特人拙[15]，不能得此穴，所以宿疾难遣，若能用心方便，求得灸之，疾无不愈矣。

按：此二穴，世皆以为起死回生之妙穴，殊不知病有浅深，而医有难易，浅者针灸，可保十全，深者亦未易为力。扁鹊云：病有六不治。经云：色脉不顺而莫针也。肓，鬲也，心下为膏。又曰：凝者为脂，释者为膏。又曰：膏，连心脂膏也。人年二旬后，方可灸此二穴，仍灸三里二穴，引火气下行，以固其本。若未出幼而灸之，恐火气盛，上焦作热。每见医家不分老少，又多不针泻三里，以致虚火上炎，是不经口授而妄作也。岂能瘳其疾哉！患者灸此，必针三里或气海，更清心绝欲，参阅前后各经调摄，何患乎疾之不瘳也！

神堂： 五椎下两旁相去脊各三寸陷中，正坐取之。《铜人》针三分，灸五壮。《明堂》灸三壮。《素注》针五分。

主腰背脊强急不可俯仰，洒淅寒热，胸满气逆上攻，时噎。

谚语： 肩膊内廉，侠六椎下两旁相去脊各三寸，正坐取之。以手重按，病人言："谚语"，谚语应手。《素注》针七分。《铜人》针六分，留三呼，泻五吸。灸二七壮，止百壮。《明堂》灸五壮。

主大风汗不出，劳损不得卧，温疟寒疟，背闷气满，腹胀气眩，胸中痛引腰背，腋拘胁痛，目眩，目痛，鼻衄，喘逆，臂膊内廉痛，不得俯仰，小儿食时头痛，五心热。

膈关： 七椎下两旁相去脊各三寸陷中，正坐开肩取之。《铜人》针五分，灸三壮。

主背痛恶寒，脊强俯仰难，食饮不下，呕哕多涎唾，胸中噎闷，大便不节，小便黄。

魂门： 九椎下两旁相去脊各三寸陷中，正坐取之。《铜人》针五分，灸三壮。

主尸厥走疰，胸背连心痛，食饮不下，腹中雷鸣，大便不节，小便赤黄。

阳纲： 十椎下两旁相去脊各三寸，正坐阔肩取之[16]。《铜人》针五分，灸三壮。《下经》灸七壮。主肠鸣腹痛，饮食不下，小便赤涩，腹胀身热，大便不节，泄痢赤黄，不嗜食，怠惰。

意舍： 十一椎下两旁相去脊各三寸，正坐取之。《铜人》针五分，灸五十壮至百壮。《明堂》灸五十壮。《下经》灸七壮。《素注》灸二壮。《甲乙》灸三壮，针五分。

主腹满虚胀，大便滑泄，小便赤黄，背痛，恶风寒，食饮不下，呕吐消渴，身热目黄。

胃仓： 十二椎下两旁相去脊各三寸，正坐取之。《铜人》针五分，灸五十壮。《甲乙》灸三壮。

主腹满虚胀，水肿，食饮不下，恶寒，背脊痛不得俯仰。

肓门： 十三椎下两旁相去脊各三寸陷中，正坐取之。《铜人》灸三十壮，针五分。

主心下痛，大便坚，妇人乳疾。

志室： 十四椎下两旁相去脊各三寸陷中，正坐取之。《铜人》针九分[17]，灸三壮。《明堂》灸七壮。

主阴肿，阴痛，背痛，腰脊强直，俯仰不得，饮食不消，腹强直，梦遗失精，淋沥，吐逆，两胁急痛，霍乱。

胞肓： 十九椎下两旁相去脊各三寸陷中，伏而取之。《铜人》针五分，灸五七壮。

《明堂》灸三七壮[18]。《甲乙》灸三壮。

主腰脊急痛，食不消，腹坚急，肠鸣，淋沥，不得大小便，癃闭下肿。

秩边：二十椎下两旁相去脊各三寸陷中，伏取之。《铜人》针五分。《明堂》灸三壮，针三分。

主五痔发肿，小便赤，腰痛。

承扶（一名肉郄，一名阴关，一名皮部）：尻臀下阴股上纹中。又曰：尻臀下陷纹中。《铜人》针七分，灸三壮。

主腰脊相引如解，久痔尻臀肿，大便难，阴胞有寒，小便不利。

殷门：浮郄下三寸。《铜人》针七分。

主腰脊不可俯仰，举重，恶血，泄注，外股肿。

浮郄：委阳上一寸，展膝得之。《铜人》针五分，灸三壮。

主霍乱转筋，小肠热，大肠结，胫外筋急，髀枢不仁，小便热，大便坚。

委阳：承扶下六寸，穴在足太阳之前，少阳之后，出于腘中外廉两筋间，三焦下辅俞，足太阳之别络。《素注》针七分，留五呼，灸三壮。

主腋下肿痛，胸满膨膨，筋急身热，飞尸遁疰，痿厥不仁。小便淋沥。

委中（一名血郄）：腘中央约纹动脉陷中。令人面挺伏地，卧取之。足太阳膀胱脉所入为合土。《素注》针五分，留七呼。《铜人》针八分，留三呼，泻七吸[19]。《甲乙》针五分，禁灸[20]。《素问》刺委中大脉，令人仆脱色。

主膝痛及拇指，腰侠脊沉沉然，遗溺，腰重不能举，小腹坚满，体风痹，髀枢痛，可出血，痼疹皆愈。伤寒四肢热，热病汗不出，取其经血立愈。

委中者，血郄也。大风发眉堕落，刺之出血。

合阳：约纹下三寸[21]。《铜人》针六分，灸五壮。

主腰脊强引腹痛，阴股热，胻酸肿，步履难，寒疝阴偏痛，女子崩中带下。

承筋（一名腨肠，一名直肠）：腨肠中央陷中，胻后从脚跟上七寸。《铜人》灸三壮，禁针。

主腰背拘急，大便秘，腋肿，痔疮，胫痹不仁，腨酸，脚急跟痛，腰痛，鼻鼽衄，霍乱转筋。

承山（一名鱼腹，一名肉柱，一名肠山）：锐腨肠下分肉间陷中，一云腿肚下分肉间。《针经》云：取穴须用两手高托，按壁上，两足指离地，用足大指尖竖起，上看足锐腨肠下分肉间。《铜人》灸五壮，针七分。《明堂》针八分，得气即泻，速出针，灸不及针，止六七壮[22]。《下经》灸五壮。

主大便不通，转筋，痔肿，战栗不能立，脚气膝肿，胫酸脚跟痛，筋急痛，霍乱，急食不通，伤寒水结。

飞扬（一名厥阳）：外踝骨上七寸。足太阳络脉，别走少阴。《铜人》针三分，灸三壮。《明堂》灸五壮。

主痔肿痛，体重起坐不能，步履不收，脚腨酸肿，战栗不能久立坐，足指不能屈伸，目眩痛，历节风，逆气，癫疾，寒疟。实则鼽窒，头背痛，泻之；虚则鼽衄，补之。

附阳：外踝上三寸，太阳前，少阳后，筋骨之间。阳跻脉郄。《铜人》针五分，灸三壮，留七呼。《素注》针六分，留七呼，灸三壮。《明堂》灸五壮。

主霍乱转筋，腰痛不能久立，坐不能起，髀枢股胻痛，痿厥，风痹不仁，头重頄痛，时有寒热，四肢不举。

昆仑：足外踝后五分，跟骨上陷中，细脉动应手。足太阳膀胱脉所行为经火。《素注》针五分，留十呼。《铜人》针三分，灸三壮。妊妇刺之落胎。

主腰尻脚气，足腨肿不得履地，鼽衄，腘如结，踝如裂，头痛，肩背拘急，咳喘满，腰脊内引痛，伛偻，阴肿痛，目眩痛如脱，疟多汗，心痛与背相接，妇人孕难，胞衣不出，小儿发痫瘛疭。

仆参（一名安邪）：足跟骨下陷中，拱足取之。阳跻之本。《铜人》针三分，灸七壮。《明堂》灸三壮。

主足痿，失履不收，足跟痛不得履地，霍乱转筋，吐逆，尸厥癫痫，狂言见鬼，脚气膝肿。

申脉（即阳跻）：外踝下五分陷中，容爪甲白肉际，前后有筋，上有踝骨，下有软骨，其穴居中。阳跻脉所生。《铜人》针三分，留七呼，灸三壮。

主风眩，腰脚痛，胻酸不能久立，如在舟中，劳极，冷气逆气，腰髋冷痹，脚膝屈伸难，妇人血气痛。

洁古曰：痫病昼发，灸阳跻。

金门（一名梁关）：外踝下少后，丘墟后，申脉前，足太阳郄，阳维别属。《铜人》针一分，灸三壮。

主霍乱转筋，尸厥癫痫，暴疝，膝胻酸，身战不能久立，小儿张口摇头，身反折。炷如小麦大。

京骨：足外侧大骨下，赤白肉际陷中，按而得之，小指本节后大骨名京骨，其穴在骨下。足太阳脉所过为原。膀胱虚实皆拔之。《铜人》针三分，留七呼，灸七壮。《明堂》五壮。《素注》三壮。

主头痛如破，腰痛不可屈伸，身后侧痛[23]，目内眦赤烂，白翳侠内眦起，皆反白[24]，目眩，发疟寒热，喜惊，不饮食[25]，筋挛，足胻、髀枢痛，颈项强，腰背不可俯仰，伛偻，鼻鼽不止，心痛，目眩。

束骨：足小趾外侧本节后，赤白肉际陷中。足太阳脉所注为俞木。膀胱实泻之。《铜人》灸三壮，针三分，留三呼。

主腰脊痛如折，髀不可曲，腘如结，腨如裂，耳聋，恶风寒，头顖项痛，目眩身热，目黄泪出，肌肉动，项强不可回顾，目内眦赤烂，肠澼，泄，痔，疟，癫狂，发背，痈疽，背生疔疮。

通谷：足小指外侧本节前陷中。足太阳脉所溜为荥水。《铜人》针二分，留五呼，灸三壮。

主头重目眩，善惊，引鼽衄，项痛，目䀮䀮，留饮胸满，食不化，失矢[26]。

东垣曰：胃气下溜，五脏气乱，在于头，取天柱、大杼；不足，深取通谷、束骨。

至阴：足小指外侧，去爪甲角如韭叶。足太阳脉所出为井金。膀胱虚补之。《铜人》针二分，灸三壮。《素注》针一分，留五呼。

主目生翳，鼻塞头重，风寒从足小指起，脉痹上下带胸胁痛无常处，转筋，寒疟，汗不出，烦心，足下热，小便不利，失精，目痛，大眦痛。

根结篇云：太阳根于至阴，结于命门；命门者，目也。

【对校】

① 《素注》针二分：黄龙祥版本作"《素注》针三分"。

② 眼中赤痛及睑瞤动不得卧：黄龙祥版本作"眼中赤痛及睑瞤动不得卧"。

③ 顶肿：张缙版本作"项肿"。

④ 脑重如脱：张缙版本作"脑重目如脱"。

⑤ 项如拔：黄龙祥版本作"项如拨"。

⑥ 身踡急大：张缙版本作"身踡挛急脉大"。

⑦ 皆为伤肝：张缙、黄龙祥版本作"皆为伤中"。

⑧ 东风伤于春：张缙版本作"东风生于春"。

⑨ 筋寒热，胫筋急，相引转筋，入腹将死：黄龙祥版本作"筋寒热，胫筋急相引，转筋入腹将死"。张缙版本作"筋寒，热痉，筋急相引，转筋入腹将死"。

⑩ 目眩循眉头：张缙版本作"目眩循眉头痛"。

⑪ 膝中四肢淫泺：张缙版本作"腰中四肢淫泺"。

⑫ 侠脊伸起肉：张缙、黄龙祥版本作"侠脊肿起肉"。

⑬ 筋挛臂缩：张缙版本作"筋挛痹缩"。

⑭ 又宜久留针：张缙版本作"不宜久留针"。

⑮ 特人拙：张缙版本作"时人拙"。

⑯ 正坐阔肩取之：张缙版本作"正坐开肩取之"。

⑰ 《铜人》针九分：张缙版本作"《铜人》针五分"。

⑱ 《明堂》灸三七壮：张缙版本作"《明堂》灸五十壮"。

⑲ 《铜人》针八分，留三呼，泻七吸：张缙版本作"《名堂》针八分，留三呼，泻五吸"。

⑳ 禁灸：张缙版本作"灸三壮"。

㉑ 约纹下三寸：黄龙祥版本作"膝约纹下三寸"。

㉒ 止六七壮：张缙版本作"止七七壮"。

㉓ 身后侧痛：张缙版本作"身后痛身侧痛"。

㉔ 皆反白：张缙、黄龙祥版本作"目

膀胱有下口无上口，上系小肠，津溺由小肠下焦渗入

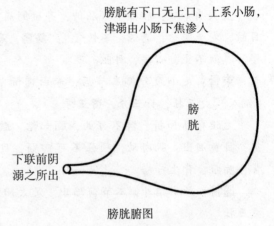

膀胱

下联前阴
溺之所出

膀胱腑图

反白"。

㉕ 不饮食：张缙、黄龙祥版本作"不欲食"。

㉖ 失矢：张缙、黄龙祥版本作"失欠"。

【注释】

[1] 瞢：音 méng，本义：目不明。

[2] 疞痛：指腹中急痛。

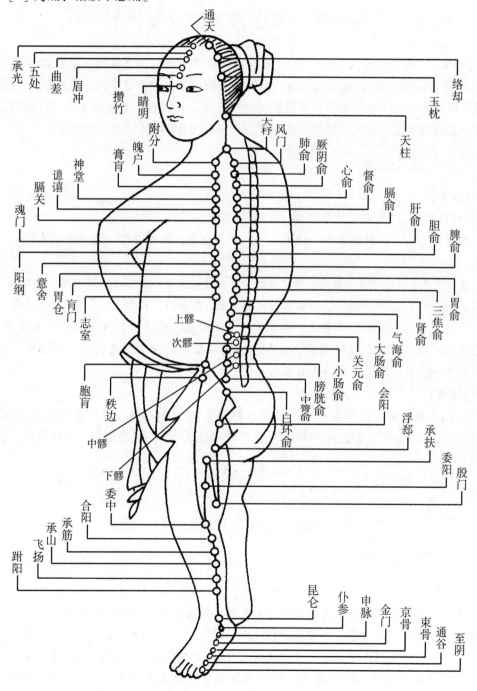

【按语】《针灸大成》足太阳膀胱经插图中位于臀部至膝的殷门、浮郄、委阳三穴的定位、经脉循行路线与《腧穴定位图》（GB/T 22163-2008）不一致："承扶 - 殷门 - 浮郄 - 委阳 - 委中" 5个腧穴连线的经络循行线呈 "N" 字形循行，与 "秩边 - 委中" 连线所在的经脉循行线在委中穴交汇。插图中修订增加了眉冲、督俞、气海俞、关元俞4个穴位。

第九节　足少阴肾经（卷六）

【提要】"足少阴经穴主治"依据《素问·灵兰秘典论》《素问·金匮真言论》和《素问·阴阳应象大论》等篇的内容，概述肾的藏象特点。"足少阴肾经穴歌"包括足少阴肾经二十七穴穴歌、足少阴肾经脉的循行部位、五输穴、气血多少、与肾经有关的病证及其药物证治。阐述肾的导引调摄要点。考证足少阴肾经二十七穴穴法。

足少阴经穴主治

【原文】

《内经》曰："肾者，作强之官[1]，伎[2]巧出焉。"

肾者，主蛰[3]，封藏之本，精之处也。其华在发，其充在骨，为阴中之太阴，通于冬气。

北方黑色，入通于肾，开窍于耳，藏精于肾。故病在溪。其味咸，其类水，其畜彘，其谷豆，其应四时，上为辰星[4]。是以知病之在骨也。其音羽，其数六，其臭腐，其液唾。

北方生寒，寒生水，水生咸，咸在肾，肾生骨髓，髓生肝，肾主耳，其在天为寒，在地为水，在体为骨，在脏为肾。在声为呻，在变动为栗，在志为恐。恐伤肾，思胜恐，寒伤血，燥胜寒，咸伤血，甘胜咸。

【注释】

[1] 作强之官：这里是指肾的功能。肾是人的先天之本，肾气充盛则身体强健，故比作"作强之官"。吴崑称"作强"为"作用强力也"。张隐庵曰："肾藏志，志立则强于作用。"

[2] 伎：同"技"。

[3] 蛰：音 zhé。藏也，静也。

[4] 辰星：辰星是二十八宿的"心宿"，即现代天文学的水星。

足少阴肾经穴歌

【原文】

足少阴穴二十七，涌泉然谷太溪溜，大钟水泉通照海，复溜交信筑宾实，阴谷膝内跗骨后，以上从足走至膝。横骨大赫联气穴，四满中注肓俞脐，商曲石关阴都密，通谷幽门寸半辟，折量腹上分十一，步廊神封膺灵墟，神藏彧中俞府毕（左右五十四穴）。

此一经起于涌泉，终于俞府。取涌泉、然谷、太溪、复溜、阴谷，与井荥俞①经合也。

脉起小指之下，斜趋足心，出然谷之下，循内踝之后，别入跟中，上腨内廉，上股内后廉，贯脊，属肾②，络膀胱；其直行者，从肾上贯肝膈，入肺中，循喉咙侠③舌本；其支者，从肺出络心，注胸中。多气少血，酉时气血注此。

癸水之脏[1]，脉居左尺。一脏而二形，左名肾，男子以藏精；右名命门，女子以系胞。元气之根，精神之舍。受病同归于膀胱，诊候两分于水火。实则脉实，小腹胀满而腰背急强，便黄舌燥者，泻肾汤可以广推；虚则脉虚，气寒阳痿而言音混浊，胫弱脉代者，苁蓉散宜加寻讨。肾气不和腰胁痛，散号异香；阳经郁滞背肩疼，汤名通气。腰痛散八角茴香，精泄末一升韭子。气滞腰间堪顺气，血凝臂痛可舒经。五味能交心肾，须茯神远志川归，山药苁蓉枸杞；龙骨安养精神，与益智茴香故纸，鹿茸牛膝黄芪。地黄补肾益阴，加当归而补髓；附子驱寒去湿，倍人参而壮阳。龙骨治骨虚酸痛，猪肾济肾弱腰亏。大抵咸能走肾，秋石须明配合；寒能败命，春茗要别陈新，渗淡泻水之剂宜慎，烧炼助火之丹勿餐。东垣曾谓肉桂独活报使，钱氏独用地黄枸杞引经。抑又闻竹破须将竹补，胞鸡还要卵为④。谁知人人本有长生药，自是迷徒枉摆抛。甘露降时天地合，黄芽生处坎离交。井蛙应谓无龙窟，篱鹤争知有凤巢⑤。月熟自然金满屋⑥，何须寻草学烧茅。

《导引本经》：人禀天地之气以有生，而太极之精寓焉，比吾之所固有，而充塞乎两间者也。人惟志以情诱，念以物率，以有限之天真，纵无穷之逸欲，消耗日甚，中无所主，则群邪乘之，而百病作。是洞开四门以纳盗，几何不至于败哉！然自古圣人率多令考，岂其浑蒙汩穆，得于天者独厚，嘘吸偃仰，成于人者有异术耶。亦以志宁道一，神爽不漓，俾吾固有之真，常为一身之主，则荣卫周流，邪无自入。彼风寒暑湿，譬之坚城，外盗虽踵至叠窥⑦，其何以得其隙而肆之虐哉？鸣医者家，辨症循方，按脉施剂，倏忽收功，固所不废。然盗至而遏之，孰若无盗之可遏也；病至而疗之，孰若无病之可疗也。与其求金石之饵，而常患其不足，孰若求吾身之精，而恒自有余也。故黄帝、岐伯问答曰，百体从令，惟于保太和而泰天君得之。盖此意也。先贤云："天地之大宝珠玉，人身之大宝精神。"《内经》曰："男女人之大欲存焉。诚能以理制欲，以义驭情，虽美色在前，不过悦目畅志而已，奚可恣情丧精，所谓油尽灯灭，髓竭人亡；添油灯壮，补髓人强也。"又曰："冬月天地闭，血气藏，伏阳在内，心膈多热，切忌发汗，以泄阳气，此谓之闭藏。水冰地坼，无扰乎阳，早卧晏起⑧，必待日光，使志若伏若匿，若有私意，若已有得，去寒就温，勿泄皮肤，使气亟夺，此冬气之应，养藏之道也。逆之则伤肾，春为痿厥。"人宜服固本益肾酒，以迎阳气耳。不可过暖致伤目，而亦不可太醉冒寒。如冬伤于寒，春必病温，故先王于是月闭关⑨，俾寒热适中可也。尝闻之曰："湛然诚一守精玄，得象忘言辨道看，好把牝门凭理顾，子前午后用神占。是则以元精炼交感之精，三物混合，与道合真，自然元精固，而交感之精不漏，卫生之法，先此而已。前贤所谓精全不思欲，气全不思食，神全不思睡，斯言尽矣。"

【对校】

① 俞：黄龙祥版本作"输"。

② 贯脊，属肾：黄龙祥版本作"贯脊属肾"。

③ 侠：黄龙祥版本作"夹"。

④ 胞鸡还要卵为：张缙版本作"抱鸡还要卵为"。

⑤ 篱鹤争知有风巢：张缙、黄龙祥版本作"篱鸩争知有风巢"。

⑥ 月熟自然金满屋：张缙、黄龙祥版本作"丹熟自然金满屋"。

⑦ 外盗虽踵至叠窥：张缙版本作"外盗虽踵至迭窥"。

⑧ 早卧晏起：张缙版本作"早卧晚起"。

⑨ 故先王于是月闭关：黄龙祥版本作"故先旺于是月闭关"。

【注释】

[1] 癸水之脏：癸水为阴水，脏属阴，肾属水，故称肾为癸水之脏。

考正穴法

【原文】

涌泉（一名地冲）：足心陷中，屈足卷指宛宛中，白肉际，跪取之。足少阴肾脉所出为井木。实则泻之。《铜人》针五分，无令出血，灸三壮。《明堂》灸不及针。《素注》针三分，留三呼。

主尸厥，面黑如炭色，咳吐有血，渴而喘，坐欲起，目𥉽𥉽无所见，善恐，惕惕如人将捕之，舌干咽肿，上气嗌干，烦心，心痛，黄疸，肠澼，股内后廉痛，痿厥，嗜卧，善悲欠，小腹急痛，泄而下重，足胫寒而逆，腰痛，大便难，心中结热，风疹，风痛，心病饥不嗜食，咳嗽身热，喉闭舌急失音，卒心痛，喉痹，胸胁满闷，头痛目眩①，五指端尽痛，足不践地，足下热，男子如蛊，女子如娠，妇人无子，转胞不得尿。

《千金翼》云：主喜喘，脊胁相引，忽忽喜忘，阴痹，腹胀，腰痛，不欲食，喘逆，足下冷至膝，咽中痛不可纳食，喑不能言，小便不利，小腹痛，风入肠中，癫病，侠脐痛，鼻衄不止，五疝，热病先腰酸、喜渴数引饮、身项痛而寒且酸，足热不欲言，头痛癫癫然，少气，寒厥，霍乱转筋，肾积贲豚。

汉，济北王阿母，病患热厥，足热，淳于意刺足心，立愈。

然谷（一名龙渊）：足内踝前起大骨下陷中。一云内踝前在下一寸。别于足太阴之郄，足少阴肾脉所溜为荥火。《铜人》灸三壮，针三分，留五呼②，不宜见血，令人立饥欲食。刺足下布络，中脉，血不出为肿。

主咽内肿，不能内唾，时不能出唾，心恐惧如人将捕，涎出喘呼少气，足跗肿不得履地，寒疝，小腹胀，上抢胸胁，咳唾血，喉痹，淋沥白浊，脐酸不能久立，足一寒一热，舌纵，烦满，消渴，自汗，盗汗出，痿厥，洞泄，心痛如锥刺，坠堕恶血留内腹中，男子精泄，妇人无子，阴挺出，月事不调，阴痒，初生小儿脐风口噤。

太溪（一名吕细）：足内踝后五分，跟骨上动脉陷中。男子、妇人病，有此脉则生，无则死。足少阴肾脉所注为俞土。《素注》针三分，留七呼，灸三壮。

主久疟咳逆，心痛如锥刺，心脉沉，手足寒至节，喘息者死③，呕吐，痰实，口中如胶，善噫，寒疝，热病汗不出，默默嗜卧，溺黄，消瘅，大便难，咽肿唾血，痃癖寒热，咳嗽不嗜食，腹胁痛，瘦脊，伤寒手足厥冷。

东垣曰：成痿者，以导湿热，引胃气出行阳道，不令湿土克肾水，其穴在太溪。《流注赋》云：牙齿痛堪治。

大钟：足跟后踵中，大骨上两筋间。足少阴络，别走太阳，《铜人》灸三壮，针二分，留七呼。《素注》留三呼。

主呕吐，胸胀喘息，腹满便难，腰脊痛，少气，淋沥洒渐，腹脊强④，嗜卧，口中热，多寒，欲闭户而处，少气不足，舌干，咽中食噎不得下，善惊恐不乐，喉中鸣，咳唾气逆，烦闷。实则闭癃泻之，虚则腰痛补之。

水泉：太溪下一寸，内踝下。少阴郄。《铜人》灸五壮，针四分。

主目䀮䀮不能远视，女子月事不来，来即心下多闷痛，阴挺出，小便淋沥，腹中痛。

照海：足内踝下四分，前后有筋，上有踝骨，下有软骨，其穴居中。阴跷脉所生。《素注》针四分，留六呼，灸三壮。《铜人》针三分，灸七壮。《明堂》灸三壮。

主咽干，心悲不乐，四肢懈惰，久疟，卒疝，呕吐嗜卧，大风默默不知所痛，视如见星，小腹痛，妇女经逆，四肢淫泺，阴暴跳起或痒，漉清汁，小腹偏痛，淋，阴挺出，月水不调。

洁古曰：痫病夜发灸阴跷，照海穴也。

复溜（一名昌阳，一名伏白）：足内踝上二寸，筋骨陷中，前傍骨是复溜，后傍筋是交信，二穴止隔一条筋。足少阴肾脉所行为经金。肾虚补之。《素注》针三分，留七呼，灸五壮。《明堂》灸七壮。

主肠澼，腰脊内引痛，不得俯仰起坐，目视䀮䀮，善怒多言，舌干，胃热，虫动涎出，足痿不收履，脐寒不自温，腹中雷鸣，腹胀如鼓，四肢肿，五肿水病，青、赤、黄、白、黑，青取井，赤取荥，黄取俞，白取经，黑取合，血痔，泄后肿，五淋，血淋，小便如散火，骨寒热，盗汗，汗注不止，齿龋，脉微细不见，或时无脉。

交信：足内踝骨上二寸，少阴前，太阴后廉筋骨间。阴跷脉之郄。《铜人》针四分，留十呼，灸三壮。《素注》留五呼。

主气淋，㿗疝，阴急，阴汗，泻痢赤白，气热癃，股枢内痛，大小便难，淋，女子漏血不止，阴挺出，月水不来，小腹偏痛，四肢淫泺，盗汗出。

筑宾：内踝上腨分中。阴维之郄。《铜人》针三分，留五呼，灸五壮。《素注》针三分，灸五壮。

主癫疝，小儿胎疝，痛不得乳，癫疾狂易，妄言怒骂，吐舌，呕吐涎沫，足腨痛。

阴谷：膝内辅骨后⑤，大筋下，小筋上，按之应手，屈膝乃得之。足少阴肾脉所入为合水。《铜人》针四分，留七呼，灸三壮。

主膝痛如锥，不得屈伸，舌纵涎下，烦逆，溺难，小便急引阴痛，阴痿，股内廉痛，妇人漏下不止，腹胀满不得息，小便黄，男子如蛊，女子如娠。

横骨：大赫下一寸，阴上横骨中，宛曲如仰月中央，去腹中行各一寸。足少阴、冲脉之会。《铜人》灸三壮，禁针。

主五淋，小便不通，阴器下纵引痛，小腹满，目赤痛从内眦始，五脏虚竭，失精（自肓俞至横骨六穴，《铜人》去腹中行各一寸五分，录之以备参考）。

大赫（一名阴维，一名阴关）：气穴下一寸，去腹中行各一寸。足少阴、冲脉之会。《铜人》灸五壮，针三分[6]。《素注》针一寸，灸三壮。

主虚劳失精，男子阴器结缩，茎中痛，目赤痛从内眦始，妇人赤带。

气穴（一名胞门，一名子户）：四满下一寸，去腹中行各一寸。足少阴、冲脉之会。《铜人》灸五壮，针三分。《素注》针一寸，灸五壮。

主贲豚，气上下引腰脊痛，泄利不止，目赤痛从内眦始，妇人月事不调。

四满（一名髓府）：中注下一寸，去腹中行各一寸。足少阴、冲脉之会。《铜人》针三分，灸三壮。

主积聚疝瘕，肠澼，大肠有水，脐下切痛，振寒，目内眦赤痛，妇人月水不调，恶血疗痛[7]，贲豚上下，无子。

中注：肓俞下一寸，去腹中行各一寸。足少阴、冲脉之会。《铜人》针一寸，灸五壮。

主小腹有热，大便坚燥不利，泄气，上下引腰脊痛，目内眦赤痛，女子月事不调。

肓俞：商曲下一寸，去腹中行各一寸。足少阴、冲脉之会。《铜人》针一寸，灸五壮。

主腹切痛，寒疝，大便燥，腹满响响然不便，心下有寒，目赤痛从内眦始。

按：诸家俱以疝主于肾，故足少阴经窍穴灸兼治疝，丹溪以疝本肝经，与肾绝无相干。足以正千古之讹[8]。

商曲：石关下一寸，去腹中行各一寸五分。足少阴、冲脉之会。《铜人》针一寸，灸五壮。

主腹痛，腹中积聚，时切痛，肠中痛不嗜食，目赤痛从内眦始（自幽门至商曲，《铜人》去腹中行五分，《素注》一寸）。

石关：阴都下一寸，去腹中行各一寸五分。足少阴、冲脉之会。《铜人》针一寸，灸三壮。

主哕噫呕逆，腹痛气淋，小便黄，大便不通，心下坚满，脊强不利，多唾，目赤痛从内眦始，妇人无子，脏有恶血[9]，血上冲腹，痛不可忍。

阴都（一名食宫）：通谷下一寸，去腹中行各一寸五分。足少阴、冲脉之会。《铜人》针三分，灸三壮。

主身寒热疟病，心下烦满，逆气，肠鸣，肺胀气抢，胁下热痛，目赤痛从内眦始。

通谷：幽门下一寸，去腹中行各一寸五分。足少阴、冲脉之会。《铜人》针五分，灸五壮。《明堂》灸三壮。

主失欠口喝，食饮善呕，暴喑不能言，结积留饮，痃癖胸满，食不化，心恍惚，喜呕，目赤痛从内眦始。

幽门：侠巨阙两旁各一寸五分陷中。足少阴、冲脉之会。《铜人》针五分，灸五壮。

主小腹胀满，呕吐涎沫，喜唾，心下烦闷，胸中引痛，满不嗜食，里急数咳，健忘，泄利脓血，目赤痛从内眦始，女子心痛，逆气，善吐食不下。

步廊：神封下一寸六分陷中，去胸中行各二寸，仰而取之。《素注》针四分，《铜人》针三分，灸五壮。

主胸胁支满，痛引胸，鼻塞不通，呼吸少气，咳逆呕吐，不嗜食，喘息不得举臂。

神封：灵墟下一寸六分陷中，去胸中行各二寸，仰而取之。《素注》针四分。《铜人》针三分，灸五壮。

主胸满不得息，咳逆，乳痈，呕吐，洒淅恶寒，不嗜食。

灵墟：神藏下一寸六分陷中，去胸中行各二寸，仰而取之。《素注》针四分。《铜人》针三分，灸五壮。

主胸胁支满，痛引胸不得息，咳逆呕吐，不嗜食。

神藏：彧中下一寸六分陷中，去胸中行各二寸，仰而取之。《铜人》灸五壮，针三分。《素注》针四分。

主呕吐，咳逆喘不得息，胸满不嗜食。

彧中：俞府下一寸六分，去胸中行各二寸，仰而取之。《铜人》针四分，灸五壮。《明堂》灸三壮。

主咳逆喘息不能食，胸胁支满，涎出多唾。

俞府：气舍下，璇玑旁，各二寸陷中，仰而取之。《素注》针四分，灸三壮。《铜人》针三分，灸五壮。

主咳逆上气，呕吐，喘嗽，腹胀不下食饮，胸中痛久喘，灸七壮效。

【对校】

① 头痛目眩：黄龙祥版本作"颈痛，目眩"。

② 留五呼：张缙版本作"留三呼"。

③ 喘息者死：张缙版本作"喘息"。

④ 腹脊强：张缙版本作"腹背强"。

⑤ 膝内辅骨后：张缙、黄龙祥版本作"膝下内辅骨后"。

⑥ 针三分：张缙版本作"针五分"。

⑦ 恶血疠痛：黄龙祥版本作"恶血疝痛"。

⑧ 足以正千古之讹：黄龙祥版本作"足以证千古之讹"。

⑨ 妇人无子，脏有恶血：张缙、黄龙祥版本作"妇人子脏有恶血"。

【按语】《针灸大成》足少阴肾经插图中在胸部标明"注胸络心"四字，太溪、大钟、水泉、照海、复溜、交信6个穴位只是将穴名列于足部下方，没有具体的位置。肾脏的外功导引，可以两手掌摩擦腰部及涌泉，或站立做前后踏步，或跐足提肛，以健腰腿而益肾气。

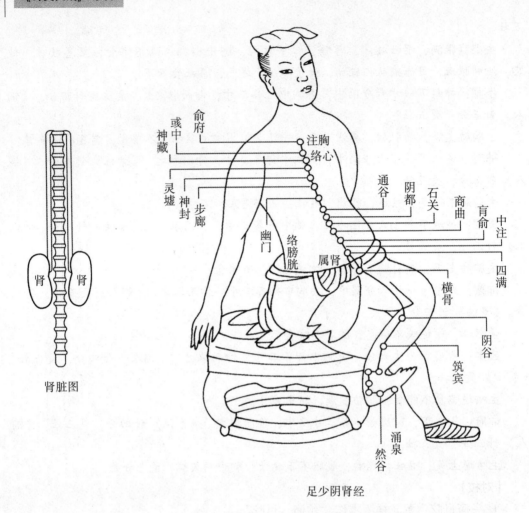

肾脏图

足少阴肾经

第十节 手厥阴心包络经（卷七）

【提要】 "手厥阴经穴主治"引用《十四经发挥》一部分内容，说明手厥阴心主（又称心包络）二名的缘由。"手厥阴心包络经穴歌"包括手厥阴心包经九个穴位的歌诀、五输穴、手厥阴心包经的经脉循行、气血多少。考证手厥阴心包经九穴穴法。

手厥阴经穴主治

【原文】

滑氏[1]曰："手厥阴心主，又曰心包络，何也？"曰："君火以名[2]，相火以位[3]，手厥阴代君火行事，以用而言，故曰手心主；以经而言，曰心包络，一经而二名，实相火也。"

【注释】

[1] 滑氏：即滑伯仁，名寿，号樱宁生，元代著名医学家。许州（今许昌）襄城人。著有《十四经发挥》及《难经本义》等书。

　　[2] 君火以名：用君火之名。《素问·天元纪大论》王冰注："以名奉天，故曰君火以名。"《素问·至真要大论》新校正云："按天元纪大论云：君火以名，相火以位，谓君火不主运也。"

　　[3] 相火以位：相火占有重要的位置。王冰注："守位享命，故云相火以位。"

手厥阴心包络经穴歌

【原文】

　　九穴心包手厥阴，天池天泉曲泽深，郄门间使内关对，大陵劳宫中冲侵（左右一十八穴）。

　　此一经起于天池，终于中冲，取中冲、劳宫、大陵、间使、曲泽，与井荥俞经合也①。

　　脉起胸中，出属心包，下膈，历络三焦；其支者，循胸出胁，下腋三寸，上抵腋下，下循臑内，行太阴、少阴之间，入肘中，下臂②，行两筋之间，入掌中，循中指出其端；其支别者，从掌中循小指次指出其端③。多血少气，戌时气血注此。

　　受足少阴之交，其系与三焦之系连属，故指相火之脏，实乃裹心之膜，此实安身立命之地，尤宜详察，默会其真。其调剂也，莫执一方；其针灸也，必循其道。达者慎焉，几于神矣。

【对校】

　　①与井荥俞经合也：黄龙祥版本作"与井荥输经合也"。

　　②下臂：张缙版本作"下循臂"。

　　③从掌中循小指次指出其端：张缙版本作"别掌中循小指次指出其端"。

考正穴法

【原文】

　　天池（一名天会）：腋下三寸，乳后一寸，着胁直腋撅肋间。手足厥阴、少阳之会。《铜人》灸三壮，针三分。《甲乙》针七分。

　　主胸中有声，胸膈烦满，热病汗不出，头痛，四肢不举，腋下肿，上气，寒热痎疟，臂痛，目䀮䀮不明。

　　天泉（一名天湿）：曲腋下二寸，举臂取之。《铜人》针六分，灸三壮。

　　主目䀮䀮不明，恶风寒，心病，胸胁支满，咳逆，膺背胛间、臂内廉痛。

　　曲泽：肘内廉陷中，大筋内侧横纹中动脉是。心包络脉所入为合水。《铜人》灸三壮，针三分，留七呼。

　　主心痛，善惊，身热，烦渴口干，逆气呕涎血，心下澹澹，身热，风疹，臂肘手腕不时动摇，头清汗出不过肩，伤寒，逆气呕吐。

　　郄门：掌后去腕五寸，手厥阴心包络脉隙。《铜人》针三分，灸五壮。

　　主呕血，衄血，心痛，呕，哕，惊恐畏人，神气不足。

　　间使：掌后三寸，两筋间陷中。心包络脉所行为经金。《素注》针六分，留七呼。

《铜人》针三分，灸五壮。《明堂》灸七壮。《甲乙》灸三壮。

主伤寒结胸，心悬如饥，卒狂，胸中澹澹，恶风寒，呕沫，怵惕，寒中少气，掌中热，腋肿肘挛，卒心痛，多惊，中风气塞，涎上昏危，喑不得语，咽中如梗，鬼邪，霍乱干呕，妇人月水不调，血结成块，小儿客忤。

内关：掌后去腕二寸两筋间，与外关相抵。手心主之络，别走少阴。《铜人》针五分，灸三壮。

主手中风热，失志，心痛，目赤，支满肘挛。实则心暴痛泻之，虚则头强补之。

大陵：掌后骨下，两筋间陷中。手厥阴心包络脉所注为俞土。心包络实泻之。《铜人》针五分。《素注》针六分，留七呼，灸三壮。

主热病汗不出，手心热，肘臂挛痛，腋肿，善笑不休，烦心，心悬若饥，心痛掌热，喜悲泣惊恐，目赤目黄，小便如血，呕□无度，狂言不乐，喉痹，口干，身热头痛，短气，胸胁痛，疬疮疥癣。

劳宫（一名五里，一名掌中）：掌中央动脉。《铜人》屈无名指取之。《资生》屈中指取之。滑氏云："以今观之，屈中指、无名指两者之间取之为允。"心包络脉所溜为荥火。《素注》针三分，留六呼。《铜人》灸三壮。《明堂》针二分，得气即泻，只一度，针过两度，令人虚。禁灸，灸令人息肉日加。

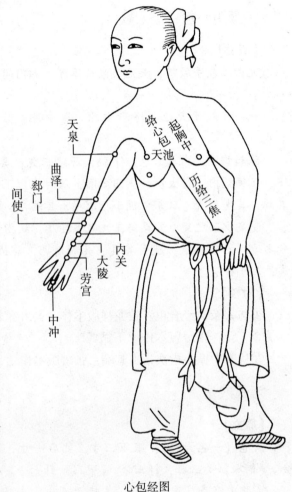

心包经图

主中风，善怒，悲笑不休，手痹，热病数日汗不出，怵惕，胁痛不可转侧，大小便血，衄血不止，气逆呕哕，烦渴食饮不下，大小人口中腥臭，口疮，胸胁支满，黄疸目黄，小儿龈烂。

中冲：手中指端，去爪甲角如韭叶陷中。心包络脉所出为井木。心包络虚补之。《铜人》针一分，留三呼。《明堂》灸一壮。

主热病烦闷，汗不出，掌中热，身如火，心痛烦满，舌强。

【按语】 手厥阴心包经循行路线、穴位分布位置和次序与国家标准经穴部位基本一致。中冲、劳宫之定位，历来争论多。中冲有"中指端"与"桡侧端去爪甲角如韭叶"

二说。劳宫纵向定位有在第二、三掌骨间和第三、四掌骨间之争，横向定位有掌中、横纹和中指或无名指屈指着处的分歧。

第十一节　手少阳三焦经（卷七）

【提要】"手少阳经穴主治"依据《素问·灵兰秘典论》《灵枢·营卫生会》等篇内容，说明三焦的生理功能。"手少阳三焦经穴歌"包括手少阳经二十三穴穴歌、手少阳经脉的循行部位、五输穴、气血多少。考证手少阳经二十三穴穴法。

手少阳经穴主治

【原文】

《内经》曰："三焦者，决渎[1]之官，水道出焉。"又云："上焦如雾，中焦如沤[2]，下焦如渎。"人心湛寂[3]，欲想不兴，则精气散在三焦，荣华百脉。及其想念一起，欲火炽然，翕撮[4]三焦，精气流溢，并与命门输泻而出，故号此府为三焦。

【注释】

[1] 决渎：疏通水道。

[2] 沤：音 òu。久渍。

[3] 湛寂：沉寂。张缙版本解释为清净。

[4] 翕撮：在此作聚集解。

手少阳三焦经穴歌

【原文】

二十三穴手少阳，关冲液门中渚旁，阳池外关支沟正，会宗三阳四渎长，天井清冷渊消泺，臑会肩髎天髎堂，天牖翳风瘈脉青，颅息角孙丝竹张，和髎耳门听有常（左右四十六穴）。

此一经起于关冲，终于耳门，取关冲、液门、中渚、阳池、支沟、天井，与井荥俞①原经合也。

脉起手小指次指之端，上出次指之间②，循手表腕，出臂外两骨之间，上贯肘，循臑外，上肩，交出足少阳之后，入缺盆，交膻中③，散络心包，下膈，遍属三焦；其支者，从膻中上出缺盆，上项，侠耳后直上④，出耳上角⑤，以屈下颊至𩩍；其支者，从耳后入耳中，至目锐眦⑥。多气少血，亥时气血注此。

受手厥阴之交，中清之府⑦，引道阴阳[1]，开通闭塞，用药动似盘珠，毋使刻舟求剑，聊著述于前篇，俟同志之再辨。

【对校】

① 俞：黄龙祥版本作"输"。

② 上出次指之间：张缙版本作"上出两指之间"。

③ 交膻中：张缙版本作"布膻中"。

④ 侠耳后直上：黄龙祥版本作"夹耳后直上"。

⑤ 出耳上角：张缙版本作"系耳后直上出耳上角"。

⑥ 其支者，从耳后入耳中，至目锐眦：张缙版本作"其支者，从耳后入耳中，出走耳前，交颊，至目锐眦"。

⑦ 清之府：张缙版本作"中渎之府"。

【注释】

[1] 引道阴阳：引道，为导引、疏通；阴阳，此作水气和表里解为宜，水属阴，水升腾为气属阳。三焦有调节水气运行，平衡表里的作用。

考正穴法

【原文】

关冲：手小指次指外侧，去爪甲角如韭叶。手少阳三焦脉所出为井金。《铜人》针一分，留三呼，灸一壮。《素注》灸三壮。

主喉痹喉闭，舌卷口干，头痛，霍乱，胸中气噎，不嗜食，臂肘痛不可举，目生翳膜，视物不明。

液门：小次指歧骨间陷中，握拳取之。手少阳三焦脉所溜为荥水。《素注》《铜人》针二分，留二呼，灸三壮。

主惊悸妄言，咽外肿，寒厥，手臂痛不能自上下，疟疾寒热，目赤涩，头痛，暴得耳聋，齿龈痛。

中渚：手小指次指本节后陷中。在液门下一寸，手少阳三焦脉所注为俞木。三焦虚补之。《素注》针二分，留三呼。《铜人》灸三壮，针三分。《明堂》灸二壮。

主热病汗不出，目眩头痛，耳聋，目生翳膜，久疟，咽肿，肘臂痛，手五指不得屈伸。

阳池（一名别阳）：手表腕上陷中，从指本节直摸下至腕中心。手少阳三焦脉所过为原。三焦虚、实皆拔之。《素注》针二分，留六呼，灸三壮。《铜人》禁灸。《指微赋》云：针透抵大陵穴，不可破皮，不可摇手，恐伤针转曲。

主消渴，口干烦闷，寒热疟，或因折伤手腕，捉物不得，肩臂痛不得举。

外关：腕后二寸两骨间，与内关相对。手少阳络，别走手心主。《铜人》针三分，留七呼，灸二壮。《明堂》灸三壮。

主耳聋，浑浑焞焞无闻，五指尽痛，不能握物。实则肘挛，泻之；虚则不收，补之。又治手臂不得屈伸。

支沟（一名飞虎）：腕后臂外三寸，两骨间陷中。手少阳脉所行为经火。《铜人》针二分，灸二七壮。《明堂》灸五壮。《素注》针二分，留七呼，灸三壮。

主热病汗不出，肩臂酸重，胁腋痛，四肢不举，霍乱呕吐，口噤不开，暴喑不能言，心闷不已，卒心痛，鬼击，伤寒结胸，瘑疮疥癣，妇人妊脉不通，产后血晕，不省人事。

会宗：腕后三寸，空中一寸①。《铜人》灸七壮。《明堂》灸五壮，禁针。

主五痫，肌肤痛，耳聋。

三阳络（一名过门[2]）：臂上大交脉，支沟上一寸。《铜人》灸七壮。《明堂》灸五壮，禁针。

主暴喑痖，耳聋，嗜卧，四肢不欲动摇。

四渎：在肘前五寸，外廉陷中。《铜人》灸三壮，针六分，留七呼。

主暴气耳聋，下齿龋痛。

天井：肘外大骨后，肘上一寸，辅骨上两筋叉骨罅中，屈肘拱胸取之。甄权云：曲肘后一寸，叉手按膝头取之。手少阳三焦脉所入为合土。三焦实泻之。《素注》针一寸，留七呼。《铜人》灸三壮。《明堂》灸五壮，针二分[3]。

主心胸痛，咳嗽上气，短气不得语，唾脓，不嗜食，寒热凄凄不得卧，惊悸，瘛疯，癫疾，五痫，风痹，耳聋嗌肿，喉痹汗出，目锐眦痛，颊肿痛，耳后臑臂肘痛，捉物不得，嗜卧，扑伤腰髋疼，振寒颈项痛，大风默默不知所痛，悲伤不乐，脚气上攻。

清冷渊：肘上二寸，伸肘举臂取之。《铜人》针二分[4]，灸三壮。

主肩痹痛，臂臑不能举，不能带衣。

消泺：肩下臂外间，腋斜肘分下。《铜人》针一分[5]，灸三壮。《明堂》针六分。《素注》针五分。

主风痹，颈项强急，肿痛寒热，头痛，癫疾。

臑会（一名臑交[6]）：肩前廉，去肩头三寸宛宛中。手少阳、阳维之会。《素注》针五分，灸五壮。《铜人》针七分，留十呼，得气即泻，灸七壮。

主臂痛酸无力，痛不能举，寒热，肩肿引胛中痛，项瘿气瘤。

肩髎：肩端臑上陷中，斜举臂取之。《铜人》针七分，灸三壮。《明堂》灸五壮。

主臂痛，肩重不能举。

天髎：肩缺盆中，上毖骨[1]际陷中央，须缺盆陷处，上有空，起肉上是穴。手足少阳、阳维之会。《铜人》针八分，灸三壮。当缺盆陷上突起肉上针之，若误针陷处，伤人五脏气，令人卒死。

主胸中烦闷，肩臂酸疼，缺盆中痛，汗不出，胸中烦满，颈项急，寒热。

天牖：颈大筋外缺盆上，天容后，天柱前，完骨下，发际上。《铜人》针一寸，留七呼，不宜补，不宜灸。灸即令人面肿眼合，先取譩譆，后取天容、天池，即瘥；若不针譩譆，即难疗。《明堂》针五分，得气即泻，泻尽更留三呼，泻三吸，不宜补。《素注》《下经》灸三壮。《资生》云：宜灸一壮、三壮[7]。

主暴聋气，目不明，耳不聪，夜梦颠倒，面青黄无颜色，头风面肿，项强不得回顾，目中痛。

翳风：耳后尖角陷中，按之引耳中痛。《针经》先以铜钱二十文，令患人咬之，寻取穴中。手足少阳之会。《素注》针三分。《铜人》针七分，灸七壮。《明堂》灸三壮。针灸俱令人咬钱，令口开。

主耳鸣、耳聋，口眼㖞斜，脱颔颊肿，口噤不开，不能言，口吃，牙车急，小儿喜欠。

瘈脉（一名资脉）：耳本后鸡足青络脉。《铜人》刺出血如豆汁，不宜多出。针一分，灸三壮。

主头风耳鸣，小儿惊痫瘈疭，呕吐，泄利无时，惊恐，眵矇目睛不明。

颅息：耳后间青络脉中。《铜人》灸七壮，禁针。《明堂》灸三壮，针一分，不得多出血，多出血杀人。

主耳鸣痛，喘息，小儿呕吐涎沫，瘈疭发痫，胸胁相引，身热头痛，不得卧，耳肿及脓汁。

角孙：耳廓中间，开口有空⑧。手太阳、手足少阳之会。《铜人》灸三壮。《明堂》针八分。

主目生翳肤，齿龈肿，唇吻强，齿牙不能嚼物，龋齿，头项强。

丝竹空（一名目髎）：眉后陷中，手足少阳脉气所发⑨。《素注》针三分，留六呼。《铜人》禁灸，灸之不幸，使人目小及盲。针三分，留三呼，宜泻不宜补。

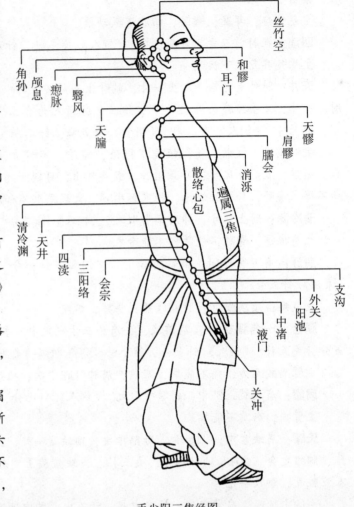

手少阳三焦经图

主目眩头痛，目赤，视物䀮䀮不明，恶风寒，风痫，目戴上不识人，眼睫毛倒，发狂吐涎沫，发即无时，偏正头痛。

和髎：耳前锐发下横动脉中是穴。手足少阳、手太阳三脉之会。《铜人》针七分，灸三壮。

主头重痛，牙车引急，颈颔肿，耳中嘈嘈，鼻涕，面风寒，鼻准上肿，痈痛，招摇视瞻，瘈疭，口僻。

耳门：耳前起肉，当耳缺者陷中。《铜人》针三分，留三呼，灸三壮。《下经》禁灸，病宜灸者，不过三壮。

主耳鸣如蝉声，聤耳脓汁出，耳生疮，重听无所闻，齿龋，唇吻强。

【对校】

① 腕后三寸，空中一寸：张缙版本作"腕后三寸空中"。

② 一名过门：黄龙祥版本作"一名通门"。

③《明堂》灸五壮，针二分：张缙版本作"《铜人》灸三壮，针三分。《明堂》灸五壮"。黄龙祥版本作"针三分"。

④《铜人》针二分：张缙版本作"《铜人》针三分"。

⑤《铜人》针一分：张缙版本作"《铜人》针六分"。

⑥ 一名臑交：张缙版本作"一名臑髎"。

⑦ 宜灸一壮、三壮：张缙版本作"宜灸一壮至三壮"。

⑧ 耳廓中间，开口有空：张缙版本作"耳廓中间上开口有空"。

⑨ 手足少阳脉气所发：黄龙祥版本作"手足少脉气所发"。

【注释】

[1] 甈骨：甈音 bì。甈骨指肩胛骨上角。《针灸甲乙经·卷三·诸穴》曰："天髎，在肩缺盆中上，甈骨之间陷者中，手少阳、阳维之会，刺入八分，灸三壮。"

【按语】《针灸大成》插图有修改，本经止穴是耳门，侧头部的经脉循行线呈弧形，以"翳风 – 瘈脉 – 颅息 – 角孙 – 丝竹空 – 和髎 – 耳门"的顺序由耳郭后下方绕行至耳郭前方。

第十二节　足少阳胆经（卷七）

【提要】本节依据《素问·灵兰秘典论》《素问·六节藏象论》和《难经·三十五难》的内容，概述胆的生理功能。"足少阳胆经穴歌"包括足少阳胆经四十四穴穴歌、足少阳胆经脉的循行部位、五输穴、气血多少、与胆有关的病证及其药物证治。明确提出柴胡、川芎为上行之报使药，而青皮、车前则为下行的引经药。考证足少阳胆经四十四穴穴法。

足少阳经穴主治

【原文】

《内经》曰："胆者，中正之官，决断出焉。凡十一脏，皆取决胆也。胆为青肠。"又曰："胆为清净之府。诸腑皆传秽浊，独胆无所传道，故曰清净。虚则目昏，若吐伤胆倒①，则视物倒植。"

【对校】

① 若吐伤胆倒：张缙版本作"若吐伤胆。倒"。

足少阳胆经穴歌

【原文】

少阳足经瞳子髎，四十四穴行迢迢，听会上关颔厌集，悬颅悬厘曲鬓翘，率谷天冲浮白次，窍阴完骨本神邀，阳白临泣目窗辟，正营承灵脑空摇，风池肩井渊液部，辄筋日月京门标，带脉五枢维道续，居髎环跳风市招，中渎阳关阳陵穴，阳交外丘光明宵，阳辅悬钟丘墟外，足临泣地五侠溪，第四指端窍阴毕（左右八十八穴）。

此一经起于瞳子髎，终于窍阴，取窍阴、侠溪、临泣、丘墟、阳辅、阳陵泉，与井荥俞①原经合也。

脉起目锐眦，上抵角②，下耳后，循颈，行手少阳之前，至肩上，却交出手少阳之后，入缺盆，其支者，从耳后入耳中，走耳前③，至目锐眦后；其支者，别目锐眦下大迎，合手少阳，抵颇。下加颊车④，下颈，合缺盆⑤，下胸中，贯膈，络脾属胆⑥，循胁里，出气冲，绕毛际，横入髀厌[1]中；其直者，从缺盆下腋，循胸，过季胁[2]，下合髀厌中，以下循髀阳[3]，出膝外廉，下外辅骨之前，直下抵绝骨之端，下出外踝之前，循足跗上，入小指次指之间；其支者，别跗上，入大指，循歧骨内出其端⑦，还贯入爪甲，出三毛。多气少血，子时气血注此。

甲木之腑，在关脉候。是胆病则眉颦[4]口苦，而呕宿汁⑧，善太息，恐如人捕。实则脉实，而精神不守，半夏汤[5]泻之最良；虚则脉虚，而烦扰不眠，温胆汤[6]补之却善。火不下降心胆跳，茯神沉香蜜和丸，送入人参汤；中风癫狂心恐悸，铅汞朱乳共结成，吞下井花水。咽痛膈壅，硝蚕黛勃蒲脑子，加麝以收功；胆虚卧惊，参柏枸神枳熟地，用酒而有力。清宽咽，薄荷宿砂芎片脑；惊心怖胆，人参酸枣乳辰砂。惊神昏乱，记学士之良方；风引痫生，修真人之秘散。胆虚寒而不眠，炒酸枣调煎竹叶；胆实热而多睡，生枣仁末和姜茶。补用薏苡炒枣仁，泻须青连柴前胡。温则姜夏橘红，凉加竹茹甘菊。柴胡川芎，报使上行而不悖；青皮车前，引经下走以无疑。药有生熟，贵按脉而取用；剂宜多寡，当随症以权衡。或厥疾之未瘳，仗针灸以收功。

【对校】

① 俞：黄龙祥版本作"输"。

② 上抵角：张缙版本作"上抵头角"。

③ 走耳前：张缙版本作"出走耳前"。

④ 合手少阳，抵颇。下加颊车：张缙版本作"合手少阳，于颇下，加颊车"。

⑤ 下颈，合缺盆：黄龙祥版本作"下颈合缺盆"。

⑥ 下胸中，贯膈，络脾属胆：张缙版本作"以下胸中，贯膈，络肝，属胆"。

⑦ 循歧骨内出其端：张缙版本作"循岐骨内出其端"。

⑧ 是胆病则眉颦口苦，而呕宿汁：张缙版本作"是胆病则眉颦口苦而呕宿汁"。

【注释】

[1] 髀厌：又名"髀枢"，即环跳部位。

[2] 季胁：又名"季肋"，相当于侧胸第十一、十二肋软骨部位。

[3] 髀阳：即大腿外侧部位。

[4] 眉颦：颦音 pín。即皱眉。

[5] 半夏汤：在《备急千金要方》《外台秘要》和《伤寒论》中，均载有"半夏汤"。从本文所提示之脉证看，此当指《备急千金要方》中两半夏汤之一，由半夏、桂

心、干姜、甘草、人参、细辛、附子所组成，治肺气冲心……精神恍惚。

[6] 温胆汤：《备急千金要方》载，由半夏、竹茹、枳实、橘皮、生姜、甘草（近代方有茯苓）所组成，可治虚烦不眠。

考正穴法

【原文】

瞳子髎（一名太阳，一名前关）：目外去眦五分，手太阳、手足少阳三脉之会。《素注》灸三壮，针三分。

主目痒，翳膜白，青盲无见，远视䀮䀮，赤痛泪出多眵瞙，内眦痒，头痛，喉闭。

听会：耳微前陷中，上关下一寸，动脉宛宛中，张口得之。《铜人》针三分，留三呼，得气即泻，不须补。日灸五壮，止三七壮，十日后依前数灸。《明堂》针三分，灸三壮。

主耳鸣耳聋，牙车白脱，相离三寸①，牙车急不得嚼物，齿痛恶寒物，狂走瘈疭，恍惚不乐，中风口祸斜，手足不随。

客主人（一名上关）：耳前骨上，开口有空，张口取之。手足少阳、阳明之会。《铜人》灸七壮，禁针。《明堂》针一分，得气即泻，日灸七壮，至二百壮。《下经》灸十壮。《素注》针三分，留七呼，灸三壮。《素问》禁深刺，深则交脉破，为内漏耳聋，欠而不得（去欠）。

主唇吻强，上口眼偏邪②，青盲，瞤目䀮䀮，恶风寒，牙齿龋，口噤嚼物鸣痛，耳鸣耳聋，瘈疭沫出，寒热，痉引骨痛。

颔厌：曲周下，颞颥上廉。手足少阳、阳明之会。《铜人》灸三壮，针七分，留七呼，深刺令人耳聋。

主偏头痛，头风目眩，惊痫，手卷手腕痛，耳鸣，目无见，目外眦急，好嚏，颈痛，历节风汗出。

悬颅：曲周下③，颞颥中廉。手足少阳、阳明之会。《铜人》灸三壮，针三分，留三呼。《明堂》针二分。《素注》针七分，留七呼，刺深令人耳无所闻。

主头痛，牙齿痛，面肤赤肿，热病烦满，汗不出，头偏痛引目外眦赤，身热，鼻洞浊下不止，传为衄，瞢瞑目。

悬厘：曲周上，颞颥下廉。手足少阳、阳明之会。《铜人》针三分，灸三壮。《素注》针三分，留七呼。

主面皮赤肿，头偏痛，烦心不欲食，中焦客热，热病汗不出，目锐眦赤痛。

曲鬓（一名曲发）：在耳上发际曲隅陷中，鼓颔有空。足少阳、太阳之会。《铜人》针三分，灸七壮。《明下》灸三壮。

主颔颊肿，引牙车不得开，急痛，口噤不能言，颈项不得回顾，脑两角痛为巅风，引目眇。

率谷：耳上入发际寸半陷者宛宛中，嚼而取之。足少阳、太阳之会。《铜人》针三分，灸三壮。

主痰气膈痛，脑两角强痛，头重，醉后酒风，皮肤肿，胃寒，饮食烦满，呕吐不止。

天冲：耳后发际二寸，耳上如前三分。足少阳、太阳之会。《铜人》灸七壮。《素注》针三分，灸三壮。

主癫疾风痓，牙龈肿，善惊恐，头痛。

浮白：耳后入发际一寸。足少阳、太阳之会。《铜人》针三分，灸七壮。《明堂》灸三壮。

主足不能行，耳聋耳鸣，齿痛，胸满不得息，胸痛，颈项瘿，痈肿不能言，肩臂不举，发寒热，喉痹，咳逆痰沫，耳鸣嘈嘈无所闻。

窍阴（一名枕骨）：完骨上，枕骨下，动摇有空。足太阳、手足少阳之会。《铜人》针三分，灸七壮。《甲乙》针四分，灸五壮。《素注》针三分，灸三壮。

主四肢转筋，目痛，头项颌痛引耳嘈嘈，耳鸣无所闻，舌本出血，骨劳，痈疽发厉④，手足烦热，汗不出，舌强胁痛，咳逆喉痹，口中恶苦之⑤。

完骨：耳后入发际四分。足少阳、太阳之会。《铜人》针三分，灸七壮。《素注》留七呼，灸三壮。《明堂》针二分，灸以年为壮。

主足痿失履不收，牙车急，颊肿，头面肿，颈项痛，头风耳后痛，烦心，小便赤黄，喉痹齿龋，口眼㖞斜，癫疾。

本神：曲差旁一寸五分，直耳上入发际四分。足少阳、阳维之会。《铜人》针三分，灸七壮。

主惊痫吐涎沫，颈项强急痛⑥，目眩，胸相引不得转侧⑦，癫疾呕吐涎沫，偏风。

阳白：眉上一寸，直瞳子，手足阳明、少阳、阳维五脉之会。《素注》针三分。《铜人》针二分，灸三壮。

主瞳子痒痛，目上视，远视䀮䀮，昏夜无见，目痛目眵，背膝寒栗，重衣不得温。

临泣：目上，直入发际五分陷中，令患人正睛取穴。足少阳、太阳、阳维之会。《铜人》针三分，留七呼。

主目眩，目生白翳，目泪，枕骨合颅痛，恶寒鼻塞，惊痫反视，大风，目外眦痛，卒中风不识人。

目窗：临泣后寸半。足少阳、阳维之会。《铜人》针三分，灸五壮，三度刺，令人目大明。

主目赤痛，忽头旋，目䀮䀮远视不明，头面浮肿，头痛，寒热汗不出，恶寒。

正营：目窗后寸半，足少阳、阳维之会。《铜人》针三分，灸五壮。

主目眩瞑，头项偏痛，牙齿痛，唇吻急强，齿龋痛。

承灵：正营后一寸五分。足少阳、阳维之会。

主脑风头痛，恶风寒，鼽衄鼻窒，喘息不利。灸三壮，禁针。

脑空（一名颞颥）：承灵后一寸五分，侠玉枕骨下陷中。足少阳、阳维之会。《素注》针四分。《铜人》针五分，得气即泻，灸三壮。

主劳疾羸瘦，体热，颈项强不可回顾，头重痛不可忍，目瞑心悸，发即为癫风，引目眇，鼻痛。

魏武帝患头风，发即心乱目眩，华佗针脑空立愈。

风池：耳后颞颥后，脑空下，发际陷中，按之引于耳中。手足少阳、阳维之会。《素注》针四分。《明堂》针三分。《铜人》针七分，留七呼，灸七壮。《甲乙》针一寸二分。患大风者，先补后泻。少可患者，以经取之，留五呼，泻七吸。灸不及针，日七壮至百壮。

主洒淅寒热，伤寒温病汗不出，目眩苦，偏正头痛，瘰疬，颈项如拔，痛不得回顾，目泪出，欠气多，鼻衄，目内眦赤痛，气发耳塞，目不明，腰背俱疼，腰伛偻引颈筋无力不收，大风中风，气塞涎上不语，昏危，瘿气。

肩井（一名膊井[8]）：肩上陷中，缺盆上，大骨前一寸半，以三指按取，当中指下陷中。手足少阳、足阳明、阳维之会，连入五脏。针五分，灸五壮，先补后泻。

主中风，气塞涎上不语，气逆，妇人难产，堕胎后手足厥逆，针肩井立愈。头项痛，五劳七伤，臂痛，两手不得向头。若针深闷倒，急补足三里。

渊液（一名泉液）：腋下三寸宛宛中，举臂得之。《铜人》禁灸。《明堂》针三分。

主寒热，马刀疡，胸满无力，臂不举。

不宜灸，灸之令人生肿蚀马疡，内溃者死，寒热者生。

辄筋（一名神光，一名胆募）：腋下三寸复前一寸三肋端，横直蔽骨旁七寸五分，平直两乳，侧卧屈上足取之。胆之募，足太阳、少阳之会。《铜人》灸三壮，针六分。《素注》针七分。

主胸中暴满不得卧，太息善悲，小腹热，欲走，多唾，言语不正，四肢不收，呕吐宿汁，吞酸。

日月：期门下五分，足太阴、少阳、阳维之会。针七分，灸五壮。

主太息善悲，小腹热欲走，多唾，言语不正，四肢不收。

京门（一名气俞，一名气府）：监骨下[9]，腰中季肋本侠脊。肾之募。《铜人》灸三壮，针三分，留七呼。

主肠鸣，小肠痛，肩背寒，痉，肩胛内廉痛，腰痛不得俛仰久立，寒热腹胀引背不得息，水道不利，溺黄，小腹急肿，肠鸣洞泄，髀枢引痛。

带脉：季肋下一寸八分陷中，脐上二分，两旁各七寸半。足少阳、带脉二脉之会。《铜人》针六分，灸五壮。《明堂》灸七壮。

主腰腹纵，溶溶如囊水之状，妇人小腹痛，里急后重，瘛疭，月事不调，赤白带下。

五枢：带脉下三寸，水道旁五寸五分。足少阳、带脉之会。《铜人》针一寸，灸五壮。《明堂》三壮。

主痃癖，大肠膀胱肾余[10]，男子寒疝，阴卵上入小腹痛，妇人赤白带下，里急瘛疭。

维道：章门下五寸三分。足少阳、带脉之会。《铜人》针八分，留六呼，灸三壮。

主呕逆不止，水肿，三焦不调，不嗜食。

居髎： 章门下八寸三分，监骨上陷中。《素注》章门下四寸三分。足少阳、阳跷之会。《铜人》针八分，留六呼，灸三壮。

主腰引小腹痛，肩引胸臂挛急，手臂不得举以至肩。

环跳： 髀枢中，侧卧伸下足，屈上足，以右手摸穴，左摇撼取之。足少阳、太阳之会。《铜人》灸五十壮。《素注》针一寸，留二呼，灸三壮，《指微》云：已刺不可摇，恐伤针。

主冷风湿痹不仁，风疹遍身，半身不遂，腰胯痛蹇，膝不得转侧伸缩。

仁寿宫患脚气偏风，甄权奉勒针环跳、阳陵泉、阳辅、巨虚下廉而能起行。

环跳穴痛，恐生附骨疽。

风市： 膝上外廉两筋中，以手着腿，中指尽处是。针五分，灸五壮。

主中风腿膝无力，脚气，浑身搔痒，麻痹，厉风疮。

中渎： 髀外膝上五寸分肉间陷中。足少阳络，别走厥阴。《铜人》灸五壮，针五分，留七呼。

主寒气客于分肉间，攻痛上下，筋痹不仁。

阳关（一名阳陵）： 阳陵泉上三寸，犊鼻外陷中。《铜人》针五分，禁灸。

主风痹不仁，膝痛不可屈伸。

阳陵泉： 膝下一寸，胻外廉陷中，蹲坐取之。足少阳所入为合土。《难经》曰：筋会阳陵泉。疏曰：筋病治此。《铜人》针六分，留十呼，得气即泻。又宜久留针，日灸七壮，至七七壮。《素注》灸三壮。《明下》灸一壮。

主膝伸不得屈，髀枢膝骨冷痹，脚气，膝股内外廉不仁，偏风半身不遂，脚冷无血色，苦嗌中介然，头面肿，足筋挛。

阳交（一名别阳，一名足窌）： 足外踝上七寸，斜属三阳分肉之间，阳维之郄。《铜人》针六分，留七呼，灸三壮。

主胸满肿，膝痛足不收，寒厥惊狂，喉痹，面肿，寒痹，膝胻不收。

外丘： 外踝上七寸。少阳所生。《铜人》针三分，灸三壮。

主胸胀满，肤痛痿痹[11]，颈项痛，恶风寒，猘犬伤毒不出，发寒热，速以三姓人可，灸所啮处[12]，及足少阳络。癫疾，小儿龟胸。

光明： 外踝上五寸。足少阳之络，别走厥阴。《铜人》针六分，留七呼，灸五壮。《明下》灸七壮。

主淫泺，胫酸胻疼，不能久立，热病汗不出，卒狂。与阳辅疗法同，虚则痿躄，坐不能起，补之；实则足胻热膝痛，身体不仁，善啮颊，泻之。

阳辅（一名分肉）： 足外踝上四寸，辅骨前，绝骨端三分，去丘墟七寸。足少阳所行为经火。胆实泻之。《素注》针三分。又曰：针七分，留千呼[13]。《铜人》灸三壮，针五分，留七呼。

主腰溶溶如坐水中，膝下浮肿，筋挛。百节酸痛，实无所知。诸节尽痛，痛无常处。腋下肿痿，喉痹，马刀挟瘿，膝胻酸，风痹不仁，厥逆，口苦太息，心胁痛，面尘，头角颔痛，目锐眦痛，缺盆中肿痛，汗出振寒，疟，胸中、胁、肋、髀、膝外至绝骨外踝前痛，善洁面青。

悬钟（一名绝骨）：足外踝上三寸动脉中，寻摸尖骨者是。足三阳之大络。按之阳明脉绝，乃取之。《难经》曰：髓会绝骨。疏曰：髓病治此。袁氏曰：足能健步，以髓会绝骨也。《铜人》针六分，留七呼，灸五壮。《指微》云：斜入针二寸许，灸七壮，或五壮。

主心腹胀满，胃中热，不嗜食，脚气，膝胻痛，筋骨挛痛足不收，逆气，虚劳寒损，忧恚，心中咳逆，泄注，喉痹，颈项强，肠痔瘀血，阴急，鼻衄，脑疽，大小便涩，鼻中干，烦满狂易，中风手足不随。

丘墟：足外踝下从前陷中骨缝中⑭，去临泣三寸。又侠溪穴中量上外踝骨前五寸。足少阳所过为原。胆虚实皆拔之。《铜人》灸三壮。《素注》针五分，留七呼。

主胸胁满痛不得息，久疟振寒，腋下肿，痿厥坐不能起，髀枢中痛，目生翳膜，腿胻酸，转筋，卒疝，小腹坚，寒热颈肿，腰胯痛，太息。

临泣：足小趾次指本节后陷中，去侠溪一寸五分。足少阳所注为俞木。《甲乙》针二分，留五呼，灸三壮。

主胸中满，缺盆中及腋下马刀疡瘘，善啮颊，天牖中肿，淫泺，胻酸，目眩，枕骨合颅痛，洒淅振寒，心痛，周痹，痛无常处，厥逆气喘不能行，瘰疬目发⑮，妇人月事不利，季胁支满，乳痈。

地五会：足小趾次指本节后陷中，去侠溪一寸。《铜人》针一分，禁灸。

主腋痛，内损唾血，足外无膏泽⑯，乳痈。

侠溪：足小趾次指歧骨间，本节前陷中。足少阳所溜为荥水。胆实则泻之。《素注》针三分，留三呼，灸三壮。主胸胁支满，寒热伤寒，热病汗不出，目外眦赤，目眩，颊颔肿，耳聋，胸中痛不可转侧，痛无常处。

窍阴：足小趾次指外侧，去爪甲角如韭叶。足少阳所出为井金。《素注》针一分，留一呼。《甲乙》留三呼，灸三壮。

主胁痛，咳逆不得息，手足烦热，汗不出，转筋，痈疽，头痛心烦，喉痹，舌强口干，肘不可举，卒聋，魇梦，目痛，小眦痛。

【对校】

① 相离三寸：张缙版本作"相离一二寸"。

② 主唇吻强，上口眼偏邪：张缙、黄龙祥版本作"主唇吻强上，口眼偏斜"。

③ 曲周下：张缙版本作"曲周上"。

④ 痈疽发厉：张缙版本作"痈疽发历"。

⑤ 口中恶苦之：张缙版本作"口中恶苦"。

⑥ 颈项强急痛：张缙版本作"颈项强急，头痛"。

⑦ 胸相引不得转侧：张缙版本作"胸胁相引不得转侧"。

⑧ 一名膊井：张缙版本作"一名髆井"。

⑨ 监骨下：张缙版本作"监骨上"。

⑩ 大肠膀胱肾余：张缙版本作"膀胱气攻两胁"。

⑪ 肤痛痿痹：张缙版本作"腹痛痿痹"。

⑫ 速以三姓人可，灸所啮处：张缙版本作"速以三壮艾，可灸所噬处"。

⑬ 留千呼：张缙、黄龙祥版本作"留十呼"。

⑭ 足外踝下从前陷中骨缝中：张缙、黄龙祥版本作"足外踝下如前陷中骨缝中"。

⑮ 瘤疟目发：张缙、黄龙祥版本作"瘤疟日发"。

⑯ 内损唾血，足外无膏泽：张缙版本作"内损唾血不足，外无膏泽"。

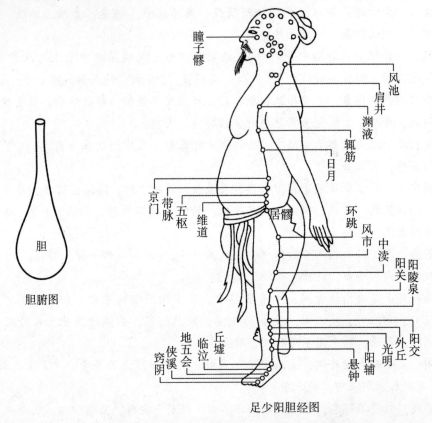

足少阳胆经图

　　【按语】《针灸大成》关于胆经在头面部的经脉循行线有前后排列的交会于阳白穴或其附近的 4 条弧线，头面部属于该经的 19 个腧穴位于循行线上；听会、上关、额厌、悬颅、悬厘、曲鬓、率谷、天冲、浮白、窍阴、完骨共 11 个穴位只是将穴名排列在头面部之前，在头侧部以"○"表示腧穴所在部位。

第十三节　足厥阴肝经（卷七）

　　【提要】本节"足厥阴经穴主治"依据《素问·灵兰秘典论》《素问·六节藏象论》《素问·金匮真言论》等篇内容，概述肝的藏象特点。"足厥阴肝经穴歌"包括足厥阴肝经一十三穴穴歌、足厥阴肝经脉的循行部位、五输穴、气血多少、与肝有关的病证及其药物证治。阐述肝的导引调摄要点。考证足厥阴肝经一十三穴穴法。

足厥阴经穴主治

【原文】

《内经》曰："肝者，将军之官，谋虑出焉。"

肝者，罢极[1]之本，魂之居也。其华在爪，其充在筋，以生血气，为阳中之少阳①，通于春气。

东方青色，入通于肝，开窍于目，藏精于肝，故病发惊骇，其味酸，其类草木，其畜鸡，其谷麦，其应四时，上为岁星[2]，是以知病之在筋也。其音角，其数八[3]，其臭臊[4]，其液泣[5]。

东方生风，风生木，木生酸，酸生肝。肝主筋，筋生心，肝主目。其在天为玄[6]，在人为道[7]，在地为化[8]，化生五味。道生知[9]，玄生神，在天为风，在地为木，在体为筋，在脏为肝。在色为苍，在声为呼，在变动为握，在志为怒②，怒伤肝，悲胜怒，风伤筋，燥胜风，酸伤筋，辛胜酸。

【对校】

① 为阳中之少阳：张缙版本作"为阴中之少阳"。

② 在色为苍……在志为怒：张缙版本作"在色为苍，在音为角，在声为呼，在变动为握，在窍为目，在味为酸，在志为怒"。

【注释】

[1] 罢极：罢，古同"疲"，累之义。罢极作倦怠解。

[2] 岁星：木星。

[3] 其数八：我国象数理论以一、二、三、四、五代水火木金土之数，认为这些是不起变化的，自五加一，方起化生作用，即天一生水，地六成之；地二生火，天七成之；天三生木，地八成之；地四生金，天九成之；天五生土，地十成之。肝属木，木生三而成八，故肝数为"八"。

[4] 臊：五臭（臊、焦、香、腥、腐）之一，应肝。

[5] 泣：眼泪，"五液"之一。《史记·吕太后本纪》曰："太后哭，泣不下。"

[6] 玄：《类经·卷三》曰："玄，深微也；天道无穷，东为阳生之方，春为发生之始，故曰玄。"

[7] 道：《类经·卷三》曰："道者，天地之生意也，人以道为生，而知其所生之本，则可与言道矣。"

[8] 化：即化生。《类经·卷三》曰："有生化而后有万物，有万物而后有终始，凡自无而有，自有而无，总称曰化。"

[9] 知：古通"智"字。

足厥阴肝经穴歌

【原文】

一十三穴足厥阴，大敦行间太冲侵，中封蠡沟中都近，膝关曲泉阴包临，五里阴廉羊矢穴①，章门常对期门深（二十六穴）。

此一经起于大敦，终于期门。取大敦、行间、太冲、中封、曲泉，与井荥俞经合也②。

脉起大指聚毛之际，上循足跗上廉，去内踝一寸，上踝八寸，交出太阴之后，上腘内廉，循股，入阴中③，环阴器，抵小腹，侠胃，属肝，络胆④，上贯膈，布胁肋，循喉咙之后，上入颃颡[1]，连目系，上出额，与督脉会于巅；其支者，从目系下颊里⑤，环唇内；其支者，复从肝，别贯膈⑥，上注肺。多血少气，丑时气血注此。

乙木之脏，脉在左关。是肝实则脉实，两胁痛而目目肿痛；虚则脉虚，七叶薄而汪汪昏泪。资心火以补肝虚，抑阳光而泻本实。故味辛补而酸泻，气凉泻而温补。姜橘细辛补之宜，芎芍大黄泻之可。目胜离娄[2]，君神曲而佐磁石；手开瞖[3]盲，捣羊肝以丸连末⑦。气疼两胁，君枳实芍药参芎；痰攻双臂，施木草橘半附苓。右胁胀痛，桂心枳壳草姜黄；左胁刺痛，粉草川芎和枳实。悲怒伤肝双胁痛，芎辛枳梗，防风干葛草姜煎；风寒撼水囊茎痛⑧，茴香乌药，青橘良姜调酒饮。疝本肝经，何药可疗？附子山栀力最高，全蝎玄胡功不小。上燥下寒，梅膏捣丸归鹿；头痛气厥，乌药末细川芎。寒湿脚痹踏椒囊，风热膝痛煎柏术⑨。欲上行引经柴胡川芎；下行须要去穰青皮。温则木香肉桂，凉则菊花车前。补用阿胶酸枣仁，泻用柴前犀牛角。勿胶柱而鼓瑟，当加减以随宜。

《导引本经》：肝以眼为穴，人眠则血归肝，眼受之而能视也。夫眠乃无名惑复之火⑩，不可纵之使眠，亦不可不眠。若胆虚寒不眠，则精神困倦，志虑不安；肝实热眠过多，则慧镜生尘，善根埋灭，皆非调肝胆，伏睡魔之道也。举其要而言，勿嗔怒，勿昼寝，睡其形而不睡其神是也。盖睡之精，乃身之灵，人能少睡，则主翁惺惺，智识明净，不惟神气清爽，梦寐亦安也，若贪眠则心中血潮，元神离舍，不惟云掩性天，神亦随境昏迷。三丰[4]有云："捉取梦中之梦，搜求玄上之玄，自从识得娘生面，笑指蓬莱在目前。"此之谓也。《内经》曰："春三月，此谓发陈，天地俱生，万物以荣，夜卧早起，广步于庭，披发缓形，以使志生，此春气之应，养生之道也。逆之则伤肝，此又不可不知。"

【对校】

① 五里阴廉羊矢穴：张缙版本作"五里阴廉羊矢下"。

② 与井荥俞经合也：黄龙祥版本作"与井荥输经合也"。

③ 循股，入阴中：张缙版本作"循股入阴中"。

④ 抵小腹，侠胃，属肝，络胆：黄龙祥版本作"抵小腹夹胃，属肝络胆"。

⑤ 从目系下颊里：张缙版本作"从目系，下颊里"。

⑥ 复从肝，别贯膈：黄龙祥版本作"复从肝别贯膈"。

⑦ 捣羊肝以丸连末：张缙、黄龙祥版本作"捣羊肝以丸连末"。

⑧ 风寒撼水囊茎痛：张缙版本作"风寒撼木囊茎痛"。

⑨ 风热膝痛煎柏术：黄龙祥版本作"风热膝痛煎柏木"。

⑩ 夫眠乃无名惑复之火：张缙版本作"失眠乃无名惑复之火"。

【注释】

[1] 颃颡：音 hángsǎng。为咽之上，上颚与鼻相通的部位，即软口盖的后部。

[2] 离娄：人名，即离朱，古之明目者。《慎子》曰："离朱之明，察秋毫于百步之外。"

[3] 瞽：音 gǔ。目失明之古称。

[4] 三丰：人名，即张三丰，明代道士，名全一，号元无子，辽东鼓州（辽置，今辽宁省黑山县境）人，生于明·洪武年间。

考正穴法

【原文】

大敦：足大指端，去爪甲如韭叶，及三毛中。足厥阴肝脉所出为井木。《铜人》针三分，留十呼，灸三壮。

主五淋，卒疝七疝，小便数遗不禁，阴头中痛，汗出，阴上入小腹，阴偏大，腹脐中痛，悒悒不乐，病左取右，病右取左。腹胀肿病，小腹痛，中热喜寐，尸厥状如死人，妇人血崩不止，阴挺出，阴中痛。

行间：足大指缝间，动脉应手陷中。足厥阴肝脉所溜为荥火。肝实则泻之。《素注》针三分。《铜人》灸三壮，针六分，留十呼。

主呕逆，洞泄，遗溺癃闭，消渴嗜饮，善怒，四肢满，转筋，胸胁痛，小腹肿，咳逆呕血，茎中痛，腰疼不可俯仰，腹中胀，小肠气，肝心痛，色苍苍如死状①，终日不得息②，口㖞，癫疾，短气，四肢逆冷，嗌干烦渴，瞑不欲视，目中泪出，太息，便溺难，七疝寒疝，中风，肝积肥气，发痃疟，妇人小腹肿，面尘脱色，经血过多不止，崩中，小儿急惊风。

太冲：足大指本节后二寸。或云一寸半内间动脉应手陷中。足厥阴肝脉所注为俞土。《素问》女子二七，太冲脉盛，月事以时下，故能有子。又诊病人太冲脉有无可以决死生。《铜人》针三分，留十呼，灸三壮。

主心痛脉弦，马黄，瘟疫，肩肿吻伤③，虚劳浮肿，腰引小腹痛，两丸骞缩，溏泄，遗溺，阴痛，面目苍色，胸胁支满，足寒，肝心痛，苍然如死状，终日不休息④，大便难，便血，小便淋，小肠疝气痛，癀疝，小便不利，呕血呕逆，发寒，嗌干善渴，肘肿，内踝前痛，淫泺，胻酸，腋下马刀疡瘘，唇肿，女子漏下不止，小儿卒疝。

中封（一名悬泉）：足内踝骨前一寸，筋里宛宛中。《素注》一寸半，仰足取陷中，伸足乃得之。足厥阴肝脉所行为经金。《铜人》针四分，留七呼，灸三壮。

主瘅疟，色苍苍，发振寒，小腹肿痛，食快快绕脐痛，五淋不得小便，足厥冷，身黄有微热，不嗜食，身体不仁，寒疝，腰中痛，或身微热，痿厥失精，筋挛，阴缩入腹相引痛。

蠡沟（一名交仪）：内踝上五寸。足厥阴络，别走少阳。《铜人》针二分，留三呼，灸三壮。《下经》灸七壮。

主疝痛，小腹胀满，暴痛如癃闭，数噫，恐悸，少气不足，悒悒不乐，咽中闷如有息肉，背拘急不可俯仰，小便不利，脐下积气如石，足胫寒酸，屈伸难，女子赤白带下，月水不调，气逆则睾丸卒痛，实则挺长，泻之；虚则暴痒，补之。

中都（一名中郄）：内踝上七寸，胻骨中，与少阴相直。《铜人》针三分，灸五壮。

主肠澼，㿗疝，小腹痛不能行立，胫寒；妇人崩中，产后恶露不绝。

膝关：犊鼻下二寸旁陷中。《铜人》针四分，灸五壮。

主风痹，膝内廉痛引膑，不可屈伸，咽喉中痛。

曲泉：膝股上内侧，辅骨下，大筋上，小筋下陷中，屈膝横纹头取之。足厥阴肝脉所入为合水。肝虚则补之。《铜人》针六分，留十呼，灸三壮。

主㿗疝，阴股痛，小便难，腹胁支满，癃闭，少气，泄利，四肢不举，实则身目眩痛，汗不出，目䀮䀮，膝关痛，筋挛不可屈伸，发狂，衄血下血，喘呼，小腹痛引咽喉，房劳失精，身体极痛，泄水下痢脓血，阴肿，阴茎痛，脐肿，膝胫冷疼，女子血痕，按之如汤浸股内，小腹肿，阴挺出，阴痒。

阴包：膝上四寸，股内廉两筋间，踡足取之。看膝内侧，必有槽中。《铜人》针六分，灸三壮。《下经》针七分。

主腰尻引小腹痛，小便难，遗溺，妇人月水不调。

五里：气冲下三寸，阴股中动脉应手。《铜人》针六分，灸五壮。

主肠中满⑤，热闭不得溺，风劳嗜卧。

阴廉：羊矢下，去气冲二寸动脉中。《铜人》针八分，留七呼，灸三壮。

主妇人绝产，若未经生产者，灸三壮，即有子。

章门（一名长平，一名胁髎）：大横外，直季胁肋端，当脐上二寸，两旁六寸，侧卧，屈上足，伸下足，举臂取之。又云：肘尖尽处是穴。脾之募。足少阳、厥阴之会。《难经》曰：脏会章门。疏曰：脏病治此。《铜人》针六分，灸百壮。《明堂》日七壮，止五百壮。《素注》针八分，留六呼，灸三壮。

主肠鸣盈盈然，食不化，胁痛不得卧，烦热口干，不嗜食，胸胁痛支满，喘息，心痛而呕，吐逆，饮食却出，腰痛不得转侧，腰脊冷疼，溺多白浊，伤饱身黄瘦，贲豚积聚，腹肿如鼓，脊强，四肢懒惰，善恐，少气厥逆，肩臂不举。

东垣曰：气在于肠胃者，取之太阴⑥、阳明。不下，取三里、章门、中脘。

魏士珪妻徐病疝，自脐下上至于心皆胀满，呕吐烦闷，不进饮食。滑伯仁曰：此寒在下廉，为灸章门、气海。

期门：直乳二肋端，不容旁一寸五分。又曰：乳旁一寸半，直下又一寸半。肝之募。足厥阴、太阴、阴维之会。《铜人》针四分，灸五壮。

主胸中烦热，贲豚上下，目青而呕，霍乱泄利，腹坚硬，大喘不得安卧，胁下积气，伤寒心切痛，喜呕酸，食饮不下，食后吐水，胸胁痛支满，男子妇人血结胸满，面赤火燥，口干消渴，胸中痛不可忍。伤寒过经不解，热入血室，男子则由阳明而伤，下血谵语，妇人月水适来，邪乘虚而入，及产后余疾。

一妇人患热入血室。许学士云：小柴胡已迟，当刺期门。针之，如言而愈。

太阳与少阳并病，头项强痛，或眩冒，如结胸⑦，心下痞硬者，留刺大椎第二行肺俞、肝俞，慎不可发汗，发汗则谵语，五六日谵语不止，当刺期门。

【对校】

① 如死状：张缙版本作"如死灰状"。

② 终日不得息：张缙版本作"终日不得太息"。

③ 肩肿吻伤：张缙版本作"唇肿吻伤"。

④ 终日不休息：张缙版本作"终日不得太息"。

⑤ 主肠中满：张缙版本作"主腹中满"。

⑥ 取之太阴：张缙版本作"取之足太阴"。

⑦ 如结胸：张缙版本作"时如结胸"。

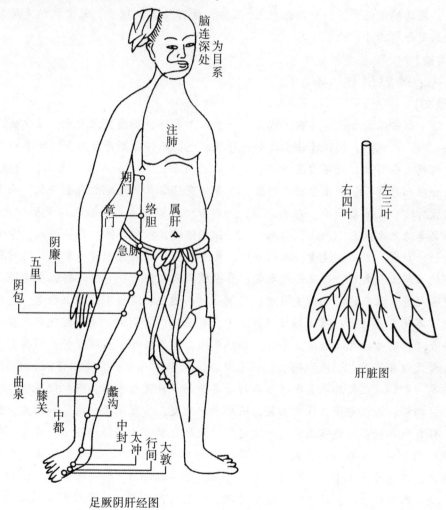

足厥阴肝经图

肝脏图

【按语】《针灸大成》未见记载阴廉穴上方的"急脉"穴。头面部有"脑连深处为目系"7个字，对于我们了解肝阳上亢等证是有帮助的。肝的外功导引，如以两手左右交叉于对侧胸胁摩擦，并运动屈伸其脚趾，有助于疏肝利气。

第十四节　任脉经穴主治（吐纳、养身）（卷七）

【提要】本节列任脉经穴歌，略述了任脉循行部位，重点讨论了道家"吐纳"的内容和"六害""十少"。考证任脉二十四穴穴法。

任脉经穴歌

【原文】

任脉三八起阴会，曲骨中极关元锐，石门气海阴交仍，神阙水分下脘配。建里中上脘相连，巨阙鸠尾蔽骨下，中庭膻中慕①玉堂，紫宫华盖璇玑夜，天突结喉是廉泉，唇下宛宛承浆舍（二十四穴）。

【对校】

① 慕：张缙版本作"募"。

【原文】

此经不取井荥俞合也。脉起中极之下[1]，以上毛际，循腹里上关元，至喉咙，属阴脉之海。以人之脉络，周流于诸阴之分，譬犹水也，而任脉则为之总会，故名曰阴脉之海焉。用药当分男女，月事多主冲任，是任之为言妊也。乃夫人生养之本，调摄之源，督则由会阴而行背，任则由会阴而行腹，人身之有任督，犹天地之有子午也。人身之任督，以腹背言，天地之子午，以南北言，可以分，可以合者也。分之以见阴阳之不杂，合之以见浑沦之无间，一而二，二而一也。但在僧道，不明此脉，各执所尚，禁食、禁足、禁语、断臂、燃指、烧身，枯坐而亡，良可悲夫！间有存中黄一事，而待神气凝聚者，有运三华五气之精，而洗骨伐毛者；有搬运周天火候者；有日运脐、夜运泥丸炼体者；有呼九灵，注三精[2]而归灵府者；有倒斗柄而运化机者；有默朝上帝者；有服气吞霞[3]者；有闭息存神者；有采炼日精月华者；有吐纳[4]导引者；有单运气行火候者；有投胎夺舍者；有旁门九品渐法三乘者，种种不同，岂离任督。盖明任督以保其身，亦犹明君能爱民以安其国也。民毙国亡，任衰身谢，是以上人哲士，先依前注，导引各经，调养纯熟，即仙家之能筑基是也。然后扫除妄念，以静定为基本，而收视返听，含光默默，调息绵绵，握固内守，注意玄关，顷刻水中火发，雪里花开，两肾如汤煎，膀胱似火热，任督犹车轮，四肢若山石，一饭之间，天机自动，于是轻轻然运，默默然举，微以意定，则金水自然混融，水火自然升降，如桔槔①[5]之呼水，稻花之凝露，忽然一粒大如黍米，落于黄庭之中。此采铅投汞之真秘，子不揣鄙陋，扫却旁蹊曲径，指出一条大路，使人人可行也。到此之时，意不可散，意散则丹不成矣。紫阳真人[6]曰：真汞生于离，其用却在坎，姹女[7]过南园，手持玉橄榄。正此谓也。日日行之无间断，无毫发之差，如是炼之一刻，则一刻之周天；炼之一时，则一时之周天；炼之一日，则一日之周天；炼之百日，则百日之周天，谓之立基。炼之十月，谓之胎仙。功夫至此，身心混沌，与虚空等，不知身之为我，我之为身，亦不知神之为气，气之为神，不规中而自规中，不胎息而自胎息[8]，水不求而自生，火不求而自出，虚室生白，黑地引针，不知其所以然而然，亦不知任之为督，督之为任也。至于六害不除，十少不存，五要不调，虽为小节之常，终为大道之累。何名六害？一曰薄名利，二曰禁声色，三曰廉货财，四曰损滋味，五曰屏虚妄，六曰除嫉妒，六者有一，卫生之道远，而未见其有得也。虽心希妙理，口念真经，咀嚼英华，呼吸景象，不能补其失也。何名十少？一曰少思，二曰少念，三曰少笑，四曰少言，五曰少饮，六曰少怒，七曰少乐，八曰少愁，九曰少好，十曰少机。夫多思则神散，多念则心劳，多笑则肺腑上翻，多言则气血虚耗，多饮则伤神损寿，多怒则腠理奔浮，多乐则心神邪荡，多愁则头面焦枯，多好则志气溃散，多机则志虑沉迷。兹乃伐人之生，甚于斤斧；蚀人之性，猛于豺狼也。卫生者，戒之哉！

【对校】

① 桔槔：张缙、黄龙祥版本作"结槔"。

【注释】

[1] 中极之下：中极穴之下。

[2] 三精：在天即日、月、星。在人则精、气、神。

[3] 服气吞霞：我国古代道家的修养方法。服气即食气。《晋书·张忠传》曰："忠隐于泰山，恬静寡欢，清虚服气。"《道藏》中有服气经，服气口诀。

[4] 吐纳：吐故纳新，古代道家的养生之术。语见《庄子·刻意》，曰："吹呴呼吸，吐故纳新。"属气功中的练气技法，吐纳即呼吸，呼吸包括外呼吸和内呼吸。

[5] 桔槔：音 jiégāo。桔槔指井上汲水之器具。以绳悬在横木上，一端系水桶，一端系重物。《庄子·天运》曰："子独不见夫桔槔者乎，引之则俯，舍之则仰。"

[6] 紫阳真人：即张紫阳（984—1082），道教全真道南五祖之一。原名伯端，字平叔，宋代天台（今浙江天台）人，卒年99岁。一般尊为紫阳真人，著有《悟真篇》。

[7] 姹女：姹音 chà，美丽。姹女即少女。

[8] 胎息：道家的一种修养方法。《抱朴子·释滞》载："得胎息者，能以鼻口嘘吸，如人在胞胎之中。"意即气功达一定程度，就如胎儿在母腹时鼻中没有出入之气，故称"胎息"。

考正穴法

【原文】

会阴（一名屏翳）：两阴间，任、督、冲三脉所起。督由会阴而行背，任由会阴而行腹，冲由会阴而行足少阴。《铜人》灸三壮。《指微》禁针。

主阴汗，阴头痛，阴中诸病，前后相引痛，不得大小便，男子阴端寒冲心，窍中热，皮疼痛，谷道搔痒①，久痔相通，女子经水不通，阴门肿痛。卒死者，针一寸补之。溺死者，令人倒拖出水，针补，尿屎出则活，余不可针。

曲骨：横骨上，中极下一寸，毛际陷中，动脉应手。足厥阴、任脉之会。《铜人》灸七壮，至七七壮，针二寸。《素注》针六分，留七呼。又云：针一寸。

主失精，五脏虚弱，虚乏冷极，小腹胀满，小便淋涩不通，癥疝，小腹痛，妇人赤白带下。

中极（一名玉泉，一名气原）：关元下一寸，脐下四寸。膀胱之募。足三阴、任脉之会。《铜人》针八分，留十呼，得气即泻，灸百壮，至三百壮止。《明堂》灸不及针，日三七壮。《下经》灸五壮。

主冷气积聚，时上冲心，腹中热，脐下结块，贲豚抢心，阴汗水肿，阳气虚惫，小便频数，失精绝子，疝瘕，妇人产后恶露不行，胎衣不下，月事不调，血结成块，子门肿痛不端，小腹苦寒，阴痒而热，阴痛，恍惚尸厥②，饥不能食，临经行房羸瘦，寒热，转脬不得尿，妇人断绪，四度针即有子。

关元：脐下三寸。小肠之募。足三阴、任脉之会。下纪者，关元也。《素注》针一寸二分，留七呼，灸七壮。又云：针二寸。《铜人》针八分，留三呼，泻五吸，灸百壮，止三百壮。《明堂》娠妇禁针，若针而落胎，胎多不出，针外昆仑立出。

主积冷虚乏，脐下绞痛，流入阴中③，发作无时，冷气结块痛；寒气入腹痛，失精白浊，溺血七疝，风眩头痛，转脬闭塞，小便不通，黄赤，劳热，石淋五淋，泄利，奔豚抢心，脐下结血，状如覆杯，妇人带下，月经不通，绝嗣不生，胞门闭塞，胍漏下血④，产后恶露不止。

石门（一名利机，一名精露，一名丹田，一名命门）：脐下二寸。三焦募也。《铜人》灸二七壮，止一百壮。《甲乙》针八分，留三呼，得气即泻。《千金》针五分。《下经》灸七壮。《素注》针六分，留七呼，妇人禁针、禁灸，犯之绝子。

主伤寒，小便不利，泄利不禁，小腹绞痛，阴囊入小腹，贲豚抢心，腹痛坚硬，卒疝绕脐，气淋血淋，小便黄，呕吐血不食谷，谷不化，水肿，水气行皮肤，小腹皮敦敦然，气满，妇人因产恶露不止，结成块，崩中漏下。

气海（一名脖胦，一名下盲⑤）：脐下一寸半宛宛中。男子生气之海。《铜人》针八分，得气即泻，泻后宜补之。可灸百壮。《明下》灸七壮。

主伤寒，饮水过多，腹胀肿，气喘心下痛，冷病面赤，脏虚气惫，真气不足，一切气疾久不瘥，肌体羸瘦，四肢力弱，贲豚七疝，小肠膀胱肾余，癥瘕结块，状如覆杯，腹暴胀，按之不下，脐下冷气痛，中恶脱阳欲死，阴症卵缩，四肢厥冷，大便不通，小便赤，卒心痛，妇人临经行房羸瘦，崩中，赤白带下，月事不调，产后恶露不止，绕脐疞痛[1]，闪着腰痛，小儿遗尿。

浦江郑义宗患滞下昏仆，目上视，溲注汗泄，脉大，此阴虚阳暴绝，得之病后酒色。丹溪为灸气海渐苏，服人参膏数斤愈。

阴交（一名横户）：脐下一寸，当膀胱上际。三焦之募。任脉、少阴、冲脉之会。《铜人》针八分，得气即泻，泻后宜补，灸百壮。《明堂》灸不及针，日三七壮，止百壮。

主气痛如刀搅，腹满坚痛⑥，下引阴中，不得小便，两丸骞，疝痛，阴汗湿痒，腰膝拘挛，脐下热，鬼击，鼻出血，妇人血崩，月事不绝，带下，产后恶露不止，绕脐冷痛，绝子，阴痒，贲豚上腹，小儿陷囟。

神阙（一名气舍）：当脐中。《素注》禁针，针之使人脐中恶疡溃，屎出者死。灸三壮。《铜人》灸百壮。

主中风不省人事，腹中虚冷，脏腑⑦，泄利不止，水肿鼓胀，肠鸣状如流水声，腹痛绕脐，小儿奶利不绝，脱肛，风痫，角弓反张。

徐平仲中风不苏，桃源簿为灸脐中百壮始苏，不起，再灸百壮。

水分（一名分水）：下脘下一寸，脐上一寸，穴当小肠下口。至是而泌别清浊，水液入膀胱，渣滓入大肠，故曰水分。《素注》针一寸。《铜人》针八分，留三呼，泻五吸。水病灸大良。又云：禁针。针之水尽即死。《明堂》水病灸七七壮，止四百壮，针五分，留三呼。《资生》云：不针为是。

主水病，腹坚肿如鼓，转筋，不嗜食，肠胃虚胀，绕脐痛冲心，腰脊急强，肠鸣状如雷声，上冲心，鬼击，鼻出血，小儿陷囟。

下脘：建里下一寸，脐上二寸，穴当胃下口，小肠上口，水谷于是入焉。足太阴、任脉之会。《铜人》针八分，留三呼，泻五吸，灸二七壮，止二百壮。

主脐下厥气动⑧，腹坚硬，胃胀，羸瘦，腹痛，六腑气寒，谷不转化，不嗜食，小便赤，痞块连脐上厥气动，日渐瘦，脉厥动，翻胃。

建里：中脘下一寸，脐上三寸。《铜人》针五分，留十呼，灸五壮。《明堂》针一寸二分。

主腹胀，身肿，心痛，上气，肠中疼，呕逆，不嗜食。

中脘（一名太仓）：上脘下一寸，脐上四寸，居心蔽骨与脐之中。手太阳、少阳、足阳明、任脉之会。上纪者，中脘也。胃之募也。《难经》曰：腑会中脘。疏曰：腑病治此。《铜人》针八分，留七呼，泻五吸，疾出针。灸二七壮，止二百壮。《明堂》日灸二七壮，止四百壮。《素注》针一寸二分，灸七壮。

主五膈，喘息不止，腹暴胀，中恶，脾疼，饮食不进，翻胃，赤白痢，寒癖，气心疼，伏梁，心下如覆杯，心膨胀，面色萎黄，天行伤寒热不已，温疟先腹痛，先泻，霍乱，泻出不知，食饮不化，心痛，身寒，不可俯仰，气发噎。

东垣曰：气在于肠胃者，取之足太阴、阳明，不下，取三里、章门、中脘。又曰：胃虚而致太阴无所禀者，于足阳明募穴中引导之。

上脘（一名胃脘）：巨阙下一寸，脐上五寸。上脘、中脘属胃、络脾。足阳明、手太阳、任脉之会。《素注》《铜人》针八分，先补后泻。风痫热病，先泻后补，立愈。日灸二七壮，至百壮，未愈倍之。《明下》灸三壮。

主腹中雷鸣相逐，食不化，腹疠刺痛，霍乱吐利，腹痛，身热，汗不出，翻胃呕吐食不下，腹胀气满，心忪惊悸，时呕血，痰多吐涎，奔豚，伏梁，二虫⑨，卒心痛，风痫，热病，马黄黄疸，积聚坚大如盘，虚劳吐血，五毒疰不能食。

巨阙：鸠尾下一寸，心之募。《铜人》针六分，留七呼，得气即泻。灸七壮，止七七壮。

主上气咳逆，胸满短气，背痛胸痛，痞塞，数种心痛，冷痛，蛔虫痛，蛊毒猫鬼，胸中痰饮，先心痛，先吐，霍乱不识人，惊悸，腹胀暴痛，恍惚不止，吐逆不食，伤寒烦心，喜呕发狂，少气腹痛，黄疸，急疸，急疫，咳嗽，狐疝，小腹胀噎⑩，烦热，膈中不利，五脏气相干，卒心痛，尸厥。妊娠子上冲心昏闷，刺巨阙，下针令人立苏不闷；次补合谷，泻三阴交，胎应针而落，如子手掬心，生下手有针痕，顶母心向前，人中有针痕，向后枕骨有针痕，是验。

按：《十四经发挥》云：凡人心下有膈膜，前齐鸠尾，后齐十一椎，周围着脊，所以遮隔浊气，不使上熏心肺，是心在膈上也。难产之妇，若子上冲，至膈则止。况儿腹中又有衣胞裹之，岂能破膈掬心哉？心为一身之主，神明出焉。不容小有所犯，岂有被冲掬而不死哉？盖以其上冲近心，故云尔。如胃脘痛，曰心痛之类是也。学者，不可以辞害意。

鸠尾（一名尾翳，一名髑骭）：在两歧骨下一寸。曰鸠尾者，言其骨垂下如鸠尾形。脉之别[11]。《铜人》禁灸，灸之令人少心力，大妙手方针，不然针取气多，令人夭。针三分，留三呼，泻五吸，肥人倍之。《明堂》灸三壮。《素注》不可刺灸。

主息贲，热病，偏头痛引目外眦，噫喘，喉鸣，胸满咳呕，喉痹咽肿，水浆不下，癫痫狂走，不择言语，心中气闷，不喜闻人语，咳唾血，心惊悸，精神耗散，少年房劳，短气少气。

又《灵枢经》云：膏之原，出于鸠尾。

中庭：膻中下一寸六分陷中。《铜人》灸五壮，针三分。《明堂》灸三壮。

主胸胁支满，噎塞，食饮不下，呕吐食出，小儿吐奶。

膻中（一名元见[12]）：玉堂下一寸六分，横量两乳间陷中，仰而取之。足太阴、少阴、手太阳、少阳、任脉之会。《难经》曰：气会膻中。疏曰：气病治此。灸五壮[13]。《明堂》灸七壮，止二七壮[14]，禁针。

主上气短气，咳逆，噎气，膈气，喉鸣喘嗽，不下食，胸中如塞，心胸痛，风痛，咳嗽，肺痈唾脓，呕吐涎沫，妇人乳汁少。

玉堂（一名玉英）：紫宫下一寸六分陷中。《铜人》灸五壮，针三分。

主胸膺疼痛，心烦咳逆，上气，胸满不得息，喘急，呕吐寒痰。

紫宫：华盖下一寸六分陷中，仰面取之。《铜人》灸五壮，针三分。《明下》灸七壮。

主胸胁支满，胸膺骨痛，饮食不下，呕逆上气，烦心，咳逆吐血，唾如白胶。

华盖：璇玑下一寸六分陷中，仰面取之。《铜人》针三分，灸五壮。《明下》灸三壮。

主喘急上气，咳逆哮嗽，喉痹咽肿，水浆不下，胸胁支满痛。

璇玑：天突下一寸六分陷中，仰头取之。《铜人》灸五壮，针三分。

主胸胁支满痛，咳逆上气，喉鸣喘不能言，喉痹咽痛，水浆不下，胃中有积。

天突（一名天瞿）：在颈结喉下四寸宛宛中[15]。阴维、任脉之会。《铜人》针五分，留三呼，得气即泻，灸亦得，不及针。若下针当直下，不得低手即五脏之气，伤人短寿。《明堂》灸五壮，针一分。《素注》针一寸，留七呼，灸三壮。

主面皮热，上气咳逆，气暴喘，咽肿咽冷，声破，喉中生疮，喉猜猜喀脓血[16]，喑不能言，身寒热，颈肿，哮喘，喉中翕翕如水鸡声，胸中气梗梗，侠舌缝青脉，舌下急，心与背相控而痛，五噎，黄疸，醋心，多睡[17]，呕吐，瘿瘤。

许氏曰：此穴一针四效。凡下针后良久，先脾磨食，觉针动为一效；次针破病根，腹中作声为二效；次觉流入膀胱为三效；然后觉气流行，入腰后肾堂间为四效矣。

廉泉（一名舌本）：颈下结喉上中央，仰面取之。阴维、任脉之会。《素注》低针取之，针一寸，留七呼⑱。《铜人》灸三壮，针三分，得气即泻。《明堂》针二分。

主咳嗽上气，喘息，呕沫，舌下肿难言，舌根缩急不食，舌纵涎出，口疮。

承浆（一名悬浆）：唇棱下陷中，开口取之。大肠脉、胃脉、督脉、任脉之会。《素注》针二分，留五呼，灸三壮。《铜人》灸七壮，止七七壮。《明堂》针三分，得气即泻，留三呼，徐徐引气而出。日灸七壮，过七七停四五日后，灸七七壮。若一向不灸⑲，恐足阳明脉断，其病不愈，停息复灸，令血脉通宣，其病立愈。

主偏风，半身不遂，口眼㖞斜，面肿消渴，口齿疳蚀生疮，暴喑不能言。

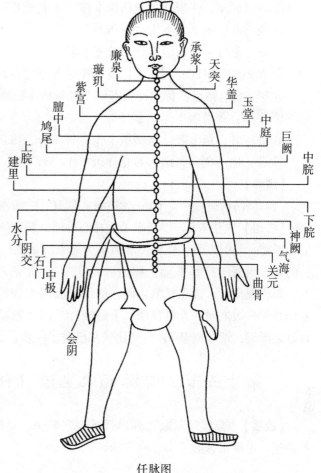

任脉图

【对校】

① 皮疼痛，谷道搔痒：张缙版本作"实则腹皮疼痛，虚则痒搔"。

② 恍惚尸厥：张缙版本作"恍惚口厥"。

③ 流入阴中：张缙版本作"渐入阴中"。

④ 胍漏下血：张缙、黄龙祥版本作"胎漏下血"。

⑤ 一名下盲：黄龙祥版本作"一名下肓"。

⑥ 腹填坚痛：张缙版本作"腹膜坚痛"。

⑦ 脏腑：张缙、黄龙祥版本作"伤败脏腑"。

⑧ 主脐下厥气动：张缙版本作"主脐上厥气动"。

⑨ 二虫：张缙版本作"三虫"。

⑩ 小腹胀噫：张缙版本作"小腹胀满"。

⑪ 脉之别：张缙、黄龙祥版本作"任脉之别"。

⑫ 一名元见：张缙、黄龙祥版本作"一名元儿"。

⑬ 灸五壮：张缙版本无"灸五壮"。

⑭ 止二七壮：张缙版本作"止七七壮"。

⑮ 在颈结喉下四寸宛宛中：黄龙祥版本作"在颈结喉下一寸宛宛中"。

⑯ 喉猜猜咯脓血：黄龙祥版本作"喉猜猜咯脓血"。

⑰ 多睡：张缙版本作"多唾"。

⑱ 针一寸，留七呼：张缙版本作"针三分，留三呼"。

⑲ 若一向不灸：张缙、黄龙祥版本作"若一向灸"。

【注释】

[1] 绕脐疞痛：疞音 jiǎo，《篇海》同疝。疞痛指腹中急痛。

【按语】 穴法方面，"妊娠子上冲心昏闷，刺巨阙"，天突穴"此穴一针四效"等均值得研究。导引方面，任督二脉历来为道家所重视，各种导引养生方法离不开任督。五脏的调养则属于打好基础，称为"筑基"，在此基础上"然后扫除妄念，以静定为基本，而收视反听，含光默默，调息绵绵，握固内守，注意玄关……任督犹车轮，四肢若山石。一饭之间，天机自动，于是轻轻然运，默默然举，微以意定……炼之百日则百日之周天，谓之立基"，自然比筑基已进了一步。

第十五节　督脉经穴主治（任督功法）（卷七）

【提要】 "督脉经穴歌"列出督脉经穴歌诀，略述督脉的循行。阐述任督二脉一功的经过。考证了督脉二十七穴穴法。

督脉经穴歌

【原文】

督脉中行二十七，长强腰俞阳关密，命门悬枢接脊中，筋缩至阳灵台逸，神道身柱陶道长，大椎平肩二十一，哑门风府脑户深，强间后顶百会率，前顶囟会上星圆①，神庭素髎水沟窟，兑端开口唇中央，龈交唇内任督毕（二十七穴）。

【对校】

①圆：张缙版本作"园"。

【原文】

此经不取井荥俞合也。脉起下极之腧，并于脊里，上至风府，入脑上巅，循额至鼻柱，属阳脉之海。以人之脉络，周流于诸阳之分，譬犹水也，而督脉则为之都纲，故名曰海焉。用药难拘定法，针灸贵察病源。

要知任督二脉一功，元将四门外闭，两目内观。默想黍米之珠，权作黄庭[1]之主。却乃徐徐咽气一口，缓缓纳入丹田。冲起命门，引督脉过尾间，而上升泥丸；追动性元，引任脉降重楼，而下返气海。二脉上下，旋转如圆；前降后升，络绎不绝。心如止水，身似空壶，即将谷道轻提，鼻息渐闭。倘或气急，徐徐咽之；若仍神昏，勤加注想。意倦放参，久而行之，关窍自开，脉络流通，百病不作。广成子[2]曰：丹灶河车休砣砣[3]。此之谓也。督任原是通真路，丹经设作许多言，予今指出玄机理，但愿人人寿万年！

【注释】

[1] 黄庭：陈撄宁先生在《黄庭经讲义》中解释说："'黄'乃土色，土位中央居；'庭'乃阶前空地。名为'黄庭'，即表示中空之意。"又：黄庭亦名规中、庐间，一指下丹田，一指中丹田，即心下肾上之所，亦为人身之中。

[2] 广成子：为小说《封神演义》中"十二金仙"之一。道场：九仙山、桃源洞；弟子：轩辕黄帝、殷郊；法宝：诛仙剑、番天印、落魂钟、雌雄剑、八卦紫寿仙衣、扫霞衣等。《黄帝内经》中，多有黄帝问道于广成子的对话。

[3] 砣：音 kū。努力、勤劳的样子。

考正穴法

【原文】

长强（一名气之阴邪，一名橛骨）：脊骶骨端计三分①，伏地取之。足少阴、少阳之会。督脉络，别走任脉。《铜人》针三分，转针以大痛为度。灸不及针，日灸三十壮，止二百壮，此痔根本。《甲乙》针二分，留七呼。《明堂》灸五壮。

主肠风下血，久痔瘘，腰脊痛，狂病，大小便难，头重，洞泄，五淋，疳蚀下部，小儿囟陷，惊痫瘛疭，呕血，惊恐失精，瞻视不正。慎冷食，房劳。

腰俞（一名背解，一名髓孔，一名腰柱，一名腰户）：二十一椎下宛宛中，以挺身伏地舒身，两手相重支额，纵四体后，乃取其穴。《铜人》针八分，留三呼，泻五吸。灸七壮，至七七壮。慎房劳、举重强力。《明堂》灸三壮。

主腰胯腰脊痛，不得俯仰，温疟汗不出，足痹不仁，伤寒四肢热不已，妇人月水闭，溺赤。

阳关：十六椎下，坐而取之。《铜人》针五分，灸三壮。

主膝外不可屈伸，风痹不仁，筋挛不行。

命门（一名属累）：十四椎下，伏而取之。《铜人》针五分，灸三壮。

主头痛如破，身热如火，汗不出，寒热疟疾，腰脊相引②，骨蒸五脏热，小儿发痫，张口摇头，身反折角弓。

悬枢：十三椎下，伏而取之。《铜人》针三分，灸三壮。

主腰脊强不得屈伸，积气上下行，水谷不化，下利，腹中留疾③。

脊中（一名神宗，一名脊俞）：十一椎下，俯而取之。《铜人》针五分，得气即泻。禁灸，灸之令人腰伛偻。

主风痫癫邪，黄疸，腹满，不嗜食，五痔便血，温病，积聚，下利，小儿脱肛。

筋缩：九椎下，俯而取之。《铜人》针五分，灸三壮。《明下》灸七壮。

主癫疾狂走，脊急强，目转反戴，上视，目瞪，痫病多言，心痛。

至阳：七椎下，俯而取之。《铜人》针五分，灸三壮。《明下》灸七壮。

主腰脊痛，胃中寒气，不能食，胸胁支满，身羸瘦，背中气上下行，腹中鸣，寒热解㑊，淫泺胫酸，四肢重痛，少气难言，卒疝忤，攻心胸。

灵台：六椎下，俯而取之。《铜人》缺治病。见《素问》。今俗灸之，以治气喘不能卧，火到便愈。禁针。

神道：五椎下，俯而取之。《铜人》灸七七壮，止百壮，禁针。《明下》灸三壮，针五分。《千金》灸五壮。

主伤寒发热，头痛，进退往来，痎疟，恍惚，悲愁健忘，惊悸。失欠，牙车蹉，张口不合。小儿风痫④，瘛疭，可灸七壮。

身柱：三椎下，俯而取之。《铜人》针五分，灸七七壮，止百壮。《明堂》灸五壮。《下经》灸三壮。

主腰脊痛，癫病狂走，瘛疭，怒欲杀人。身热，妄言见鬼，小儿惊痫。

《难经》云：治洪长伏三脉。风痫发狂⑤，恶人与火，灸三椎、九椎。

陶道：一椎下，俯而取之。足太阳、督脉之会。《铜人》灸五壮，针五分。

主痎疟寒热，洒淅脊强，烦满，汗不出，头重，目瞑，瘛疭，恍惚不乐。

大椎：一椎上，陷者宛宛中。手足三阳、督脉之会。《铜人》针五分，留三呼，泻五吸，灸以年为壮。

主肺胀胁满，呕吐上气，五劳七伤，乏力，温疟痎疟，气注背膊拘急，颈项强不得回顾，风劳食气、骨热，前板齿燥。

仲景曰：太阳与少阳并病，颈项强痛或眩冒，时如结胸，心下痞硬者，当刺大椎第一间。

痖门（一名舌厌⑥，一名舌黄⑦，一名喑门）：项后入发际五分，项中央宛宛中，仰头取之。督脉、阳维之会。入系舌本。《素注》针四分。《铜人》针二分，可绕针八分，留三呼，泻五吸，泻尽更留针取之。禁灸，灸之令人痖。

主舌急不语，重舌，诸阳热气盛，衄血不止，寒热风痖，脊强反折⑧，瘛疭癫疾，头重风汗不出。

风府（一名舌本）：项后入发际一寸，大筋内宛宛中，疾言其肉立起，言休立下。足太阳、督脉、阳维之会。《铜人》针三分，禁灸，灸之使人失音。《明堂》针四分，留三呼。《素注》针四分。

主中风，舌缓不语，振寒汗出，身重恶寒，头痛，项急不得回顾，偏风半身不遂，鼻衄，咽喉肿痛，伤寒狂走欲自杀，目妄视，头中百病，马黄黄疸。

疟论曰：邪客于风府，循膂而下，卫气一日夜大会于风府，明日日下一节，故其作晏，每至于风府，则腠理开；腠理开，则邪气入；邪气入，则病作，以此日作稍益晏也。其出于风府，日下一节，二十五日下至骶骨，二十六日入于脊内，故日作益晏也⑨。

昔魏武帝患伤风项急，华佗治此穴得效。

脑户（一名合颅）：枕骨上，强间后一寸半。足太阳、督脉之会。《铜人》禁灸，灸之令人痖。《明堂》针三分。《素注》针四分。《素问》刺脑户⑩，入脑立死。

主面赤目黄，面痛，头重肿痛，瘿瘤。此穴针灸俱不宜。

强间（一名大羽）：后顶后一寸半。《铜人》针二分，灸七壮。《明堂》灸五壮。

主头痛目眩。脑旋烦心，呕吐涎沫，项强左右不得回顾，狂走不卧。

后顶（一名交冲）：百会后一寸半，枕骨上。《铜人》灸五壮，针二分。《明堂》针四分。《素注》针三分。

主头项强急，恶风寒，风眩，目䀮䀮，额颅上痛，历节汗出，狂走癫疾不卧，痫发瘛疭，头偏痛。

百会（一名三阳，一名五会，一名巅上，一名天满）：前顶后一寸五分，顶中央旋毛中，可容豆，直两耳尖。性理北溪陈氏曰：略退些子，犹天之极星居北。手足三阳、督脉之会。《素注》针二分。《铜人》灸七壮，止七七壮。凡灸头顶，不得过七壮，缘头顶皮薄，灸不宜多。针二分，得气即泻。又《素注》针四分。

主头风中风，言语謇涩，口噤不开，偏风半身不遂，心烦闷，惊悸健忘，忘前失后，心神恍惚，无心力，痎疟，脱肛，风痫，青风，心风，角弓反张，羊鸣多哭，语言不择，发时即死，吐沫，汗出而呕，饮酒面赤，脑重鼻塞，头痛目眩，食无味，百病皆治。

虢太子尸厥，扁鹊取三阳五会，有间太子苏。唐高宗头痛，秦鸣鹤曰：宜刺百会出血。武后曰：岂有至尊头上出血之理。已而刺之，微出血，立愈。

前顶：囟会后一寸半，骨间陷中。《铜人》针一分，灸三壮，止七七壮。《素注》针四分。

主头风目眩，面赤肿，水肿，小儿惊痫，瘛疭，发即无时，鼻多清涕，顶肿痛。

囟会：上星后一寸陷中。《铜人》灸二七壮，至七七壮。初灸不痛，病去即痛，痛止灸。若是鼻塞，灸至四日渐退，七日顿愈。针二分，留三呼，得气即泻。八岁以下不可针，缘囟门未合，刺之恐伤其骨，令人夭。《素注》针四分。

主脑虚冷，或饮酒过多，脑疼如破，衄血，面赤暴肿，头皮肿，生白屑风，头眩，颜青目眩，鼻塞不闻香臭，惊悸目戴上不识人。

上星（一名神堂）：神庭后，入发际一寸陷中，容豆。《素注》针三分，留六呼，灸五壮。《铜人》灸七壮。以细三棱针，宣泄诸阳热气，无令上冲头目。

主面赤肿，头风，头皮肿，面虚，鼻中息肉，鼻塞头痛，痎疟振寒，热病汗不出。目眩，目睛痛，不能远视，口鼻出血不止。不宜多灸，恐拔气上，令人目不明。

神庭：直鼻上入发际五分。足太阳、督脉之会。《素注》灸三壮。《铜人》灸二七壮，止七七壮。禁针，针则发狂，目失睛⑪。

主登高而歌，弃衣而走，角弓反张，吐舌，癫疾风痫，目上视不识人⑫，头风目眩，鼻出清涕不止，目泪出，惊悸不得安寝，呕吐烦满，寒热头痛，喘渴。

岐伯曰：凡欲疗风，勿令灸多。缘风性轻，多即伤，惟宜灸七壮，至三七壮止。张子和曰：目肿、目翳，针神庭、上星、囟会、前顶，翳者可使立退，肿者可使立消。

素髎（一名面正）：鼻柱上端准头。此穴诸方阙治。《外台》不宜灸，针一分。《素注》针三分。

主鼻中息肉不消，多涕，生疮鼻窒，喘息不利，鼻㖞僻，衄䶊。

水沟（一名人中）：鼻柱下，沟中央，近鼻孔陷中。督脉、手足阳明之会。《素注》针三分，留六呼，灸三壮。《铜人》针四分，留五呼，得气即泻，灸不及针，日灸三壮。《明堂》日灸三壮，至二百壮。《下经》灸五壮。

主消渴，饮水无度，水气遍身肿。失笑无时，癫痫语不识尊卑，乍哭乍喜[13]，中风口噤，牙关不开，面肿唇动，状如虫行，卒中恶，鬼击，喘渴，目不可视，黄疸马黄，瘟疫，通身黄，口㖞僻。灸不及针，艾炷小雀粪大。水面肿，针此一穴，出水尽即愈。

兑端：唇上端。《铜人》针二分，灸三壮。

主癫疾吐沫，小便黄，舌干消渴，衄血不止，唇吻强，齿龈痛，鼻塞，痰涎，口噤鼓颔。炷如大麦。

龈交：唇内齿上龈缝中。任、督、足阳明之会。《铜人》针三分，灸三壮。

主鼻中息肉，蚀疮，鼻塞不利，额颊中痛，颈项强，目泪眵汁，牙疳肿痛，内眦赤痒痛，生白翳，面赤心烦，马黄黄疸，寒暑瘟疫。小儿面疮癣，久不除，点烙亦佳。

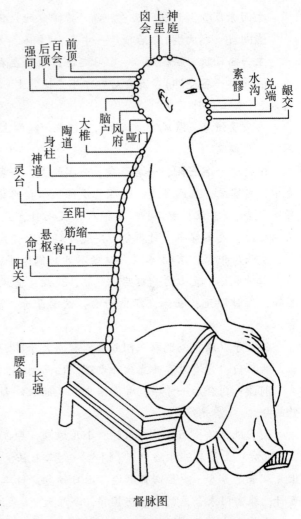

督脉图

【对校】

① 脊骶骨端计三分：张缙版本作"脊骶骨端下三分"。

② 腰脊相引：张缙版本作"腰脊相引痛"。黄龙祥版本作"腰腹相引"。

③ 腹中留疾：张缙版本作"腹中留积"。

④ 小儿风痫：张缙、黄龙祥版本作"小儿风痫"。

⑤ 风痫发狂：张缙版本作"风痫，惊痫，发狂"。

⑥ 一名舌厌：张缙版本作"一名舌厌"。

⑦ 一名舌黄：张缙、黄龙祥版本作"一名舌横"。

⑧ 脊强反折：张缙版本作"脊强反拆"。

⑨ 故日作益晏也：张缙版本作"故日作益早也"。

⑩《素问》刺脑户：张缙版本作"《素问》刺头中脑户"。

⑪ 目失睛：张缙版本作"目失精"。

⑫ 目上视不识人：张缙版本作"戴目上视不识人"。

⑬ 乍哭乍喜：张缙版本作"乍兴乍喜"。

【按语】穴法方面，少了第十胸椎下的中枢穴。本节的任督功法，即道家内丹术，借用天文学上"周天"的术语，本义指地球自转一周，被内丹术功法借喻内气在体内沿任、督二脉循环一周，即内气从下丹田出发，经会阴，过肛门，沿脊椎督脉通尾闾、夹脊和玉枕三关，到头顶泥丸，再由两耳颊分道而下，会至舌尖（或至迎香，走鹊桥。上鹊桥在印堂、鼻窍处，下鹊桥在会阴、谷道处）。与任脉接，沿胸腹正中下还丹田。因其范围相对较小，故称小周天，又称子午周天、取坎填离、水火既济、玉液还丹等。

第十六节　奇经八脉（卷七）

【提要】本节引自《针灸节要》，主要论述奇经八脉的循行、功能、病候及所属或所发之穴。

【原文】

督脉者，起于少腹以下骨中央[1]，女子入系廷孔[2]，其孔溺孔之端也。其络循阴器，合篡[3]间，绕篡后，别绕臀，至少阴，与巨阳[4]中络者合少阴①，上股内后廉，贯脊属肾；与太阳起于目内眦，上额，交巅上，入络脑，还出别下项，循肩髆内，侠②脊抵腰中，入循膂络肾，其男子循茎下至篡，与女子等；其少腹直上者，贯脐中央，上贯心，入喉，上颐环唇，上系两目之下中央。

督脉起于下极之腧，并于脊里，上至风府，入脑上巅，循额至鼻柱，属阳脉之海。其为病也，脊强而厥，凡二十七穴。

【对校】

① 至少阴，与巨阳中络者合少阴：黄龙祥版本作"至少阴与巨阳中络者合少阴"。

② 侠：黄龙祥版本作"夹"。

【注释】

[1] 少腹以下骨中央：即指前后阴之间，亦指会阴穴部位。

[2] 廷孔：即前阴溺孔。

[3] 篡：音 cuàn。形声。从竹，算声。本义：非法地夺取。此指人体部位名，与"会阴穴"部位相当。

[4] 巨阳：此指足太阳经而言。

【原文】

任脉与冲脉，皆起于胞[1]中，循脊里，为经络之海。其浮而外者，循腹上行，会于咽喉，别而络唇口。血气盛，则肌肉热。血独盛，则渗灌皮肤生毫毛。妇人有余于气，不足于血，以其月事数下，任冲并伤故也。任冲之交脉，不营于唇口，故髭须不生。

任脉起于中极之下，以上毛际，循腹里，上关元，至喉咽，属阴脉之海。其为病也，苦内结，男子为七疝，女子为瘕聚。凡二十四穴。

【注释】

[1] 胞：即胞宫。

【原文】

冲脉者，与任脉皆起于胞中，上循脊里，为经络之海。其浮于外者，循腹上行，会于咽喉，别而络唇口。故曰："冲脉者，起于气冲，并足少阴之经，侠①脐上行，至胸中而散。其为病也，令人逆气而里急。"《难经》则曰："并足阳明之经。"以穴考之，足阳明侠脐左右各二寸而上行。足少阴侠脐左右各一寸②而上行。《针经》所载。冲任与督脉，同起于会阴，其右③腹也，行乎幽门、通谷、阴都、石关、商曲、肓俞、中柱④、四满、气穴、大赫、横骨，凡二十二穴，皆足少阴之分也。然则冲脉，并足少阴之经明矣。

幽门（巨阙旁）通谷（上脘旁）阴都（通谷下）石关（阴都下）商曲（石关下）肓俞（商曲下）中注（肓俞下）四满（中注下）气穴（四满下）大赫（气穴下）横骨（大赫下）。

【对校】

① 侠：黄龙祥版本作"夹"。

② 足少阴侠脐左右各一寸：张缙版本作"足少阴侠脐左右各五分"。

③ 右：张缙、黄龙祥版本作"在"。

④ 柱：张缙、黄龙祥版本作"注"。

【原文】

带脉者，起于季胁，回身一周。其为病也，腹满，腰溶溶如坐水中。其脉气所发①，正名带脉，以其回身一周如带也。又与足少阳会于带脉、五枢、维道，此带脉所发。凡六穴。

带脉（季胁下一寸八分）五枢（带脉下三寸）维道（章门下五寸三分）。

【对校】

①其脉气所发：张缙版本作"其脉气所发，在季胁下一寸八分"。

【原文】

阳跷脉①[1]者，起于跟中，循外踝上行，入风池。其为病也，令人阴缓而阳急[2]。两足跷脉，本太阳②之别，合于太阳，其气上行，气并相还，则为濡目[3]，气不营则目不合；男子数其阳，女子数其阴，当数者为经，不当数者为络也[4]。跷脉长八尺③。所发之穴，生于申脉，本于仆参，郄于附阳，与足少阳会于居髎，又与手阳明会于肩髃及巨骨，又与手太阳、阳维会于臑俞，又与手阳明会与地仓及巨髎，又与任脉、足阳明会于承泣。凡二十穴。

申脉（外踝下）仆参（跟骨下）附阳（外跟上）居髎（章门下）肩髃（肩端）巨骨（肩端）臑俞（肩髃后胛骨上廉）地仓（口吻旁）巨髎（鼻两旁）承泣（目下七分）。

【对校】

① 跷脉：黄龙祥版本、张缙版本原文中"跷脉"均作"蹻脉"述，如"阳蹻脉""阴蹻脉"，后文不一一赘述。

② 太阳：张缙版本作"少阴"。

③ 跷脉长八尺：张缙版本作"蹻脉长七尺五寸"。

【注释】

[1] 跷脉：跷通蹻，《难经·二十八难》杨玄操注："蹻，捷疾也，言此脉是人行走之机要，动足之所由，故曰蹻脉也。"

[2] 阴缓而阳急：指下肢内侧肌肉弛缓而外侧肌肉拘急，为本经发病的特点。

[3] 濡目：指濡润眼目而言。

[4] 男子数其阳……不当数者为络也：《医学纲目》曰："当，谓当脉度一十六丈二尺之数也。男子以阳蹻当其数，女子以阴蹻当其数。"《黄帝内经太素》注："男子以阳蹻为经，以阴蹻为络；女子以阴蹻为经，阳蹻为络也。"

【原文】

阴跷脉者，亦起于跟中，循内踝上行，至咽喉，交贯冲脉。其为病也，令人阳缓而阴急[1]。故曰："跷脉者，少阴之别，起于然谷之后，上内踝之上，直上阴，循阴股入阴，上循胸里①，入缺盆，上出人迎之前，入鼻，属目内眦，合于太阳。女子以之为经，男子以之为络。"两足跷脉，长八尺②，而阴跷之郄在交信，阴跷病者取此，凡四穴。

照海（足内踝下）交信（内踝上）。

【对校】

① 上循胸里：张缙版本作"上循腹里"。

② 长八尺：张缙版本作"长七尺五寸"。

【注释】

[1] 阳缓而阴急：指下肢外侧肌肉弛缓而内侧肌肉拘急。

【原文】

阳维脉者，维于阳，其脉起于诸阳之会，与阴维皆维络于身。若阳不能维于阳，则溶溶不能自收持[1]。其脉气所发，别于金门，郄于阳交，与手太阳及阳跷脉会于臑俞，又与手少阳会于臑会，又与手足少阳会于天髎，又与手足少阳、足阳明会于肩井。其在头也，与足少阳会于阳白，上于①本神及临泣、目窗，上至正营、承灵，循于脑空，下至风池、日月；其与督脉会，则在风府及哑门。其为病也，苦寒热。凡三十二穴。

金门（足外踝下）阳交（外踝上）臑俞（肩后甲上②）臑会（肩前廉）天髎（缺盆上）肩井（肩头上）阳白（眉上）本神（曲差旁）临泣（目上）目窗（临泣后）正营（目窗后）承灵（正营后）脑空（承灵后）风池（脑空下）日月（期门下）风府哑门。

【对校】

① 于：张缙版本作"与"。

② 肩后甲上：张缙、黄龙祥版本作"肩后胛上"。

【注释】

[1] 溶溶不能自收持：意指全身懈怠无力，不能自主。

【原文】

阴维脉者，维于阴，其脉起于诸阴之交，若阴不能维于阴，则怅然失志。其脉气所发，阴维之郄，名曰筑宾，与足太阴会于腹哀、大横，又与足太阴、厥阴会于府舍、期门，与任脉会于天突、廉泉，其为病也，苦心痛。凡一十二穴。

筑宾（内踝上）腹哀（日月下）大横（腹哀下）府舍（腹结下）期门（乳下）天突（结喉下）廉泉（结喉上）。

【按语】冲任督"一元而三歧"，出自"奇经八脉歌"。《针灸大成》卷七载有《医经小学》的"奇经八脉歌"。

附：奇经八脉歌

督脉起自下极腧，并于脊里上风府，过脑额鼻入龈交，为阳脉海都纲要。

任脉起于中极底，上腹循喉承浆里，阴脉之海妊所谓。

冲脉出胞循脊中，从腹会咽络口唇，女人成经为血室，脉并少阴之肾经。与任督本于阴会，三脉并起而异行。

阳跷起自足跟里，循外踝上入风池。阴跷内踝循喉嗌，本足阴阳脉别支。

诸阴交起阴维脉，发足少阴筑宾郄。诸阳会起阳维脉，太阳之郄金门穴。

带脉周回季胁间，会于维道足少阳。

所谓奇经之八脉，维击诸经乃顺常。

第十七节　十五络脉（卷七）

【提要】本节内容有1388年明代刘纯所著《医经小学·十五络脉歌》、1531年高武《针灸节要》（又名《针灸素难要旨》《针灸要旨》）对十五络脉的论述和1556年徐春甫撰写的《古今医统大全》（又名《医统大全》）十五络穴辨。比较详尽地阐述了十五络脉的起止循行及主病。但内容基本上来自《灵枢·经脉》。

十五络脉歌

【原文】

人身络脉一十五，我今逐一从头举：手太阴络为列缺，手少阴络即通里，手厥阴络为内关，手太阳络支正是，手阳明络偏历当，手少阳络外关位，足太阳络号飞扬，足阳明络丰隆记，足少阳络为光明，足太阴络公孙寄，足少阴络名大钟，足厥阴络蠡沟配，阳督之络号长强，阴任之络为屏翳[1]，脾之大络为大包，十五络名君须记。

【注释】

[1] 屏翳：经穴别名，出自《针灸甲乙经》，即会阴穴。又指古代传说中的神名：

或指云神，或指雨师，或指雷师，或指风师。

十五络脉穴辨

【原文】

十五络脉者，十二经之别络而相通焉者也。其余三络，为任督二脉之络，脾之大络，总统阴阳诸络，灌溉于脏腑者也。《难经》谓三络为阳跷、阴跷二络，尝考之无穴可指。且二跷亦非十四经之正也。《针灸节要》以为任络曰屏翳，督络曰长强，诚得《十四经发挥》之正理，加以脾之大络曰大包，此合十五络也。

十五络脉

【原文】

手太阴之别络，名曰列缺。起于腕上分间，并太阴之经，直入掌中，散入鱼际。其病实则手锐掌热，泻之；虚则欠㰠，小便遗数，补之。去腕寸半，别走阳明也。

手少阴之别络，名曰通里。去腕一寸，别走太阳，循经入于心中，系舌本，属目系，实则支膈，泻之；虚则不能言，补之。

手厥阴之别络，名曰内关。去掌二寸两筋间①，别走少阳，循经上系于心包络心系。实则心痛，泻之；虚则头强，补之。

【对校】

① 去掌二寸两筋间：张缙版本作"去腕二寸，出于两筋间"。

【原文】

手太阳之别络，名曰支正。上腕五寸，别走①少阴；其别者，上走肘，络肩髃。实则节弛肘废，泻之；虚则生疣，小者如指痂疥，补之。

【对校】

① 别走：张缙版本作"内注"。

【原文】

手阳明之别络，名曰偏历。去腕三寸，别走太阴；其别者，上循臂，乘肩髃，上曲颊偏齿；其别者，入耳，合于宗脉。实则龋聋，泻之；虚则齿寒痹膈，补之。

手少阳之别络，名曰外关。去腕二寸，外绕臂，注胸中，别走手厥阴。实则肘挛，泻之；虚则不收，补之。

足太阳之别络，名曰飞扬。去踝七寸，别走少阴。实则鼽窒，头背痛，泻之；虚则鼽衄，补之。

足少阳之别络，名曰光明，去踝五寸，别走厥阴，下络足跗。实则厥，泻之；虚则痿躄，坐不能起，补之。

足阳明之别络，名曰丰隆。去踝八寸，别走太阴。其别者，循胫骨外廉，上络头项，合诸经之气，下络喉嗌。其病气逆则喉痹，卒喑，实则狂癫，泻之；虚则足不收，胫枯，补之。

足太阴之别络，名曰公孙。去本节之后一寸，别走阳明。其别者，入络肠胃，厥气上逆则霍乱。实则肠中切痛，泻之；虚则鼓胀，补之。

足少阴之别络，名曰大钟。当踝后绕跟，别走太阳；其别者，并经上走于心包下，外贯腰脊。其病气逆烦闷，实则闭癃，泻之；虚则腰痛，补之。

足厥阴之别络，名曰蠡沟。去内踝五寸，别走少阳；其别者，径胫上睾，结于茎。其病气逆则睾肿，卒疝，实则挺长，泻之；虚则暴痒，补之。

任脉之别络，名曰屏①翳，上②鸠尾，散于腹。实则腹皮痛，泻之；虚则痒搔，补之。

【对校】

① 屏：张缙版本作"尾"。

② 上：张缙、黄龙祥版本作"下"。

【原文】

督脉之别络，名曰长强，侠①脊上项，散头上，下当肩胛左右，别走任脉②，入贯脊。实则脊强，泻之；虚则头重高摇，补之。

【对校】

① 侠：黄龙祥版本作"夹"。

② 任脉：张缙版本作"太阳"。

【原文】

脾之大络，名曰大包。出渊液下三寸，布胸胁，实则身尽痛，泻之；虚则百节尽皆纵，补之。

凡此十五络者，实则必见，虚则必下，视之不见，求之上下。人经不同，络脉异所别也。

【按语】 络脉的循行分布对针灸临床有重要指导意义。十五络脉有虚实证候表现。无论是虚证还是实证，都可能在络脉出现异常现象。而由于人体肥瘦不同，经脉长短不一，络脉所居之部位也是有所差异的。

第十八节　十二经筋（卷七）

【提要】 本节出自高武《针灸节要》，内容主要是《灵枢·经筋》的原文，论述十二经筋循行及病候与季节的关系，强调筋病治疗"治在燔针劫刺，以知为数，以痛为输"。

【原文】

足太阳之筋，起于足小指，上结于踝，斜上结于膝；其下循足外侧，结于踵[1]，上循跟，结于腘；其别者，结于腨外，上腘中内廉，与腘中并上结于臀，上侠①脊上项；其支者，别入结于舌本；其直者，结于枕骨，上头，下额②，结于鼻；其支者，为目上纲③，下结于頄；其支者，从腋后④外廉结于肩髃；其支者，入腋下，上⑤出缺盆[2]，上结于完骨；其支者，出缺盆，斜上出于頄。其病小指支跟肿痛⑥，腘挛，脊反折，项筋急，肩不举，腋支缺盆中纽痛，不可左右摇。治在燔针劫刺[3]，以知为数[4]，以痛为输，名曰仲春痹[5]也。

【对校】

① 侠：张缙、黄龙祥版本作"夹"。

② 额：张缙版本作"颜"，黄龙祥版本作"领"。

③ 纲：黄龙祥版本作"网"。

④ 后：张缙版本作"下"。

⑤ 上：张缙版本作"止"。

⑥ 其病小指支跟肿痛：黄龙祥版本作"其病小指支，跟肿痛"。

【注释】

[1] 踵：即足跟。

[2] 缺盆：此指锁骨上的凹陷处。

[3] 燔针劫刺：燔针多指火针，还指温针法。劫，强夺和威逼之意。劫刺，即迅猛地用针刺。此指火针速刺之法。

[4] 以知为数："知"为感知。"数"，《说文解字》注曰："数，记也。"其本意是指计算。"数"字在《黄帝内经》中不仅作数量解，还可作道理、法度、规律、标准讲。"数"字除有以上几种含义外，还当"顺序"讲。如《荀子·劝学》云："学恶乎始？恶乎终？曰：其数则始乎诵经，终乎读礼。""治在燔针劫刺，以知为数，以痛为输"也就是要首先选取患者感觉最痛苦的部位施治，然后再依次治疗他处，并将其痛处作为火针施治的腧穴。

[5] 仲春痹：仲春，即三月。仲春痹，亦即在夏历三月多发的足太阳痹证。

【原文】

足少阳之筋，起于小指次指，上结外踝，上循胫外廉，结于膝外廉；其支者，别起外辅骨，上走髀，前者结于伏兔之上，后者结于尻；其直者，上乘䏚季胁，上走腋前廉，系于膺乳，结于缺盆；直者，上出腋，贯缺盆，出太阳之前，循耳后，上额角，交巅上，下走颔，上结于頄；支者，结于目眦为外维。其病小指次指支转筋，引膝外转筋，膝不可屈伸，腘筋急，前引髀，后引尻，即上乘䏚，季胁痛，上引缺盆、膺乳、颈维筋急。从左之右，右目不开，上过右角，并跷脉而行，左络于右，故伤左角，右足不用，命曰维筋相交。治在燔针劫刺，以知为数，以痛为输，名曰孟春痹[1]也。

【注释】

[1] 孟春痹：孟春是正月，孟春痹，就是在夏历正月多发的足少阳痹证。

【原文】

足阳明之筋，起于中三指[1]，结于跗上，斜外上加于辅骨，止①结于膝外廉，直上结于髀枢，上循胁属脊；其直者，上循骭[2]，结于膝②；其支者，结于外辅骨，合少阳；其直者，上循伏兔，上结于髀，聚于阴器，上腹而布，至缺盆而结，上颈，上侠③口，合于頄，下结于鼻，上合于太阳。太阳为目上纲，阳明为目下纲④；其支者，从颊结于耳前。其病足中指支胫转筋，脚跗[3]坚，伏兔转筋，髀前肿，㿉疝，腹筋急，引缺盆及颊，卒口僻[4]，急者目不合，热则筋纵[5]，目不开；颊筋有寒，则急，引颊移口，有热则筋弛纵，缓不胜收，故僻。治之以马膏^[6]，膏其急者；以白酒和桂，以涂其缓者，以桑钩钩之，即以生桑灰置之坎中，高下以坐等，以膏熨急频，且饮美酒，啖^{⑤[7]}美炙肉；不饮酒者，自强也，为之三拊而已。治在燔针劫刺，以知为数，以痛为输，名曰季春痹^[8]也。

【对校】

① 止：黄龙祥版本作"上"。

② 髀：张缙版本作"膝"。

③ 侠：黄龙祥版本作"夹"。

④ 太阳为目上纲，阳明为目下纲：黄龙祥版本作"太阳为目上网，阳明为目下网"。

⑤ 啖：黄龙祥版本作"唅"。

【注释】

[1] 中三指：此指足次趾、中趾而言。马蒔说："历兑起于次趾，而其筋则自次趾以连三趾。"

[2] 骭：音 gàn。此指胫骨而言。

[3] 脚跗：此指足背部。

[4] 卒口僻：卒，突然的意思。卒口僻即突然发生口角㖞斜。

[5] 筋纵：即筋弛缓无力。

[6] 马膏：即马脂熬成的膏。马脂，性味甘平柔润，能养筋治痹。

[7] 啖：音 dàn，同"唅"。意为吃或给人吃，陈寿《三国志》裴松之注引《魏略》曰："五官将知忠尝啖人，因从驾出行，令俳取冢间髑髅系著忠马鞍，以为欢笑。"

[8] 季春痹：季春是三月。季春痹是发于夏历三月的足阳明痹证。

【原文】

足太阴之筋，起于大指之端内侧，上结于内踝；其直者，络于膝内辅骨，上循阴股^[1]，结于髀^[2]，聚于阴器，上腹结于脐，循腹里，结于肋，散于胸中；其内者，着于脊。其病足大指支内踝痛，转筋痛，膝内辅骨痛，阴股引髀而痛，阴器纽痛，下^①引脐两胁痛，引膺中脊内痛。治在燔针劫^②刺，以知为数，以痛为输，名曰孟秋痹^{③[3]}也。

【对校】

① 下：张缙版本作"上"。

② 劫：张缙版本作"却"。

③ 孟秋痹：张缙版本作"仲秋痹"。

【注释】

[1] 阴股：即大腿内侧靠近阴部位置。

[2] 髀：即股部，亦即大腿上半部。

[3] 孟秋痹：孟秋，是七月。孟秋痹是夏历七月多发的足太阴痹证。

【原文】

足少阴之筋，起于小指之下，并足太阴之筋，斜走内踝之下，结于踵，与太阳之筋合，而上结于内辅之下，并太阴之筋而上，循阴股，结于阴器，循脊内，侠^①膂，上至项，结于椀②骨，与足太阳之筋合。其病足下转筋，及所过而结者，皆痛及转筋。病在此者，主痫瘛及痉，在外者不能俛③，在内者不能仰。故阳病者，腰反折不能俛，阴病者不能仰。治在燔针劫刺，以知为数，以痛为输。在内者，熨引饮药，此筋折纽[1]，纽发数甚者死不治。名曰仲秋痹④[2]也。

【对校】

① 侠：黄龙祥版本作"夹"。

② 椀：张缙、黄龙祥版本作"枕"。

③ 俛：张缙、黄龙祥版本作"俯"，后同。

④ 仲秋痹：张缙版本作"孟秋痹"。

【注释】

[1] 筋折纽：即筋脉循行行曲之意。

[2] 仲秋痹：仲秋，是八月。仲秋痹是夏历八月多发的足少阴痹证。

【原文】

足厥阴之筋，起于大指之上，上结于内踝之前，上循胫，上结内辅之下，上循阴股，结于阴器，络诸筋。其病足太指①支内踝之前痛，内辅痛，阴股痛转筋，阴器不用，伤于内则不起，伤于寒则阴缩入，伤于热则纵挺不收，治在行水清阴气。其病转筋者，治在燔针劫刺，以知为数，以痛为输，名曰季秋痹[1]也。

【对校】

① 足太指：张缙、黄龙祥版本作"足大指"。

【注释】

[1] 季秋痹：季秋，是九月。季秋痹是夏历九月多发的足厥阴痹证。

【原文】

手太阳之筋，起于小指之上，结于腕，上循臂内廉，结于肘内锐骨[1]之后，弹之应小指之上，入结于腋下；其支者，后走腋后廉，上绕肩胛，循颈，出走太阳之前①，结于耳后完骨；其支者，入耳中；直者，出耳上，下结于颔，上属目外眦。其病小指支肘内锐骨后廉痛，循臂阴，入腋下，腋下痛，腋后廉痛，绕肩胛引颈而痛，应耳中鸣痛引颔[2]，目瞑良久乃得视，颈筋急，则为筋瘘颈肿[3]，寒热在颈者②。治在燔针劫③刺之，以知为数，以痛为输。其为肿者，复而锐之。本支者，上曲牙[4]，循耳前属目外眦，上颔，结于角，其病当所过者支转筋。治在燔针劫刺，以知为数，以痛为输，名曰仲夏痹[5]也。

【对校】

① 出走太阳之前：张缙版本作"出足太阳之筋前"。

② 则为筋瘘颈肿，寒热在颈者：黄龙祥版本作"则为筋瘘，颈肿寒热在颈者"。

③ 劫：张缙版本作"却"。

【注释】

[1] 锐骨：指手腕背部小指侧的骨隆起，即尺骨茎突。

[2] 颔：相当于口内软腭部位，古称之为"颔"。

[3] 筋瘘颈肿：张景岳认为是"鼠瘘之属"。鼠瘘，即瘰疬。

[4] 曲牙：为颊车穴的别名，见于《素问·气穴论》，王冰注："颊车穴也。"亦有将下颌骨作曲牙者。

[5] 仲夏痹：仲夏，是五月。仲夏痹是夏历五月多发的手太阳痹证。

【原文】

手少阳之筋，起于小指次指之端，结于腕，中循臂①，结于肘，上绕臑外廉，上肩，走颈，合手太阳；其支者，当曲颊入系舌本；其支者，上曲牙，循耳前，属目外眦，上乘颌，结于角。其病当所过者，即支转筋，舌卷。治在燔针劫刺，以知为数，以痛为输，名曰季夏痹[1]也。

【对校】

① 结于腕，中循臂：张缙版本作"结于腕，上循臂"。黄龙祥版本作"结于腕中，循臂"。

【注释】

[1] 季夏痹：季夏，是六月。季夏痹是夏历六月多发的手少阳痹证。

【原文】

手阳明之筋，起于大指次指之端，结于腕，上循臂，上结于肘外，上臑，结于髃；其支者，绕肩胛，侠①脊；直者从肩髃上颈；其支者，上颊，结于頄；直者，上出手太阳之前，上左角，络头，下右颌。其病当所过者，支痛及转筋，肩不举，颈不可左右视。治在燔针劫刺，以知为数，以痛为输，名曰孟夏痹[1]也。

【对校】

① 侠：黄龙祥版本作"夹"。

【注释】

[1] 孟夏痹：孟夏，是四月。孟夏痹是夏历四月多发的手阳明痹证。

【原文】

手太阴之筋，起于大指之上，循指上行，结于鱼后，行寸口外侧，上循臂，结肘中，上臑内廉，入腋下，出缺盆，结肩前髃，上结缺盆，下结胸里，散贯贲[1]，合贲下抵季胁。其病当所过者，支转筋，痛甚成息贲[2]，胁急吐血。治在燔针劫刺，以知为数，以痛为输，名曰仲冬痹[3]也。

【注释】

[1] 贲：为胃之上口。

[2] 息贲：为五积之一，属肺之积，是一种呼吸急促，气逆上奔的疾患，右胁下有如覆杯状痞块。

[3] 仲冬痹：仲冬，是十一月。仲冬痹是夏历十一月多发的手太阴痹证。

【原文】

手厥阴之筋，起于中指，与太阴之筋并行，结于肘内廉，上臂阴，结腋下，下散前后侠①胁；其支者，入腋，散胸中，结于臂②。其病当所过者，支转筋前及胸痛息贲。治在燔针劫刺，以知为数，以痛为输，名曰孟冬痹[1]也。

【对校】

① 侠：黄龙祥版本作"夹"。

② 臂：张缙版本作"贲"。

【注释】

[1] 孟冬痹：孟冬，是十月。孟冬痹是夏历十月多发的手厥阴痹证。

【原文】

手少阴之筋，起于小指之内侧，结于锐骨，上结肘内廉，上入腋，交太阴，侠乳里，结于胸中，循臂①下系于脐。其病内急心承[1]伏梁，下为肘网②[2]。其病当所过者，支转筋，筋痛，治在燔针劫刺，以知为数，以痛为输。其承伏梁唾血脓者③，死不治。经筋之病，寒则反折筋急，热则筋弛纵不收，阴痿不用。阳急则反折，阴急则俛④不伸。焠刺者，刺寒急也，热则筋纵不收，无用燔针。名曰季冬痹[3]也。

【对校】

① 臂：张缙版本作"贲"。

② 网：张缙、黄龙祥版本作"纲"。

③ 其承伏梁唾血脓者：张缙版本作"其成伏梁唾脓血者"。

④ 俛：张缙、黄龙祥版本作"俯"。

【注释】

[1] 心承：承，是由下承上之意。心承，是深部的筋拘急竖伏，承于心下。

[2] 下为肘网：下是指胸至肘的部位。此指上肢的经筋有病，肘就像绳索一样的牵扯拘急。《黄帝内经太素》杨注："人肘屈伸，以此筋纲维，故曰肘纲也。"

[3] 季冬痹：季冬，是十二月。季冬痹是夏历十二月多发的手少阴痹证。

【原文】

足之阳明，手之太阳，筋急则口目为僻，眦急不能卒视，治皆如上方也。

【按语】中医"筋"的内涵是有待探索的一个概念。《说文解字》曰：筋，肉之力也。会意，从肉，从力，从竹，因竹多筋，故从"竹"。《刘寿山正骨经验》（修订版，北京：人民卫生出版社，1987）认为人体有 485 道大筋，包括了西医学的肌肉、肌腱、韧带、筋膜、腱鞘、滑囊、关节囊、神经和血管，甚至关节软骨、关节盂缘等。张景岳提出："十二经脉之外而复有经筋者，何也？盖经脉营行表里，故出入脏腑，以次相传；经筋联缀百骸，故维络周身，各有定位。虽经筋所盛之处，则唯四肢溪谷之间为最，以筋会于节也。筋属木，其华在爪，故十二经筋皆起于四肢指爪之间，而后盛于辅骨，结于肘腕，系于关节，联于肌肉，上于颈项，终于头面，此人身经筋之大略也。"

第十九节　十二经病井荥俞经合补虚泻实
（是动病、所生病）

【提要】"十二经病井荥俞经合补虚泻实"出自《针灸聚英·卷二》，其内容皆本于

《黄帝内经》及《难经》。文中首先依次论述了十二经脉各自的名称、天干、五行属性，以及起止腧穴、气血的多少、流注时间，然后详细列举了十二经脉的是动病、所生病及针刺治疗时应用子母补泻法的取穴和针刺时间等。本篇是有关子午流注纳子法的一篇重要著作。由于子母相生关系是根据五输穴的五行相生关系推导出来的，所以本篇以此为标题，也就是论述十二经病针灸治疗时的子母补泻。但因其对"是动病"与"所生病"记载比较详细，故与《难经·二十二难》所论"是动病"与"所生病"共成一节于此。

十二经病井荥俞经合补虚泻实（卷五）

【原文】

手太阴肺经，属辛金。起中府，终少商，多气少血，寅时注此。

是动病（邪在气，气留而不行，为是动病）：肺胀满膨膨而喘咳，缺盆中痛，甚则交两手而瞀，是谓臂厥。

所生病（邪在血，血壅而不濡，为所生病）：咳嗽上气，喘渴烦心[1]，胸满，臑臂内前廉痛，掌中热。气盛有余，则肩背痛，风寒（疑寒字衍）汗出中风[2]，小便数而欠[1]。寸口大三倍于人迎。虚则肩背痛寒，少气不足以息，溺色变，卒遗失无度，寸口反小于人迎也。

补（虚则补之）用卯时（随而济之）：太渊，为俞土，土生金，为母。经曰：虚则补其母。

泻（盛则泻之）用寅时（迎而夺之），尺泽，为合水，金生水，为子，实则泻其子。

【对校】

① 喘渴烦心：张缙版本作"喘喝烦心"。

② 则肩背痛，风寒（疑寒字衍）汗出中风：张缙版本作"则肩背痛风，汗出中风"。

【注释】

[1] 小便数而欠："欠"字有"呵欠"与"尿少"两种解释，在此前者义长。

【原文】

手阳明大肠经，为庚金。起商阳，终迎香，气血俱多，卯时气血注此。

是动病：齿痛，颈肿。是主津。

所生病[1]：目黄，口干，鼽衄，喉痹，肩前臑痛，大指次指不用。气有余则当脉所过者热肿，人迎大三倍于寸口；虚则寒栗不复[1]，人迎反小于寸口也。

补用辰时，曲池，为合土。土生金，虚则补其母。

泻用卯时，二间，为荥水。金生水，实则泻其子。

【对校】

① 是主津。所生病：张缙版本作"是主津所生病"。

【注释】

[1] 寒栗不复：难以恢复温暖。

【原文】

足阳明胃经，属戊土。起头维，终厉兑，气血俱多，辰时注此。

是动病：洒洒然振寒[1]，善呻数欠[2]，颜黑。病至恶人与火，闻木音则惕然而惊，心动，欲独闭户牖而处。甚则欲登高而歌，弃衣而走，贲响腹胀，是谓骭厥。主血。

所生病①：狂疟温淫，汗出鼽衄，口㖞唇裂②，喉痹③，大腹水肿，膝膑肿痛。循胸乳、气膺、伏兔、骭外廉、足跗上皆痛④，中指不用。气盛则身已⑤前皆热，其有余于胃，则消谷善饥，溺色黄。人迎大三倍于寸口。气不足，则身以前皆寒粟，胃中寒则胀满，人迎反小于寸口也。

补用巳时，解溪，为经火。火生土，虚则补其母。

泻用辰时，厉兑，为井金。土生金，实则泻其子。

【对校】

① 主血。所生病：张缙版本作"是主血所生病"。

② 口㖞唇裂：张缙、黄龙祥版本作"口㖞唇胗"。

③ 喉痹：张缙版本作"颈肿，喉痹"。

④ 循胸乳、气膺、伏兔、骭外廉、足跗上皆痛：张缙版本作"循膺乳、气街、伏兔、骭外廉、足跗上皆痛"。

⑤ 已：张缙、黄龙祥版本作"以"。

【注释】

[1] 洒洒然振寒：像被冷水淋洒在身上一样阵阵微冷。

[2] 善呻数欠：好举臂伸腰，频频打哈欠。

【原文】

足太阴脾经，属己土。起隐白，终大包，多气少血，巳时注此。

是动病：舌本强，食则呕，胃脘痛，腹胀善噫，得后出与气则快①然如衰[1]，身体皆重。是主脾。

所生病②：舌本痛，体不能动摇，食不下，烦心，心下急痛，寒疟，溏瘕泄水，身黄疸不能卧③，强立，股膝内肿厥④，足大趾不用。盛者，寸口大三倍于人迎。虚者，寸口小三倍于人迎也⑤。

补用午时，大都，为荥火。火生土，虚则补其母。

泻用巳时，商丘，为经金。土生金，实则泻其子。

【对校】

① 快：张缙、黄龙祥版本作"快"。

② 是主脾。所生病：张缙版本作"是主脾所生病"。黄龙祥版本作"是主脾。所生病"。

③ 溏瘕泄水，身黄疸不能卧：张缙版本作"溏瘕泄，水闭，黄疸，不能卧"。

④ 强立，股膝内肿厥：张缙版本作"强立股膝内肿、厥"。

⑤ 寸口小三倍于人迎也：张缙版本作"寸口反小于人迎也"。

【注释】

[1] 得后出与气则快然如衰：排便或排出矢气后腹内可感到松快。

【原文】

手少阴心经，属丁火。起极泉，终少冲。多气少血，午时注此。

是动病：咽干心痛，渴而欲饮，是为臂厥。主心。

所生病①：目黄胁痛，臑臂内后廉痛、厥，掌中热②。盛者，寸口大再倍于人迎。虚者，寸口反小于人迎也。

补用未时，少冲，为井木。木生火，虚则补其母。

泻用午时，神门，为俞③土。火生土，实则泻其子。

【对校】

① 主心。所生病：张缙版本作"是主心所生病"。

② 掌中热：张缙版本作"掌中热痛"。

③ 俞：黄龙祥版本作"输"。

【原文】

手太阳小肠经，属丙火。起少泽，终听宫。多血少气，未时注此。

是动病：嗌痛，颔肿，不可回顾，肩似拔，臑似折。主液。

所生病①：耳聋目黄，颊肿，颈、颔、肩、臑、肘、臂外后廉痛。盛者，人迎大再倍于寸口。虚者，人迎反小于寸口也。

补用申时，后溪，为俞②木。木生火，虚则补其母。

泻用未时，小海，为合土。火生土，实则泻其子。

【对校】

① 主液。所生病：张缙版本作"是主液所生病"。

② 俞：黄龙祥版本作"输"。

【原文】

足太阳膀胱经，属壬水。起睛明，终至阴。多血少气，申时注此。

是动病：头痛似脱①，项似拔，脊痛，腰似折，髀不可以曲，腘如结，腨似裂，是为踝厥。是主筋。

所生病②：痔，疟，狂，癫③，头囟项痛，目黄，泪出，鼽衄，项、背、腰、尻、腘、腨、脚皆痛，小指不用。盛者，人迎大再倍于寸口。虚者，人迎反小于寸口也。

补用酉时，至阴，为井金。金生水，虚则补其母。

泻用申时，束骨，为俞④木。水生木，实则泻其子。

【对校】

① 头痛似脱：张缙版本作"冲头痛，目似脱"。黄龙祥版本作"头痛，目似脱"。

② 是主筋。所生病：张缙版本作"是主筋所生病"。

③ 癫：张缙版本作"癫疾"。

④ 俞：黄龙祥版本作"输"。

【原文】

足少阴肾经，属癸水。起涌泉，终俞府。多气少血，酉时注此。

是动病：饥不欲食，面黑如炭色，咳唾则有血，鸣鸣①而喘，坐而欲起，目䀮䀮然如无所见，心悬如饥状，气不足则善恐，心惕然如人将捕之，是谓骨厥。是主肾。

所生病②：口热，舌干，咽肿，上气，嗌干及痛，烦心，心痛，黄疸，肠澼，脊、股内廉痛，痿厥，嗜卧，足下热而痛。盛者，寸口大再倍于人迎。虚者，寸口反小于人迎也。

补用戌时，复溜，为经金。金生水，虚则补其母。

泻用酉时，涌泉，为井木。水生木，实则泻其子。

【对校】

① 鸣鸣：张缙、黄龙祥版本作"喝喝"。

② 是主肾。所生病：张缙版本作"是主肾所生病"。

【原文】

手厥阴心包络经，配肾，属相火。起天池，终中冲。多血少气，戌时注此。

是动病：手心热，肘臂挛痛①，腋下肿②。甚则胸胁支满，心中澹澹，或大动③，面赤，目黄，善笑不休。是主心包络。

所生病④：烦心，心痛，掌中热。盛者，寸口大三倍⑤于人迎。虚者，寸口反小于人迎也。

补用亥时，中冲，为井木。木生火，虚则补其母。

泻用戌时，大陵，为俞⑥土。火生土，实则泻其子。

【对校】

① 肘臂挛痛：张缙版本作"肘臂挛急"。

② 腋下肿：张缙版本作"腋肿"。

③ 心中澹澹，或大动：张缙、黄龙祥版本作"心中澹澹大动"。

④ 是主心包络。所生病：张缙版本作"是主脉所生病"。

⑤ 大三倍：张缙版本作"大一倍"。

⑥ 俞：黄龙祥版本作"输"。

【原文】

手少阳三焦经，配心包络，属相火。起关冲，终耳门，多气少血，亥时注此。

是动病：耳聋，浑浑焞焞，咽肿喉痹。是主气。

所生病①：汗出，目锐眦痛，颊痛，耳后、肩、臑、肘、臂外皆痛，小指次指不用。盛者，人迎大一倍于寸口。虚者，人迎反小于寸口也。

补用子时，中渚，为俞②木。木生火，虚则补其母。

泻用亥时，天井，为合土。火生土，实则泻其子。

【对校】

① 是主气。所生病：张缙版本作"是主气所生病"。

② 俞：黄龙祥版本作"输"。

【原文】

足少阳胆经，属甲木。起瞳子髎，终窍阴。多气少血，子时注此。

是动病：口苦，善太息，心胁痛，不能转侧，甚则面微有尘，体无膏泽，足外反热，是为阳厥。是主骨。

所生病[1]：头角颔痛，目锐眦痛，缺盆中肿痛，腋下肿，马刀挟[2]瘿，汗出振寒，疟，胸中、胁[3]、肋、髀、膝外至胫绝骨、外踝前及诸节皆痛，小指次指不用。盛者，人迎大三倍[4]于寸口。虚者，人迎反小于寸口也。

补用丑时，侠溪，为荥水。水生木，虚则补其母。丘墟为原，皆取之。

泻用子时，阳辅，为经火。木生火，实则泻其子。

【对校】

① 是主骨。所生病：张缙版本作"是主骨所生病"。

② 挟：黄龙祥版本作"夹"。

③ 胸中、胁：张缙版本作"胸胁"。

④ 大三倍：张缙版本作"大一倍"。

【原文】

足厥阴肝经，属乙木。起大敦，终期门。多血少气，丑时注此。

是动病：腰痛不可俯仰，丈夫㿉疝，妇人小腹肿，甚则咽干，面尘脱色。是主肝。

所生病[1]：胸满，呕逆，洞泄[1]，狐疝，遗溺，癃闭。盛者，寸口脉大一倍于人迎。虚者，寸口脉反小于人迎也。

补用寅时，曲泉，为合水。水生木，虚则补其母。

泻用丑时，行间，为荥火。木生火，实则泻其子。

【对校】

① 是主肝。所生病：张缙版本作"是主肝所生病"。

【注释】

[1] 洞泄：病名。饮冷受寒，阴寒内盛所致大泻不止之证。清·怀远《古今医彻·泄泻论》曰："寒胜则洞泻而澄彻清冷。"

《难经·二十二难》（卷一）

【原文】

二十二难曰：经言脉有是动，有所生病。一脉变为二病者，何也？然，经言是动者气也，所生病者血也，邪在气，气为是动；邪在血，血为所生病。气主呴之[1]，血主濡之[2]，气留而不行，为气先病也，血壅而不濡者，为血后病也，故先为是动，后所生[1]也。

【对校】

① 后所生：张缙版本作"后所生病也"。

【注释】

[1] 气主呴之：呴，音 xù，当煦解，有蒸熏之意，言气蒸熏于皮肤分肉之间。

［2］血主濡之：言血能濡润筋骨，滑利关节，营养脏腑。

【按语】 "是动病" "所生病" 出自《灵枢·经脉》。《难经·二十二难》认为 "是动病" 是气分病在先，"所生病" 是血分病在后。"是动病" 与 "所生病" 是经络理论的一个研究争论点。有一种观点认为是古代不同的学派所提出的两组相似的证候，经过《灵枢·经脉》篇的归纳整理才成为我们今天所看到的内容，也有人认为是常症与急症重症之别者。为了便于学习研究，《〈针灸大成〉导读》将 "是动病" "所生病" 专列一节。《针灸大成·卷五》虽然有 "十二经是动所生病补泻迎随" 一节，但其内容仅仅收录《针灸聚英》"十二经是动所生病补泻迎随" 的前半部，只讲了十二经补泻部分，故未导入。另外，《针灸大成·卷三·十二经脉歌》歌诀内有 "是动病所生病" 的内容。

本节所论内容还涉及子午流注的基础理论之一，即十二经气血多少，其在《针灸大成·卷五》有专门的《十二经气血多少歌》，曰："多气多血经须记，大肠手经足经胃。少血多气有六经，三焦胆肾心脾肺。多血少气心包络，膀胱小肠肝所异。"但十二经气血多少即使在《素问》《灵枢》《针灸甲乙经》等经典中也没有统一，后世诸家更未有共识，但多从《素问·血气形志》，故本《〈针灸大成〉导读》未列专篇讨论。

第二十节 手足阴阳流注论（卷一）

【提要】 本篇引自《针灸聚英·卷一》，《针灸聚英》本篇名为 "手足阳明流注论"，此段文字乃高武引自《十四经发挥·卷上·手足阳明流注篇》，杨氏引用时将正文并引一起，将注文做了部分删节后合并列于正文之后。主要论述十二经脉的交接流注。

【原文】

岐伯曰：凡人两手足，各有三阴脉、三阳脉，以合为十二经也。手之三阴，从胸走至手，手之三阳，从手走至头；足之三阳，从头下走至足，足之三阴，从足上走入腹。络脉传注，周流不息，故经脉者，行血气，通阴阳，以荣于身者也。其始从中焦，注手太阴、阳明，阳明注足阳明、太阴，太阴注手少阴、太阳，太阳注足太阳、少阴，少阴注手心主、少阳，少阳注足少阳、厥阴，厥阴复还注手太阴。其气常以平旦为纪，以漏水下百刻，昼夜流行，与天同度，终而复始也。

络脉者，本经之旁支而别出，以联络于十二经者也。本经之脉，由络脉而交他经，他经之交，亦由是焉，传注周流，无有停息也。夫十二经之有络脉，犹江汉之有沱潜也；络脉之传注于他经，犹沱潜之旁导于他水也。是以手太阴之支者，从腕后出次指端，而交于手阳明；手阳明之支者，从缺盆上侠①口鼻，而交于足阳明；足阳明之支者，别跗上，出大指端，而交于足太阴；足太阴之支者，从胃别上膈注心中，而交于手少阴；手少阴则直自本经少冲穴，而交于手太阳，不假支授，盖君者，出令者也。手太阳之支者，别颊上至目内眦，而交于足太阳；足太阳之支者，从膊内左右别下合腘中，下至小指外侧端，而交于足少阴。足少阴之支者，从肺出注胸中，而交于手厥阴；手厥阴之支者，从掌中循小指次指出其端，而交于手少阳；手少阳之支者，从耳后出至目锐眦，而交于足少阳；足少阳之支者，从跗上入大指爪甲出三毛，而交于足厥阴；足厥阴之支者，从肝别贯膈上注肺，而交于手太阴也。自寅时起，一昼夜，人之荣卫，则以五十度周于身，气行一万三千五百息，脉行八百一十丈，运行血气，流通阴阳，昼夜流行，与天同度，终而复始也。

【对校】

① 侠：黄龙祥版本作"夹"。

【按语】 经脉的交接是气血流注的基础。气血流注是人身气血流动不息，向身体各处灌注的意思。从手太阴肺经开始，依次流至足厥阴肝经，再流至手太阴肺经。这样就构成了一个"阴阳相贯，如环无端"的十二经脉整体循行系统。阴经与阳经交接：即阴经与阳经在四肢部衔接。阳经与阳经交接：即同名的手足三阳经在头面相交接。阴经与阴经交接：即阴经在胸腹相交接。

第二十一节　脏腑井荣俞经合主治（卷五）

【提要】 本篇引自《针灸聚英·卷二》，是以五输穴主治功用为基础，论述各脏腑五输穴的主治范围。在各脏腑病证中，都列出"总刺"原穴，以强调各经原穴的作用。

【原文】

假令得弦脉，病人善洁（胆为清净之府故耳），面青善怒，此胆病也。若心下满，当刺窍阴（井），身热当刺侠溪（荣），体重节痛刺临泣（俞），喘嗽寒热刺阳辅（经），逆气而泄刺阳陵泉（合），又总刺丘墟（原）。

假令得弦脉，病人淋溲，便难，转筋，四肢满闭，脐左有动气，此肝病也。若心下满刺大敦（井），身热刺行间（荣），体重节痛刺太冲（俞），喘嗽寒热刺中封（经），逆气而泄刺曲泉（合）。

假令得浮洪脉，病人面赤，口干喜笑，此小肠病也。若心下满刺少泽（井），身热刺前谷（荣），体重节痛刺后溪（俞），喘嗽寒热刺阳谷（经），逆气而泄刺小海（合），又总刺腕骨（原）。

假令得浮洪脉，病人烦心，心痛，掌中热而哕，脐上有动气，此心病也。若心下满刺少冲（井），身热刺少府（荣），体重节痛刺神门（俞），喘嗽寒热刺灵道（经），逆气而泄刺少海（合）。

假令得浮缓脉，病人面黄，善噫，善思，善咏①，此胃病也。若心下满刺厉兑（井），身热刺内庭（荣），体重节痛刺陷谷（俞），喘嗽寒热刺解溪（经），逆气而泄刺三里（合），又总刺冲阳（原）。

假令得浮缓脉，病人腹胀满，食不消，体重节痛，怠惰嗜卧，四肢不收，当脐有动气，按之牢若痛，此脾病也。若心下满刺隐白（井），身热刺大都（荣），体重节痛刺太白（俞），喘嗽寒热刺商丘（经），逆气而泄刺阴陵泉（合）。

假令得浮脉，病人面白，善嚏，悲愁不乐欲哭，此大肠病也。若心下满刺商阳（井），身热刺二间（荥），体重节痛刺三间（俞），喘嗽寒热刺阳溪（经），逆气而泄刺曲池（合），又总刺合谷（原）。

假令得浮脉，病人喘嗽，洒淅寒热，脐右有动气，按之牢痛②，此肺病也。若心下满刺少商（井），身热刺鱼际（荥），体重节痛刺太渊（俞），喘嗽寒热刺经渠（经），逆气而泄刺尺泽（合）。

假令得沉迟脉，病人面黑，善恐欠，此膀胱病也。若心下满刺至阴（井），身热刺通谷（荥），体重节痛刺束骨（俞），喘嗽寒热刺昆仑（经），逆气而泄刺委中（合），又总刺京骨（原）。

假令得沉迟脉，病人逆气，小腹急痛，泄如下重，足胫寒而逆，脐下有动气，按之牢若痛，此肾病也。若心下满刺涌泉（井），身热刺然谷（荥），体重节痛刺太溪（俞），喘嗽寒热刺复溜（经），逆气而泄刺阴谷（合）。

总论：纪氏曰："井之所治，不以五脏六腑，皆主心下满。荥之所治，不以五脏六腑，皆主身热。俞之所治，不以五脏六腑，皆主体重节痛。经之所治，不以五脏六腑，皆主喘嗽寒热。合之所治，不以五脏六腑，皆主逆气而泄。"

【对校】

① 善咏：张缙版本作"善沫"。黄龙祥版本作"善味"。

② 按之牢痛：张缙版本作"按之牢若痛"。

【按语】 高武在本篇后曾附有"此五脏六腑井荥俞经合刺法，深得素难之旨，学者不可不知"。各脏腑五输穴主治是前人在针灸临床实践基础上总结出来的，值得重视。最后一段"总论"是《针灸大成》根据《针灸节要·卷一》所增补，说的是纪氏对《难经·六十八难》所做的一段注释，对理解本篇内容有一定帮助。纪氏名天赐，字齐卿，金朝泰安人，著有《难经集注》五卷，佚。

第二十二节　督任要穴图（杨氏）（卷七）

【提要】 本节内容是杨氏所著，主要是督脉病候用人中穴主治，任脉病候可刺任脉承浆穴。

【原文】

督脉

人病脊膂[1]强痛，癫痫，背心热，狂走鬼邪，目痛，大椎骨酸疼，斯乃督脉起于下极，并脊上行风府。起于尾闾[2]，而生是病，可刺督脉人中穴。鼻柱下近孔陷中，针四分，灸亦可，不及针，昏晕及癫狂者甚效。

任脉

人病七疝八瘕[3]，寒温不调，口舌生疮，头项强痛，斯乃任脉起于中极下，上毛，循腹，到关元，直至咽喉天突，过承浆而生是病。可刺任脉承浆穴，在颐间陷中，刺入同身寸三分，灸七壮，止七七壮。

【注释】

[1] 膂：即背部两侧肌肉。

[2] 尾闾：又名尻骨、木厥骨。是尾骶骨、尾骨的别称。

[3] 八瘕：即八种瘕症。《诸病源候论》有鳖瘕、鱼瘕、蛇瘕、肉瘕、酒瘕、谷瘕的记载。《三因极一病证方论·卷九》云："然七癥八瘕之名，经论亦不详出。蛇、龙、鱼、鳖、肉、发、虱、米等八证，初无定，偶因食物相感而致患耳。若妇人七癥八瘕，则由内、外、不内外因动伤五脏气血而成。"

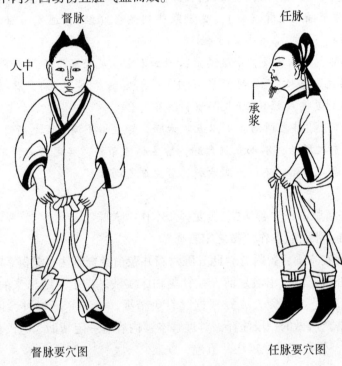

督脉要穴图　　　　　　任脉要穴图

【按语】杨氏非常重视督脉的人中穴、任脉的承浆穴。

第二十三节　十二经井穴（杨氏）（卷五）

【提要】本节内容为杨氏所著。论述了十二经脉井穴的定位、取穴方法、针刺深度、施灸量、适应证及这些症状出现的病因病机。反映出杨氏在十二经井穴刺法上的一些特点，例如在针术上采用"六阴之数"的泻阴手法等，为井穴治疗增添了新的内容。在论述足太阴脾经井穴隐白的针刺方法及适应证时，内容重点是邪客五络的症状及针刺五井的方法，没有专题论述足太阴的井穴治疗，其主要内容出自《素问·缪刺论》。

手太阴井

【原文】

人病膨胀，喘咳，缺盆痛，心烦，掌热，肩背疼，咽痛喉肿。斯乃以脉循上膈肺中^①，横过腋关，穿过尺泽入少商，故邪客于手太阴之络而生是病。

可刺手太阴肺经井穴少商也，手大指侧。刺同身寸之一分，行六阴之数各一痏，左取右，右取左，如食顷已。灸三壮。

【对校】

① 斯乃以脉循上膈肺中：张缙版本作"斯乃以脉循胃，上膈入肺中"。

手阳明井

【原文】

人病气满，胸中紧痛，烦热，喘而不已息。斯乃以其脉自肩端入缺盆，络肺；其支别者从缺盆中直而上颈，故邪客于手阳明之络而有是病。

可刺手阳明大肠井穴商阳也，在手大指次指爪甲角。刺入一分，行六阴之数，左取右，右取左，如食顷已。灸三壮。

足阳明井

【原文】

人病腹心闷，恶人火，闻响心惕，鼻衄唇喝，疟狂，足痛，气蛊^[1]，疮疥，齿寒。乃脉起于鼻交頞^[2]中，下循鼻外，入上齿中，还出侠口环唇，下交承浆。却循颐后下廉出大迎，循颊车，上耳前，故邪客于足阳明之络而有是病。

可刺足阳明胃经井厉兑，足次指爪甲上与肉交者韭许。刺一分，行六阴数，左取右，食顷已。

【注释】

[1] 气蛊：亦作"气鼓"，腹部肿胀的病症。俗称气鼓胀。明·高明《琵琶记·代尝汤药》曰："你万千愁苦，堆积在闷怀，成气蛊，可知道吃了吞还吐。"

[2] 頞：即鼻梁根部的凹陷处。

足太阴井

【原文】

人病尸厥暴死^[1]，脉犹如常人而动，然阴盛于上，则邪气重上，而邪气逆，阳气乱，五络闭塞，结而不通，故状若尸厥，身脉动，不知人事，邪客手足少阴、太阴、足阳明络，此五络，命所关。

可初刺足太阴脾隐白，二刺足少阴肾涌泉，三刺足阳明胃厉兑，四刺手太阴肺少商，五刺手少阴心（少冲），五井穴各二分，左右皆六阴数。不愈，刺神门；不愈，以竹管吹两耳，以指掩管口，勿泄气，必须极吹癨，才脉络通，每极三度。甚者灸维会^[2]三壮。针前后各二分，泻二度，后再灸。

【注释】

[1] 尸厥暴死：指突然昏倒、不省人事的一种濒死状态。

[2] 维会：经穴别名：①百会穴：《标幽赋》曰："太子暴死为厥，越人针维会而

复苏。"②神阙穴：见《针方六集·神照集》。

手少阴井

【原文】

人病心痛烦渴，臂厥，胁肋疼，心中热闷，呆痴忘事，颠①狂。斯乃以其脉起于心，支从心系侠②喉咙③，出向后腕骨之下④，直从肺⑤，行腋下臑内，循廉肘内通臂，循廉抵腕，直过神门脉，入少冲。

可刺手心经井少冲，手小指内侧交肉者如韭叶。刺一分，行六阴数，右取左。若灸三炷，如麦大，不已，复刺神门穴。

【对校】

① 颠：黄龙祥版本作"癫"。

② 侠：黄龙祥版本作"夹"。

③ 喉咙：张缙版本作"喉咙系目系"。

④ 出向后腕骨之下：张缙版本无此句。

⑤ 直从肺：张缙版本作"其直者，复从心系却上肺"。

手太阳井

【原文】

人病颌肿，项强难顾，肩似拔，臑似折，肘臂疼，外廉痛。斯乃以其脉起小指，自少泽过前谷，上循臂内至肩入缺盆，向腋①，络心间，循咽下膈，抵胃；支从缺盆上颈颊，至目锐眦入耳，复循颊入鼻頞，斜贯于颧，故邪客于太阳络生是病②。

可刺手小肠井少泽，小指外侧与肉相交如韭叶。刺一分，六阴数各一痏，左病右取。若灸如小麦炷，三壮止。

【对校】

① 向腋：张缙版本无此二字。

② 故邪客于太阳络生是病：张缙版本作"故邪客于手太阳络，生是病"。

足太阳井

【原文】

人病头项肩背腰目疼，脊痛，痔疟颠狂①，目黄泪出，鼻流血。斯乃经之正者，从脑出，别下项；支别者，从髆内左右别下，又其络从上行②，循眦③上额，故邪客于足太阳络，而有是病。

可刺足太阳膀胱井至阴，小指外侧韭叶。行六阴数，不已，刺金门五分，三壮④；不已，刺申脉一寸三分⑤，如人行十里愈⑥。有所坠，瘀血留腹内，满胀不得行，先以利药，次刺然谷前脉出血，立已。不已，刺冲阳三分（胃之原）及大敦见血（肝之井）。

【对校】

① 痔疟颠狂：黄龙祥版本作"痔，疟，癫狂"。张缙版本作"痔疟，颠狂"。

② 又其络从上行：张缙版本作"又其络从足上行"。

③ 循眦：张缙版本作"循背"。

④ 三壮：张缙版本作"灸三壮"。

⑤ 刺申脉一寸三分：张缙版本作"刺申脉三分"。

⑥ 如人行十里愈：黄龙祥版本作"如人行十里，愈"。

足少阴井

【原文】

人病卒心痛，暴胀，胸胁支满[1]。斯乃脉上贯肝膈，走于心内①，故邪客于足少阴之络，而有是病。

可刺足少阴肾井涌泉，足心中。刺三分，行六阴数，见血出，令人立饥欲食，左取右，素有此病，新发②，刺五日愈，灸三壮。

【对校】

① 走于心内：张缙版本作"走于心包"。

② 素有此病，新发：黄龙祥版本作"素有此病新发"。

【注释】

[1] 卒心痛，暴胀，胸胁支满：这是邪客于足少阴之络的症状。

手厥阴井

【原文】

人病卒然心痛，掌中热，胸满膨，手挛臂痛，不能伸屈，腋下肿平，面赤目黄，善笑，心胸热，耳聋响。斯乃以其包络之脉，循胁过腋下，通臑内，至间使入劳宫，循经直入中冲；支别从掌循小指，过次指关冲①，故邪客于手厥阴络，生是病。

可刺手厥阴心包井中冲，中指内端去甲韭叶。刺一分，行六阴数，左取右，如食顷已。若灸可三壮，如小麦炷。

【对校】

① 支别从掌循小指，过次指关冲：张缙版本作"支别从掌循小指次指关冲"。

手少阳井

【原文】

人病耳聋痛，浑浑[1]目疼①，肘痛，脊间心后疼甚。斯乃以其脉上臂，贯臑外循肩上，交出少阳缺盆②、膻中、膈内；支出颈项耳后，直入耳中，循遍目内眦，故邪气客于少阳之络③，生是病。

可刺手少阳三焦井穴关冲也，手小指次指[2]去爪甲与肉交者如韭叶许。刺一分，各一痏，右取左，如食顷已。如灸三壮不已，复刺少阳俞④中渚穴。

【对校】

① 人病耳聋痛，浑浑目疼：黄龙祥版本作"人病耳聋痛浑浑，目疼"。

② 交出少阳缺盆：张缙版本作"交出足少阳、缺盆"。

③ 故邪气客于少阳之络：张缙版本作"故邪气客于手少阳之络"。

④ 俞：张缙、黄龙祥版本作"输"。

【注释】

[1] 浑浑：形容耳鸣的声音。《灵枢·经脉》曰："三焦手少阳之脉……是动则病耳聋浑浑焞焞。"

[2] 手小指次指：与手小指相邻的次指，即第四指，亦称无名指。

足少阳井

【原文】

人病胸胁足痛，面滞，头目疼，缺盆腋肿汗多，颈项瘿瘤强硬，疟生寒热。乃脉支别者，从目锐下大迎，合手少阳抵项，下颊车，下颈合缺盆以下胸，交中贯膈①，络肝胆，循胁，故邪客于足少阳之络，而有是病。

可刺足少阳胆井窍阴，在次指②与肉交者如韭叶许。刺一分，行六阴数，各一痏，左病右取，如食顷已。灸可三壮。

【对校】

① 下颈合缺盆以下胸，交中贯膈：张缙版本作"下颈合缺盆以下胸中，贯膈"。

② 在次指：张缙版本作"足小指次指"。

足厥阴井

【原文】

人病卒疝暴痛[1]，及腹绕脐上下急痛。斯乃肝络去内踝上五寸，别走少阳；其支别者，循胫上睪，结于茎，故邪客于足厥阴之络，而有是病。

可刺足厥阴肝经井大敦，大指端。行六阴数，左取右，素有此病，再发，刺之三日已。若灸者，可五壮止。

【注释】

[1] 卒疝暴痛：此处指睾丸突然肿大并剧烈疼痛。

【按语】杨氏非常重视井穴，专列一节叙述井穴的定位、取穴方法、针刺深度、施灸量、适应证及病因病机、井穴合用问题等。《针灸大成》附有井穴图，本书略。

第二十四节　看部取穴（卷七）

【提要】本节论述了根据身体上部、中部、下部、前胸、后背不同部位发病，归属相应的经脉，治疗取相应经脉的腧穴。

【原文】

《灵枢》杂症论："人身上部病取手阳明经，中部病取足太阴经，下部病取足厥阴经，前膺病取足阳明经，后背病取足太阳经。取经者，取经中之穴也。一病可用一二穴①。"

【对校】

① 一病可用一二穴：黄龙祥版本作"一病可用一、二穴"。

【按语】本节文首称"《灵枢》杂症论"，但文中内容与《灵枢·杂病》篇只有相似之处，并非原文，是把《灵枢·杂病》的经文内容进行了概括。

第二十五节　经外奇穴（卷七）

【提要】本节记载了杨氏常用的经外奇穴 35 个。

【原文】

内迎香　二穴。在鼻孔中。治目热暴痛，用芦管子搐出血最效。

鼻准　二穴。在鼻柱尖上。专治鼻上生酒醉风，宜用三棱针出血。

耳尖　二穴。在耳尖上，卷耳取尖上是穴。治眼生翳膜，用小艾炷五壮。

聚泉　一穴。在舌上，当舌中，吐出舌，直有缝陷中是穴①。哮喘咳嗽，及久嗽不愈，若灸，则不过七壮。灸法用生姜切片如钱厚，搭于舌上穴中，然后灸之。如热嗽，用雄黄末少许，和于艾炷中灸之；如冷嗽，用款冬花为末，和于艾炷中灸之。灸毕，以茶清连生姜细嚼咽下。又治舌胎，舌强，亦可治，用小针出血。

左金津、右玉液　二穴。在舌下两旁，紫脉上是穴，卷舌取之。治重舌肿痛，喉闭，用白汤煮三棱针，出血。

海泉　一穴。在舌下中央脉上是穴。治消渴，用三棱针出血。

鱼腰　二穴。在眉中间是穴。治眼生垂帘翳膜，针入一分，沿皮向两旁是也。

太阳　二穴。在眉后陷中，太阳紫脉上是穴。治眼红肿及头，用三棱针出血。其出血之法，用帛一条，紧缠其项颈，紫脉即见，刺出血立愈。又法：以手紧纽其领，令紫脉见，却于紫脉上刺出血，极效。

大骨空　二穴。在手大指中节上，屈指当骨尖陷中是穴。治目久痛，及生翳膜内障，可灸七壮。

中魁　二穴。在中指第二节骨尖，屈指得之。治五噎，反胃吐食，可灸七壮，宜泻之。又阳溪二穴，亦名中魁。

八邪　八穴。在手五指歧骨间，左右手各四穴。其一：大都二穴，在手大指次指虎口，赤白肉际，握拳取之。可灸七壮，针一分。治头风牙痛。其二：上都二穴，在手食指中指本节歧骨间，握拳取之。治手臂红肿，针入一分，可灸五壮。其三：中都二穴，在手中指无名指本节歧骨，又名液门也。治手臂红肿，针入一分，可灸五壮。其四：下都二穴，在手无名指小指本节后歧骨间，一名中渚也。中渚之穴，在液门下五分。治手臂红肿，针一分，灸五壮。两手共八穴，故名八邪。

八风　八穴。在足五指歧骨间，两足共八穴，故名八风。治脚背红肿，针一分，灸五壮。

十宣　十穴。在手十指头上，去爪甲一分，每一指各一穴，两手指共十穴，故名十宣。治乳蛾，用三棱针出血，大效。或用软丝缚定本节前次节后，内侧中间，如眼状，如灸一火②，两边都著艾，灸五壮，针尤妙。

五虎 四穴。在手食指及无名指第二节骨支③，握拳得之。治五指拘挛，灸五壮，两手共四穴。

肘尖 二穴。在手肘骨尖上，屈肘得之。治瘰疬，可灸七七壮。

肩柱骨 二穴。在肩端起骨尖上是穴。治瘰疬，亦治手不能举动，灸七壮。

二白 四穴。即郄门也。在掌后横纹中，直上四寸，一手有二穴，一穴在筋内两筋间，即间使后一寸。一穴在筋外，与筋内之穴相并。治痔，脱肛。

独阴 二穴。在足第二指下，横纹中是穴。治小肠疝气，又治死胎，胎衣不下，灸五壮。又治女人干哕，呕吐红，经血不调。

内踝尖 二穴。在足内踝骨尖是穴。灸七壮。治下片牙疼及脚内廉转筋。

外踝尖 二穴。在足外踝骨尖上是穴。可灸七壮。治脚外廉转筋，及治寒热脚气，宜三棱针出血。

囊底 一穴。在阴囊十字纹中。治肾脏风疮，及治小肠疝气，肾家一切症候，悉皆治之。灸七壮，艾炷如鼠粪。

鬼眼 四穴。在手大拇指，去爪甲角如韭叶，两指并起，用帛缚之，当两指歧缝中是穴。又二穴在足大指，取穴亦如在手者同。治五痫等症，正发疾时，灸之效甚。

髋骨 四穴。在梁丘两旁，各开一寸五分，两足共四穴。治腿痛，灸七壮。

中泉 二穴。在手背腕中，在阳溪、阳池中间陷中是穴。灸二七壮。治心痛及腹中诸气，疼不可忍。

四关 四穴。即两合谷、两太冲穴是也。

小骨空 二穴。在手小拇指第二节尖是穴。灸七壮。治手节疼，目痛。

印堂 一穴。在两眉中陷中是穴。针一分，灸五壮。治小儿惊风。

子宫 二穴。在中极两旁各开三寸。针二寸，灸二七壮。治妇人久无子嗣。

龙玄 二穴。在两手侧腕叉紫脉上。灸七壮，禁针。治手疼。

四缝 四穴。在手四指内中节是穴。三棱针出血。治小儿猢狲劳等症。

高骨 二穴。在掌后寸部前五分。针一寸半，灸七壮。治手病。

兰门 二穴。在曲泉两旁各三寸脉中。治膀胱七疝，奔豚。

百虫窠 二穴。即血海也。在膝内廉上三寸，灸二七壮，针五分。治下部生疮。

睛中 见本书第六章第一节"金针拨内障术"。

【对校】

① 直有缝陷中是穴：张缙版本作"中直有缝陷中是穴"。

② 如灸一火：黄龙祥版本作"加灸一壮"。

③ 骨支：黄龙祥版本作"骨尖"。

【按语】《针灸大成》论穴有"奇""正"，专列经外奇穴一门，对后世影响很大。奇穴是介于阿是穴与经穴之间的一类腧穴。《灵枢·刺节真邪》篇中提出"奇输"是"未有常处也"。唐代《备急千金要方》里散见于各卷的奇穴达187穴之多。明代方书

《奇效良方》首次将"奇穴"单独立节专论。《针灸集成》汇集奇穴 144 穴。1974 年郝金凯所著《针灸经外奇穴图谱》续集，收集奇穴达 1595 个。《GB/T12346 – 2006 腧穴名称与定位》的奇穴是 46 个，它们是：四神聪、当阳、鱼腰、太阳、耳尖、球后、上迎香、内迎香、聚泉、海泉、金津、玉液、翳明、颈百劳、子宫、定喘、夹脊、胃脘下俞、痞根、腰眼、下极俞、腰宜、十七椎、腰奇、肘尖、二白、中泉、中魁、大骨空、小骨空、腰痛点、外劳宫、八邪、四缝、十宣、髋骨、鹤顶、百虫窝、内膝眼、胆囊、阑尾、内踝尖、外踝尖、八风、独阴、气端。

第六章　部分特色针术针方

概要：《针灸大成》分散记载了很多有特色的针术针方，对针灸的传承发展起到了很重要的作用。本书的本章分类总结了金针拨内障术、担截法、刺络放血法、初中风急救针法、针刺异常情况处理方法、戒逆针灸、主客原络配穴法、孙真人十三鬼穴等内容。

第一节　金针拨内障术

【提要】 金针拨内障术在《针灸大成·卷七·经外奇穴·睛中》《针灸大成·卷三·针内障秘歌》《针灸大成·卷三·针内障要歌》中。

经外奇穴·睛中（卷七）

【原文】

睛中：二穴，在眼黑珠正中。取穴之法：先用布搭目外，以冷水淋一刻，方将三棱针于目外角，离黑珠一分许，刺入半分之微，然后入金针，约数分深，旁入自上层转拨向瞳人①轻轻而下，斜插定目角，即能见物，一饭顷出针，轻扶偃卧，仍用青布搭目外，再以冷水淋三日夜止。初针盘膝正坐，将筋②一把，两手握于胸前，宁心正视，其穴易得。治一切内障，年久不能视物，顷刻光明，神秘穴也。

凡学针人眼者，先试针内障羊眼，能针羊眼复明，方针人眼，不可造次。

【对校】

① 人：黄龙祥版本作"仁"。

② 筋：张缙、黄龙祥版本作"箸"。

针内障秘歌（杨氏）（卷三）

【原文】

内障[1]由来十八般，精医明哲用心看，分明一一知形状，下手行针自入玄。

察他冷热虚和实，多惊先服镇心丸，弱翳[2]细针粗拨老，针形不可一般般。

病虚新瘥怀妊月，针后应知将息难[3]，不雨不风兼吉日，清斋三日在针前[4]。

安心定志存真气，念佛亲姻莫杂喧，患者向明盘膝坐，医师全要静心田。

有血莫惊须住手，裹封如旧勿频看，若然头痛不能忍，热茶和服草乌①烟[5]。

七日解封方视物，花生水动莫开言，还睛圆散坚心服，百日冰轮[6]彻九渊。

【对校】

① 乌：黄龙祥版本作"马"。

【注释】

［1］内障：指主要发生于瞳神及眼内障碍视力的疾患。

［2］弱翳：翳，一般指外障眼病，为黑睛混沌或溃陷后遗留的疤痕，在此则是指内障而言。弱翳指内障之轻者。

［3］病虚新瘥怀妊月，针后应知将息难：久病体虚、新病刚愈者与怀孕妇女，针后注意休息，否则会影响疗效。

［4］不雨不风兼吉日，清斋三日在针前：用针拨内障时，要选晴朗的天气，在治疗前三天要吃素食。

［5］草乌烟：草乌，有散寒止痛的作用。有毒，慎用。草乌烟，是说草乌必须经过炮制、用火烘之方可使用。

［6］冰轮：指月亮。引申意是明亮。此指除障之后，视物如月亮般明亮。

针内障要歌（卷三）

【原文】

内障金针针了时，医师治法要精微。绵包黑豆如毬子，眼上安排慢熨之[1]。

头边镇枕须平稳，仰卧三朝莫厌迟。封后或然微有痛，脑风[2]牵动莫狐疑。

或针或熨依前法，痛极仍将火熨宜。盐白梅[3]含止咽吐，大小便起与扶持。

高声叫唤私人欲，惊动睛轮见雪飞[4]。三七不须汤洗面，针痕湿着痛微微。

五辛酒麪①[5]周年慎，出户升堂缓步移。双眸了了康宁日，狂客②嗔予泄圣机。

【对校】

①麪：张缙版本作"麵"，黄龙祥版本作"面"。

②客：张缙、黄龙祥版本作"吝"。

【注释】

［1］绵包黑豆如毬子，眼上安排慢熨之：毬，同"球"。熨是中医的一种治疗方法，是把药物温热后，贴在病痛的地方。这里指的是用丝绵包上黑豆如球形，放在针治后的眼睛上慢慢熨治。

［2］脑风：见《素问·风论》篇。其症为项背怯寒，脑户极冷，痛不可忍，多因风邪入脑所致。

［3］盐白梅：即青梅以盐汁渍之，日晒夜渍十日即成，称盐白梅。可用以除痰治中风、惊痫、喉痹、痰厥、烦渴、霍乱、吐下泻痢等症。

［4］惊动睛轮见雪飞：睛包括白睛与黑睛，眼轮有五轮，由外向中分为五个部位。用针拨治后，要注意调养，不可高声叫喊，要无欲无求，若受了惊恐和震动，眼睛视物时就会出现像雪花飞舞一样的情景。

[5] 五辛酒麵：五辛，指葱蒜韭蓼蒿芥诸菜，性辛温，食多损目。酒麵，可散寒滞，开郁结，但阴虚血热及阳证肿疡者禁忌。故五辛酒麵在针拨后的一年内要慎用。

【按语】金针拨内障术最早见于公元725年唐·王焘《外台秘要》，是中医经典的眼科手术方法之一。现代白内障手术路径与金针拨内障术手术路径基本一致。"针内障秘歌""针内障要歌""经外奇穴"篇虽标为"杨氏"，但均非出自杨继洲，只能注作"杨氏集"。

最后一句"狂客嗔予泄圣机"的"狂客"，在1955年版《针灸大成》和张缙、黄龙祥版本均作"狂吝"，本书从1963年版《针灸大成》作"狂客"。

第二节 担 截 法

【提要】"担""截"之法见于《针灸大成·卷三·马丹阳天星十二穴治杂病歌》《针灸大成·卷二·兰江赋》和《针灸大成·卷四·经络迎随设为问答》的第三问"补针之要法"和第四问"泻针之要法"中。

马丹阳[1]天星[2]十二穴治杂病歌（卷三）

【原文】

三里内庭穴，曲池合谷接。委中配承山，太冲昆仑穴。

环跳与阳陵，通里并列缺。合担用法担，合截用法截。

三百六十穴，不出十二诀。治病如神灵，浑如汤泼雪。

北斗降真机，金锁教开彻。至人可传授，匪①人莫浪说。

其一：三里膝眼下，三寸两筋间。能通心腹胀，善治胃中寒，肠鸣并泄泻，腿肿膝胻酸，伤寒羸瘦损，气蛊及诸般。年过三旬后，针灸眼便宽。取穴当审的，八分三壮安。

其二：内庭次指外，本属足阳明。能治四肢厥，喜静恶闻声，瘾疹咽喉痛，数欠及牙疼，虚②疾不能食，针着便惺惺（针三分，灸三壮）。

其三：曲池拱手取，屈指③骨边求。善治肘中痛，偏风手不收，挽弓开不得，筋缓莫梳头，喉闭促欲死，发热更无休，遍身风癣癞，针着即时瘳（针五分，灸三壮）。

其四：合谷在虎口，两指歧骨间。头疼并面肿，疟病④热还寒，齿龋鼻衄血，口噤不开言。针入五分深，令人即便安（灸三壮）。

其五：委中曲腘里，横纹脉中央。腰痛不能举，沉沉引脊梁，酸疼筋莫展，风痹复无常，膝头难伸屈，针入即安康（针五分，禁灸）。

其六：承山名鱼腹，腨肠分肉间。善治腰疼痛，痔疾大便难，脚气并膝肿，展⑤转战疼酸，霍乱及转筋，穴中刺便安（针七分，灸五壮）。

其七：太冲足大指，节后二寸中。动脉知生死，能医惊痫风，咽喉并心胀，两足不能行，七疝偏坠肿，眼目似云朦，亦能疗腰痛，针下有神功（针三分，灸三壮）。

其八：昆仑足外踝，跟骨上边寻。转筋腰尻痛，暴喘满中⑥心，举步行不得，一动即呻吟，若欲求安乐，须于此穴针（针五分，灸三壮）。

其九：环跳在髀枢，侧卧屈足取。折腰莫能顾，冷风并湿痹，腿胯连腨痛，转侧重欷歔。若人针灸后，顷刻病消除（针二寸，灸五壮）。

其十：阳陵居膝下，外臁一寸中。膝肿并麻木，冷痹及偏风，举足不能起，坐卧似衰翁，针入六分止，神功妙不同（灸三壮）。

其十一：通里腕侧后，去腕一寸中。欲言声不出，懊恼及怔忡，实则四肢重，头腮面颊红，虚则不能食，暴喑面无容，毫针微微刺，方信有神功（针三分，灸三壮）。

其十二：列缺腕侧上，次指手交叉。善疗偏头患，遍身风痹麻，痰涎频壅上，口噤不开牙，若能明补泻，应手即如拏（针三分，灸五壮）。

【对校】

① 匪：黄龙祥版本作"非"。

② 虚：张缙版本作"疟"。

③ 指：张缙、黄龙祥版本作"肘"。

④ 病：张缙版本作"疾"。

⑤ 展：张缙版本作"辗"。

⑥ 中：张缙、黄龙祥版本作"冲"。

【注释】

[1] 马丹阳：马丹阳即马钰，宋代扶风人，初名成义，字宜甫，后改名为钰，字元宝，为道教北宗的代表人物之一，号丹阳顺华真人，故世称马丹阳。马丹阳在宋代大定年间（1160）从王嘉（号重阳子）学道，并精通针灸。此歌是根据其临床经验编成，以传其弟子，首载于元·王国瑞的《扁鹊神应针灸玉龙经》中，题为"天星十一穴歌"。初时仅在其门徒中流传，经薛真人外传，知之者始日益增多。明·徐凤《针灸大全》时又增加太冲穴，题为"马丹阳天星十二穴治杂病歌"，高武的《针灸聚英》中亦予转载。

[2] 天星：即二十八宿中一颗或一组星的称谓。《周礼·春官宗伯·保章氏》曰："保章氏，掌天星，以志星辰日月之变动。"汉·扬雄《羽猎赋》曰："焕若天星之罗，浩如涛水之波。"方言又指秤星：吴组缃《山洪·四》曰："不是你大哥戥子上有点天星，干不粘湿不惹的，你有今朝子呢！"

兰江赋①[1]（杨氏书）（卷二）

【原文】

担截之中数几何？有担有截起沉疴。我今咏此兰江赋，何用三车五辐歌。

先将此法②为定例，流注之中分次第。胸中之病内关担，脐下公孙用法拦。

头部须还寻列缺，痰涎③壅塞及咽干。噤口咽④风针照海，三棱出血刻时安。

伤寒在表并头痛，外关泻动自然安。眼目之症诸疾苦，更须临泣用针担。

后溪专治督脉病，癫狂此穴治还轻。申脉能除寒与热，头风偏正及心惊。

耳鸣鼻衄胸中满，好把金针此穴寻。但遇痒麻虚即补，如逢疼痛泻而迎。

更有伤寒真妙诀，三阴须要刺阳经。无汗更将合谷补，复溜穴泻好施针。

倘若汗多流不绝，合谷收补效如神。四日太阴宜细辨，公孙照海一同行。

再用内关施绝⑤法，七日期门妙用针。但治伤寒皆用泻，要知素问坦然明。

流注之中分造化，常将水⑥火土金平。水数亏兮宜补肺，水之泛滥土能平。

春夏井荥刺宜⑦浅，秋冬经合更宜深。天地四时同此类⑧，三才常用记心胸。

天地人部次第入，仍调各部一般匀。夫弱妇强亦有克，妇弱夫强亦有刑。

皆在本经担与截，泻南补北亦须明。经络明时知造化，不得师传枉费心。

不遇至人应莫度，天宝岂可付非人。按定气血病人呼，撞⑨搓数十把针扶。

战退⑩摇起向上使，气自流行病自无。

【对校】

① 兰江赋：张缙版本作"拦江赋"。

② 此法：张缙版本作"八法"。

③ 涎：张缙版本作"逆"。

④ 咽：张缙版本作"喉"。

⑤ 绝：张缙版本作"截"。

⑥ 水：张缙版本作"木"。

⑦ 刺宜：张缙版本作"宜刺"。

⑧ 类：张缙版本作"数"。

⑨ 撞：张缙版本作"重"。

⑩ 退：张缙版本作"提"。

【注释】

[1] 兰江赋：以"兰江"为赋名。本赋最早载于高武的《针灸聚英·卷四》，赋的最后说："上拦江赋不知谁氏所作，今自凌氏所编集写本针书表录于此。"凌氏即明代凌云，一字汉章，号卧岩先生，浙江人，曾著《流注辨惑》，现已失传。

经络迎随设为问答——担截法内容（卷四）

【原文】

问：补针之要法。

答曰：补针之法，左手重切十字缝纹，右手持针于穴上，次令病人咳嗽一声，随咳进针，长呼气一口，刺入皮三分。针手经络者，效春夏停二十四息。针足经络者，效秋冬停三十六息。催气针沉，行九阳之数，捻九撅九，号曰天才。少停呼气二口，徐徐刺入肉三分，如前息数足，又觉针沉紧，以生数行之，号曰人才。少停呼气三口，徐徐又插至筋骨之间三分，又如前息数足，复觉针下沉涩，再以生数行之，号曰地才。再推进一豆，谓之按，为截、为随也。此为极处，静以久留，却须退针至人部，又待气沉紧时，转针头向病所，自觉针下热，虚羸痒麻，病势各散，针下微沉后，转针头向上，插进针一豆许，动而停之，吸之乃去，徐入徐出，其穴急扪之。岐伯曰："下针贵迟，太急伤血，出针贵缓，太急伤气，正谓针之不伤于荣卫也。"是则进退往来，飞经走气，尽于斯矣。

问：泻针之要法。

凡泻针之法，左手重切十字纵纹三次，右手持针于穴上，次令病人咳嗽一声，随咳进针，插入三分，刺入天部，少停直入地部，提退一豆，得气沉紧，搓捻不动，如前息数尽，行六阴之数，捻六摄六，吸气三口回针，提出至人部，号曰地才。又待气至针沉，如前息数足，以成数行之，吸气二口回针，提出至天部，号曰人才。又待气至针沉，如前息数足，以成数行之，吸气回针，提出至皮间，号曰天才。退针一豆，谓之提，为担、为迎也。此为极处，静以久留，仍推进人部，待针沉紧气至，转针头向病所，自觉针下冷，寒热痛痒，病势各退，针下微松，提针一豆许，摇而停之，呼之乃去，疾入徐出，其穴不闭也。

【按语】担截法有配穴法与补泻法两种解释。成都中医药大学杨介宾老先生认为是取穴配穴法。《针灸大成》"马丹阳天星十二穴歌"标注出自《乾坤生意》，实则录自徐凤《针灸大全》，乃靳贤编集失误而后人一直未能发现。

第三节　刺络放血法

【提要】针、灸、刺络放血疗法是《黄帝内经》的三大主要疗法，《针灸大成》继承《黄帝内经》的思想，放血疗法的论述很丰富，应用很广泛。本文将《针灸大成》有关刺络放血疗法的论述加以综合概括。

《针灸大成》共涉及刺血文献113条，穴位42个，总计72穴次。

常治病症：目部疾、口腔疾、肿疾、咽喉疾、热疾、血疾、风疾、下肢疾、头部疾、心神疾、脾胃肠疾、痹证、疮痈、肺疾、腰臀疾、痉厥疾。

常取穴位：阿是穴（患部）、委中、少商、关冲、太阳、迎香、涌泉、百会、前顶、囟会、上星、神庭、十宣、金津、玉液、聚泉。涉及督脉、膀胱经、大肠经、胃经、肾经。

常取穴位所属部位：头面、腿阳、手背、手掌、足阴。

一、《针灸大成》刺络放血疗法的主治功效

1. 消肿理血　用于消肿者，如卷八《头面门》载："头肿：上星、前顶、大陵（出血）、公孙。"卷三《玉龙歌》道："两睛红肿痛难熬，怕日羞明心自焦，只刺睛明鱼尾穴，太阳出血自然消。"

用于理血者包括祛瘀、凉血、消脓等功效。其中治疗瘀证者较为突出，如卷九《名医治法》曰："人有所坠，恶血留于腹中，腹满不得前后，先饮利药。若上伤厥阴之脉，下伤少阴之络，当刺足内踝下，然骨之前出血，刺足跗上动脉；不已，刺三毛，各一宥，见血立已，左刺右，右刺左。"卷八《续增治法·杂病》云："腰痛：血滞于下，刺委中（出血），灸肾俞、昆仑。"

2. 清热　用于清热者，如卷三《玉龙歌》道："三焦热气壅上焦，口苦舌干岂易

调，针刺关冲出毒血，口生津液病俱消。"又曰："心血炎上两眼红，迎香穴内刺为通，若将毒血搐出后，目内清凉始见功。"

3. 镇痉苏厥安神　治疗痉证神昏者，如卷五《八脉图并治症穴》载：后溪治疗"破伤风，因他事搐发，浑身发热颠强"，并配合取"大敦、合谷、行间、十宣、太阳紫脉（宜锋针出血）"。治疗厥证者，如卷八《续增治法·初中风急救针法》（见本章第四节）。

4. 祛风护肤，消疮除痹　治疗皮肤病及其风疾者，如卷六《足太阳经穴主治·考正穴法》委中载"委中者，血郄也。大风发眉堕落，刺之出血"；卷八《续增治法·杂病》言"癞：针委中出血二三合，黑紫圪塔上，亦去恶血"；卷七《经外奇穴》曰"鼻准一穴，在鼻柱尖上，专治鼻上生酒醉风，宜用三棱针出血"。治疗疮疡者，如卷八《续增治法·杂病》语"缘唇疮：刺唇去恶血"；卷九《治症总要·第一百八·疔疮》云"以针挑，有血可治；无血不可治"。治疗痹证者，如卷五《八脉图并治症穴》治疗"白虎历节风疼痛"，取足临泣，配"肩井、三里、曲池、委中、合谷、行间、天应（遇痛处针，强针出血）"。

5. 清头脑，利五官　治疗目病者，如卷九《名医治法》载"眼生倒睫拳毛者，两目紧急……用手法攀出，内睑向外，速以三棱针出血"；治疗口病者，如卷三《杂病穴法歌》道"口舌生疮舌下窍，三棱刺血非粗卤（舌下两边紫筋）"；治疗咽喉病者，如卷九《名医治法》云"至于走马喉痹，生死人在反掌间，砭刺出血，则病已"；治疗鼻病者，如卷七《经外奇穴》治疗"鼻上生酒醉风"；治疗头病者，如卷三《行针总要歌》曰"前顶寸五三阳前，甄权曾云一寸言，棱针出血头风愈，盐油楷根病自痊"。

6. 宣肺健脾，疏理腰背下肢　如卷三《玉龙歌》道"传尸劳病最难医，涌泉出血免灾危"；卷七《经外奇穴》载"四缝四穴，在手四指内中节，是穴三棱针出血，治小儿猢狲劳等症"；卷五《八脉图并治症穴》治疗"腰背强，不可俯仰"，取申脉，配"腰俞、膏肓、委中（决紫脉出血）"；卷三《玉龙歌》道"脚背疼起丘墟穴，斜针出血即时轻"。

二、《针灸大成》刺络放血疗法的取穴特点

1. 分部取穴

（1）多取患部穴　如卷九《名医治法》云"目眶久赤烂，俗呼为赤瞎，当以三棱针刺目眶外，以泻湿热"；卷六《足阳明经穴主治·考正穴法》下关载"牙龈肿处，张口以三棱针出脓血，多含盐汤，即不畏风"。

（2）多取末部穴　末部是相对躯干、臂部、腿部等本部而言，其包括头部、手部（腕以远）、足部（踝以远），占刺血总穴次的69.4%。

在末部诸穴中，常用穴即是十宣、十二井穴及头顶部诸穴。如卷三《玉龙歌》言"乳鹅之症少人医，必用金针疾始除，如若少商出血后，即时安稳免灾危"；卷七《经外奇穴》载"十宣十穴，在手十指头上，去爪甲一分，每一指各一穴，两手指共十穴，故名十宣，治乳蛾，用三棱针出血，大效"。

取头面部穴者较多，如卷三《玉龙歌》道"眼痛忽然血贯睛，羞明更涩最难睁，须得太阳针血出，不用金刀疾自平"。取手足部穴者，如卷九《东垣针法》言"气在于臂足，取之先去血脉，后取其阳明、少阳之荥输"；卷二《兰江赋》语"嗫口咽风针照海，三棱出血刻时安"。卷九《名医治法》曰"目暴赤肿起……宜针神庭、上星、囟会、前顶、百会"，《儒门事亲》注明"刺前五穴出血而已"。

口部原为身体的上端，是督脉与任脉的上端所在，故口部亦当属末部，刺血疗法即常取口部穴，如卷七《经外奇穴》载"海泉一穴，在舌下中央脉上，是穴治消渴，用三棱针出血"；"聚泉：治舌胎舌强，亦可治，用小针出血"。

（3）多取关节部穴　其中最常取的是腘窝中的委中穴，而髋部、肘部、腕部和踝部之穴也被选用，如卷三《玉龙歌》道"环跳能治腿股风，居髎二穴认真攻，委中毒血更出尽，愈见医科神圣功"；卷八《续增治法·杂病》治疗"咳嗽"，指明"针曲泽（出血立已）"；卷七《经外奇穴》载"外踝尖二穴：治寒热脚气，宜用三棱针出血"，均为例。

（4）选用远部反应点　如卷九《名医治法》载"偷针眼，视其背上有细红点如疮，以针刺破即差，实解太阳之郁热也"。

2. **循经取穴特点**　刺血最常用的经脉为督脉、膀胱经、大肠经、胃经等，而阴经穴次较低，其中"阴脉之海"任脉穴次则没选用。在诸阳经中，最常用者为督脉，其次为膀胱经、大肠经、胃经。《灵枢·九针论》曰："阳明多血多气，太阳多血少气，少阳多气少血……刺阳明，出血气；刺太阳，出血恶气；刺少阳，出气恶血。"故在三阳经中刺血多取阳明（大肠、胃）经穴与太阳（膀胱）经穴，而少取少阳经穴。

阴经穴在刺血疗法较少被选用，而被选用的阴经穴则多位于末部，如少商、中冲、少冲、涌泉等。

三、《针灸大成》刺络放血疗法操作经验

1. **增加出血量的经验**　《针灸大成》中刺血的出血量有时很大，如卷九《名医治法》言："治一妇人木舌胀，其舌满口，诸药罔效。令以铍针锐而小者砭之，五七度，三日方平，计所出血，几盈斗（铍针一名铍针）。"为了增加出血量，《针灸大成》采用对血管的加压法，迫使血管充盈，如卷七《经外奇穴》载："太阳二穴，在眉后陷中，太阳紫脉上是穴。治眼红肿及头，用三棱针出血。其出血之法，用帛一条，紧缠其项颈，紫脉即见，刺出血立愈。又法：以手紧扭其领，令紫脉见，却于紫脉上刺出血，极效。"

2. **消除恐惧心理的经验**　如卷八《咽喉门》云："咽喉肿闭甚者：以细三棱针藏于笔尖中，戏言以没药调点肿痹处，乃刺之，否则病人恐惧，不能愈疾。"

3. **祛邪消毒的经验**　卷六《足阳明经穴主治·考正穴法》下关载"牙龈肿处……多含盐汤"；卷三《行针总要歌》治疗头风还用"盐油楷根"。《针灸大成》还提出要对针具进行消毒，如卷七《经外奇穴》载"左金津，右玉液二穴，在舌下两傍紫脉上是穴，卷舌取之，治重舌肿痛喉闭，用白汤煮三棱针出血"。其中"白汤煮"即为煮沸

消毒。

四、《针灸大成》刺络放血疗法工具

《针灸大成》刺络放血疗法强调用三棱针的地方比较多，如卷七《经外奇穴》载"海泉一穴。在舌下中央脉上是穴。治消渴，用三棱针出血"。卷二《兰江赋》载"嗓口咽风针照海，三棱出血刻时安"。卷五《八脉图并治症穴·督脉》载破伤风，因他事搐发，浑身发热颠强：大敦、合谷、行间、十宣、太阳紫脉（宜锋针出血）。不注明放血工具，此时多用毫针或三棱针，如卷一《针灸直指·刺腰痛论》载"腰痛中热而喘，刺足少阴，刺郄中出血"。有用铍针放血，如卷九《名医治法·喉痹》载"尝治一妇人木舌胀，其舌满口，令以铍针锐而小者砭之，五七度，三日方平。计所出血几盈斗"。亦有用芦管子、芦叶或竹叶等简易工具者。如卷七《经外奇穴》载"内迎香二穴。在鼻孔中。治目热暴痛，用芦管子搐出血最效"。卷三《玉龙歌》载"内迎香二穴，在鼻孔中，用芦叶或竹叶，搐入鼻内，出血为妙，不愈再针合谷"。

【按语】分析《针灸大成》的内容及杨继洲与其家传经验的篇章，包括卷三的《策》《胜玉歌》及卷九的《医案》等，可以看出杨氏本身重视运用针刺补泻手法和艾灸疗法，然后才是放血疗法。《针灸大成》是集明代以前历代针灸文献的大成，其应用的刺血疗法特点，在一定程度上体现出明代及以前医家的刺血疗法的特点。

第四节　初中风急救针法（卷八）

【提要】本篇选自《乾坤生意》。介绍了用三棱针急救初中风的方法。

【原文】

凡初中风跌倒，卒暴[1]昏沉，痰涎壅滞，不省人事，牙关紧闭，药水不下，急以三棱针，刺手十指十二井穴，当去恶血。又治一切暴死恶候，不省人事，及绞肠痧[2]，乃起死回生妙诀。少商二穴，商阳二穴，中冲二穴，关冲二穴，少冲二穴，少泽二穴。

【注释】

[1] 卒暴：突然暴发。

[2] 绞肠痧：又名干霍乱。症见腹部骤然绞痛，欲吐泻不能，烦闷面青，肢冷汗出等。

【按语】井穴名称最早见于《灵枢·九针十二原》，而论述最详细的则是《灵枢·本输》和《素问·缪刺论》。其中《灵枢·本输》列出了除手少阴心经之外的十一条经脉井穴的名称和位置，手少阴心经的井穴少冲则由晋代皇甫谧在《针灸甲乙经》中补全。《乾坤生意》成书较《针灸甲乙经》为迟，明·朱权撰，所载还是手十井穴，《针灸大成》转载时改为手十二井穴。

《乾坤生意》书中关于中风各个阶段的选方有十分详细的论述。择录如下：

中风与中气证相类。中风则痰涎壅盛，其脉迟浮则吉，弦急大数则凶，故风为百病之长，方首论之。中之轻者，风在肌肤之间，言语謇塞，眉角牵引，遍身疮癣，状如虫

行，目眩耳鸣，精神恍惚。中之重者，半身不遂，口眼㖞斜。肌肉痛疼，痰涎壅盛，瘫痪不仁，舌强不语。至若口开手散，眼合遗尿，发直，吐沫，摇头直视，声如酣睡者，难治。

凡初中风跌倒，卒暴昏沉，不省人事，痰涎壅盛，牙关紧闭，药水不下，急以通关散搐醒，方可服药。其或不醒者，急以三棱针刺手十指甲角十井穴，当去黑血，就以气针合谷二穴，人中一穴，但觉略醒，得知人事，宜以气针再刺曲池、足三里，再灸颊车、迎香、上星、百会、印堂穴，法备载后针灸门。此乃急救回生之妙诀也。

中风卒然不省人事，先以通关散搐醒。

中风疾涎壅盛，宜稀涎散投之，取涎为效。

中风疾迷心窍，癫痫烦乱，宜用吐剂，方载于后。

中风必先理气，然后用以消痰去风之药，宜用乌药顺气散、八味顺气散。

中风非小续命汤不能取效，宜以顺气之药互换服之。

中风半身不遂、口眼㖞斜，先以顺气之药服之，宜服星香汤、续命汤。四肢厥者，星附汤、三生饮。

中风、风热已定，痰涎壅盛者，宜常服三生丸取效。

……

北图残本《乾坤生意·上卷》所载预防中风方：愈风汤，天麻丸，小续命汤，麻黄续命汤，桂枝续命汤，白虎续命汤，葛根续命汤，干姜续命汤，附子续命汤，羌活连翘续命汤，（防风）通圣散，四白丹，二丹丸，泻青丸，清神散，选奇汤。《乾坤生意》书中辑录的经验方，多为历代反复使用，确有实效。

第五节　针治异常情况处理方法

【提要】本节集中了《针灸大成》对晕针、断针和折针情况的认识和处理。其内容主要在《针灸大成·卷二》和《针灸大成·卷四》。

一、针晕

【原文】

《针灸大成·卷二·金针赋·杨氏注解》：

其或晕针者，神气虚也，以针补之，口鼻气回，热汤与之，略停少顷，依前再施。杨氏：如刺肝经之穴，晕，即补肝之合穴，针入即苏，余仿此。或有投针气晕者，即补足三里，或补人中，大抵晕从心生，心不惧怕，晕从何生？如关公刮骨疗毒，而色不变可知。

《针灸大成·卷四·四明高氏补泻·神针八法》之第七法：

如病人晕针，用袖掩之，热汤饮之即醒，补之七法也。

《针灸大成·卷四·南丰李氏补泻》：

凡针晕者，神气虚也，不可起针，急以别针补之，用袖掩病人口鼻回气，内与热汤饮之，即苏，良久再针。甚者，针手膊上侧、筋骨陷中①，即眼蟆肉上惺惺穴[1]，或足三里穴，即苏。若起针，坏人。

【对较】

① 针手膊上侧、筋骨陷中：张缙、黄龙祥版本作"针手膊上侧筋骨陷中"，中间无顿号。

【注释】

[1] 惺惺穴：经外穴名，又名夺命穴。当肩髃穴与尺泽穴连线之中点处。主治晕厥、上臂痛等。出自刘纯《医经小学·卷五》，曰："有晕针者，夺命穴救之，男左女右，取左不回，却再取右，女亦然。此穴正在手膊上侧，筋骨陷中，即是虾蟆儿上边也，从肩至肘，正在当中。"夺命，乃夺回生命起死回生之意。

二、针痛

【原文】

《针灸大成·卷四·南丰李氏补泻》：

凡针痛者，只是手粗，宜以左手扶住针腰，右手从容[1]补泻。如又痛者，不可起针，令病人吸气一口，随吸将针捻活，伸起一豆即不痛，如伸起又痛，再伸起又痛，须索[2]入针，便住痛。

【注释】

[1] 从容：后人解释为诊病的态度，在《黄帝内经》还解释为古医经。但依据《素问·示从容论》和《素问·疏五过论》关于从容的内容，当作"依据临床表现"解。《素问·示从容论》曰："帝曰：夫从容之谓也，夫年长则求之于腑，年少则求之于经，年壮则求之于脏。"《素问·疏五过论》曰："善为脉者，必以比类奇恒，从容知之，为工而不知道，此诊之不足贵，此治之三过也。"

[2] 须索：必须。

三、断针

【原文】

《针灸大成·卷四·素问九针论·治折针法》：

一用磁石（即吸铁石）引其肉中，针即出。

一用象牙屑碾细，水和涂上即出。

一用车脂[1]成膏子，摊纸上如钱大，日换三五次，即出。

一用乌翎三五枝，火炙焦为末，好醋调成膏，涂上，纸盖一二次，其针自出。

一用腊姑脑子，捣烂涂上即出。

一用硫黄研细，调涂上，以纸花贴定，觉痒时，针即出。

一用双杏仁捣烂，以鲜脂①[2]调匀，贴针疮上，针自出。倘经络有伤，脓血不止，用黄芪、当归、肉桂、木香、乳香、沉香，别研绿豆粉糊丸，每五十九，热水服之。

《针灸大成·卷四·南丰李氏补泻》：

凡断针者，再将原针穴边复下一针，补之即出，或用磁石引针出，或用药涂之。

【对校】

① 鲜脂：张缙版本作"鲜猪脂"。

【注释】

[1] 车脂：药名。即蓄力车车轴上的油垢。辛，无毒。

[2] 鲜脂：即新鲜的猪油。

【按语】《针灸大成》对晕针的认识和处理有值得研究的地方，强调"或晕针者，神气虚也，以针补之""不可起针，急以别针补之"。

第六节 戒逆针灸（无病而先针灸曰逆）（卷十）

【提要】"逆针灸"首见于明代高武的《针灸聚英》，曰："无病而先针灸曰逆。逆，未至而迎之也。"

【原文】

小儿新生，无病不可逆针灸之，如逆针灸，则忍痛动其五脏，因善成痫。河洛关中，土地多寒，儿喜成痉①[1]，其生儿三日，多逆灸以防之。吴蜀地温，无此疾也。古方既传之，今人不分南北灸之，多害小儿也。所以田舍小儿，任其自然，得无横夭也。

【对校】

① 痉：黄龙祥版本作"痓"。

【注释】

[1] 痉：又通"痓"，痉挛。

【按语】"逆针灸"思想体现了中医上工"不治已病治未病"的思想，尤其是灸法治未病在今天得到很好的应用与发展。

第七节 十二经治症主客原络图（杨氏）（卷五）

【提要】本篇为杨氏所创。以歌诀形式列出十二经主客原络配穴法及其相适应的十二经病症。

【原文】

肺之主大肠客

太阴多气而少血，心胸气胀掌发热，喘咳缺盆痛莫禁，咽肿喉干身汗越，肩内前廉两乳疼，痰结膈中气如缺，所生病者何穴求，太渊偏历与君说。

可刺手太阴肺经原（原者，太渊穴，肺脉所过为原。掌后内侧横纹头，动脉相应寸口是），复刺手阳明大肠络（络者，偏历穴，去腕三寸，别走太阴）。

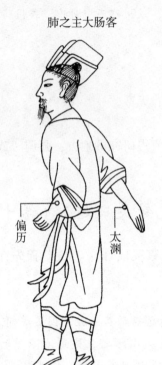

肺之主大肠客

偏历　太渊

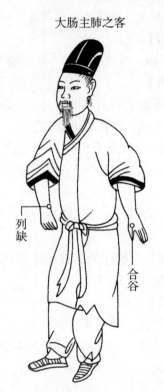

大肠主肺之客

列缺　合谷

大肠主肺之客

阳明大肠侠鼻孔，面痛齿疼腮颊肿，生疾目黄口亦干，鼻流清涕及血涌，喉痹肩前痛莫当，大指次指为一统，合谷列缺取为奇，二穴针之居病总。

可刺手阳明大肠原（原者，合谷穴，大肠脉所过为原，歧骨间），复刺手太阴肺经络（络者，列缺穴，去腕侧上寸半，交叉盐指尽是，别走阳明）。

脾主胃客

脾经为病舌本强，呕吐胃翻[1]疼腹脏①，阴气上冲噫难瘳[2]，体重脾②摇心事妄，疟生振栗兼体羸，秘结疸黄手执杖，股膝内肿厥而疼，太白丰隆取为尚。

可刺足太阴脾经原（原者，太白穴，脾脉所过为原，足太③指内踝前，核骨下陷中），复刺足阳明胃经络（络者，丰隆穴，去踝八寸，别走太阴）。

胃主脾客

腹填④心闷意凄怆，恶人恶火恶灯光，耳闻响动心中惕[3]，鼻衄唇喎疟又伤，弃衣骤步身中热，痰多足痛与疮疡，气盅胸腿疼难止，冲阳公孙一刺康。

可刺足阳明胃经原（原者，冲阳穴，胃脉所过为原，足跗上五寸，骨间动脉），复刺足太阴脾经络（络者，公孙穴，去足大趾本节后一寸，内踝前，别走阳明）。

脾主胃客

胃主脾客

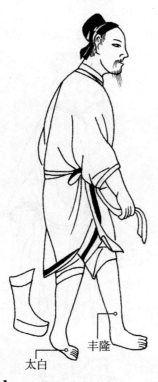

太白　丰隆

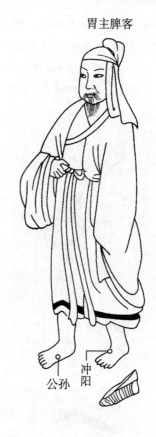

公孙　冲阳

【对校】

① 腹脏：张缙版本作"腹胀"。

② 脾：张缙版本作"不"。

③ 太：张缙、黄龙祥版本作"大"，下同。

④ 填：张缙版本作"膜"。

【注释】

[1] 胃翻：指食后上腹胀满，朝食暮吐，吐物为未消化的食物及神疲乏力等一些症状。

[2] 瘳：音 chōu。作病愈解。还有损害、减损的意思。

[3] 惕：恐惧之状。

【原文】

真心主小肠客

少阴心痛并干噫，渴欲饮兮为臂厥，生病[1]目黄口亦干，胁臂疼兮掌发热，若人欲治勿差求，专在医人心审察，惊悸呕血及怔忡，神门、支正何堪缺。

可刺手少阴心经原（原者，神门穴，心脉所过为原，手掌后锐骨端陷中），复刺手太阳小肠络（络者，支正穴，腕上五寸，别走少阴）。

小肠主真心客

小肠之病岂为良，颊肿肩疼两臂旁，项颈强疼难转侧，嗌颔[2]肿痛甚非常，肩似拔兮臑似折，生病耳聋及目黄，臑肘臂外后廉痛，腕骨通里取为详。

可刺手太阳小肠原（原者，腕骨穴，小肠脉所过为原，手外侧腕前起骨下陷中），复刺手少阴心经络（络者，通里穴，去腕一寸，别走太阳）。

真心主小肠客

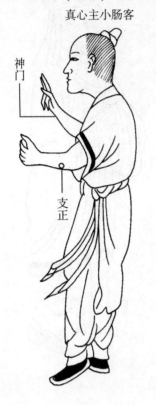

小肠主真心客

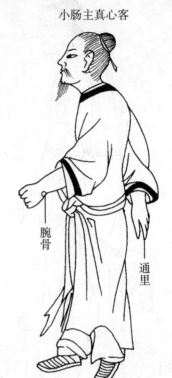

【注释】

[1] 生病：此处指手少阴心经所生病。《灵枢·经脉》曰："是主心所生病者，目黄胁痛，臑臂内后廉痛厥，掌中热痛。"

[2] 颔：位于颈的前上方部位，相当于颊部下方，结喉上方的空软处。

【原文】

肾之主膀胱客

脸黑嗜卧不欲粮，目不明兮发热狂，腰痛足疼步难履，若人捕获难躲藏，心胆战兢气不足，更兼胸结与身黄，若欲除之无更法，太溪飞扬取最良。

可刺足少阴肾经原（原者，太溪穴，肾脉所过为原，内踝下后跟骨上，动脉陷中，屈五指乃得穴），复刺足太阳膀胱络（络者，飞扬穴，外踝上七寸，别走少阴）。

膀胱主肾之客

膀胱颈病目中疼，项腰足腿痛难行，痫疟狂颠①心胆热，背弓反手额眉棱，鼻衄目黄筋骨缩，脱肛痔漏腹心膨，若要除之无别法，京骨大钟任显能。

可刺足太阳膀胱原（原者，京骨穴，膀胱脉所过为原，足小趾大骨下，赤白肉际陷中），复刺足少阴肾经络（络者，大钟穴，当踝后绕跟，别走太阳）。

肾之主膀胱客

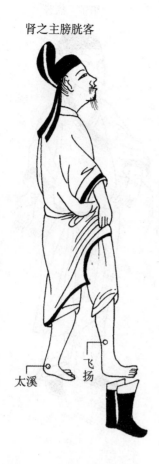

太溪　飞扬

膀胱主肾之客

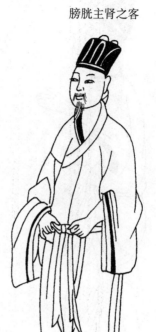

京骨　大钟

【对校】

① 狂颠：张缙、黄龙祥版本作"狂癫"。

【原文】

三焦主包络客

三焦为病耳中聋，喉痹咽干目肿红，耳后肘疼并出汗，脊间心后痛相从，肩背风生连膊肘，大便坚闭及遗癃，前病治之何穴愈，阳池内关法理同。

可刺手少阳三焦经原（原者，阳池穴，三焦脉所过为原，手表腕上横断处陷中），复刺手厥阴心包经络（络者，内关穴，去掌二寸两筋间，别走少阳）。

包络主三焦客

包络为病手挛急，臂不能伸痛如屈，胸膺胁满腋肿平，心中淡淡①面色赤，目黄善笑不肯休，心烦心痛掌热极，良医达士细推详，大陵外关病消释。

可刺手厥阴心包经原（原者，大陵穴，包络脉所过为原，掌后横纹中），复刺手少阳三焦经络（络者，外关穴，去腕二寸，别走厥阴）。

【对校】

① 淡淡：张缙版本作"澹澹"。

三焦主包络客

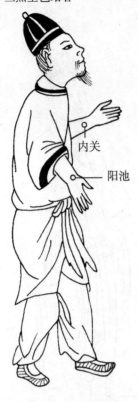

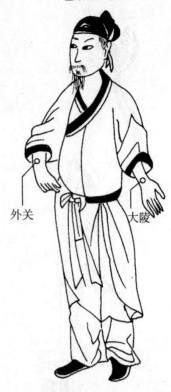

包络主三焦客

【原文】

肝主胆客

气少血多肝之经，丈夫溃散①苦腰疼，妇人腹膨小腹肿，甚则嗌干面脱尘，所生病者胸满呕，腹中泄泻痛无停，癃闭遗溺疝瘕痛，太光二穴即安宁。

可刺足厥阴肝经原（原者，太冲穴，肝脉所过为原，足大指节后二寸，动脉陷是），复刺足少阳胆经络（络者，光明穴，去外踝五寸，别走厥阴）。

胆主肝客

胆经之穴何病主？胸胁肋疼足不举，面体不泽头目疼，缺盆腋肿汗如雨，颈项瘿瘤坚似铁，疟生寒热连骨髓，已②上病症欲除之，须向丘墟蠡沟取。

可刺足少阳胆经原（原者，丘墟穴，胆脉所过为原，足外踝下从前陷中，去临泣三寸），复刺足厥阴肝经络（络者，蠡沟穴，去内踝五寸，别走少阳）。

【对校】

① 溃散：张缙版本作"癀疝"。

② 已：张缙、黄龙祥版本作"以"。

【按语】《灵枢·九针十二原》曰："五脏有疾，当取之十二原。"表明原穴对内脏疾病的治疗作用，络穴可治疗表里两经之病。主客原络配穴法是取主经的原穴为主穴，取客经的络穴为配穴（客穴），先针主穴，后针配穴（客穴）。杨氏主要在相表里的两经之间定主客。

注：此节原文中足三阳、足三阴经中所出现的"大趾"字样，在张缙、黄龙祥版本中均作"大指"说，未在对校中标注出来，特此说明。

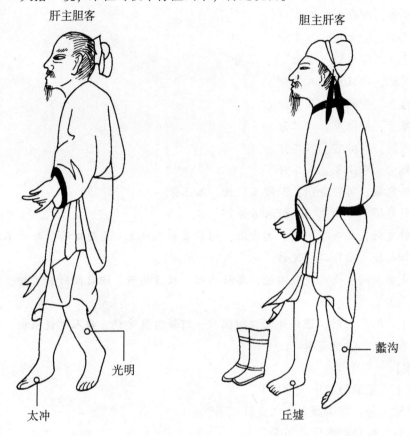

肝主胆客　　　　　　　　　　　　　　　胆主肝客

光明

太冲

蠡沟

丘墟

第八节　孙真人针十三鬼穴歌（卷九）

【提要】 十三鬼穴最先见于孙思邈的《备急千金要方·卷十四·小肠腑方》的风癫第五的治诸横邪癫狂针灸图诀及《千金翼方·卷二十七·小肠病第四》的针邪鬼病图诀法。是针灸治疗癫狂等精神疾病的处方。

【原文】

百邪颠狂所为病，针有十三穴须认，凡针之体先鬼宫，次针鬼信无不应，一一从头逐一求，男从左起女从右。一针人中鬼宫停，左边下针右出针；第二手大指甲下，名鬼信刺三分深；三针足大指甲下，名曰鬼垒入二分；四针掌上①大陵穴，入针五分为鬼心；五针申脉为鬼路，火针三分②七锃锃[1]；第六却寻大椎上，入发一寸名鬼枕；七刺耳垂下八分③，名曰鬼床针要温；八针承浆名鬼市，从左出右君须记；九针劳宫④为鬼窟；十针上星名鬼堂；十一阴下缝三壮，女玉门头为鬼藏；十二曲池名鬼腿⑤，火针仍要七锃锃；十三舌头当舌中，此穴须名是鬼封。手足两边相对刺，若逢孤穴只单通，此是先师真妙诀，狂猖恶鬼走无踪。

一针鬼宫，即人中，入三分。

二针鬼信，即少商，入三分。

三针鬼垒，即隐白，入二分。

四针鬼心，即大陵，入五分。

五针鬼路，即申脉（大针⑥），三分⑦。

六针鬼枕，即风府，入二分。

七针鬼床，即颊车，入五分。

八针鬼市，即承浆，入三分。

九针鬼窟，即劳宫，入二分。

十针鬼堂，即上星，入二分。

十一针鬼藏，男即会阴，女即玉门头，入三分。

十二针鬼腿，即曲池，火针入五分。

十三针鬼封，在舌下中缝，刺出血，仍横安针⑧一枚，就两口吻，令舌不动，此法甚效。更加间使、后溪二穴尤妙。

男子先针左起，女人先针右起，单日为阳，双日为阴。阳日阳时针右转，阴日阴时针左转。

刺入十三穴尽之时，医师即当口问病人；何妖何鬼为祸，病人自说来由，用笔一一记录，言尽狂止，方宜退针⑨。

【对校】

① 掌上：张缙版本作"掌后"。

② 火针三分：张缙版本作"火针三下"。

③ 八分：张缙版本作"五分"。

④ 劳宫：张缙版本作"间使"。

⑤ 鬼腿：张缙版本作"鬼臣"。

⑥ 大针：张缙、黄龙祥版本作"火针"。

⑦ 三分：张缙版本作"三下"。

⑧ 安针：张缙版本作"安板"。

⑨刺入十三穴尽之时……方宜退针：张缙版本删除本段话。

【注释】

[1] 锃锃：形容容器物经擦拭之后那种闪光耀眼的状态。在这里指的是针体的光泽。

【按语】《备急千金要方》有"扁鹊曰：百邪所病者，针有十三穴"之记载，提示该法出自扁鹊或托扁鹊所创。东汉班固的《汉书·艺文志》有关医经类著述的记载，共7种216卷：《黄帝内经》18卷，《外经》39卷；《扁鹊内经》9卷，《外经》12卷；《白氏内经》38卷，《外经》36卷……我们今天见到的仅有《黄帝内经》的残本，余者早已散失。中医学发展到《黄帝内经》阶段，已经与巫术分离，如《素问·五脏别论》就明确指出："拘于鬼神者，不可与言至德；恶于针石者，不可与言至巧……"

孙思邈精通老庄及诸子百家，对金丹仙翁晋·葛洪的成仙术、茅山派第九代宗师梁·陶弘景的服食养性之术深有研究。曾隐居于秦岭主峰太白山中学道炼气，"精究医药，求度世之术"，著有道学专著传世，如《庄子注》《老子注》《存神炼气铭》《龟经》《孙真人丹经》《太清丹经要诀》等等。因而经孙思邈传承的这"十三鬼穴"便不能排除另一层意义——道教符号玄机。

《孙思邈先生针十三鬼穴歌》首见于明代徐凤的《针灸大全》，其后《针灸聚英》《针灸大成》均对此歌加以转载，题为《孙真人针十三鬼穴歌》，但个别穴位与《备急千金要方》略有出入。《针灸大全》中鬼枕为大杼，改鬼窟为鬼营（间使）。《针灸聚英》所载的宋·徐秋夫鬼病十三穴歌曰："人中神庭风府始，舌缝承浆颊车次，少商大陵间使连，乳中阳陵泉有据，隐白行间不可差，十三穴是秋夫置。"用神庭、间使、乳中、阳陵泉、行间取代了上星、劳宫、会阴、曲池、申脉。各书记载"十三鬼穴"有所差异，但多用孙思邈的十三鬼穴。

鬼：象形字，甲骨文字形为"𩲡""𩲢"，下面是个"人"字，上面像一个可怕的脑袋（非"田"字），是人们想象中的似人非人的怪物。《礼记·祭义》云："众生必死，死必归土，此谓之鬼。"《礼记·祭法》则云："庶人庶士无庙者，死曰鬼。"《说文解字》云："鬼，人所归为鬼，从人，象鬼头，鬼阴气贼害，从厶……"厶：私，意味鬼所害人皆为自私。"鬼"与巫术有关，"鬼"字有以"舞蹈驱赶"的意思。古代认为精神疾患由鬼神作祟所致，能治疗这种疾患的穴位均冠"鬼"字为名。孙思邈十三鬼穴涉及任督二脉、手厥阴经、手足阳明经、手足太阴经、舌者心之苗的舌下中缝部。十三鬼穴的含义如下：

1. 人中，名鬼宫。《说文解字·宫部》曰："宫，室也。"此统言也，若细分，宫言其外之围绕，而室言其内，此其一；其二，五音宫商角徵羽，宫，中也，居中央唱四方，唱始施生，为四声纲也。

2. 少商穴，名鬼信。《说文解字·言部》曰："信，诚也。从人从言。"听其言观其行，人言讲的是一个诚字，言为心声。若邪气迫肺扰心，必言而无信，甚至谵语狂乱，诚信岌岌可危也。

3. 隐白穴，名鬼垒。《说文解字·垒部》曰："垒，系墼也。"墼，俗谓之土墼，即未烧的砖坯。积墼为墙曰垒。五行中火生土，此"垒"乃未经火生之湿土，属弱土可知。

4. 太渊穴，名鬼心。《说文解字·心部》曰："心，人心，土藏也，在身之中。"表明心在身体内部中心，心主血脉，心火生脾土，脾土又生肺金，而肺朝百脉，心肺因"土藏"而具有一种强大的互生能力。更在于太渊在五行穴性中属土，又是"脉会"，与这"心""土藏"生理上连为一体。

5. 申脉穴，名鬼路。《说文解字·足部》曰："路，道也，从足。"即路在脚下。云鬼路者，有夜间行走义，病如目疾目盲之人。

6. 风府穴，名鬼枕。《说文解字·木部》曰："枕，卧所荐首者。"风府穴恰位于项部后发际直上一寸，即枕骨外隆突两斜方肌间凹陷处。

7. 颊车穴，名鬼床。《说文解字·木部》曰："牀，安身之坐者。"这是牀的本义，引申为承物、托举之器。车有承载转动之能，耳前颧侧面为颊，下颌骨又叫牙车骨，总载诸齿咀嚼转动开阖，其用如车，穴当其上，故名颊车。

8. 承浆穴，名鬼市。《说文解字·市部》曰："市，买卖所之也。"即买卖所达之处为市。本义是集市。引申为聚集、汇聚义。

9. 劳宫穴，名鬼路。十三鬼穴之五——申脉穴，别名称鬼路，前已述及。清朝训诂大家段玉裁云："《说文》：路，道也。谓之道路，此统言也。《周礼》：沦上有道，川上有路。此析言也。《尔雅》：路，大也。此引申之义也。"劳宫穴亦名鬼路。

10. 上星穴，名鬼堂。《说文解字·土部》曰："堂，殿也，从土。"段玉裁注："堂之所以称殿者，正谓前有陛，四缘皆高起，沂鄂显然，故名之殿。许以殿释堂者，以今释古也，古曰堂，汉以后曰殿。"《释名·释宫室》曰："堂谓堂堂，高显貌也。"这是堂的引申义。古有前堂后室之说，堂为正室。

11. 男为阴下缝，女为玉门头，名鬼藏。《说文解字·艸部》曰："藏，匿也。"匿者，隐藏、隐蔽之义。名鬼藏属人体私处的隐蔽部位。

12. 曲池穴，名鬼臣。《说文解字·臣部》曰："臣，牵也，事君者，象屈服之形。"《说文解字》曰："牵，引前也。"很形象地表明臣是引见者，引至君前而事君之左右，谦恭之态如在眼前，确像屈服之形。

13. 海泉穴，名鬼封。《说文解字·土部》曰："封，爵诸侯之土也。从之土从寸，守其制度也。公侯百里，伯七十里，子男五十里。"

第七章　针灸禁忌与治神符咒

概要：本章收录了《针灸大成》关于人神禁忌、尻神禁忌的内容。为了研究之需要，对于《针灸大成》中有关道教的符箓、咒术在医学中的应用，也一并收入。《针灸大成·卷九·雷火针法》也有咒语，该段咒语在本书第八章灸法第十三节雷火针法。

医学的历史发展可以归纳为：本能的医疗与巫术 – 巫医结合 – 医学相对独立发展。从巫医结合到医学相对独立发展过程中的一个重要节点是《五十二病方》。该书有 17 个病共 39 个医方涉及"禹步""祝由""咒鬼"等治病方法。至《黄帝内经》时，巫医已经基本分家，但咒禁、祝由等方法仍然得到重视，如《素问·移精变气论》云："黄帝问曰：余闻古之治病，惟其移精变气，可祝由而已。"直至隋唐宋明各代，还以官方名义设立"祝禁博士""咒禁师"与"祝由科"。巫术本离不开咒语的力量。

针灸日时避忌在针灸发展史上占有重要的地位，其学术思想出自《黄帝内经》，具体方法则主要形成并盛行于隋唐时期。"人神禁忌"本不源于医学，大约盛行于我国的汉代，医籍受其影响，遂被针灸家所取，应属从事时间针灸学研究的学者重点探索的专题。道教重生贵术，认为"道"与"生"相守，"生"与"道"相保，修道以修性养神为主，吐纳、导引、服气、胎息、辟谷、药饵服食、符箓斋醮等修命固形之术是辅助道功成就的具体方技。道教对中国医学有重要影响，但许多中国医药学史著作或文章在论及历代著名医药学家如董奉、葛洪、鲍姑、陶弘景、王冰、刘完素、孙思邈等人时，往往有意或无意不提及他们"道士"身份和其"道医"特征，这在客观上抹煞道教对医学的贡献。

符咒术对医患双方的作用形式与规律还没有揭示，符在特定环境下及咒术的韵律对人的心理所产生的力量，应当做深入研究，若仅仅当作迷信糟粕加以否定，需要慎重。

第一节　刺禁论（卷一）

【提要】 本节出自《素问·刺禁论》全文及《灵枢·终始》的禁刺部分，主要论述针刺禁刺的部位及误刺后可能出现的问题。"五夺不可泻"是《灵枢·五禁》的内容。"四季不可刺"出自于《灵枢·阴阳系日月》篇，是岐伯回答黄帝问经脉阴阳与十二月阴阳的配属关系如何运用到治疗上的问题，应注意不同季节与人体正气的关系。

【原文】

黄帝问曰：愿闻禁数[1]？岐伯曰：脏有要害，不可不察。肝生于左，肺藏于右，心部于表，肾治于里，脾谓之使①[2]，胃为之市。膈肓之上，中有父母[3]，七节之旁，中有小心[4]，谓肾神。从之有福，逆之有咎。

刺中心，一日死，其动为噫；刺中肝，五日死，其动为语（一作欠）；刺中肾，六日死，其动为嚏（一作三日）；刺中肺，三日死，其动为咳；刺中脾，十日死，其动为吞；刺中胆，一日半死，其动为呕；刺足跗上中大脉②，血出不止，死；刺面中溜脉[5]，不幸为盲；刺头中脑户，入脑立死；刺舌下中脉太过，血出不止为喑；刺足下布络[6]中脉，血不出为肿；刺郄中大脉，令人仆脱色；刺气街中脉，血不出，为肿鼠仆[7]；刺脊间中髓为伛；刺乳上，中乳房，为肿根蚀[8]；刺缺盆中内陷气泄，令人喘咳逆；刺手鱼腹内陷，为肿。

刺阴股中大脉，血出不止，死；刺客主人内陷中脉，为内漏耳聋；刺膝髌出液为跛；刺臂太阴脉，出血多，立死；刺足少阴脉，重虚出血，为舌难以言；刺膺中陷中肺，为喘逆仰息；刺肘中内陷气归之，为不屈伸；刺阴股下三寸内陷，令人遗溺；刺腋下胁间内陷，令人咳；刺少腹中膀胱溺出，令人少腹满；刺腨肠内陷，为肿；刺眶上陷骨中脉，为漏为盲；刺关节中液出，不得屈伸。

无刺大醉，令人气乱；一作脉乱；无刺大怒，令人气逆；无刺大劳人；无刺新饱人；无刺大饥人；无刺大渴人；无刺大惊人；新内无刺，已刺勿内③；已醉勿刺，已刺勿醉；新怒勿刺，已刺勿怒；新劳勿刺，已刺勿劳；已饱勿刺，已刺勿饱；已饥勿刺，已刺勿饥；已渴勿刺，已刺勿渴；乘车来者，卧而休之，如食顷乃刺之；出行来者，坐而休之，如行十里乃刺之；大惊大恐，必定其气乃刺之。

五夺不可泻

岐伯曰：形容④已脱，是一夺也。大脱血之后，是二夺也。大汗之后⑤，是三夺也。大泄之后，是四夺也。新产大血之后⑥，是五夺也，此皆不可泻。

四季不可刺

岐伯曰：正月、二月、三月，人气在左，无刺左足之阳。四月、五月、六月，人气在右，无刺右足之阳。七月、八月、九月，人气在右，无刺右足之阴。十月、十一月、十二月，人气在左，无刺左足之阴。

死期不可刺

岐伯曰：病先发于心，心主痛⑦，一日而之肺，加咳⑧；三日而之肝，加胁支痛⑨；五日而之脾，加闭塞不通⑩，身痛体重，三日不已，死。冬夜半，夏日中[9]。

病先发于肺，喘咳；三日而之肝，胁支满痛；一日而之脾，身重体痛；五日而之胃，胀；十日不已，死。冬日入，夏日出[10]。

病先发于肝，头目眩⑪，胁支满；三日而之脾，体重身痛；五日而之胃，胀；三日而之肾，腰脊少腹痛，胫酸，三日不已，死。冬日入，夏早食。

病先发于脾，身痛体重；一日而之胃，胀；二日而之肾，少腹腰脊痛，胫酸；三日而之膀胱，背膂筋痛，小便闭，十日不已，死。冬人定，夏晏食[11]。

病先发于肾，少腹腰脊痛，胻酸；三日而之膀胱，背筋痛，小便闭；三日而上之心，心胀；三日而之小肠，两胁支痛，三日不已，死。冬大晨，夏晏晡[12]。

病先发于胃，胀满；五日而之肾，少腹腰脊痛，胻酸；三日而之膀胱，背膂筋痛，小便闭；五日而之脾，身体重，六日不已，死。冬夜半，夏日晡⑫。

病先发于膀胱，小便闭；五日而之肾，少腹胀，腰脊痛，胻酸；一日而之小肠，腹胀；一日而之脾，身体重，二日不已，死。冬鸡鸣，夏下晡[13]。

诸病以次相传，如是者，皆有死期，不可刺也，间有一脏及二、三脏者，乃可刺也。

【对校】

① 脾谓之使：张缙版本作"脾为之使"。

② 刺足跗上中大脉：黄龙祥版本作"刺足跗上中脉"。

③ 新内无刺，已刺勿内：黄龙祥版本作"新纳无刺，已刺勿纳"。

④ 形容：张缙版本作"形肉"。

⑤ 大汗之后：张缙版本作"大汗出之后"。

⑥ 新产大血之后：张缙版本作"新产及大血之后"。

⑦ 心主痛：张缙版本作"心痛"。

⑧ 加咳：张缙版本作"咳"。

⑨ 加胁支痛：张缙版本作"胁支痛"。

⑩ 加闭塞不通：张缙版本作"闭塞不通"。

⑪ 头目眩：张缙、黄龙祥版本作"头痛目眩"。

⑫ 晡：张缙版本作"昳"。

【注释】

[1] 数：此处作"规律""道理"讲。

[2] 肝生于左，肺藏于右，心部于表，肾治于里，脾谓之使：这是从五脏配属五行的方位角度对五脏功能的表达。《黄帝内经太素·知针石》注云"肝者为木在春，故气生左"，"肺者为金在秋，故气藏右也"，"肝为少阳，阳长之始，故曰生也"，"肺为少阴，阴藏之初，故曰藏也"，"心者为火在夏，居于太阳，最上为表"，"肾者为水在冬，居于太阴，最下故为里也"，"脾者为土，主四季，脾行谷气以资四脏，故为之使也"。

[3] 膈肓之上，中有父母："父母"指心肺两脏。《黄帝内经太素·知针石》注"心下膈上谓肓，心为阳，父也；肺为阴，母也。肺主于气，心主于血，共营卫于身，故为父母也"。

[4] 七节之旁，中有小心："小心"这里指肾脏。小，《针灸甲乙经》《黄帝内经太素》并作"志"。杨上善注"脊有三七二十一节，肾在下七节之旁。肾神曰志，五脏

之灵皆名为神，神之所以任物，得名为心，故志心者，肾之神也"。

[5] 溜脉：《黄帝内经素问注证发微》注"溜脉者，凡脉与目流通者是也"。即面部与目相通的脉。人民卫生出版社 1963 年版《黄帝内经素问》脚注说："面中溜脉者，手太阳任脉之交会。手太阳脉，自颧而邪行，至目内眦。任脉自鼻頄两傍上行，至瞳子下。故刺面中溜脉，不幸为盲。"

[6] 布络：散络，内踝前和足下布散之络脉。

[7] 刺气街中脉，血不出，为肿鼠仆："气街"为气冲穴的别名；"鼠仆"又为"鼠鼷"，如《备急千金要方》曰"气冲，在归来下，鼠鼷上一寸""刺气冲中脉，血不出为肿鼠鼷"。

[8] 根蚀：指乳内溃破而久不愈。

[9] 冬夜半，夏日中：《类经》注："冬月夜半，水旺之极也，夏月日中，火旺之极也，心火畏水故冬死于夜半，夏死于日中。"

[10] 冬日入，夏日出：《类经》注："木受伤者，金胜则危，故冬畏日入。肝发病者，木强则剧，故夏畏早食也。"

[11] 冬人定，夏晏食：人定，指夜里 21 ~ 23 时，其含义为夜已很深，人们停止活动、安歇睡眠；晏食，约当酉时之初，酉时为下午 5 时正至下午 7 时正。

[12] 冬大晨，夏晏晡：大晨指天大亮的时候；晡，音 bū，申时，即午后三点至五点。晏晡，黄昏、傍晚，王冰注："晏晡，谓申后九刻，向昏之时也。"

[13] 夏下晡：王冰注《素问·标本病传论》："下晡，谓日下于晡时，申之后五刻也。"申后五刻，即下午 5 时 3 刻。

【按语】《黄帝内经》专门讨论针刺禁忌的经文有两篇，即《素问·刺禁论》和《灵枢·五禁》，以《素问·刺禁论》为重要。此外，涉及针刺禁忌比较多的还有《素问·刺要论》《素问·刺齐论》《灵枢·终始》等。

第二节 禁针穴歌（卷四）

【提要】本节内容主要来自《古今医统大全·禁针歌》，列举禁针穴 34 穴，其中先介绍了 22 个禁针穴之后，又就某些穴位在特殊情况下宜禁做了说明。

【原文】

脑户颅会[1] 及神庭，玉枕络却到承灵，颅息角孙承泣穴，神道灵台膻中明。

水分神阙会阴上，横骨气冲针莫行，箕门承筋手五里，三阳络穴到青灵。

孕妇不宜针合谷，三阴交内亦通论，石门针灸应须忌，女子终身孕不成。

外有云门并鸠尾，缺盆主客深晕生，肩井深时亦晕倒，急补三里人还平。

刺中五脏胆皆死，冲阳血出投幽冥，海泉颧髎乳头上，脊间中髓伛偻形。

手鱼腹陷阴股内，膝膑筋会及肾经，腋股之下各三寸，目眶关节皆通评。

【对校】

① 颅会：张缙版本作"聪会"。

【注释】

［1］顖会：即囟会穴。

【按语】《素问·刺禁论》首次比较系统地提到了针灸的禁忌，指出："无刺大醉，令人气乱。无刺大怒，令人气逆。无刺大劳人，无刺新饱人，无刺大饥人，无刺大渴人，无刺大惊人。"此外，还提出了春夏秋冬的不同刺法及补泻时间的禁忌等。《灵枢·终始》提出："凡刺之禁：新内勿刺，新刺勿内……大惊大恐，必定其气乃刺之。"这些禁忌包括部位禁忌、腧穴禁忌、病情危重预后不良的禁刺等。《针灸甲乙经》将《黄帝内经》中散见于各篇的禁忌条文做了系统总结，并补充了内容如"神庭禁不可刺，上关禁不可刺深（深则令人耳无所闻），鸠尾禁不可刺"等。虽然古代针具简单，做工粗糙，针身较粗，操作起来较易发生事故，但对其中某些禁忌持慎重态度还是十分必要的。

第三节　禁灸穴歌（卷四）

【提要】本节内容主要来自《古今医统大全·禁灸歌》，列举禁灸穴 45 穴。

【原文】

哑门风府天柱擎，承光临泣头维平，丝竹攒竹睛明穴，素髎禾髎迎香程。

颧髎下关人迎去，天牖天府到周荣，渊液乳中鸠尾下，腹哀臂后寻肩贞。

阳池中冲少商穴，鱼际经渠一顺行，地五阳关脊中主，隐白漏谷通阴陵。

条口犊鼻上阴市，伏兔髀关申脉迎，委中殷门承扶上，白环心俞同一经。

灸而勿针针勿灸，针经为此尝叮咛，庸医针灸一齐用，徒施患者炮烙刑[1]。

【注释】

［1］炮烙刑：为殷纣王所作之酷刑，以油涂铜柱上，将铜柱置炭火上烧，令有罪者爬行柱上，即坠炭上烧死。在这里是用以说明不该施灸而用灸时，就会使患者皮肉白白地遭受灸火的痛苦。

【按语】灸法适应范围广泛，但和其他的穴位刺激疗法一样也有其禁忌。大致包括以下几个方面。

1. **禁灸部位**　古代文献中有不少关于禁灸穴位的记载，但各种书籍之间互有出入，颇不一致。如《针灸甲乙经》仅载禁灸穴 24 个穴位，《针灸集成》则达 49 个之多。从临床实践看，其中多数穴位没有禁灸的必要。而部分在头面部或重要脏器、大血管附近的穴位，则应尽量避免施灸或选择适宜的灸疗，特别不宜用艾炷直接灸。另外，孕妇少腹部亦禁灸。

2. **禁忌病证**　凡高热、大量吐血、中风闭证及肝阳头痛等症，一般不适宜用灸疗，但并非绝对。

3. **其他禁忌**　对于过饱、过劳、过饥、醉酒、大渴、大惊、大恐、大怒者，慎用灸疗。另外，近年来还发现少数患者对艾叶过敏，此类患者可采用非艾灸疗或其他穴位刺激法。

第四节 太乙九宫图、太乙歌① （卷四）

【提要】太乙歌引自徐春甫《古今医统大全》，原名"太乙人神歌"。

太乙[1]九宫[2]图

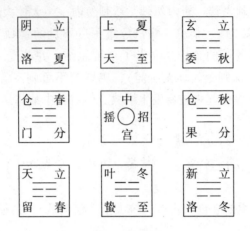

其法：从冬至、立春数起，至立冬、中宫止，复从冬至起。

太乙歌

【原文】

立春艮上起天留，戊寅己丑左足求。春分左胁仓门震，乙卯日见定为仇。

立夏戊辰己巳巽，阴洛宫中左手愁。夏至上天丙午日，正直應喉②离首头。

立秋玄委宫右手，戊申己未坤上游。秋分仓果西方兑，辛酉还从右胁谋。

立冬右足加新洛，戊戌巳亥乾位收。冬至坎方临叶蛰，壬子腰尻下窍流。

五脏六腑并脐腹，招摇戊巳在中州，溃治痈疽当须避，犯其天忌疾难瘳。

按《难经》太乙日游[3]，以冬至日居叶蛰宫，数所在从一处，至九日复反③，如是无已，终而复始。

【对校】

①第四节 太乙九宫图、太乙歌：张缙版本删除本节。

②應喉：黄龙祥版本作"膺喉"。

③数所在从一处，至九日复反：黄龙祥版本作"数所在从一处至九日复反"。

【注释】

[1] 太乙：也称"太一"，即北极星。《类经》注："太者，至尊之称。一者，万数之始，为天元之主宰，故曰太一。即北极也。北极居中不动，而斗运于外，斗有七星，附着一星，自一至四为魁，自五至七为杓。斗杓旋指十二辰，以建时节，而北极统之，故曰北辰。古云太乙运璇玑以齐七政者，此之谓也。"

[2] 九宫：乾宫、坎宫、艮宫、震宫、中宫、巽宫、离宫、坤宫、兑宫。其中，乾、坎、艮、震属四阳宫，巽、离、坤、兑属四阴宫，加上中宫共为九宫。汉代徐岳

《术数记遗》曰："九宫算，五行参数，犹如循环。"北周甄鸾注曰："九宫者，即二四为肩，六八为足，左三右七，戴九履一，五居中央。""九宫"之法用之多端。汉代时有"九宫占""九宫术""九宫算""九宫八风""太一下行九宫""太一坛"等，是于占、术、算、医、纬、建等方面的应用。

[3]《难经》太乙日游：当为《黄帝内经》太乙日游。

【按语】太乙歌在《古今医统大全》原名"太乙人神歌"。《针灸大成·卷四·太乙歌》将《灵枢·九针论》中关于"天忌日"之说归纳为歌赋，并按八卦方位绘制了太乙九宫图。

第五节　尻神禁忌①（卷四）

【提要】本节内容最早出自《针经指南》。

【原文】

九宫尻[1]神禁忌歌

坤踝震腨指牙上，巽属头兮乳口中，面背目乾手膊兑，项腰艮膝肋离从，坎肘脚肚轮流数，惟有肩尻在中宫。

九宫尻神禁忌图

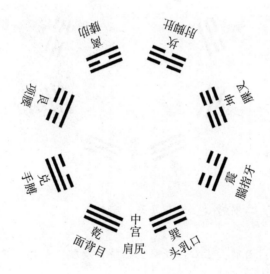

此神农所制。其法一岁起坤，二岁起震，逐年顺飞九宫②，周而复始，行年到处，所主伤体，切忌针灸；若误犯之，轻发痛疽，重则丧命，戒之戒之。

【对校】

①第五节　尻神禁忌：张缙版本删除本节。

②二岁起震，逐年顺飞九宫：黄龙祥版本作"二岁起震……逐年顺飞九宫"。

【注释】

[1] 尻：音 kāo。屁股，脊骨的末端：尻骨（坐骨）。也指家畜外形部位名称：以

髋骨、荐骨（在人称骶骨）和部分尾椎骨为基础，前连腰，下接股。

【按语】九宫尻神简称尻神。尻神是指发于人体尻部的一种功能，这种功能按九宫的周期，每年影响着人体的一个部位。这种说法认为当尻神某一年在人体的某一部位时，这个部位就要禁刺。

第六节　人神禁忌① （卷四）

【提要】本节主要论述人神按年、季、月、日、时存在于人体一定部位。人神禁忌之法在唐代《备急千金要方》和《千金翼方》中有记载。人神禁忌在《针灸大成》时间禁忌中所占比例比较大，涉及的内容也较为繁杂。

【原文】

九部人神禁忌歌

一脐二心三到肘，四咽五口六在首，七脊八膝九在足，轮流顺数忌针灸。

九部人神禁忌图

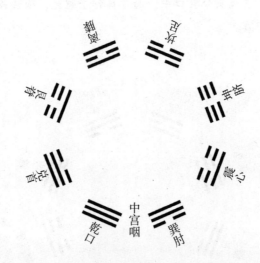

此法：一岁起脐，二岁起心，周而复始，顺数。

十干人神

甲不治头，乙喉，丙肩，丁心，戊腹，己脾，庚腰，辛膝，壬肾，癸足。

十二支人神

子目，丑耳，寅胸，卯齿，辰腰，巳手，午心，未足，申头，酉膝，戌阴，亥颈。

十二部人神禁忌歌

一心二喉三到头，四肩五背六腰求，七腹八项九足（十）膝，十一阴（十二）股是一周。

其法：一岁起心，二岁起喉，周而复始，数之。

四季人神歌

春秋左右胁，冬夏在腰脐，四季人神处，针灸莫妄施。

十二部人神禁忌图

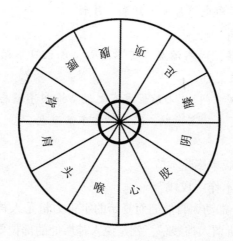

逐日人神歌

初一十一廿一起，足拇鼻柱手小指；初二十二二十二，外踝发际外踝位；初三十三二十三，股内牙齿足及肝；初四十四廿四又，腰间胃脘阳明手；初五十五廿五并，口内遍身足阳明；初六十六廿六同，手掌胸前又在胸；初七十七二十七，内踝气冲及在膝；初八十八廿八辰，腕内股内又在阴；初九十九二十九，在尻在足膝胫后；初十二十三十日，腰背内踝足趺觅。

逐时人神

子时踝，丑时腰，寅时目，卯时面，辰时头，巳手；午时胸，未时腹，申时心，酉时背，戌时项，亥股。

逐月血忌歌

行针须要明血忌，正丑二寅三之未，四申五卯六酉宫，七辰八戌九居巳，十亥十一月午当，腊子更加逢日闭。

逐月血支歌

血支针灸仍须忌，正丑二寅三卯位，四辰五巳六午中，七未八申九酉部，十月在戌十一亥，十二月于子上议。

四季避忌日

春甲乙　夏丙丁　四季戊己　秋庚辛　冬壬癸

男避忌日

壬辰　甲辰　乙巳　丙午　丁未　辛未　除日　戊日

女避忌日

甲寅　乙卯　乙酉　乙巳　丁巳　辛未　破日　亥日

针灸服药吉日

丁卯　庚午　甲戌　丙子　壬午　甲申　丁亥　辛卯　壬辰　丙申　戊戌②　己亥　己未　庚子　辛丑　甲辰　乙巳　丙午　戊申　壬子　癸丑　乙卯　丙辰　壬戌　丙戌　开日　天医　要安

针灸忌日

辛未　乃扁鹊死日　白虎　月厌　月杀　月刑

十干日不治病

甲不治头，乙不治喉，丙不治肩，丁不治心，戊己日不治腹，庚不治腰，辛不治膝，壬不治胫，癸不治足。

按以上避忌俱不合《素问》，乃后世术家之说。惟四季避忌与《素问》相同。惟避此及尻神、逐日人神，可耳。若急病，人尻神亦不必避也。

【对校】

① 人神禁忌：张缙版本删除本节。

② 戊戌：黄龙祥版本作"戊戌"。

【按语】古人认为，推动大自然周而复始的宇宙力量是人神。人神在不同的时间存在于人体不同的部位。所谓人神禁忌，就是说人神所处的部位要尽量地避免伤害，而一旦人神受到伤害，治疗难度往往较大。

九部人神禁忌以 9 年为 1 个周期，亦是根据患者的年龄从 1 岁开始推算。如 1 岁在脐，过 9 年，即 10 岁亦在脐；同时 2 岁在心，过 9 年，即 11 岁亦在心，依此类推。

十二部人神禁忌以 12 年作为 1 个循环，从 1 岁开始推算。如 1 岁在心，过 12 年亦在心；同时 2 岁在喉，过 12 年，即 14 岁亦在喉，依此类推。

逐月血忌歌是根据日期的地支来判断是否血忌的，比如正丑二寅三之未，就是正月的丑日，二月的寅日，三月的未日……余下以此类推。最后一句"腊子更加逢日闭"的意思是腊月的子日一定要闭针。血忌的日子里及农历的月末不要放血、刺血。

第七节　刺法论（卷一）

【提要】刺法论是《素问》的遗篇，主要论述五脏虚证再感外邪，发生"暴厥"时的急救刺法、咒语。

【原文】

黄帝问曰：人虚即神游失守位，使鬼神外干，是致夭亡，何以全真？愿闻刺法。

岐伯曰：神移失守，虽在其体，然不致死，或有邪干，故令夭寿。只如厥阴失守，天已虚，人气肝虚，感天重虚，即魂游于上（肝虚、天虚、又遇出汗，是谓三虚[1]。神游上位，左无英君，神光不聚，白尸鬼至，令人卒亡①）。邪干厥阴大气，身温犹可刺之②（目有神采，心腹尚温，口中无涎，舌卵不缩），刺足少阳之所过（丘墟穴、针三分）。咒曰：太上元君，郁郁青龙，常居其左，制之三魂。诵三遍，次呼三魂名：爽灵、胎光、幽精。诵三遍，次想青龙于穴下，刺之可徐徐出针，亲令人按气于口中，腹中鸣者可活；次刺肝之俞（九椎下两旁），咒曰：太微帝君，元英制魂，贞元及本，令人青云。又呼三魂名如前三遍③（针三分，留三呼，次进一分，留三呼，复退二分，留一呼，徐徐出针，气又复活）。

人病心虚，又遇君相二火，司天失守，感而三虚，遇火不及，黑尸鬼[2]犯之，令人暴亡（舌卵不缩，目神不变）。可刺手少阳之所过（阳池）。咒曰：太乙帝君，泥丸总神，丹无黑气，来复其真。诵三遍，想赤凤于穴下（刺三分，留一呼，次进一分，留三呼，复退留一呼，徐出扪穴，即令复活）。复刺心俞（五椎两旁）。咒曰：丹房守灵，五帝上清，阳和布体，来复黄庭。诵三遍③（刺法同前）。

人脾病，又遇太阴司天失守，感而三虚（智意二神，游于上位，故曰失守）。又遇土不及，青尸鬼犯之，令人暴亡。可刺足阳明之所过（冲阳）。咒曰：常在魂庭，始清太宁，元和布气，六甲及真。诵三遍，先想黄庭于穴下（刺三，留三，次进二，留一呼，徐徐出，以手扪）。复刺脾俞（十一椎下两旁）。咒曰：大始乾位，总统坤元，黄庭真气，来复游全。诵三遍③（刺三，留二，进五，动气至，徐出针）。

人肺病，遇阳明司天失守，感而三虚。又遇金不及，有赤尸鬼干人，令人暴亡。可刺手阳明之所过（合谷）。咒曰：青气真全，帝符日元，七魄归右，今复本田。诵三遍，想白虎于穴下（刺三，留三，次进二，留三，复退，留一，徐出扪）。复刺肺俞（三椎下两旁）。咒曰：左元真人，六合气宾，天符帝力，来入其门。诵三遍③（针一分半，留三呼，次进二分，留一呼，徐出手扪）。

人肾病，又遇太阳司天失守，感而三虚。又遇水运不及之年，有黄尸鬼干人正气，吸人神魂，致暴亡。可刺足太阳之所过（京骨）。咒曰：元阳育婴，五老及真，泥丸玄华，补精长存。想黑气于穴下（刺一分半，留三呼，进三分，留一呼，徐出针，扪穴）。复刺肾俞（十四椎下两旁）。咒曰：天玄日晶，太和昆灵，贞元内守，持入始清。诵三遍③（刺三分，留三呼，进三分，留三呼，徐徐出针扪穴）。

【对校】

① 神游上位，左无英君，神光不聚，白尸鬼至，令人卒亡：张缙版本删。

② 邪干厥阴大气，身温犹可刺之：张缙、黄龙祥版本作"邪干厥阴，大气身温，犹可刺之"。

③ 咒曰：……三遍：张缙版本无这两句咒语。

【注释】

[1] 三虚：人因内伤而虚是为一虚；天因不及而虚为一虚；再因外感而虚是一虚，三者相加为三虚。

[2] 黑尸鬼："鬼"指疫邪而言，因其得病快而致突然死亡，又因患者死后其疫邪仍可传人致死，故古人称为"尸鬼"。《内经素问诠释》按五行配五色，将黑尸鬼释为水邪；青尸鬼释为风邪；赤尸鬼释为火邪；黄尸鬼释为湿邪。

【按语】《黄帝内经》讨论疫病发生规律及防治措施的内容，主要集中在《素问·刺法论》和《素问·本病论》两个"遗篇"中。《素问·刺法论》讨论疫病预防方法，以刺法为主，故名"刺法论"，其补泻讲究分层，为三才法打下基础，强调针刺时机；《素问·本病论》讨论五运六气升降失常为疫病发生根源，故名"本病论"。唐代以后因《素问》王冰注本中缺《素问·刺法论》《素问·本病论》两篇，遂托名写成《素问遗篇》医书一卷，又名《黄帝内经素问遗篇》《素问佚篇》《素问亡篇》，撰人佚名（一作北宋·刘温舒撰），其内容杂有鬼神致病、咒语等论述。《针灸大成》仅摘录其中一段。

第八节 针邪秘要① （卷九）

【提要】 本节为杨继洲所著。主要论述医患双方治神的重要性。可借助符咒来定神正色，增加效力。

【原文】

凡男妇或歌或笑，或哭或吟，或多言，或久默，或朝夕嗔胀②，或昼夜妄行，或口眼俱邪，或披头跣足，或裸形露体，或桑见神鬼。如此之类，乃飞虫精灵，妖孽狂鬼，百邪侵害也。欲治之时，先要：

愉悦③：谓病家敬信医人，医人诚心疗治，两相喜悦，邪鬼方除，若主恶砭石，不可以言治，医贪货财，不足以言德④。

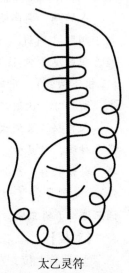
太乙灵符

书符：先用朱砂书太乙灵符一道⑤，一道烧灰酒调，病人服，一道贴于病人房内，书符时念小天罡咒[1]。

念咒：先取气一口，次念天罡大神，日月常轮，上朝金阙，下覆昆仑，贪狼巨门，禄存文曲，廉真武曲，破军辅弼，大周天界，细入微尘，玄黄正气，速赴我身，所有凶神恶煞，速赴我魁之下，毋动毋作，急急如律令。

定神：谓医与病人，各正自己之神，神不定勿刺，神已定可施。

正色：谓持针之际，目无邪视，心无外想，手如握虎，势若擒龙。

祷神：谓临针之时，闭目存想一会针法，心思神农黄帝孙韦真人俨然在前，密言：从吾针后，病不许复。乃掐穴咒曰：大哉乾元，威统神天，金针到处，万病如拾，吾奉：太上老君，急急如律令⑥。

咒针：谓下手入针时，呵气一口于穴上，默存心火烧过，用力徐徐插入。乃咒曰：布气玄真，万病不侵，经络接续龙降虎升，阴阳妙道，插入神针，针天须要开，针地定教裂，针山须便崩，针海还应竭，针入疾即安，针鬼悉馘[2]减。吾奉：太上老君，急急如律令⑥摄。

又咒曰：手提金鞭倒骑牛，喝得黄河水倒流，一口吸尽川江水，运动人身血脉流，南斗六星，北斗七星，太上老君，急急如律令。

【对校】

①第八节 针邪秘要：张缙版本删除本节。

②朝夕嗔胀：黄龙祥版本作"朝夕嗔怒"。

③先要：愉悦：黄龙祥版本作"先要愉悦"，不分段。"先要"后面的"："为本书所加。

④不足以言德：黄龙祥版本作"不可以言德"。

⑤灵符一道：黄龙祥版本作"灵符二道"。

⑥吾奉：太上老君，急急如律令：黄龙祥版本作"吾奉太上老君，急急如律令"。

【注释】

［1］咒：音 zhòu，古作"呪"。

［2］馘：音 guó。被杀者之左耳。古代战争割取敌人的左耳，用以计数报功。《说文解字》曰："馘，军战断耳也。"《春秋传》曰："以为俘馘。"

【按语】 文中所言"念咒""贴咒符""服食太乙灵符"是道家帮助患者克服心理障碍，建立医患之间的心灵感应的一种手段。使用类似符咒的方式治病，医生和患者之间建立信任，医生以德待患者、诚心、不贪财；患者敬重医生，信任医生；医生和患者之间都清净定神，没有杂念，双方集中精神意志。

第九节　四明高氏补泻·咒（卷四）

【提要】 本节内容出自《针灸聚英·四明高氏补泻》的后一部分，是引用他文中有关针刺时的咒法。

【原文】

《素问》补肾俞注云："用圆利针，临刺时，咒曰：五帝上真，六甲玄灵，气符至阴，百邪闭理。念三遍，先刺二分，留六呼，次入针至三分，动气至而徐徐出针，以手扪之，令患人咽气三次，又可定神魂。"泻脾俞注云："欲下针时，咒曰：帝扶天形，护命成灵。诵三遍，刺三分，留七呼，动气至而急出针。"

按：咒法非《素问》意，但针工念咒，则一心在针。

【按语】 杨继洲一方面认为咒法非《素问》意，同时又肯定咒语的客观作用，指出针医念咒语可以借此集中精神。

第八章 灸 法

概要：本章主要引用《针灸大成》关于灸法部分的内容。《针灸大成》散在其他章节的灸法如头不可多灸策，为了保证"策"论的完整，编排顺序没有调整。

《针灸资生经·第二》关于灸法的内容，对后世影响较大。如《针灸资生经·第二·治灸疮》在《古今医统大全》《针灸聚英》《针灸大成》中，就分解成灸疮要发、贴灸疮、洗灸疮等节。

《针灸大成》比较重视灸法的应用。江西省陈日新教授提出"热敏灸"的理论与方法，经20多年实践完善灸法理论得到较大发展。"热敏灸技术的创立及推广应用"获国家科技进步二等奖（2015年）。

第一节 捷要灸法（卷九）

【提要】本节出自《医学入门·内集·卷一·针灸·治病奇穴》的一部分，论述灸法治疗卒死、急魇暴绝、梦遗、痨虫、痞块、瘰疬、尸疰客忤、中恶、疝痛偏坠、翻胃、肠风诸痔、肿满、癜风的施灸部位和操作。因其方法简捷，《针灸大成》摘录后命名"捷要灸法"。

【原文】

鬼哭穴：治鬼魅狐惑[1]，恍惚振噤。以患人两手大指，相并缚定，用艾炷于两甲角及甲后肉四处骑缝，着火灸之，则患者哀告：我自去。为效。

灸卒死：一切急魇[2]暴绝，灸足两大趾内，去甲一韭叶。

灸精宫[3]：专主梦遗。十四椎下各开三寸，灸七壮效。

鬼眼穴：专祛痨虫。令病人举手向上，略转后些，则腰上有两陷可见，即腰眼也。以墨点记，于六月癸亥夜亥时灸，勿令人知。四花、膏肓、肺俞，亦能祛虫。

痞根穴[4]：专治痞块。十三椎下各开三寸半，多灸左边。如左右俱有，左右俱灸。又法：用秆心量患人足大趾齐，量至足后跟中截断，将此秆从尾骨尖量至秆尽处，两旁各开二韭叶许，在左灸右，在右灸左，针三分，灸七壮，神效。又法：于足第二趾歧骨处灸五七壮①，左患灸右，右患灸左，灸后一晚夕，觉腹中响动，是验。

肘尖穴：治瘰疬。左患灸右，右患灸左，如初生时，男左女右，灸风池。又法：用秆心比患人口两角为则，折作两段，于手腕窝中量之，上下左右四处尽头是穴，灸之亦效。

灸疰忤：尸疰[5]客忤[6]，中恶[7]等症。乳后三寸，男左女右灸之。或两大拇指头。

灸疝痛偏坠：用秆心一条，量患人口两角为则，折为三段，如△字样，以一角安脐中心，两角安脐下两旁，尖尽处是穴。左患灸右，右患灸左，左右俱患，左右俱灸。炷艾如粟米大，灸四十壮神效。又法：取足大趾次趾下，中节横纹当中，男左女右灸之。兼治诸气，心腹痛，外肾吊肿，小腹急痛。

灸翻胃：两乳下一寸，或内踝下三指，稍斜向前。

灸肠风诸痔：十四椎下各开一寸，年深者最效。

灸肿满：两大手指缝，或足二趾上一寸半。

灸癜风：左右手中指节宛宛中。凡赘疣[8]诸痣，灸之无不立效。

【对校】

① 于足第二趾歧骨处灸五七壮：黄龙祥版本作"于足第二趾歧叉处灸五七壮"。

【注释】

[1] 鬼魅狐惑：此处均指神志病。鬼魅是疠邪侵袭人体而出现的默然、谵妄、形寒肢冷等。狐惑多指发生于咽喉及前后阴的疮毒，患者也会出现神志不清的症状。

[2] 魇：指梦中惊叫或觉得有什么东西压住不能动弹。

[3] 精宫：足太阳膀胱经的志室穴。

[4] 痞根穴：古取痞根穴法，先量足大趾至足跟间1/2的间距，再以此长度从尾骨尖（相当于长强穴）起，沿脊正中向上量，以其端点为中心，左右旁开如两韭菜叶许，是为该穴位。

[5] 尸疰：疰，zhù，通注，指气疰、劳疰、鬼疰、冷疰、生人疰、死人疰、尸疰、食疰、水疰、土疰等。《释名·释疾病》曰："注病，一人死，一人复得，气相灌注也。"《诸病源候论·尸注候》：主要表现为寒热淋沥，沉沉默默，腹痛胀满，喘息不得，气息上冲心胸，旁攻两胁，挛引腰脊，举身沉重，精神杂错，恒觉惝谬，每逢节气改变，辄致大恶，积月累年，渐就顿滞，以至于死。死后复易旁人，乃至灭门。

[6] 客忤：病证名，又名中客、中客忤、中人，出自《肘后备急方》。指小儿突然受外界异物、巨响或陌生人的惊吓而发生的面色发青、口吐涎沫、喘息腹痛、肢体瘛疭、状如惊痫的症状。

[7] 中恶：病名又称客忤、卒忤，指感受秽毒或不正之气，突然厥逆，不省人事；又指经外奇穴名，出自《肘后备急方》，在胸侧部，乳头外侧3寸处，约当第4肋间隙。

[8] 赘疣：赘音zhuì，多余的，多而无用的。疣音cī，本义：肠胃病。赘疣指身体生长的多余无用之物。

【按语】本节所述之灸鬼哭、鬼眼穴，不属十三鬼穴之范畴。鬼哭穴位置最早见于孙思邈《千金翼方》的"治卒中邪魅恍惚振噤法"记载，《扁鹊神应玉龙经注》最早命名"鬼哭"穴名：取鬼哭穴，一名手鬼眼，一名足鬼眼，法以二拇指并缚一处，须甲内四处着火，各灸七壮。

第二节　崔氏取四花穴法（卷九）

【提要】本节内容主要出自《针灸大成·卷九》，论述四花穴的定位、灸法操作与适应证。

【原文】

治男妇五劳七伤，气虚血弱，骨蒸潮热，咳嗽痰喘，尩羸[1]痼疾。用蜡绳量患人口长，照绳裁纸四方，中剪小孔，别用长蜡绳踏脚下，前齐大趾，后上曲腘[2]横纹截断。如妇人缠足，比量不便，取右膊肩髃穴贴肉，量至中指头截断，却络在结喉下，双垂向背后，绳头尽处，用笔点记，即以前纸小孔安点中，分四方，灸纸角上各七壮。

按：四花穴，古人恐人不知点穴，故立此捷法，当必有合于五脏俞也。今依次法点穴，果合足太阳膀胱经行背二行：膈俞、胆俞四穴。《难经》曰：血会膈俞。疏曰：血病治此。盖骨蒸劳热，血虚火旺，故取此以补之。胆者，肝之腑，肝能藏血，故亦取是俞也。崔氏止言四花，而不言膈俞，胆俞四穴者①，为粗工告也。但人口有大小、阔狭不同，故比量四花亦不准，莫若只揣摸脊骨膈俞、胆俞为正，再取膏肓二穴灸之，无不应矣。膈俞，在七椎下两旁，去脊各一寸五分。胆俞：在十椎下两旁，去脊各一寸五分。膏肓俞：在四椎下一分，五椎上二分，两旁，去脊各三寸，四肋三间[3]。

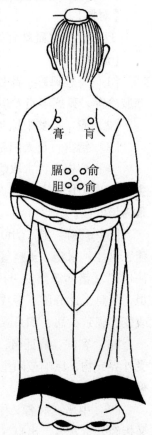

膏肓、膈俞、胆俞图

【对校】

① 而不言膈俞，胆俞四穴者：张缙版本作"而不言膈俞，胆俞四穴者"。

【注释】

[1] 尩羸：音 wāngléi。亦作"尪羸"。指瘦弱之人。"尩"本意为跛或脊背骨骼弯曲。

[2] 曲腘：腘，音 qiū。曲腘指腘横纹。

[3] 四肋三间：弯腰抱膝体位从胛骨上角，摸索至胛骨下头共计四根肋骨三个肋间隙。《医宗金鉴·外科卷下·刺灸心法要诀·膀胱经分寸歌》曰："从魄户下行第四椎下，五椎上，此穴届中，去脊中各三寸半，正坐曲脊取之，膏肓穴也。如取其穴，先令病人正坐曲脊伸两手，以臂着膝前令正，直手大指与膝头齐，以物支肘，勿令臂动，乃从胛骨上角，摸索至胛骨下头，其间当有四肋三间，根据胛骨之际，相去骨际如容侧指许，按其中一间空处，自觉牵引肩，是其穴也。"

【按语】四花穴出自《外台秘要·卷十三》，是崔知悌灸骨蒸痨热之法。《针灸大全·卷六》和《外台秘要》基本一致。宋代王执中《针灸资生经·第三》取穴法稍有不同，为《针灸聚英·卷二》所采用，《针灸大成》引用时又做修改，内容有所不同。四花穴多认为是膈俞和胆俞。但文献记载对四花穴的定位存在差异，一种是"四花"穴的四个点呈菱形分布的定位，一种是呈正方形分布的定位。

第三节 取膏肓穴法（卷九）

【提要】本节论述膏肓穴的定位、灸法操作与适应证。《针灸大成》引自《医学入门·卷一·针灸·治病奇穴》，原出自《备急千金要方·卷三十·针灸下·杂病第七》。

【原文】

主治阳气亏弱，诸风痼冷[1]，梦遗上气，呃逆膈噎，狂惑妄误[2]百症。取穴须令患人就床平坐，曲膝齐胸，以两手围其足膝，使胛骨开离，勿令动摇，以指按四椎微下一分，五椎微上二分，点墨记之，即以墨平画相去六寸许，四肋三间，胛骨之里，肋间空处，容侧指许，摩膂肉[3]之表，筋骨空处，按之患者觉牵引胸肋中手指痛，即真穴也。灸至百壮、千壮，灸后觉气壅盛，可灸气海及足三里，泻火实下。灸后令人阳盛，当稍息以自保养，不可纵欲。

【注释】

[1] 诸风痼冷：由诸风之邪所导致的真阳不足，阴寒内生，久伏于内。主要临床表现为恶寒，手足厥冷，可兼见完谷不化、小便清长、呕吐清涎、腰冷阳痿等症。

[2] 狂惑妄误：指发狂、健忘、荒诞、易错。

[3] 膂肉：膂，音 lǚ，指脊梁骨。膂肉指靠近脊柱两侧的肌群。

【按语】《针灸资生经·第三·虚损》曰："膏肓俞无所不疗，而古人不能求其穴，是以晋景公有疾，秦医曰缓者视之曰：在肓之上膏之下，攻之不可，达之不及，药不至焉，不可为也。晋侯以为良医，而孙真人乃笑其拙，为不能寻其穴而灸之也。"

第四节 骑竹马灸穴法（卷九）

【提要】本节原文出自《针灸大成·卷九》，论述骑竹马灸的适应证和操作技术。

【原文】

此二穴，专治痈疽恶疮，发背疖毒①，瘰疬诸风②，一切病症。先从男左女右臂腕中横纹起，用薄篾[1]一条，量至中指齐肉尽处，不量爪甲，截断；次用篾取前同身寸一寸；却令病人脱去衣服，以大竹扛一条跨定，两人随徐扛起，足离地三寸，两旁两人扶定，将前量长篾，贴定竹扛竖起，从尾骶骨贴脊量至篾尽处，以笔点记，后取身寸篾，各开一寸是穴。灸七壮。

此杨氏灸法。按：《神应经》：两人抬扛不稳，当用两木凳，搁竹扛头，令患人足微点地，用两人两旁扶之，尤妙。又按：《聚英》言：各开一寸，疑为一寸五分，当合膈俞、肝俞穴道。

【对校】

① 发背疖毒：张缙版本作"发背、疖毒"。

② 瘰疬诸风：黄龙祥版本作"瘰疬诸疯"。

【注释】

[1] 篾：音 miè。劈成条的竹片，亦泛指劈成条的芦苇、高粱秆皮等。

【按语】本段文末有靳贤按曰"此杨氏灸法"，但该篇原文及图与《针灸大全》所载"骑竹马灸法"不同，张缙先生认为是《针灸大成》参考《神应经》《针灸聚英》《针灸大全》而写成的。该法最早见于东轩居士《卫济穴书》，名为"骑竹马量灸法"，治疗"发背、脑疽、下部疽、奶痈、牙痛，手足一切痈疽或胸肢不测丹瘤紧之属"。宋·闻人耆年的《备急灸法》附收此法。

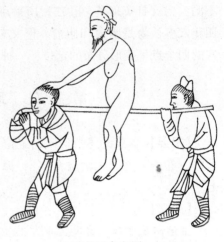

骑竹马灸穴图

第五节　灸劳穴法（卷九）

【提要】本节论述久病虚劳的灸法操作技术。出自《针灸聚英·卷二·灸痨穴法》。

【原文】

《资生经》云：久劳，其状手脚心热，盗汗，精神困顿，骨节疼寒，初发咳嗽，渐吐脓血，肌瘦面黄，减食少力。令身正直，用草于男左女右自脚中指尖量过脚心下，向上至曲䐐大纹处截断；却将此草，自鼻尖量从头正中，分开发，量至脊，以草尽处，用墨点记；别用草一条，令病人自然合口量阔狭截断；却将此草于墨点上平折两头，尽处量穴。灸时随年纪多灸一壮。如人三十岁，灸三十一壮，累效。

按：此穴，合五椎两旁，各一寸五分，心俞二穴也。心主血，故灸之。

【按语】本段原出自王执中的《针灸资生经·第三·痨瘵》。《针灸聚英》引此段时，其内容一字未改。原文"按"是高武所加。原书在转引时，文字稍有变动。

第六节　取肾俞法（卷九）

【提要】本节论述肾俞穴的定位方法。

【原文】

在平处立，以杖子约量至脐，又以此杖，当背脊骨上量之，知是与脐平处也。然后左右各寸半，取其穴，则肾俞也。

【按语】取肾俞的方法，徐凤在《针灸大全》上记载得比较详细。其后高武在《针灸聚英·卷二》取肾俞法标明"千金注云"。但高氏按语指出："按：此法以脐准肾俞虽似，然肥人腹垂则脐低，瘦人腹平则脐平，今不论肥瘦，均以杖量之，未有准也。"

第七节　取灸心气法（卷九）①

【提要】本节内容参考《针灸大全·卷六·灸心气穴法》而成。

【原文】

先将长草一条，比男左女右手掌内大拇指根横纹量起，至甲内止，以墨点记；次比盐指、中指、四指、小指五指皆比如前法；再加同身寸一寸点定，别用秆草一条，与前所量草般齐，至再加一寸墨上，共结一磊；却令病人正坐，脱去衣，以草分开，加于颈上，以指按定②，磊于天突骨上，两边垂向背后，以两条草取般齐，垂下脊中尽处是穴，灸七壮效。

【对校】

① 取灸心气法（卷九）：张缙版本作"以下俱杨氏集"。

② 加于颈上，以指按定：张缙版本作"加于颈上以指按足"。

【按语】取灸心气法是以单手五指长度的两倍，从天突处向后垂下定位，基本在心俞一带。

第八节　取灸痔漏法（卷九）

【提要】本节摘录于《针灸资生经·第三·痔》。论述灸法治疗痔疾的方法。

【原文】

痔疾[1]未深，止灸长强甚效。如年深者，可用槐枝、马蓝菜根一握，煎汤取水三碗，用一碗半，乘热以小口瓶熏洗，令肿退，于原生鼠奶根上灸之，尖头灸不效。或用药水盆洗肿微退①，然后灸，觉一团火气通入肠至胸，乃效。灸至二十余壮。更忌毒物，永愈。随以竹片护火气，勿伤两边好肉。

【对校】

① 或用药水盆洗肿微退：张缙、黄龙祥版本作"或用药水盆洗，肿微退"。

【注释】

[1] 痔疾：属于肛肠疾病之一，此处指痔漏。

【按语】本段论述痔疮病程长者的灸法细节与取效标志，"然后灸，觉一团火气通入肠至胸，乃效"，是热敏灸的典型描述。

第九节　灸小肠疝气穴法（卷九）

【提要】本节出自《针灸大成·卷九》，论述艾灸法治疗小肠疝气的取穴和操作技术。

【原文】

若卒患小肠疝气[1]，一切冷气，连脐腹结痛，小便遗溺。大敦二穴，在足大趾之端，去爪甲韭叶许，及三毛丛中是穴。灸三壮。

若小肠卒疝[2]，脐腹疼痛，四肢不举，小便涩滞，身重足痿。三阴交二穴，在足内踝骨上三寸是穴，宜针三分，灸三壮①，极妙。

【对校】

① 灸三壮：张缙版本作"灸一壮"。

【注释】

[1] 小肠疝气：疝气是腹腔内容物向外突出的一类疾病。小肠疝气以小肠坠入阴囊多见。

[2] 小肠卒疝：小肠疝气的急重症。

【按语】 本段小肠疝气取肝经的大敦，急重症则取足三阴交会穴三阴交。

第十节　灸肠风下血法（卷九）

【提要】 本节出自《针灸大成·卷九》，论述灸法治疗肠风下血的取穴方法和操作要点。

【原文】

取男左女右手中指为准，于尾闾骨尖头，从中倒比，上至腰脊骨，一指尽处，是第一穴也。又以第二指，于中穴[1]取中一字分开指头各一穴，灸七壮。以上加至壮数多为效。患深，次年更灸，但以中指一指为准，临时更揣摸之。

【注释】

[1] 中穴：指上文中指尽头的第一穴。

【按语】《圣济总录》曰："肠风下血者，肠胃有风，气虚挟热。血得热则妄行，渗入肠间，故令下血。昔人谓先血后便为近血，先便后血为远血，远近之别，不可不辨也。"

第十一节　灸结胸伤寒法（卷九）

【提要】 本节论述灸法治疗结胸伤寒的操作技术与取效标志。

【原文】

宣黄连七寸[1]，捣末，巴豆七个，去壳不去油，一处研细成膏，如干，滴水两点，纳于脐中，用艾灸腹中通快痛为度。

【注释】

[1] 宣黄连七寸：即采用安徽宣城县地产黄连七寸长，入药。

【按语】 结胸伤寒：《针灸资生经·第七》及《普济方》云："其状胸满短气，按之即痛，或吐逆满阀，或大便不通，诸药不能救者。"《圣济总录·卷第二十二·伤寒门》曰："伤寒病发于阳。下之早，邪毒之气，结聚于胸膈，故名结胸，其证心下坚硬。按之则痛……若正在心下，按之即痛。而脉浮滑，亦名结胸，凡此本太阳病，脉浮而动数，医反下之，胃中空虚……又或因得病二三日，不能卧但欲起者，心下必结。若脉微弱者，此素有积寒，而反下之。"

第十二节 灸阴毒结胸（卷九）

【提要】本节出自《针灸大成·卷九》，论述灸法治疗阴毒结胸的操作技术与取效标志。

【原文】

巴豆十粒研烂，入面一钱，捣作饼子，实搭脐中心，上用艾炷如豆许，灸七壮，觉腹中鸣吼，良久自通利；次用葱白一束紧札，切作饼餤[1]，灸令热，与熨脐下；更用灰火熨斗烙其饼餤，令生真气，渐觉体温热，即用五积散二钱，入附子末一钱，水盏半，姜枣加盐一捻，同煎至七分，温服，日并三两服，即汗自行而安。

【注释】

[1] 餤：音dàn。指饼类食物。

【按语】阴毒结胸亦称阴毒伤寒：《针灸资生经·第七》（引《指迷方》）及《普济方》云："其状不躁不渴，唇青，腰背重，咽喉及目睛痛，心腹烦痛，舌缩面青，吃噫气喘，呕逆冷汗，向暗不语。"

第十三节 雷火针法（卷九）

【提要】本节出自《针灸大成·卷九》，论述雷火针法的适应证、制备方法与操作技术。

【原文】

治闪挫诸骨间痛，及寒湿气而畏刺者。用沉香、木香、乳香、茵陈、羌活、干姜、穿山甲各三钱，麝少许，蕲艾[1]二两，以绵纸半尺，先铺艾茵于上，次将药末掺卷极紧，收用。按定痛穴，笔点记，外用纸六七层隔穴，将卷艾药，名雷火针[2]也，取太阳真火，用圆珠火镜皆可，燃红按穴上，良久取起，剪去灰，再烧再按，九次即愈。

灸一火，念咒一遍，先燃火在手，念咒曰：雷霆官将，火德星君，药奏奇效，方得三界六腑之神，针藏烈焰，炼成于仙都九转之门，蠲除痛患，扫荡妖氛。吾奉南斗六星，太上老君，急急如律令。咒毕，即以雷火针按穴灸之。乃孙真人所制，今用亦验。务要诚敬，毋令妇女鸡犬见，此方全真多自秘，缘人不古，若心不合道，治不易疗也。故兹表而出之。

【注释】

[1] 蕲艾：指产于湖北蕲春的艾材。

[2] 雷火针：现名雷火神针、雷火灸，属于实按灸的一种。该灸法以艾绒和特定

的药末混合成药条，适用于各类痹证、寒性腹痛等。

【按语】联系雷火针法的特点，归纳不同类型实按灸的异同，如麦粒灸、太乙针法等。人民卫生出版社 1963 年版删咒语一段。

第十四节　蒸脐治病法（卷九）

【提要】本节出自《针灸大成·卷九》，论述蒸脐治病法的药物组成、操作技术与施灸时间。

【原文】

五灵脂（八钱，生用）　斗子青盐（五钱，生用）　乳香（一钱）　没药（一钱）　天鼠粪（即夜明沙，二钱，微炒）　地鼠粪（三钱，微炒）　葱头（干者，二钱）　木通（三钱）　麝香（少许）

上为细末，水和莜面[1]作圆圈，置脐上，将前药末以二钱放于脐内，用槐皮剪钱，放于药上，以艾灸之，每岁一壮，药与钱不时添换。依后开日，取天地阴阳正气，纳入五脏，诸邪不侵，百病不入，长生耐老，脾胃强壮。

立春巳时，春分未时，立夏辰时，夏至酉时，立秋戌时，秋分午时，立冬亥时，冬至寅时。此乃合四时之正气，全天地之造化，灸无不验。

【注释】

[1] 莜面：莜，音 yòu。由莜麦加工而成的面粉。又作蓧面。

【按语】本段的蒸脐治病法与现在的隔药饼灸在操作上有何不同？

第十五节　相天时（卷九）

【提要】本节转引自《针灸聚英·卷三·相天时》。文字略有改动。

【原文】

《千金》云："正午以后乃可灸，谓阴气未至，灸无不着，午前平旦谷气虚，令人癫疭①[1]，不可针灸。卒急者，不用此例。"

《下经》云："灸时若遇阴雾、大风雪、猛雨、炎暑、雷电虹霓停，候晴明再灸。急难亦不拘此。"

按：日正午，气注心经，未时注小肠经，止可灸极泉、少海、灵道、通里、神门、少府、少冲、少泽、前谷、后溪、腕骨等穴②，其余经络，各有气至之时。故《宝鉴》云：气不至，灸之不发。《千金》所云：午后灸之言，恐非孙真人口诀也。

【对校】

① 谷气虚，令人癫疭：张缙版本作"谷气虚，令人癫眩"。

② 极泉、少海、灵道、通里、神门、少府、少冲、少泽、前谷、后溪、腕骨等穴：张缙版本作"极泉、青灵、少海、灵道、通里、神门、少府、少冲、少泽、前谷、后溪、腕骨等穴"。

【注释】

[1] 痃：音 xuán。泛指生于腹腔内弦索状的痞块，一般以脐旁两侧像条索状的块状物为痃病；以两胁弦急、心肋胀痛为痃气。痃又指皮肉间的积块。《罗氏会约医镜》曰："痃者，因气滞为积，其皮厚，在肌肉之间，有可见者也。治宜理气补气，待正气旺，用艾灸之。"

【按语】本段论述不同时间与气候对灸法疗效的影响。原出于《备急千金要方·卷二十九·灸例第六》。《针灸资生经》《针灸聚英》等均引用。"按"是《针灸聚英》所加。文中《下经》是《黄帝内经》所引用的一种古文献。《黄帝内经》所引的古文献有 50 余种，其中既有书名而内容又基本保留者除《下经》外，还有《上经》《逆顺五体》《禁服》《脉度》《天元正纪》《针经》等 16 种。

第十六节 《千金》灸法（卷九）

【提要】本节出自《备急千金要方·卷二十九·灸例第六》。主要论述灸疮的预防保健作用。

【原文】

《千金方》云：宜游吴蜀，体上常须三两处灸之，切令疮暂瘥，则瘴疠[1]温疟毒不能着人，故吴蜀多行灸法。故云：若要安，三里常不干。有风者，尤宜留意。

【注释】

[1] 瘴疠：亦作"瘴厉"。感受瘴气而生的疾病。亦泛指恶性疟疾等病。

【按语】本篇紧承上篇"相天时"，从灸法讨论到灸疮。后续的诸篇内容均与灸疮存在着或多或少的联系。灸疮的临床意义或者与"正气存内，邪不可干"有关，灸疮充分体现了中医治未病的思想。

第十七节 《宝鉴》发灸法（卷九）

【提要】本节引自《针灸聚英·卷三·治灸疮令发》。

【原文】

《宝鉴》云：气不至而不效①，灸亦不发。盖十二经应十二时，其气各以时而至，故不知经络气血多少，应至之候，而灸之者，则疮不发，世医莫之知也。

【对校】

① 气不至而不效：张缙版本作"凡用针者气不至而不效"。

【按语】《宝鉴》即《卫生宝鉴》，为元代罗天益所撰，本节引自《卫生宝鉴·卷二·灸之不发》，曰："气不至而不效，灸亦不发。"本篇提出发灸疮及其时机问题。《针灸聚英·卷三·治灸疮令发》本段前文为："资生云：凡着艾得疮发，所患即瘥，不得发，其病不愈。《甲乙经》云：灸疮不发者，用故履底灸三日自发，予见人灸疮不发者，频用生麻油渍之而发，亦有用皂角煎汤，候冷频点之而发，亦有恐气血衰不发，于灸前后煎四物汤服，以此汤滋养气血故也，不可一概论也。予常灸三里各七壮，数日过不发，再各灸二壮，右足发，左足不发，更灸左足一壮遂发，亦在人以意取之，若顺其自然，则终不发矣，此人事所当尽也。"

第十八节 艾叶（卷九）

【提要】 本篇引自《古今医统大全·卷之七·艾叶》。

【原文】

《本草》云：艾味苦，气微温，阴中之阳，无毒，主灸百病。三月三日，五月五日，采曝①干，陈久者良，避恶杀鬼。又采艾之法，五月五日，灼艾有效。制艾先要如法：令干燥，入臼捣之，以细筛去尘屑，每入石臼，捣取洁白为上，须令焙[1]大燥，则灸有力，火易燃，如润无功。

《证类本草》云：出明州。《图经》云：旧不著所出，但云生田野，今在处有之。惟蕲州叶厚而干高，果气味之大，用之甚效。

孟子曰：七年之病，求三年之艾。丹溪曰：艾性至热，入火灸则上行，入药服则下行。

【对校】

① 曝：黄龙祥版本作"暴"。

【注释】

[1] 焙：音 bèi。用微火烘烤。

【按语】 战国时期的《孟子·离娄上》曰："今之欲王者，犹七年之病，求三年之艾也。"原意是病久了才去寻找治这种病的干艾叶。比喻凡事要平时准备，事到临头再想办法就来不及。但从另一个方面说明艾以陈者为佳。

第十九节 艾灸补泻（卷九）

【提要】 本篇引自《古今医统大全·卷之七·艾灸补泻》。《针灸大成》对文字有所改动。

【原文】

气盛则泻之，虚则补之。

针所不为，灸之所宜。阴阳皆虚，火自当之。经陷下者，火则当之。经络坚紧，火所治之。陷下则灸之。

络满经虚，灸阴刺阳。经满络虚，刺阴灸阳[1]。

以火补者，毋吹其火，须待自灭，即按其穴。以火泻者，速吹其火，开其穴也。

【注释】

[1] 络满经虚，灸阴刺阳。经满络虚，刺阴灸阳：语出《素问·通评虚实论》。张景岳《类经》曰："此正以络主阳，经主阴，灸所以补，刺所以泻也。"

【按语】《灵枢·背腧》曰："以火补者，毋吹其火，须自灭也，以火泻者，疾吹其火，传其灸，须其火灭也。"杨上善《黄帝内经太素》谓"传"字作"傅"，注解："吹令热入以攻其病，故曰泻也。以手拥傅其艾吹之，使火气不散也。"朱丹溪《丹溪心法·拾遗杂论》曰："灸火有补火泻火。若补火，艾火黄至肉；若泻火，不要至肉，便扫除之。"李梴《医学入门》曰："虚者灸之，使火气以助元阳也；实者灸之，使实邪随火气而发散也；寒者灸之，使其气之复温也；热者灸之，引郁热之气外发，火就燥之义也。"

第二十节 艾炷大小（卷九）

【提要】本节引自《针灸资生经·第二·艾炷大小》。

【原文】

黄帝曰：灸不三分，是谓徒冤，炷务大也。小弱乃小作之。又曰：小儿七日以上，周年以还，炷如雀粪。

《明堂下经》云：凡灸欲炷下广三分，若不三分，则火气不达，病未能愈，则是灸炷欲其大，惟头与四肢欲小耳。《明堂上经》乃曰：艾炷依小①箸头作，其病脉粗细，状如细线，但令当脉灸之。雀粪大炷，亦能愈疾。又有一途，如腹胀②[1]、疝瘕[2]、痃癖、伏梁气[3]等，须大艾炷。故《小品》曰：腹背烂烧，四肢但去风邪而已，不宜大炷。如巨阙、鸠尾，灸之不过四五壮。炷③依竹箸头大，但令正当脉上灸之，艾炷若大，复灸多，其人永无心力。如头上灸多，令人失精神；背脚灸多④，令人血脉枯竭，四肢细而无力，既失精神，又加细节，令人短寿。王节斋[4]云：面上灸炷须小，手足上犹可粗。

【对校】

① 小：张缙版本作"小竹"，其后有"竹"。

② 腹胀：张缙版本作"腹内"。

③ 炷：张缙版本作"只"。

④ 灸多：张缙版本作"多灸"。

【注释】

[1] 腹胀：病证名。出自《灵枢·玉版》《灵枢·水胀》等篇。即腹部胀大或胀满不适。

[2] 疝瘕：病证名。出自《素问·平人气象论》《素问·玉机真脏论》。《诸病源候论》曰："疝者，痛也；瘕者，假也。其病虽有结瘕而虚假可推移，故谓之疝瘕也。由寒邪与脏腑相搏所成。其病腹内急痛，腰背相引痛，亦引小腹痛，脉沉细而滑者，曰疝瘕；紧急而滑者，曰疝瘕。"

[3] 伏梁气：古病名。伏梁是因秽浊之邪结伏肠道，阻滞气血运行，秽浊与气血搏结日久而成。以腹痛、腹泻、右下腹包块为主要表现的积聚类疾病。

[4] 王节斋：即王纶，字汝言，号节斋。明朝成化间，慈溪（今慈溪市）人，著

有《本草集要》《明医杂著》《医论问答》《节斋小儿医书》《胎产医案》等。

【按语】《针灸资生经》强调艾炷基底要大。对艾炷大小的描述用比喻，如小雀粪、小箸头、小麦、大麦、赤豆、枣核、粗钗脚大，如"炷依小箸头作""可灸三壮，炷如大麦"。《扁鹊心书》曰："凡灸大人，艾炷须如莲子，底阔三分；若灸四肢及小儿，艾炷如苍耳子大；灸头面，艾炷如麦粒大。"《备急千金要方》曰："灸不三分，是谓徒冤，炷务大也，小弱炷乃小作之，以意商量。"艾炷的大小为灸量的要素之一。

第二十一节　点艾火（卷九）

【提要】本篇引自《古今医统大全·卷之七·针灸直指》。源出《针灸资生经》。主要论述点燃艾的材料。

【原文】

《明堂下经》曰：古来灸病，忌松、柏、枳、橘、榆、枣、桑、竹八木火，切宜避之。有火珠[1]耀日，以艾承之，得火为上。次有火镜[2]耀日，亦以艾引得火，此火皆良。诸番部①用镔铁击堦②石[3]得火，以艾引之。凡仓卒难备，则不如无木火，清麻油点灯上③烧艾茎，点灸，兼滋润灸疮，至愈不疼，用蜡烛更佳。

【对校】

① 番部：张缙版本作"部落"。

② 堦：张缙版本作"磋"，黄龙祥版本作"阶"。

③ 清麻油点灯上：张缙版本作"清麻油点灯，灯上"。

【注释】

[1] 火珠：珠通常指珍珠，此处为呈凸透镜样的石英或其他透明物体，可以对日聚焦取火。《管子·侈靡》曰："珠者，阴之阳也，故胜火。"

[2] 火镜：指凹面铜镜，以向日取火。

[3] 堦石：堦，音 jiē。一种黑石，似玉坚，以此石击镔铁，即火出。

【按语】点燃艾条要用无木火，不宜用松、柏、枳、橘、榆、枣、桑、竹八木之火点燃艾条，其临床意义有待进一步探讨。《外台秘要·卷三十九》无"枳""榆"，而有"柿""枫"。

第二十二节　壮数多少（卷九）

【提要】本篇引自《针灸聚英·卷三》。《针灸大成》引用时文字有所取舍。主要论述影响施灸的灸量之一——壮数。

【原文】

《千金》云：凡言壮数者，若丁壮病根深笃[1]，可倍于方数，老少羸弱可减半。扁鹊灸法，有至三五百壮、千壮，此亦太过。曹氏灸法，有百壮，有五十壮。《小品》诸方亦然。惟《明堂本经》云：针入六分，灸三壮，更无余论。故后人不准，惟以病之轻重而增损之。凡灸头项，止于七壮，积至七七壮止①。

《铜人》治风②，灸上星、前顶、百会，至二百壮，腹背灸五百壮。若鸠尾、巨阙，亦不宜多灸，灸多则四肢细而无力③。《千金方》于足三里穴，乃云多至三百④壮。心俞禁灸。若中风则急灸至百壮。皆视其病之轻重而用之，不可泥一说，而不通其变也。

【对校】

① 积至七七壮止：张缙版本作"积至七七壮止（《铜人》）"。

②《铜人》治风：张缙版本作"治风"。

③ 灸多则四肢细而无力：张缙版本作"灸多则四肢细而无力（《明堂上经》）"。

④ 三百：张缙版本作"三二百"。

【注释】

[1] 深笃：笃，厚也。此指病重。

【按语】施灸的壮数如何来确定？有何具体依据？医者应根据患者的病情、病位、体质强弱等，灵活掌握。少商、承浆、脊中、少冲、涌泉，灸之过多，则致伤。章门、膏肓、中脘、足三里、曲池，灸之愈多，则愈善。杨继洲在《针灸大成·卷七·治病要穴》载："针灸穴治大同，但头面诸阳之会，胸膈二火之地，不宜多灸。背腹阴虚有火者，亦不宜灸，惟四肢穴最妙。凡上体及当骨处，针入浅而灸宜少；凡下体及肉厚处，针可入深灸多无害。"

第二十三节　灸法（卷九）

【提要】本篇引自《古今医统大全·卷之七·针灸直指》。主要论述施灸的取穴与操作时的体位要一致。

【原文】

《千金方》云：凡灸法，坐点穴，则坐灸；卧点穴，则卧灸；立点穴，则立灸，须四体平直，毋令倾侧。若倾侧穴不正，徒破好肉耳。

《明堂》云：须得身体平直，毋令蜷缩，坐点毋令俯仰，立点毋令倾侧。

【按语】体位与穴位的关系如何？本篇明确指出点穴、施灸与体位的密切关系，施灸过程中要保持固定的体位。《黄帝明堂灸经》曰："灸穴不中，即火气不能远达，而病未能愈矣。"本篇名"灸法"，欠妥，本篇内容与《针灸聚英·卷三·炷火》同。

第二十四节　炷火先后（卷九）

【提要】本篇引自《古今医统大全·卷之七·针灸直指》。主要论述艾灸的顺序。

【原文】

《资生》①云：凡灸当先阳后阴②，言从头向左而渐下，次从头向右而渐下，先上后下。

《明堂》③云：先灸上，后灸下，先灸少，后灸多，皆宜审之。王节斋曰：灸火须自上而下，不可先灸下，后灸上。

【对校】

① 《资生》：张缙版本作"《资生经》"。

② 凡灸当先阳后阴：张缙版本作"《千金方》言，凡灸当先阳后阴"。

③ 《明堂》：张缙版本作"《明堂下》"。

【按语】 本节文字出自《备急千金要方》，后为《针灸资生经》所引用，《针灸聚英》又从《针灸资生经》中摘录其中一段，并加上王节斋的一段话。《古今医统大全》从之并被《针灸大成》所引用。艾灸的顺序"先上后下""先阳后阴""先少后多""先左后右"。

第二十五节　灸寒热（卷九）

【提要】 本篇出自《素问·骨空论》，《古今医统大全·卷之七·针灸直指》原文引用。主要论述寒热灸法。

【原文】

灸寒热之法：先灸大椎①，以年为壮数，次灸撅②骨[1]，以年为壮数。视背俞陷者[2]灸之，臂③肩上陷者[3]灸之，两季胁之间[4]灸之，外踝上绝骨之端[5]灸之，足小指次指间[6]灸之，腨下陷脉[7]灸之，外踝后[8]灸之，缺盆骨上切之坚动如筋者[9]灸之，膺中陷骨间[10]灸之，脐下关元三寸灸之④，毛际动脉[11]灸之，膝下三寸分间[12]灸之，足阳明跗上动脉[13]灸上。巅上一穴[14]灸之。

【对校】

① 先灸大椎：张缙版本作"先灸项大椎"。

② 撅：张缙版本作"橛"。

③ 臂：张缙版本作"举臂"。

④ 脐下关元三寸灸之：张缙版本作"掌束骨下灸之脐下关元三寸灸之"。

【注释】

[1] 撅骨：指长强穴处。

[2] 背俞陷者：指背俞穴中出现明显凹陷处。

[3] 臂肩上陷者：指肩髃穴处。

[4] 两季胁之间：指京门穴处。

[5] 外踝上绝骨之端：指阳辅穴处。

[6] 足小指次指间：指侠溪穴处。

[7] 腨下陷脉：指承山穴处。

[8] 外踝后：指昆仑穴处。

[9] 缺盆骨上切之坚动如筋者：指缺盆穴处。

[10] 膺中陷骨间：指天突穴处。

[11] 毛际动脉：指气冲穴处。

[12] 膝下三寸分间：指足三里穴处。

[13] 足阳明跗上动脉：指冲阳穴处。

[14] 巅上一穴：指百会穴处。

【按语】灸寒热的方法是先灸大椎，次灸长强，皆以患者年龄作为壮数多少的依据。

第二十六节　灸疮要法^①（卷九）

【提要】本篇引自《古今医统大全·卷之七·针灸直指》。主要论述发艾疮的各种方法。

【原文】

《资生》^②云：凡着艾得疮发^③，所患即瘥，若不发，其病不愈。《甲乙经》云：灸疮不发者，用故履底灸令热^④，熨之，三日即发。今人用赤皮葱三五茎去青，于糖火中煨熟，拍破，热熨疮上十余遍，其疮三日遂发。又以生麻油渍之而发，亦有用皂角煎汤，候冷频点之而发亦有恐血气衰不发，服四物汤，滋养血气，不可一概论也。有复灸一二壮遂发，有食热灸之物，如烧鱼、煎豆腐、羊肉之类而发，在人以意取助，不可顺其自然，终不发矣。

【对校】

① 灸疮要法：张缙、黄龙祥版本作"灸疮要发"。

②《资生》：张缙版本作"《资生经》"。

③ 凡着艾得疮发：张缙版本作"《下经》云：凡着艾得疮发"。

④ 用故履底灸令热：黄龙祥版本作"故履底灸令热"。

【按语】发灸疮在于增加灸处发泡流水，使病邪尽除。本段文字源出《针灸资生经》。在晋代以前的文献中只提到艾灸壮数，未见化脓灸及灸疮的论述，至《针灸甲乙经》始有发灸疮的记载，卷三曰："欲令灸发者灸履熨之，三日即发。"它的"发灸疮"法对后世各家具有一定的影响。《小品方》曰："灸得脓坏，风寒乃出，不坏则病不除也。"灸疮在唐宋时期得到重视，《针灸资生经》曰："凡着艾得灸疮，所患即瘥；若不发其病不愈。"《外台秘要》曰："又候灸疮瘥后，瘢色赤白，平复如本，则风毒尽矣，若色青黑者，风毒未尽，仍灸勿止。"但也有提倡非化脓灸，《肘后备急方》曰："若口僻者。衔奏灸口吻口横纹间，觉火热便去艾，即愈。勿尽艾，尽艾则太过。"

第二十七节　贴灸疮（卷九）

【提要】本篇引自《古今医统大全·卷之七·针灸直指》。主要论述贴灸疮的古今差异。

【原文】

古人贴灸疮，不用膏药，要得脓出多而疾除。《资生》[1]云：春用柳絮[2]，夏用竹膜，秋用新绵，冬用兔腹下白细毛，或猫腹毛。今人多以膏药贴之，日两三易，而欲其速愈[3]，此非治疾之本意也。但今世贴膏药，亦取其便，不可易速，若膏药不坏，惟久久贴之可也。若速易，即速愈，恐病根未尽除也。

【对校】

① 《资生》：张缙版本作"《资生经》"。

② 春用柳絮：张缙版本作"凡贴灸疮春用柳絮"。

③ 日两三易。而欲其速愈：黄龙祥版本作"日两三易，而欲其速愈"。

【按语】高武在《针灸聚英·卷三·贴灸疮》引用时加按：柳絮竹膜兔猫毛贴疮，恐干燥作疼，而太乙膏、善应膏又有不对证药，皆不宜，今只用白芷、乳香、当归、川芎等，香油另煎膏药贴之为要。《针灸大成》直接引用自《古今医统大全》，另加一节"灸疮膏法"。

第二十八节　灸疮膏法（卷九）

【提要】主要论述灸疮膏的药物组成。

【原文】

用白芷、金星草、淡竹叶、芩、连[1]、乳香、当归、川芎、薄荷、葱白等，炒铅粉、香油煎膏贴。如用别膏不对症。倘疮口易收，而病气不得出也[2]。如用别物，干燥作疼，亦且不便。

【对校】

① 芩、连：张缙版本作"芩连"。

② 倘疮口易收，而病气不得出也：张缙版本作"倘疮口易收而病气不得出也"。

【按语】本篇紧承"贴灸疮"，详细记载了灸疮膏的药物组成，并论及其优势。灸疮的处理是艾灸治疗中非常重要的内容，值得进一步研究。

第二十九节　洗灸疮（卷九）

【提要】本篇引自《古今医统大全·卷之七·针灸直指》。主要论述灸疮增加疗法减少疼痛等的辅助方法。

【原文】

古人灸艾炷大，便用洗法。其法以赤皮葱、薄荷煎汤，温洗疮周围，约一时久，令驱逐风邪于疮口出，更令经脉往来不涩，自然疾愈。若灸火[1]退痂后，用东南桃枝青嫩皮煎汤温洗，能护疮中诸风；若疮黑烂，加胡荽[1]煎洗；若疼不可忍，加黄连煎神效。

【对校】

① 火：张缙版本作"疮"。

【注释】

［1］胡荽：荽，音 suí。指芫荽，北方又称香菜。

【按语】《针灸聚英·卷三·针灸直指·洗灸疮法》与本篇有一定区别，如最后一句为"若疮疼不可忍，多时不效，加黄连煎神"。

第三十节　灸后调摄法（卷九）

【提要】主要论述艾灸治疗后的调摄宜忌。

【原文】

灸后不可就饮茶，恐解火气；及食，恐滞经气，须少停一二时，即宜入室静卧，远人事，远色欲，平心定气，凡百[1]俱要宽解。尤忌大怒、大劳、大饥、大饱、受热、冒寒。至于生冷瓜果，亦宜忌之。惟食茹淡[2]养胃之物，使气血通流，艾火逐出病气。若过厚毒味，酗醉，致生痰涎，阻滞病气矣。鲜鱼鸡羊，虽能发火，止可施于初灸，十数日之内①，不可加于半月之后。今人多不知恬养[3]，虽灸何益？故因灸而反致害者，此也。徒责灸艾不效，何耶！

【对校】

① 止可施于初灸，十数日之内：张缙、黄龙祥版本作"止可施于初灸十数日之内"。

【注释】

［1］凡百：指一切，一应。

［2］茹淡：指清淡的饮食。朱丹溪《格致余论》专篇"茹淡论"认为食物有"出于天赋者，有成于人为者"两类。"出于天赋者"，指谷菽菜果之类本身所具有的自然之味；而"成于人为者"，指经过人为的烹饪调和，使食物产生了偏厚之味。

［3］恬养：恬，音 tián。即安静的调养，尤其强调内心。

【按语】本篇内容与《针灸资生经·第二·忌食物》《针灸聚英·卷三·忌食物房劳》《古今医统大全·卷之七》的灸忌食物房劳和灸宜保养的内容密切相关。如《针灸资生经·第二·忌食物》曰："既灸，忌猪鱼热面生酒动风冷物，鸡肉最毒，而房劳尤当忌也。下经云：灸时不得伤饱大饥饮酒，食生硬物，兼忌思虑忧愁恚怒呼骂呼嗟叹息等（今下里人灸后，亦忌饮水，将水濯手足）。"施灸后的调养对于艾灸疗效的发挥具有非常重要的意义，是整个艾灸治疗过程的一个必不可少的组成部分。

第三十一节　温针（卷四）

【提要】本篇出自《针灸聚英·卷三·温针》。论述温针灸法。

【原文】

王节斋曰：近有为温针者，乃楚人[1]之法。其法针穴上，以香白芷作圆饼，套针上，以艾灸之，多以取效。然古者针则不灸，灸则不针。夫针而加灸，灸而且针，此后人俗法。此法行于山野贫贱之人，经络受风寒致病者，或有效，只是温针通气而已。于血宜衍，于疾无与也。古针法最妙，但今无传，恐不得精高之人，误用之则危拙出于顷刻。惟灸得穴，有益无害，允宜行之。近见衰弱之人，针灸并用，亦无妨。

【注释】

[1] 楚人：即指现在的湖北、湖南一带人。

【按语】此段引自《针灸聚英》，但文字略有增删。温针是古代针灸医生常用的方法。今称为"温针灸"。也有称此为"针上加灸"者。

第九章　医论、临证、医案

概要：本章选择《针灸大成》卷九的治症总要、东垣针法、名医治法和医案，卷八临证 23 门中的《诸风门》等 9 门和《续增治法》，另外收录了卷十的《附辩》。

第一节　治症总要（杨氏）（卷九）

【提要】本篇以问答的形式，阐发了病因、病机、辨证选穴，施术方法共 151 条，首先强调了中风证，继而分述临床内、外、妇、儿、五官各科疾病。每一病症都贯串着审症求因及理、法、方、穴的原则。有 82 条分别讨论了证候、病因、疗效及气候对疗效的影响；有 68 条列举了临床常见症状与配穴。讨论了"邪之所凑，其气必虚"的机理，指出"寡欲"对健身的意义。

【原文】

一论中风[1]，但未中风时，一两月前，或三四个月前，不时足胫上发酸重麻，良久方解，此将中风之候也。便宜急灸三里、绝骨四处，各三壮，后用生葱、薄荷、桃柳叶四味煎汤淋洗，灸令祛逐风气自疮口出。如春交夏时，夏交秋时，俱宜灸，常令二足有灸疮为妙。但人不信此法，饮食不节，色酒过度，卒忽中风，可于七处一齐俱灸各三壮，偏左灸右，偏右灸左，百会、耳前穴[2]也。

〔第一〕阳症，中风不语，手足瘫痪者：合谷　肩髃　手三里　百会　肩井　风市　环跳　足三里　委中　阳陵泉（先针无病手足，后针有病手足）

〔第二〕阴症，中风，半身不遂，拘急，手足拘挛，此是阴症也。亦依治之，但先补后泻。

〔第三〕中暑不省人事：人中　合谷　内庭　百会　中极　气海

问曰：中暑当六、七月间①有此症，或八、九月，十月②亦有此症，从何而得？

答曰：此症非一，医者不省，当以六、七月有之，如何八、九、十月③亦有之？皆因先感暑气，流入脾胃之中，串入经络，灌溉相并，或因怒气触动，或因过饮，恣欲伤体，或外感风，至八、九月方发，乃难治也。六、七月受病浅，风痰未盛，气血未竭，体气未衰，此为易治。复刺后穴：中冲、行间、曲池、少泽。

〔第四〕中风不省人事：人中　中冲　合谷

问曰：此病如何而来？以上穴法，针之不效，奈何？

答曰：针力不到，补泻不明，气血错乱，或去针速，故不效也。前穴不效④，复刺后穴：哑门、大敦。

〔第五〕中风口禁不开⑤：颊车　人中　百会　承浆　合谷（俱宜泻）

问曰：此症前穴不效，何也？

答曰：此皆风痰灌注，气血错乱，阴阳不升降，致有此病，复刺后穴：廉泉、人中。

〔第六〕半身不遂，中风：绝骨　昆仑　合谷　肩髃　曲池　手三里　足三里

问曰：此症针后再发，何也？

答曰：针不知分寸，补泻不明，不分虚实，其症再发。再针前穴，复刺后穴：肩井、上廉、委中。

〔第七〕口眼㖞斜，中风：地仓　颊车　人中　合谷

问曰：此症用前穴针效，一月或半月复发，何也？

答曰：必是不禁房劳，不节饮食，复刺后穴，无不效也：听会、承浆、翳风。

〔第八〕中风，左瘫右痪：三里　阳溪　合谷　中渚　阳辅　昆仑　行间

问曰：数穴针之不效，何也？

答曰：风痰灌注经络，血气相搏，再受风寒湿气入内，凝滞不散，故刺不效，复刺后穴。先针无病手足，后针有病手足。风市、丘墟、阳陵泉。

【对校】

① 六、七月间：黄龙祥版本作"六，七月"。

② 八、九月，十月：张缙版本作"八、九月、十月"；黄龙祥版本作"八，九月，十月"。

③ 八、九、十月：黄龙祥版本作"八，九，十月"。

④ 前穴不效：张缙、黄龙祥版本作"前穴未效"。

⑤ 中风口禁不开：张缙版本作"中风口噤不开"。

【注释】

[1] 中风：此指内风而言。即因阴精亏损，暴怒伤肝，使肝阳上亢，肝风内动而致。

[2] 耳前穴：指耳门、听宫、听会三穴而言。

【原文】

〔第九〕正头大痛[1]及脑顶痛：百会　合谷　上星

问曰：此症针后，一日、二日再发，甚于前，何也？

答曰：诸阳聚会[2]头上，合用先补后泻，宜补多泻少，其病再发，愈重如前，法宜泻之，无不效也。复针后穴，真头痛，旦发夕死，夕发旦死，医者当用心救治，如不然，则难治。神庭、太阳。

〔第十〕偏正头风：风池　合谷　丝竹空

问曰：以上穴法，刺如不效，何也？

答曰：亦有痰饮停滞胸膈，贼风串入脑户，偏正头风，发来连臂内痛，或手足沉

冷，久而不治，变为瘫痪，亦分阴阳针之。或针力不到，未效，可刺中脘，以疏其下疾，次针三里，泻去其风，后针前穴：中脘、三里、解溪。

〔第十一〕头风目眩：解溪　丰隆

问曰：此症刺效复发，何也？

答曰：此乃房事过多，醉饱不避风寒而卧，贼风串入经络，冷症再发，复针后穴：风池、上星、三里。

〔第十二〕头风顶痛：百会　后顶　合谷

问曰：头顶痛针入不效者，再有何穴可治？

答曰：头顶痛，乃阴阳不分，风邪窜入脑户，刺故不效也。先取其痰，次取其风，自然有效。中脘、三里、风池、合谷。

〔第十三〕醉头风：攒竹　印堂　三里

问曰：此症前穴针之不效，何也？

答曰：此症有痰饮停于胃脘，口吐清涎、眩晕，或三日、五日，不省人事①，不进饮食，名曰醉头风。先去其气，化痰调胃进食，然后去其风痛也。中脘、膻中、三里、风门。

【对校】

① 或三日、五日，不省人事：黄龙祥版本作"或三日、五日不省人事"。

【注释】

[1] 正头大痛：指全头皆痛而言。

[2] 诸阳聚会：在人体十二经脉中，手三阳经从手走向头，足三阳经从头走向足。手足三阳经均会于头，因此头被称为诸阳之会。

【原文】

〔第十四〕目生翳膜：睛明　合谷　四白

问曰：以上穴法，刺之不效，何也？

答曰：此症受病既深，未可一时便愈，须是二、三次针之，方可有效。复刺后穴：太阳、光明、大骨空、小骨空。

〔第十五〕迎风冷泪：攒竹　大骨空　小骨空

问曰：此症缘何而得？

答曰：醉酒当风，或暴赤，或痛，不忌房事，恣意好食①，烧煎肉物；妇人多因产后不识回避，当风坐视，贼风窜入眼目中，或经事交感，秽气冲上头目，亦成此症。复刺后穴：小骨空（治男妇醉后当风）、三阴交（治妇人交感症）、泪孔上[1]（米大艾七壮）、中指半指尖（米大艾三壮）。

〔第十六〕目生内障：童子髎　合谷　临泣　睛明

问曰：此症从何而得？此数穴针之不效，何也？

答曰：怒气伤肝，血不就舍，肾水枯竭，气血耗散，临患之时，不能节约，恣意房事，用心过多，故得此症，亦难治疗。复针后穴：光明、天府、风池。

〔第十七〕目患外障：小骨空　太阳　睛明　合谷

问曰：此症缘何而得？

答曰：头风灌注瞳人②，血气涌溢，上盛下虚，故有此病。刺前不效。复刺后穴二三次方愈：临泣、攒竹、三里、内眦尖（灸五壮，即眼头尖上）。

〔第十八〕风沿眼红涩烂：睛明　四白　合谷　临泣　二间

问曰：针之不效，何也？

答曰：醉饱行房，血气凝滞，痒而不散，用手揩摸，贼风乘时串入，故得此症。刺前不效。复刺后穴：三里、光明。

〔第十九〕眼赤暴痛：合谷　三里　太阳　睛明

问曰：此症从何而得？

答曰：时气所作，血气壅滞，当风睡卧，饥饱劳役，故得此症。复刺后穴：太阳、攒竹、丝竹空。

〔第二十〕眼红肿痛：睛明　合谷　四白　临泣

问曰：此症从何而得？

答曰：皆因肾水受亏，心火上炎，肝不能制，心肝二血不能归元，血气上壅，灌注瞳人，赤脉贯睛，故不散。复刺后穴：太溪、肾俞、行间、劳宫。

〔第二十一〕努肉侵睛：风池　睛明　合谷　太阳

问曰：此症从何而得？

答曰：或因伤寒未解，却有房室之事，上盛下虚，气血上壅；或头风不早治，血贯瞳人；或暴下赤痛；或因气伤肝，心火炎上，故不散也。及妇人产后，怒气所伤，产后未满，房事触动心肝二经，饮食不节，饥饱醉劳，皆有此症，非一时便可治疗，渐而为之，无不效也。复针后穴：风池、期门、行间、太阳。

〔第二十二〕怕日羞明：小骨空　合谷　攒竹　二间

问曰：此症缘何而得？

答曰：皆因暴痛未愈，在路迎风，串入眼中，血不就舍，肝不藏血，风毒贯入，睹灯光冷泪自出，见日影干涩疼痛。复针后穴：睛明、行间、光明。

【对校】

① 恣意好食：张缙版本作"恣意好餐"。

② 瞳人：黄龙祥版本作"瞳仁"。

【注释】

[1] 泪孔上：泪孔即睛明穴之别名。泪孔上是指睛明穴偏上一些的部位。

【原文】

〔第二十三〕鼻窒不闻香臭：迎香　上星　五处　禾髎

问曰：此症缘何而得？针数穴皆不效。

答曰：皆因伤寒不解，毒气冲脑，或生鼻痔，脑中大热，故得此症。复刺后穴：水沟、风府、百劳、太渊。

〔第二十四〕鼻流清涕：上星　人中　风府

问曰：此症缘何而得？

答曰：皆因伤风不解，食肉饮酒太早，表里不解，咳嗽痰涎，及脑寒疼痛，故得此症。复针后穴：百会、风池、风门、百劳。

〔第二十五〕脑寒泻臭[1]：上星 曲差 合谷

问曰：此症缘何而得？

答曰：皆因鼻衄不止，用药吹入脑户，毒气攻上脑顶，故流鼻臭也。复刺后穴：水沟、迎香。

〔第二十六〕鼻渊鼻痔：上星 风府

问曰：针此穴未效，复刺何穴？

答曰：更刺后穴：禾髎、风池、人中、百会、百劳、风门。

〔第二十七〕鼻衄不止：合谷 上星 百劳 风府

问曰：此症缘何而得？出血不止。

答曰：血气上壅，阴阳不能升降，血不宿肝，肝主藏血，血热妄行，故血气不顺也。针前不效。复刺后穴：迎香、人中、印堂、京骨。

【注释】

[1] 脑寒泻臭：脑寒，即重症鼻渊。此即鼻渊久不愈，鼻流污秽之症。

【原文】

〔第二十八〕口内生疮：海泉 人中 承浆 合谷

问曰：此症缘何而得？

答曰：上盛下虚，心火上炎，脾胃俱败，故成此症。复刺后穴：金津、玉液、长强。

〔第二十九〕口眼㖞斜：颊车 合谷 地仓 人中

问曰：此症从何而得？

答曰：醉后卧睡当风，贼风串入经络，痰饮流注，或因怒气伤肝，房事不节，故得此症。复刺后穴：承浆、百会、地仓、童子髎①。

〔第三十〕两颊红肿生疮（一名枯曹风、猪腮风）：合谷 列缺 地仓 颊车

问曰：此症从何而得？

答曰：热气上壅，痰滞三焦，肿而不散，两腮红肿生疮，名曰枯曹风。复刺后穴：承浆、三里、金津、玉液。

〔第三十一〕舌肿难语：廉泉 金津 玉液

问曰：此症从何而得？

答曰：皆因酒痰滞于舌根，宿热相搏，不能言语，故令舌肿难言。复刺后穴：天突、少商。

〔第三十二〕牙齿肿痛：吕细[1] 颊车 龙玄[2] 合谷

〔第三十三〕上片牙疼：吕细 太渊 人中

〔第三十四〕下片牙疼：合谷 龙玄 承浆 颊车

问曰：牙疼之症，缘何而得？

答曰：皆因肾经虚败，上盛下虚，阴阳不升降，故得此症。复刺后穴：肾俞、三

间、二间。

【对校】

①童子髎：张缙、黄龙祥版本作"瞳子髎"。

【注释】

[1] 吕细：为太溪穴别名。

[2] 龙玄：在两手侧腕叉紫脉上，即在列缺穴之后的青络中。见《针灸大成》卷七"经外奇穴"。

【原文】

〔第三十五〕耳内虚鸣：肾俞　三里　合谷

问曰：此症从何而得？

答曰：皆因房事不节，肾经虚败，气血耗散，故得此症。复刺后穴：太溪、听会、三里。

〔第三十六〕耳红肿痛：听会　合谷　颊车

问曰：此症肿痛，何也？

答曰：皆因热气上壅，或因缴耳[1]触伤，热气不散，伤寒不解，故有此症。不可一例针灸，须辨问端的，针之，无不效也。复刺后穴：三里、合谷、翳风。

〔第三十七〕聤耳生疮，出脓水：翳风　合谷　耳门

问曰：聤耳[2]生疮，出脓水，尝闻小儿有此症。

答曰：洗浴水归耳内，故有。大人或因剔耳触动，耳黄赤有水误入耳内①，故如此。复刺后穴：听会、三里。

〔第三十八〕耳聋气闭：听宫　听会　翳风

问曰：此症从何而得？

答曰：伤寒大热，汗闭，气不舒，故有此症。前针不效，复刺后穴：三里、合谷。

【对校】

①大人或因剔耳触动，耳黄赤有水误入耳内：张缙版本作"大人或因剔耳触动，耳黄亦有水误入耳内"，黄龙祥版本作"大人或因剔耳触动耳黄，亦有水误入耳内"。

【注释】

[1] 缴耳：缴，有缴绕之意。在此可引申为骚耳。

[2] 聤耳：见于《诸病源候论》。泛指耳窍化脓性疾病，相当于化脓性中耳炎。

【原文】

〔第三十九〕手臂麻木不仁：肩髃　曲池　合谷

问曰：此症从何而得？

答曰：皆因寒湿相搏，气血凝滞，故麻木不仁也。复刺后穴：肩井、列缺。

〔第四十〕手臂冷风酸痛：肩井　曲池　手三里　下廉

问曰：此症从何而得？

答曰：寒邪之气，流入经络，夜卧凉枕、竹簟[1]、漆凳冷处睡着，不知风湿，流入经络，故得此症。复刺后穴：手五里、经渠、上廉。

〔第四十一〕手臂红肿疼痛：五里　曲池　通里　中渚

问曰：此症缘何而得？

答曰：气血壅滞，流而不散，闭塞经脉不通，故得此症。复刺后穴：合谷、尺泽。

〔第四十二〕手臂红肿及疽：中渚　液门　曲池　合谷

问曰：此症从何而得？

答曰：血气壅滞，皮肤瘙痒，用热汤泡洗，而伤红肿，故得此症；久而不治，变成手背疽。复刺后穴：上都[2]、阳池。

〔第四十三〕手臂拘挛，两手筋紧不开：阳池　合谷　尺泽　曲池　中渚

问曰：此症从何而得？

答曰：皆因湿气处卧，暑月夜行，风湿相搏，或酒醉行房之后，露天而眠，故得此症。复针后穴：肩髃、中渚、少商、手三里。

【注释】

[1] 竹簟：簟，音 diàn。竹席。

[2] 上都：穴名，位于手食指、中指本节歧骨间。握拳取之。详见《针灸大成》卷七"经外奇穴"。

【原文】

〔第四十四〕肩背红肿疼痛：肩髃　风门　中渚　大杼

问曰：此症从何而得？

答曰：皆因腠理不密，风邪串入皮肤，寒邪相搏①，血气凝滞。复刺后穴：膏肓、肺俞、肩髃。

〔第四十五〕心胸疼痛：大陵　内关　曲泽

问曰：心胸痛从何而得？

答曰：皆因停积，或因食冷，胃脘冷积作楚[1]。心痛有九种[2]，有虫、食痛者，有心痹冷痛者，有阴阳不升降者，有怒气冲心者，此症非一，推详其症治之。中脘、上脘、三里。

〔第四十六〕胁肋疼痛：支沟　章门　外关

问曰：此症从何得之②？

答曰：皆因怒气伤肝，血不归元，触动肝经，肝藏血，怒气甚，肝血不归元，故得是症。亦有伤寒后胁痛者，有挫闪而痛者，不可一例治也，宜推详治之。复刺后穴：行间（泻肝经，治怒气）、中封、期门（治伤寒后胁痛）、阳陵泉（治挫闪）。

〔第四十七〕腹内疼痛：内关　三里　中脘

问曰：腹内疼痛，如何治疗？

答曰：失饥伤饱，血气相争，荣卫不调，五脏不安，寒湿中得此。或冒风被雨，饱醉行房，饮食不化，亦有此症，必急治疗，为肾虚败③，毒气冲归脐腹，故得此症。如不愈，复刺后穴：关元、水分、天枢（寒湿饥饱）。

〔第四十八〕小腹胀满：内庭　三里　三阴交

问曰：此症针入穴法不效，何也？

答曰：皆因停饮不化，腹胀。此症非一，有膀胱疝气，冷筑疼痛；小便不利，胀满疼痛；大便虚结，胀满疼痛，推详治之。再刺后穴：照海、大敦、中脘（先补后泻）、气海（专治妇人血块攻筑疼痛，小便不利，妇人诸般气痛）。

【对校】

① 寒邪相搏：张缙版本作"寒湿相搏"。

② 此症从何得之：张缙版本作"此症从何而得"。

③ 必急治疗，为肾虚败：黄龙祥版本作"必急治疗。为肾虚败"。

【注释】

[1] 楚：苦楚，可引申为"痛苦"。

[2] 心痛有九种：即虫心痛、注心痛、风心痛、悸心痛、食心痛、饮心痛、冷心痛、热心痛、去来心痛（《备急千金要方·卷十三·心腹痛第六》）。

【原文】

〔第四十九〕两足麻木：阳辅　阳交　绝骨　行间

问曰：此症因何而得？

答曰：皆为湿气相搏①，流入经络不散，或因酒后房事过多，寒暑失盖[1]，致有此症。复针后穴：昆仑、绝骨、丘墟。

〔第五十〕两膝红肿疼痛：膝关　委中

问曰：此症从何而来？

答曰：皆因脾家受湿，痰饮流注，此疾非一，或因痢后寒邪入于经络。遂有此症。或伤寒流注②，亦有此症。复刺后穴：阳陵泉、中脘、丰隆。

〔第五十一〕足不能行：丘墟　行间　昆仑　太冲

问曰：此症从何而得？

答曰：皆因醉后行房，肾经受亏，以致足弱无力，遂致不能行步。前治不效，复刺后穴：三里、阳辅、三阴交、复溜。

〔第五十二〕脚弱无力：公孙　三里　绝骨　申脉

问曰：此症从何而得？

答曰：皆因湿气流于经络③，血气相搏，或因行房过损精力，或因行路有损筋骨，致成此疾。复针后穴：昆仑、阳辅。

〔第五十三〕红肿脚气生疮：照海　昆仑　京骨　委中

问曰：此症前穴不愈，何也？

答曰：气血凝而不散，寒热久而不治，变成其疾。再针后穴：三里、三阴交。

〔第五十四〕脚背红肿痛：太冲　临泣　行间　内庭

问曰：此症从何而得？

答曰：皆因劳役过多，热汤泡洗，血气不散，以致红肿疼痛，宜针不宜灸。丘墟、昆仑。

〔第五十五〕穿跟草鞋风：照海　丘墟　商丘　昆仑

问曰：此症缘何而得？

答曰：皆因劳役过度，湿气流滞而冷，或因大热行路，冷水浸洗，而成此症。复刺后穴：太冲、解溪。

【对校】

① 皆为湿气相搏：张缙版本作"皆因湿气香搏"。

② 或因痢后……伤寒流注：黄龙祥版本作"或因痢后寒邪入于经络，遂有此症，或伤寒流注"。

③ 皆因湿气流于经络：张缙版本作"皆因湿气流入经络"。

【注释】

[1] 寒暑失盖："盖"与"盍"字形相似，或为"盍"之误。在此解释为"寒暑失调"为宜。

【原文】

〔第五十六〕风痛不能转侧，举步艰难：环跳　风市　昆仑　居髎　三里　阳陵泉

问曰：此症缘何而得？

答曰：皆因房事过多，寒湿地上睡卧，流注经络，挫闪后腰疼痛，动止艰难。前穴不效，复刺后穴：五枢、阳辅、支沟。

〔第五十七〕腰脚疼痛：委中　人中

〔第五十八〕肾虚腰痛：肾俞　委中　太溪　白环俞

〔第五十九〕腰脊强痛：人中　委中

〔第六十〕挫闪腰胁痛：尺泽　委中　人中

问曰：此症从何而得？

答曰：皆因房事过多，劳损肾经，精血枯竭，肾虚腰痛，负重远行，血气错乱，冒热血不归元，则腰痛。或因他事所关，气攻两胁疼痛，故有此症。复刺后穴：昆仑、束骨、支沟、阳陵泉。

〔第六十一〕浑身浮肿生疮：曲池　合谷　三里　三阴交　行间　内庭

问曰：此症从何而感？

答曰：伤饥失饱，房事过度，或食生冷。

〔第六十二〕四肢浮肿：中都　合谷　曲池　中渚　液门

问曰：此症从何而得？

答曰：皆因饥寒，邪入经络，饮水过多，流入四肢。或饮酒过多，不避风寒，致有此症。复针后穴：行间、内庭、三阴交、阴陵泉。

〔第六十三〕单蛊胀[1]：气海　行间　三里　内庭　水分　食关[2]

〔第六十四〕双蛊胀：支沟　合谷　曲池　水分

问曰：此症从何而得？

答曰：皆因酒色过多，内伤脏腑，血气不通，遂成蛊胀。饮食不化，痰积停滞，浑身浮肿生水，小便不利，血气不行，则四肢浮肿；胃气不足①，酒色不节，则单蛊胀也；肾水俱败②，水火不相济，故令双蛊。此症本难疗治，医者当详细推之。三里、三阴交、行间、内庭。

【对校】

① 则四肢浮肿；胃气不足：张缙版本作"则四肢浮肿，胃气不足"。

② 则单蛊胀也；肾水俱败：张缙版本作"则单蛊胀也，肾水俱败"。

【注释】

[1] 单蛊胀：又名"蜘蛛鼓"。其病以腹部胀大而四肢不肿（或肿亦不甚）为特征。

[2] 食关：经外奇穴。在建里穴旁1寸。

【原文】

〔第六十五〕小便不通：阴陵泉　气海　三阴交

问曰：此症缘何得之？

答曰：皆因膀胱邪气，热气不散。或劳役过度①，怒气伤胞，则气闭入窍中；或妇人转胞[1]，皆有此症。复刺后穴：阴谷、大陵。

〔第六十六〕小便滑数：中极　肾俞　阴陵泉

问曰：此症为何？

答曰：此膀胱受寒，肾经滑数，小便冷痛，频频淋沥。复针后穴：三阴交、气海。

〔第六十七〕大便秘结，不通②：章门　太白　照海

问曰：此症从何得？

答曰：此症非一，有热结，有冷结，宜先补后泻。

〔第六十八〕大便泄泻不止：中脘　天枢　中极

〔第六十九〕赤白痢疾，如赤：内庭　天枢　隐白　气海　照海　内关

如白，里急后重，大痛者：外关　中脘　隐白　天枢　申脉

〔第七十〕脏毒下血：承山　脾俞　精宫　长强

〔第七十一〕脱肛久痔：二白　百会　精宫　长强

【对校】

① 热气不散。或劳役过度：黄龙祥版本作"热气不散；或劳役过度"。

② 大便秘结，不通：黄龙祥版本作"大便秘结不通"。

【注释】

[1] 转胞：出自《金匮要略·妇人杂病脉证并治》。指以脐下急痛为主的小便不通，多由强忍小便或孕妇胎满挤压膀胱所致。

【原文】

〔第七十二〕脾寒发疟：后溪　间使　大椎　身柱　三里　绝骨　合谷　膏肓

〔第七十三〕疟，先寒后热：绝骨　百会　膏肓　合谷

〔第七十四〕疟，先热后寒：曲池（先补后泻）　绝骨（先泻后补）　膏肓　百劳

〔第七十五〕热多寒少：后溪　间使　百劳　曲池

〔第七十六〕寒多热少：后溪　百劳　曲池

问曰：此症从何感来？

答曰：皆因脾胃虚弱，夏伤于暑，秋必成疟，有热多寒少，单寒单热，气盛则热

多①，痰盛则寒多，是皆痰饮停滞，气血耗散，脾胃虚败，房事不节所致。有一日一发，间日一发，或三日一发者，久而不治，变成大患。疟后有浮肿，有虚劳，有大便利，有腹肿蛊胀者，或饮水多，腹内有疟母[1]者，须用调脾进食化痰饮。穴法依前治之。

〔第七十七〕翻胃吐食：中脘　脾俞　中魁[2]　三里

〔第七十八〕饮水不能进，为之五噎：劳宫　中魁　中脘　三里　大陵　支沟上脘

问曰：翻胃之症，从何而得？针法所能疗否？

答曰：此症有可治，有不可治者。病初来时，皆因酒色过度，房事不节，胃家受寒，呕吐酸水。或食物即时吐出，或饮食后一日方吐者，二、三日方吐者②，随时吐者可疗，三两日吐者，乃脾绝胃枯，不能克化水谷。故有五噎者：气噎、水噎、食噎、劳噎、思噎，宜推详治之。复刺后穴：脾俞、胃俞（以上补多泻少）、膻中、太白、下脘、食关。

【对校】

① 单寒单热，气盛则热多：黄龙祥版本作"单热单寒；气盛则热多"。

② 二、三日方吐者：黄龙祥版本作"二三日方吐者"。

【注释】

[1] 疟母：疟疾久延，胁下成痞，名疟母。多因气血毁损，瘀血结滞所致。

[2] 中魁：奇穴，位于中指（第一、二指骨间）背面，关节横纹中点处。

【原文】

〔第七十九〕哮吼嗽喘：俞府　天突　膻中　肺俞　三里　中脘

问曰：此症从何而得？

答曰：皆因好饮热酸鱼腥之物，及有风邪痰饮之类，串入肺中，怒气伤肝，乘此怒气，食物不化，醉酒行房，不能节约。此亦非一也，有水哮，饮水则发；有气哮，怒气所感，寒邪相搏，痰饮壅满则发；咸哮，则食咸物发；或食炙煿之物则发，医当用意推详。小儿此症尤多。复治后穴①：膏肓、气海、关元、乳根。

〔第八十〕咳嗽红痰：百劳　肺俞　中脘　三里

问曰：此症缘何感得？

答曰：皆因色欲过多，脾肾俱败，怒气伤肝，血不归元，作成痰饮，串入肺经，久而不治，变成痨瘵。复刺后穴：膏肓、肾俞、肺俞、乳根。

〔第八十一〕吐血等症：膻中　中脘　气海　三里　乳根　支沟

问曰：此症缘何而得？何法可治？

答曰：皆因忧愁思虑，七情所感，内动于心，即伤于神，外劳于形，即伤于精。古人言：心生血，肝纳血。心肝二经受克，心火上炎，气血上壅，肾水枯竭不交济，故有此症。须分虚实，不可概治。肺俞、肾俞、肝俞、心俞、膏肓、关元。

〔第八十二〕肺壅咳嗽：肺俞　膻中　支沟　大陵

问曰：此症从何而得？

答曰：因而伤风，表里未解，咳嗽不止，吐脓血，是肺痈也。复刺后穴：风门、三里、支沟。

〔第八十三〕久嗽不愈：肺俞　三里　膻中　乳根　风门　缺盆

问曰：此症从何而得？

答曰：皆因食咸物伤肺，酒色不节，或伤风不解，痰流经络，咳嗽不已。可刺前穴。

〔第八十四〕传尸痨瘵：鸠尾　肺俞　中极　四花（先灸）

问曰：此症从何而来？

答曰：皆因饱后行房，气血耗散，痨瘵传尸，以致灭门绝户者有之。复刺后穴：膻中、涌泉、百会、膏肓、三里、中脘。

〔第八十五〕消渴：金津　玉液　承浆

问曰：此症从何而得？

答曰：皆为肾水枯竭，水火不济，脾胃俱败，久而不治，变成背疽，难治矣。复刺后穴：海泉、人中、廉泉、气海、肾俞。

〔第八十六〕遗精白浊：心俞　肾俞　关元　三阴交

问曰：此症从何而得？

答曰：皆因房事失宜，惊动于心，内不纳精，外伤于肾，忧愁思虑，七情所感，心肾不济，人渐尫羸[1]，血气耗散，故得此症。复刺后穴：命门、白环俞。

〔第八十七〕阴茎虚痛：中极　太溪　复溜　三阴交

问曰：此症因何而得？

答曰：皆为少年之时，妄用金石他药，有伤茎孔，使令阴阳交感，不能发泄，故生此症。复刺后穴：血郄[2]、中极、海底、内关、阴陵泉。

〔第八十八〕阴汗偏坠：兰门[3]　三阴交

〔第八十九〕木肾[4]不痛，肿如升：归来　大敦　三阴交

〔第九十〕贲豚乳弦：关门　关元　水道　三阴交

问曰：此三症因何而得？

答曰：皆为酒色过度，肾水枯竭，房事不节，精气无力，阳事不兴②，强而为之，精气不能泄外，流入胞中。此症非一，或肿如升，或偏坠疼痛，如鸡子之状，按上腹中则作声，此为乳弦疝气也。宜针后穴：海底、归来、关元、三阴交。

【对校】

①复治后穴：张缙、黄龙祥版本作"复刺后穴"。

②阳事不兴：张缙版本作"阳事不举"。

【注释】

[1] 尫羸：瘦弱之意，形容患者枯瘦如柴。

[2] 血郄：委中之别名。

[3] 兰门："兰"是"蘭"的简体。兰门指大肠、小肠交接处。其犹如门户间之门阑，故称，是七冲门之一。出自《难经·四十四难》。作经外奇穴，其位置在脐上

1.5 寸。

[4] 木肾：此指外肾（睾丸）肿硬，麻木不仁而言。

【原文】

〔第九十一〕妇女赤白带下：气海　中极　白环俞　肾俞

问曰：此症从何而得？

答曰：皆因不惜身体，恣意房事，伤损精血。或经行与男子交感，内不纳精，遗下白水，变成赤白带下。宜刺后穴：气海、三阴交、阳交（补多泻少）。

〔第九十二〕妇女无子：子宫　中极

〔第九十三〕妇女子多：石门　三阴交

〔第九十四〕经事不调：中极　肾俞　气海　三阴交

〔第九十五〕妇女难产：独阴[1]　合谷　三阴交

〔第九十六〕血崩漏下：中极　子宫

〔第九十七〕产后血块痛：气海　三阴交

〔第九十八〕胎衣不下：中极　三阴交

〔第九十九〕五心烦热，头目昏沉：合谷　百劳　中泉　心俞　劳宫　涌泉

问曰：此症因何而得？

答曰：皆因产后劳役，邪风串入经络。或因辛勤太过而得。亦有室女[2]得此症①，何也？

答曰：或阴阳不和，气血壅满而得之者，或忧愁思虑而得之者。复刺后穴：少商、曲池、肩井、心俞。

〔第一百〕阴门忽然红肿疼：会阴　中极　三阴交

〔第一百一〕妇女血崩不止：丹田　中极　肾俞　子宫

问曰：此症因何而得？

答曰：乃经行与男子交感而得，人渐羸瘦，外感寒邪，内伤于精，寒热往来，精血相搏，内不纳精，外不受血，毒气冲动子宫，风邪串入肺中，咳嗽痰涎，故得此症。如不明脉之虚实，作虚劳治之，非也。或有两情交感，百脉错乱，血不归元，以致如斯者。再刺后穴：百劳、风池、膏肓、曲池、绝骨、三阴交。

〔第一百二〕妇人无乳：少泽　合谷　膻中

〔第一百三〕乳痛（针乳疼处）：膻中　大陵　委中　少泽　俞府

〔第一百四〕月水断绝：中极　肾俞　合谷　三阴交

问曰：妇人之症，如何不具后穴？

答曰：妇人之症，难以再具，止用此穴，法无不效。更宜辨脉虚实，调之可也。

【对校】

① 或因辛勤太过而得。亦有室女得此症：黄龙祥版本作"或因辛劳太过而得，亦有室女得此症"。

【注释】

[1] 独阴：为经外奇穴，别名"独会"。在第二趾之里，第二节横纹中央。

[2] 室女：此当指未婚的女子。

【原文】

〔第一百五〕浑身生疮：曲池　合谷　三里　行间

〔第一百六〕发背痈疽：肩井　委中　天应　骑竹马

或问：阴症疽，满背无头，何法治之？

答曰：可用湿泥涂之，先干处，用蒜钱[1]贴之，如法灸，可服五香连翘散数贴发出。

〔第一百七〕肾脏风疮[2]：血郄　三阴交

〔第一百八〕疔疮（以针挑，有血可治；无血不可治）：合谷　曲池　三里　委中

〔第一百九〕夹黄（胁退毒也①）：支沟　委中　肩井　阳陵泉

〔第一百一十〕伤寒头痛：合谷　攒竹　太阳（眉后紫脉上）

〔第一百十一〕伤寒胁痛：支沟　章门　阳陵泉　委中（出血）

〔第一百十二〕伤寒胸胁痛：大陵　期门　膻中　劳宫

〔第一百十三〕伤寒大热不退：曲池　绝骨　三里　大椎　涌泉　合谷（俱宜泻）

〔第一百十四〕伤寒热退后余热：风门　合谷　行间　绝骨

〔第一百十五〕发狂，不识尊卑：曲池　绝骨　百劳　涌泉

〔第一百十六〕伤寒发痓②，不省人事：曲池　合谷　人中　复溜

〔第一百十七〕伤寒无汗：内庭（泻）　合谷（补）　复溜（泻）　百劳

〔第一百十八〕伤寒汗多：内庭　合谷（泻）　复溜（补）　百劳

〔第一百十九〕大便不通：章门　照海　支沟　太白

〔第一百二十〕小便不通：阴谷　阴陵泉

〔第一百二十一〕六脉俱无：合谷　复溜　中极（阴症多有此）

〔第一百二十二〕伤寒发狂：期门　气海　曲池

〔第一百二十三〕伤寒发黄：腕骨　申脉　外关　涌泉

【对校】

① 胁退毒也：康熙李本作"胁腿毒也"。

② 伤寒发痓：黄龙祥版本作"伤寒发痉"。

【注释】

[1] 蒜钱：将独头蒜切成片状，因其形如古代方孔铜钱，故称"蒜钱"。

[2] 肾脏风疮：此指男性阴囊部位的痒疮。其病多因风邪作痒，搔破而成疮，故名风疮。

【原文】

〔第一百二十四〕咽喉肿痛：少商　天突　合谷

〔第一百二十五〕双乳蛾症：少商　金津　玉液

〔第一百二十六〕单乳蛾症：少商　合谷　海泉

〔第一百二十七〕小儿赤游风[1]：百会　委中

〔第一百二十八〕浑身发红丹：百会　曲池　三里　委中

〔第一百二十九〕黄胆发虚浮：腕骨 百劳 三里 涌泉（治浑身黄） 中脘 膏肓 丹田（治色黄） 阴陵泉（治酒黄）

〔第一百三十〕肚中气块，痞块，积块：三里 块中 块尾

〔第一百三十一〕五痫等症：上星 鬼禄[2] 鸠尾 涌泉 心俞 百会

〔第一百三十二〕马痫：照海 鸠尾 心俞

〔第一百三十三〕风痫：神庭 素髎 涌泉

〔第一百三十四〕食痫：鸠尾 中脘 少商

〔第一百三十五〕猪痫：涌泉 心俞 三里 鸠尾 中脘 少商 巨阙

问曰：此症从何而得？

答曰：皆因寒痰结胃中，失志不定，遂成数症，医者推详治之，无不效也。

〔第一百三十六〕失志痴呆：神门 鬼眼 百会 鸠尾

〔第一百三十七〕口臭难近：龈交 承浆

问曰：此症从何而得？

答曰：皆因用心过度，劳役不已，或不漱牙，藏宿物，以致秽臭。复刺：金津、玉液。

〔第一百三十八〕小儿脱肛：百会 长强 大肠俞

〔第一百三十九〕霍乱转筋：承山 中封

〔第一百四十〕霍乱吐泻：中脘 天枢

〔第一百四十一〕咳逆发噎：膻中 中脘 大陵

问曰：此症从何而得？

答曰：皆因怒气伤肝，胃气不足。亦有胃受风邪，痰饮停滞得者；亦有气逆不顺者，故不一也。刺前未效，复刺后穴：三里、肺俞、行间（泻肝经怒气）。

〔第一百四十二〕健忘失记：列缺 心俞 神门 少海

问曰：此症缘何而得？

答曰：忧愁思虑，内动于心，外感于情，或有痰涎灌心窍，七情所感，故有此症。复刺后穴：中脘、三里。

〔第一百四十三〕小便淋沥：阴谷 关元 气海 三阴交 阴陵泉

问曰：此症因何而得？

答曰：皆为酒色嗜欲不节，勉强为之，少年之过。或用金石热剂，或小便急行房，或交感之际，被人冲破，不能完事，精不得施泄，阴阳不能舒通。缘此症非一，有砂淋，有血淋，有热淋，有冷淋，有气淋，请审详治之。

〔第一百四十四〕重舌[3]，腰痛：合谷 承浆 金津 玉液 海泉 人中

〔第一百四十五〕便毒痈疽：昆仑 承浆 三阴交

〔第一百四十六〕瘰疬结核：肩井 曲池 天井 三阳络 阴陵泉

〔第一百四十七〕发痧等症：分水① 百劳 大陵 委中

〔第一百四十八〕牙关脱臼：颊车 百会 承浆 合谷

〔第一百四十九〕舌强难言：金津 玉液 廉泉 风府

〔第一百五十〕口吐清涎：大陵 膻中 中脘 劳宫

〔第一百五十一〕四肢麻木：肩髃 曲池 合谷 腕骨 风市 昆仑 行间 三里 绝骨 委中 通里 阳陵泉（此症宜补多泻少。如手足红肿，宜泻多补少）

【对校】

①分水：黄龙祥版本作"水分"。

【注释】

[1] 赤游风：类似丹毒的一种病症，因色赤如丹，游走不定，故名。多发于口唇、眼睑、耳垂，或胸腹、背部、手背等处。

[2] 鬼禄：又名"悬命"，为经外奇穴。出自《备急千金要方》。在上唇系带之中点处。主治癫狂、昏迷谵语、小儿惊痫等。直刺0.1~0.2寸。

[3] 重舌：又名子舌、重舌风、莲花舌。症见舌下血脉胀起，形如小舌，或红或紫，或连贯而生，状如莲花，日久溃腐，身发潮热，饮食难下，言语不清，口流清涎。由心脾湿热，复感风邪，邪气相搏，循经上结于舌而成。

【按语】 本篇标明"杨氏"，以往人们一直以为此篇系杨氏的针灸临证实录，将其作为考察杨继洲针灸学术的一篇重要文献，但黄龙祥先生考证发现，其实这篇文字直接抄自明代以前的一部针方书——《针灸集成》。然而不管本文内容出自何处，这篇文献都是针灸医生必需学习的。

第二节 东垣针法（卷九）

【提要】 本节引自《针灸聚英·卷二·东垣针法》。首先论述了胃病的治法，继而论述了气盛在心、肺、肠胃、头和臂足，以及"阳病治阴，阴病治阳"的法则。还阐述了三焦气衰的各种征象，最后又举例一前阴臊臭症，说明治标、治本的道理。

【原文】

东垣曰：《黄帝针经》：胃病者，胃脘当心而痛，上支①两胁，膈咽不通，饮食不下，取三里以补之。

脾胃虚弱，感湿成痿[1]，汗大泄，妨食。三里、气冲，以三棱针出血；若汗不减、不止者，于三里穴下三寸上廉穴出血。禁酒，忌湿面②。

【对校】

① 上支：张缙版本作"上肢"。

② 忌湿面：黄龙祥版本作"忌湿、面"。

【注释】

[1] 感湿成痿：《素问·生气通天论》曰："湿热不攘，大筋软短小筋弛长，软短为拘，弛长为痿。"按此意，痿是"小筋弛长"之症。

【原文】

东垣曰：《黄帝针经》云：从下上者，引而去之。上气不足，推而扬之。盖上气者，心脐上焦之气①，阳病在阴，从阴引阳，去其邪气于腠理皮毛也。又云：视前痛者，当先取之②。是先以缪刺，泻其经络之壅者，为血凝而不流，故先去之，而治他病③。

东垣曰：胃气下溜，五脏气皆乱，其为病互相出见[1]。黄帝曰：五乱刺之有道乎？岐伯曰：有道以来，有道以去，审知其道，是谓身宝。帝曰：愿闻其道！岐伯曰：气在于心者，取之手少阴，心主之俞：神门，大陵④，同精导气[2]，以复其本位。

【对校】

①心脐上焦之气：张缙、黄龙祥版本作"心肺上焦之气"。

②当先取之：张缙版本作"常先取之"。

③故先去之，而治他病：黄龙祥版本作"故先去之而治他病"。

④气在于心者，取之手少阴，心主之俞：神门，大陵：张缙版本作"气在于心者，取之手少阴，心主之俞神门，大陵"。

【注释】

[1] 胃气下溜，五脏气皆乱，其为病互相出见：此句是《脾胃论》卷中的一个标题，并非原文。是说胃气不固而下溜时，则五脏之气均现紊乱，以致各种病症相互出现。

[2] 同精导气：即逆乱之气，从何而来，让其从何而归，以达到阴阳气机顺原道复归本位，再现阴阳协同的方法。同精导气法强调补益脾胃阳气，使全身气机谨守其处，各归本位，从而达到阴阳协同的目的。多用于脏腑机能紊乱为主要表现的病变。多在阴阳经上直接选用属土的穴位及脾胃的俞穴募穴深刺，以达到"出谷气"，完成补脾胃平阴阳的目的。即"有道以来，有道以去"的方法。

【原文】

气在于肝者，取之手太阴荥、足少阴俞：鱼际、太渊①。成痿者，以导湿热，引胃气出阳道，不令湿土克肾。其穴在太溪。

气在于肠胃者，取之足太阴、阳明。不下者，取之三里、章门、中脘。因足太阴虚者，于募穴中导引之于穴中②。有一说，腑俞去腑病也。胃虚而致太阴无所禀者，于足阳明之募穴中引导之。如气逆为霍乱者，取三里，气下乃止，不下复治。

气在于头，取之天柱、大杼。不足[1]，取之足太阳荥、俞通谷、束骨③。先取天柱、大杼，不补不泻，以导气而已。取足太阳膀胱经中，不补不泻，深取通谷、束骨。丁心火，己脾土[2]穴，以引导去之。

【对校】

①气在于肝者，取之手太阴荥、足少阴俞：鱼际、太渊：张缙版本作"气在于肺者，取之手太阴荥、足少阴输；（鱼际、太溪）"。黄龙祥版本作"气在于肺者，取之手太阴荥、输：鱼际、太渊"。

②穴中：张缙版本作"血中"。

③不足，取之足太阳荥、俞通谷、束骨：张缙版本作"不知，取之足太阳荥、俞（通谷、束骨）"。黄龙祥版本作"不足，取之足太阳荥、输通谷、束骨"。

【注释】

[1] 不足：在此作"不愈"解。故张缙版本直接改作"不知"，《方言》曰："知，愈也。南楚病愈者或谓之知。"

[2] 丁心火，己脾土：丁和己，系天干之名称。丁为南方，属五行中之火，在脏属心。己，代表中央，属五行中之土，在脏属脾。

【原文】

气在于臂、足取之，先去血脉，后取其手足阳明之荥、俞：二间、三间，深取之；内庭、陷谷，深取之。视其足臂之血络尽取之，后治其痿厥[1]，皆不补不泻，从阴深取，引而上之。上者出也，去也。皆阴火有余，阳气不足，伏匿于地中者，荥血也。当从阴引阳，先于地中升举阳气，次泻阴火，乃导气同精[2]之法。

【注释】

[1] 痿厥：病证名。痿病兼见气血厥逆，以足痿弱不收为主症。《灵枢·邪气脏腑病形》曰："脾脉……缓甚为痿厥。"《类经·刺四支病》曰："痿厥者必体废，张其四支而取之，故血气可令立快也。"

[2] 导气同精："先于地中升举阳气，次泻阴火"，也就是引导阳气上升以平阴火，从而达到阴阳精气协同的治疗方法。强调补升脾胃阳气以平阴火，多用于肌肉筋骨为主要病位的病变，多在土经（脾经、胃经）上选属阴的穴位深刺。

【原文】

帝曰：补泻奈何？曰：徐入徐出，谓之导气。补泻无形，谓之同精[1]。是非有余不足也，乱气之相逆也。帝曰：允乎哉道，明乎哉问，请著之玉版，命曰治乱也。

东垣曰：阴病治阳，阳病治阴。《阴阳应象论》云：审其阴阳，以别柔刚，阴病治阳，阳病治阴，定其血脉，各守其乡，血实宜决之，气虚宜导引之①。

【对校】

① 定其血脉，各守其乡，血实宜决之，气虚宜导引之：张缙版本作"定其血气，各守其乡，血实宜决之，气虚宜掣引之"。

【注释】

[1] 同精：指共同保养精气。《灵枢·五乱》曰："徐入徐出，谓之导气，补泻无形，谓之同精，是非有余不足也，乱气之相逆也。"

【原文】

夫阴病在阳者，是天外风寒之邪，乘中而外入，在人之背上腑俞、脏俞。是人之受天外寒邪，亦有二说。中于阳则流于经，此病始于外寒，终归外热，故以治风寒之邪，治其各脏之俞，非止风寒而已。六淫湿暑燥火。皆五脏所受，乃筋骨血脉受邪，各有背上五脏俞以除之。伤寒一说从仲景，中八风者有风论①。中暑者治在背上小肠俞，中湿者治在胃俞，中燥者治在大肠俞，此皆六淫客邪有余之病，皆泻其背之腑俞。若病久传变，有虚有实，各随病之传变，补泻不定，治只在背腑俞。

另有上热下寒。经曰：阴病在阳者，当从阳引阴，必须先去络脉经隧[1]之血。若阴中火旺，上腾于天，致六阳反不衰而上充者，先去五脏之血络，引而下行，天气降下，则下寒之病自去矣。慎勿独泻其六阳。此病阳亢，乃阴火之邪滋之，只去阴火，只损脉络经隧之邪，勿误也。

【对校】

① 风论：黄龙祥版本作"《风论》"。

【注释】

[1] 经隧：指经脉通行的道路，也是经脉的一种代称。"隧"有两种解释：一是指位于身体深部的"隧道"的意思，如《素问·调经论》曰："五脏之道，皆出于经隧，以行血气。"一是指与五脏六腑相联系的"大络"的意思，如《灵枢·玉版》曰："胃之所出气血者，经隧也。经隧者，五脏六腑之大络也。"

【原文】

阳病在阴者，当从阴引阳，是水谷之寒热，感则害人六腑。又曰：饮食失节，又劳役形质，阴火乘于坤土[1]之中，致谷气、荣气①、清气、胃气、元气不得上升滋于六腑之阳气，是五阳之气先绝于外。外者天也，下流伏于坤土阴火之中，皆先由喜怒悲忧恐为五贼所伤，而后胃气不行。劳役饮食不节，继之则元气乃伤②，当从胃合三里穴中，推而扬之，以伸元气，故曰从阴引阳。

【对校】

① 荣气：张缙版本作"营气"。

② 劳役饮食不节，继之则元气乃伤：张缙、黄龙祥版本作"劳役饮食不节继之，则元气乃伤"。

【注释】

[1] 坤土：坤，八卦之一，代表土地，脾胃属土，故坤土在此是指脾胃而言。

【原文】

若元气愈不足，治在腹上诸腑之募穴。若传在五脏，为九窍不通，随各窍之病，治其各脏之募穴于腹。故曰五脏不平，乃六腑元气闭塞之所生也。又曰：五脏不和，九窍不通，皆阳气不足，阴气有余，故曰阳不胜其阴。凡治腹之募，皆为元气不足，从阴引阳，勿误也。

若错补四末之俞①，错泻四末之荥，错泻者，差尤甚矣。按岐伯所说，只取穴于天上。天上者，人之背上五脏六腑之俞，岂有生者乎？兴言及此，寒心切骨！若六淫客邪，及上热下寒，筋骨皮肉血脉之病，错取穴于胃之合，及诸腹之募者，必危。亦岐伯之言，下工岂可不慎哉！

东垣曰：三焦元气衰王②[1]。《黄帝针经》云：上气不足，脑为之不满，耳为之苦鸣，头为之倾，目为之瞑。中气不足，溲便为之变，肠为之苦结③。下气不足，则为痿厥心闷。补足外踝，留之。

东垣曰：一富者前阴臊臭，又因连日饮酒，腹中不和，求先师治之，曰：夫前阴足厥阴之脉络，循阴器出其挺。凡臭者，心之所主，散入五方为五臭[2]，入肝为臊，此其一也。当于肝经中泻行间，是治其本；后于心经中泻少冲，乃治其标。

【对校】

① 俞：黄龙祥版本作"输"。

② 三焦元气衰王：张缙版本作"三焦元气衰旺"。

③ 肠为之苦结：张缙版本作"肠为之苦鸣"。

【注释】

[1] 东垣曰：三焦元气衰王：此句为李东垣《脾胃论》之标题并非原文。

[2] 五臭：臭，音 xiù。指五种气味：心病善焦，肝病善臊，脾病善香，肺病善腥，肾病善腐。

【按语】"气在于肝者，取之手太阴荥"中的"肝"，张缙、黄龙祥版本皆改为"肺"，根据肝与肺在气机升降调畅方面的关系来说，肝的疏泄失常，可从肺来论治。本节的荥、输后面的穴位，张缙版本均加"（　）"提示。

李东垣在他的重要著作《脾胃论》里援引了许多《黄帝内经》中有关针法的资料。高武在撰写《针灸聚英》时，从《脾胃论》中摘录出若干有关内容，命名为"东垣针法"。高氏指出："东垣针法，悉本素难，近世医者只读《玉龙》《金针》《标幽》等歌赋，而于先生之所以垂教也，废而不讲，宜其针之不古若，而病之不易瘳也。兹故表而出之，引申触类，应用不穷矣。"本篇中的胃气下溜、五脏气皆乱、其为病互相出见、阳病治阴、阴病治阳和三焦元气衰王等均系李东垣《脾胃论》中之标题，在《针灸聚英》刊刻时入于正文，《针灸大成》全文引用了《针灸聚英》里的"东垣针法"。

李东垣在他的另一些著作中如《内外伤辨惑论》和《兰室秘藏》里均载有有关针灸的内容。此外，在其弟子罗天益的《卫生宝鉴》中，还有王好古的《此事难知》中亦载有李东垣针药结合的治疗经验。李东垣在针灸方面大致有以下几个方面的创见：①从元气不足立论，用灸法治疗内伤以补其元气之不足。②取俞穴、募穴分别治疗外感与内伤。③以调理脾胃为中心，治疗五脏之气乱。④治病必须分清标本，然后施先后补泻。⑤导气同精与同精导气之法。

第三节　名医治法（卷九）

【提要】本节见于《针灸聚英·卷二·玉机微义·针灸证治》。原载于徐用诚撰、刘纯增辑的《玉机微义》针灸证治。"证治"，原为33项，入《针灸大成》仅为其中疮毒、喉痹、淋闭、眼目和损伤等5项，文字方面也有删节和更动。"名医治法"四字系《针灸大成》所加。

疮毒

【原文】

《原病式》①曰：凡人初觉发背[1]，背欲结未结，赤热肿痛，先用湿纸复其上，立候之，其纸先干处，即是结痈头也②。取大蒜切成片，如三铜钱厚，安于头上，用大艾炷灸三壮，即换一蒜片，痛者灸至不痛，不痛灸至痛时，方住。最要早觉早灸，若一日二日，十灸七活③；三日四日，六七活；五日六日，三四活。过七日，则不可灸。若有十数头作一处生者，即用大蒜研成膏，作薄饼铺其上，聚艾于蒜饼上烧之，亦能活也。若背上初发赤肿一片，中间有一片黄米头子，便用独蒜切去两头，取中间半寸厚，安于疮上，用艾灸十四壮，多至四十九壮。又曰：痛者灸至不痛而止，谓先及其未溃，所以痛，次及将溃，所以不痛也。不痛灸至痛而止，谓先及其溃，所以不痛，次及良肉，所以痛也。此痈疽初发之治也。

若诸疮患久成漏者，常有脓水不绝，其脓不臭，内无歹肉，尤宜用附子浸透，切作大片，厚二三分，于疮上着艾灸之，仍服内托之药，隔三二日再灸之，不五七次，自然肌肉长满矣。至有脓水恶物，渐溃根深者，郭氏治用白面、硫黄、大蒜三物一处捣烂，看疮大小，捻作饼子，厚约三分，于疮上用艾灸二十一壮，一灸一易饼子，后四五日，方用翠霞锭子，并信效锭子[2]，互相用之，纴[3]入疮内，歹肉尽去，好肉长平，然后外贴收敛之药，内服应病之剂，调理即瘥矣。

【对校】

①《原病式》：张缙版本作"《元戎》"。

②其纸先干处，即是结痈头也：张缙版本作"其纸先干处，即是结、痈头也"。黄龙祥版本作"其纸先干处即是结，痈头也"。

③十灸七活：张缙版本作"十灸十活"。

【注释】

[1] 发背：痈疽发生于脊背部位，统称为"发背"。在足太阳膀胱经及督脉上，由火毒内蕴所致。阳症叫发背痈，阴症叫发背疽。

[2] 翠霞锭子，并信效锭子：翠霞锭子、信效锭子是两种外用锭剂，用药粉末加入适当的黏合剂而制成。《玉机微义》记载：翠霞锭子：铜绿3钱，寒水石（煅）3钱，滑石3钱，明矾1钱2分半，腻粉1钱2分半，砒霜1钱2分半，云母石（研如粉）1钱2分半，上为细末，糊为锭子。信效锭子：红娘子1钱半，黄丹1钱半，砒霜1钱半，鹰屎1钱半，土消1钱半，白及1钱半，铜绿2钱半，脑子少许，麝香少许，上为细末，乳汁和为锭子用。

[3] 纴：音 rèn。①绕线，泛指纺织。②今也指缝制衣服。③穿，引。在此作"纳入"解。

【按语】《针灸大成》的《原病式》在《针灸聚英》中作《元戎》。《元戎》即伤寒著作《医垒元戎》，十二卷，元·王好古撰。作者初撰于1291年，后原稿佚失，经追忆"十得七八"，复刊于1297年。

喉痹

【原文】

《原病式》曰：痹，不仁也。俗作闭；闭，壅也①。火主肿胀，故热客上焦而咽嗌肿胀也。张戴仁曰：手少阴、少阳二脉并于喉②，气热则内结肿胀，痹而不通则死。后人强立八名曰：单乳蛾、双乳蛾、单闭喉、双闭喉、子舌胀、木舌胀、缠喉风、走马喉闭。热气上行，故传于喉之两旁。近外肿作，以其形似，是谓乳蛾；一为单，二为双也。其比乳蛾差小者，名闭喉。热结舌下，复生一小舌，名子舌胀。热结于舌中为之肿③，名木舌胀。木者，强而不柔和也。热结于咽喉，肿绕于外，且麻且痒，肿而大者，名曰缠喉风。暴发暴死者，名走马喉闭。八名虽详，皆归之火。微者咸软之，大者辛散之。至于走马喉闭，生死人在反掌间，砭刺出血则病已。尝治一妇人木舌[1]胀，其舌满口，令以铍针锐而小者砭之④，五七度，三日方平。计所出血几盈斗[2]。

喉痹急用吹药，刺宜少商、合谷、丰隆、涌泉、关冲。

【对校】

①闭，壅也：张缙版本作"犹闭塞也"。

②手少阴、少阳二脉并于喉：张缙版本作"手少阴、少阳二脉并络于喉"。

③热结于舌中为之肿：张缙版本作"热结于舌为之肿"。

④令以铍针锐而小者砭之：张缙版本作"余以铓针锐而小者砭之"。

【注释】

[1] 木舌：又名木舌胀、木舌风、死舌。多见于小儿。症见舌肿胀，木硬满口，不能转动，无疼痛。

[2] 几盈斗：斗，为古代的量器。几盈斗有几乎满斗之意。

淋闭

【原文】

《原病式》曰：淋，小便涩痛也。热客膀胱，郁结不能渗泄故也。严氏曰：气淋者，小便涩，常有余沥[1]。石淋者，茎中痛，尿不得卒出。膏淋者，尿似膏出。劳淋者，劳倦即发痛引气冲。血淋者，热即发，甚则溺血。以上五淋，皆用盐炒热，填满病人脐中，却用筋头①大艾，灸七壮，或灸三阴交即愈。

【对校】

①筋头：黄龙祥版本作"箸头"。

【注释】

[1] 余沥：尿意不绝，小便淋沥不断。

眼目

【原文】

东垣曰：五脏上注于目①，而为之精，精之窠为眼。骨之精为黑眼②，血之精为络其窠，气之精为白眼，肌肉之精为约束裹撷[1]，筋骨血气之精，而与脉并为系[2]。目者，五脏六腑之精，荣卫魂魄之所常营也，神之所主也③。子和曰：目之五轮[3]，乃五脏六腑之精华，宗脉[4]之所聚。其白属肺金，肉属脾土④，赤属心火，黑水神光属肾水，兼属肝木。目不因火则不病，白轮变赤⑤，火乘肺也；肉轮赤肿，火乘脾也；黑水神光被翳，火乘肝与肾也；赤脉贯目，火自甚也。凡目暴赤肿起，羞明隐涩，泪出不止，暴寒目眶眶，大热之所为也⑥。宜针神庭、上星、囟会、前顶、百会，翳者可使立退，肿者可使立消⑦，惟小儿不可刺囟会，肉分浅薄，恐伤其骨。目之内眦，太阳膀胱之所过⑧，血多气少。目之锐眦，少阳胆经，血少气多。目之上纲，太阳小肠经也，亦血多气少。目之下纲，阳明胃经也，血气俱多。然阳明经起于目两旁，交頞中，与太阳、少阳交会于目，惟足厥阴肝经，连于目系而已。故血太过者，太阳、阳明之实也；血不及者，厥阴之虚也。故出血者，宜太阳、阳明，盖此二经，血多故也。少阳一经，不宜出血，血少故也。刺太阳、阳明出血，则目愈明；刺少阳出血，则目愈昏。要知无使太过不及，以血养目而已。崔目不能夜视，乃因暴怒大忧所致，皆肝血少，禁出血，止宜补肝养胃。

刘氏曰：内障[5]有因于痰热、气郁、血热、阳陷、阴脱者所致⑨。种种病因，古人皆不议，况外障[6]之翳，有起于内眦、外眦、睛上、睛下、睛中，当视其翳色从何经而来。如东垣治魏邦彦夫人目翳，绿色从下而上，病自阳明来也。绿非五色之正，殆肺、肾合而成病也。乃就画工家以墨调腻粉合成色，与翳同矣。如议治之，疾遂不作。

眼生倒睫拳毛者，两目紧急，皮缩之所致也。盖内伤热，阴气外行，当去其内热并邪火。眼皮缓则毛出，翳膜亦退，用手法攀出内睑向外，速以三棱针出血，以左手爪甲迎其针锋立愈。

目眶久赤烂，俗呼为赤瞎。当以三棱针刺目眶外，以泻湿热而愈。

偷针眼，视其背上有细红点如疮，以针刺破即瘥，实解太阳之郁热也。

【对校】

① 五脏上注于目：张缙版本作"五脏六腑之精气，皆上注于目"。

② 骨之精为黑眼：张缙版本作"骨之精瞳子，筋之精为黑眼"。

③ 神之所主也：张缙版本作"神气之所主也"。

④ 其白属肺金，肉属脾土：张缙版本作"其气轮属肺金，肉属脾土"。

⑤ 白轮变赤：张缙版本作"气轮变赤"。

⑥ 暴寒目眶眶，大热之所为也：张缙版本作"暴寒目瞒，皆大热之所为也"。

⑦ 翳者可使立退，肿者可使立消：张缙版本作"翳者可使立退，痛者可使立已，昧者可使立明，肿者可使立消"。

⑧ 太阳膀胱之所过：张缙版本作"太阳膀胱之所起"。

⑨ 阴脱者所致：张缙版本作"阴脱脱营所致"。

【注释】

[1] 约束裹撷：撷，音 xié，摘下，取下；用衣襟兜东西。约束裹撷有调节控制之意。《黄帝内经太素》杨注："脾经主肉，肉气之精以为眼之束约裹撷。"

[2] 筋骨血气之精，而与脉并为系：《黄帝内经太素》杨注："四气之精并脉合为目系。"

[3] 目之五轮：为中医眼科学说之一。从眼外到眼内，可分为肉轮（上下胞）、血轮（两眦）、气轮（白精）、风轮（黑眼）、水轮（瞳仁），共为五轮。

[4] 宗脉：宗，有汇合之意。这里泛指经脉汇集之处而言。《灵枢·口问》曰："目者，宗脉之所聚也。"

[5] 内障：凡发生于眼内的障碍视力之疾患均称之为内障。症见无翳膜性的视力昏花或瞳孔变形（扩大、缩小、不圆）、变色（呈现青、绿、乌、黑、黄、白等色），甚至失明。

[6] 外障：眼球外部（包括其周围附属组织）发生遮盖瞳孔而影响视力之病变，均称作外障。

【按语】"损伤"一节的内容出自《素问·缪刺论》和《灵枢·邪气脏腑病形》，其内容在本书第二章已经收录，本节不再重复。

李东垣对眼疾的论述，原见于《东垣十书·卷二》和《兰室秘藏·眼鼻门之诸脉者皆属于目论》，《针灸大成》所录只是其中一部分。张子和对眼疾的论述，原见于《儒门事亲》，引入时略有增删。

第四节　诸风门（卷八）

【提要】本门介绍了20种由风邪引起疾病的灸疗方法。包括穴位和部分宜灸壮数。并附有黄帝灸法。

【原文】

左瘫右痪[1]：曲池　阳溪　合谷　中渚　三里　阳辅　昆仑

肘不能屈：腕骨

足无膏泽：上廉

偏风[2]：列缺　冲阳

身体反折：肝俞

中风肘挛：内关

目戴上[3]：丝竹空

吐涎：丝竹空　百会

不识人：水沟　临泣　合谷

脊反折：哑门　风府

风痹：天井　尺泽　少海　委中　阳辅

惊痫：尺泽（一壮）　少冲　前顶　束骨

风痫：神庭　百会　前顶　涌泉　丝竹空　神阙（一壮）　鸠尾（三壮）

风劳：曲泉　膀胱俞（七壮）

风疰[4]：百会（二壮）　肝俞（三壮）　脾俞（三壮）　肾俞（年为壮）　膀胱俞

风眩：临泣　阳谷　腕骨　申脉

中风痛：临泣　百会　肩井　肩髃　曲池　天井　间使　内关　合谷　风市　三里　解溪　昆仑　照海

喑痖①：支沟　复溜　间使　合谷　鱼际　灵道　阴谷　然谷　通谷

口禁不开②：颊车　承浆　合谷

凡患风痫疾发则倘仆在地③：灸风池　百会

黄帝灸法：疗中风眼戴上及不能语者④。灸第三椎并五椎上，各七壮，同灸炷如半枣核大⑤。

【对校】

①暗痙：张缙、黄龙祥版本作"暗哑"。

②口禁不开：张缙、黄龙祥版本作"口噤不开"。

③凡患风痫疾发则倘仆在地：张缙版本作"凡患风痫疾发则躺仆在地"。黄龙祥版本作"凡患风痫疾发则僵仆在地"。

④疗中风眼戴上及不能语者：黄龙祥版本作"疗中风眼戴上，及不能语者"。

⑤同灸炷如半枣核大：黄龙祥版本作"同灸，炷如半枣核大"。

【注释】

[1] 左瘫右痪：病症名。半身不遂之证，在左侧者称左瘫，在右侧者称右痪。见于《太平惠民和剂局方·卷一》，属中风范畴。《素问·大奇论》论偏枯，有发于左者，有发于右者，亦即左瘫右痪。后世有以左瘫属血虚而中，治以四物汤加祛风、活血、化痰药；右痪属气虚而中，治以四君子汤加祛风、化痰之品。《寿世保元·中风》用上池饮统治左瘫右痪，辨其以血虚为主或气虚为主，随证加减。

[2] 偏风：偏枯之别称。《素问·风论》曰："风中五脏六腑之俞。"滑伯仁曰："偏枯当作偏风。"但此条目所选穴为列缺、冲阳，似偏重于面瘫一证。

[3] 目戴上：指人病目上视，不能转动。《素问·诊要经终论》曰："太阳之脉，其终也，戴眼，反折瘛疭，其色白，绝汗乃出，出则死矣。"张景岳注："戴者，戴于上也，谓目睛仰视而不能转也。"

[4] 风疰：疰与注通。症见皮肉掣痛，痛处游走不定。多因体虚感受风邪，邪气客注荣卫，随气游走所致。《诸病源候论·风注候》曰："风注之状，皮肤游易往来，痛无常处是也。"

【按语】 "诸风门"在《神应经》上为"诸风部"。本门病症命名繁杂，有以病因命名者，有以体征命名者。有些病证名称今已不用，如左瘫右痪。

第五节　痰喘咳嗽门（卷八）

【提要】 本门介绍了27个痰喘咳嗽有关的证候治疗，给出了穴位，部分证候标明了补泻或宜灸壮数。

【原文】

咳嗽：列缺　经渠　尺泽　鱼际　少泽　前谷　三里　解溪　昆仑　肺俞（百壮）膻中（七壮）

咳嗽饮水：太渊

引两胁病：肝俞

引尻痛：鱼际

咳血：列缺　三里　肺俞　百劳　乳根　风门　肝俞

唾血内损：鱼际（泻）　尺泽（补）　间使　神门　太渊　劳宫　曲泉　太溪
然谷　太冲　肺俞（百壮）　肝俞（三壮）　脾俞（二壮）

唾血振寒：太溪　三里　列缺　太渊

呕血：曲泽　神门　鱼际

呕脓：膻中

唾浊：尺泽　间使　列缺　少商

呕食不化：太白

呕吐：曲泽　通里　劳宫　阳陵　太溪　照海　太冲　大都　隐白　通谷　胃俞
肺俞

呕逆：大陵

呕哕：太渊

喘呕欠伸：经渠

上喘：曲泽　大陵　神门　鱼际　三间　商阳　解溪　昆仑　膻中　肺俞

数欠而喘：太渊

咳喘隔食：膈俞

喘满：三间　商阳

肺胀膨膨气抢胁下热满痛：阴都（灸）　太渊　肺俞

喘息不能行：中脘　期门　上廉

诸虚百损，五劳七伤[1]，失精劳症：肩井　大椎　膏肓　脾俞　胃俞　肺俞　下
脘　三里

传尸骨蒸，肺痿：膏肓　肺俞　四花穴

干呕：间使（三十壮）　胆俞　通谷　隐白　灸乳下一寸半

噫气：神门　太渊　少商　劳宫　太溪　陷谷　太白　大敦

痰涎：阴谷　然谷　复溜

结积留①：膈俞（五壮）　通谷（灸）

【对校】

①结积留：张缙、黄龙祥版本作"结积留饮"。

【注释】

[1] 五劳七伤：五劳指心劳、肝劳、脾劳、肺劳、肾劳等五脏劳损的疾病。
《证治要诀》曰："五劳者，五脏之劳也。"《素问·宣明五气》曰："久视伤血，
久卧伤气，久坐伤肉，久立伤骨，久行伤筋，是谓五劳所伤。"《医学纲目》曰：
"何为五劳？心劳血损，肝劳神损，脾劳食损，肺劳气损，肾劳精损。"七伤：其
意有三：①指七种劳伤，《诸病源候论·虚劳病诸候》曰："一曰大饱伤脾；二曰
大怒气逆伤肝；三曰强力举重，久坐湿地伤肾；四曰形寒饮冷伤肺；五曰忧愁思虑
伤心；六曰风雨寒暑伤形；七曰大恐惧，不节伤志。"②指男子肾气亏损的七种表
现：《诸病源候论·虚劳病诸候》曰："七伤者，一曰阴寒；二曰阴萎；三曰里急；

四曰精连连；五曰精少，阴下湿；六曰精清；七曰小便苦数，临事不卒。"《备急千金要方》谓七伤曰："一曰阴衰；二曰精清；三曰精少；四曰阴滑；五曰囊下湿；六曰腰胁苦痛；七曰膝厥痛冷不欲行，骨热，远视泪出，口干，腹中鸣，时有热，小便淋沥，茎中痛或精自出。"③道教的七种禁忌，见于《云笈七签·卷九十一》，主要内容为：带真行伪，淫色丧神；外形在道，心抱阴贼，疾能妒贤，毁漫同学，攻伐师友；饮酒洞醉，损气丧灵；心忿口净，嗔喜失节；不依科盟，漏泄天真；身履掩秽，气扰精混；啖食畜肉，臭气充于脏腑。

【按语】文中"肺胀膨膨气抢胁下热满痛"在《神应经》上是一症，《针灸聚英》在足少阴肾经阴都穴下有"肺胀气抢""胁下热痛"的记载。

第六节 诸般积聚门（卷八）

【提要】本门介绍了属于积聚范畴的病证及哮喘病证的治疗方法。
【原文】
气块冷气，一切气疾：气海

心气痛连胁：百会 上脘 支沟 大陵 三里

结气[1]上喘及伏梁气[2]：中脘

心下如杯：中脘 百会

胁下积气：期门

贲豚气[3]：章门 期门 中脘 巨阙 气海（百壮）

气逆：尺泽 商丘 太白 三阴交

喘逆：神门 阴陵 昆仑 足临泣

噫气上逆：太渊 神门

咳逆：支沟 前谷 大陵 曲泉 三里 陷谷 然谷 行间 临泣 肺俞

咳逆无所出者：先取三里 后取太白 肝俞 太渊 鱼际 太溪 窍阴

咳逆振寒：少商 天突（灸三壮）

久病咳：少商 天柱（灸三壮）

厥气冲腹：解溪 天突

短气：大陵 尺泽

少气：间使 神门 大陵 少冲 三里 下廉 行间 然谷 至阴 肺俞 气海

欠气：通里 内庭

诸积：三里 阴谷 解溪 通谷 上脘 肺俞 膈俞 脾俞 三焦俞

腹中气块：块头上一穴，针二寸半，灸二七壮；块中穴，针三寸，灸三七壮；块尾一穴，针三寸半，灸七壮。

胸腹膨胀气喘：合谷 三里 期门 乳根

灸哮法：天突 尾闾[4] 骨尖 又背上一穴，其法：以线一条套颈上，垂下至鸠尾尖[5]上截断，牵往后脊骨上，线头尽处是穴，灸七壮，其效不可言。

【注释】

[1] 结气：指结聚之邪气。《灵枢·刺节真邪》曰："结气归之。"

[2] 伏梁气：即伏梁。为脘腹部痞满肿块一类疾病，属五积之心积。《素问·腹中论》曰："病有少腹盛，上下左右皆有根……病名曰伏梁。"

[3] 贲豚气：又作"贲豚"。首出《灵枢·邪气脏腑病形》篇，属五积之肾积。症见气从少腹，直至心下，咽喉，其状如豚之上下奔突，故名。

[4] 尾闾：又名尻骨，木厥骨。是尾骶骨的尾骨的别称。

[5] 鸠尾尖：即胸骨剑突部分。

【按语】如何将本门治疗哮喘病方法与冬病夏治穴位敷贴法治疗哮喘病的方法相结合？

第七节 心脾胃门（卷八）

【提要】本门介绍了心脾胃疾病部分三十九个病症的治疗。

【原文】

心痛[1]：曲泽 间使 内关 大陵 神门 太渊 太溪 通谷 心俞（百壮）巨阙（七壮）

心痛食不化：中脘

胃脘痛：太渊 鱼际 三里 两乳下（各一寸，各三十壮） 膈俞 胃俞 肾俞（随年壮）

心烦：神门 阳溪 鱼际 腕骨 少商 解溪 公孙 太白 至阴

烦渴心热：曲泽

心烦怔忡：鱼际

卒心疼不可忍，吐冷酸水：灸足大趾次指内纹中，各一壮，炷如小麦大，立愈。

思虑过多，无心力，忘前失后：灸百会

心风：心俞（灸） 中脘

烦闷：腕骨

虚烦口干：肺俞

烦闷不卧：太渊 公孙 隐白 肺俞 阴陵泉 三阴交

烦心喜噫：少商 太溪 陷谷

心痹悲恐：神门 大陵 鱼际

懈惰：照海

心惊恐：曲泽 天井 灵道 神门 大陵 鱼际 二间 液门 少冲 百会 厉兑 通谷 巨阙 章门

嗜卧：百会 天井 三间 二间 太溪 照海 厉兑 肝俞

嗜卧不言：膈俞

不得卧：太渊 公孙 隐白 肺俞 阴陵 三阴交

支满不食：肺俞

振寒不食：冲阳

胃热不食：下廉

胃胀不食：水分

心恍惚：天井 巨间① 心俞

心喜笑：阳溪 阳谷 神门 大陵 列缺 鱼际 劳宫 复溜 肺俞

胃痛：太渊 鱼际 三里 肾俞 肺俞 胃俞 两乳下（灸一寸，各二十一壮）

翻胃：先取下脘 后取三里（泻） 胃俞 膈俞（百壮） 中脘 脾俞

噎食不下：劳宫 少商 太白 公孙 三里 中魁（在中指第二节尖） 膈俞 心俞 胃俞 三焦俞 中脘 大肠俞

不能食：少商 三里 然谷 膈俞 胃俞 大肠俞

不嗜食：中封 然谷 内庭 厉兑 隐白 阴陵泉 肺俞 脾俞 胃俞 小肠俞

食气，饮食闻食臭：百会 少商 三里 灸膻中

食多身瘦：脾俞 胃俞

脾寒：三间 中渚 液门 合谷 商丘 三阴交 中封 照海 陷谷 太溪 至阴 腰俞

胃热：悬钟

胃寒有痰：膈俞

脾虚腹胀谷不消：三里

脾病溏泄：三阴交

脾虚不便：商丘 三阴交（三十壮）

胆虚呕逆、热、上气：气海

【对校】

① 巨间：张缙、黄龙祥版本作"巨阙"。

【注释】

［1］心痛：《灵枢·厥病》曰："真心病，手足清至节、心痛甚，旦发夕死，夕发旦死。"表现为心前区发作性疼痛，常兼有心胸憋闷，甚则大汗，肢冷。

【按语】本门中对于嗜卧、嗜卧不言、不得卧的取穴治疗，值得临床参考。

第八节 心邪癫狂门（卷八）

【提要】本门介绍了情志病中二十六种病症的治疗穴位，部分有宜灸壮数。

【原文】

心邪癫狂：攒竹 尺泽 间使 阳溪

癫狂：曲池（七壮） 小海 少海 间使 阳溪 阳谷 大陵 合谷 鱼际 腕骨 神门 液门 冲阳 行间 京骨（以上俱灸） 肺俞（百壮）

癫痫：攒竹 天井 小海 神门 金门 商丘 行间 通谷 心俞（百壮） 后

溪　鬼眼穴

鬼击：间使　支沟

癫疾：上星　百会　风池　曲池　尺泽　阳溪　腕骨　解溪　后溪　申脉　昆仑　商丘　然谷　通谷　承山（针三分，速出，灸百壮）

狂言：太渊　阳溪　下廉　昆仑

狂言不乐：大陵

多言：百会

癫狂，言语不择尊卑：灸唇里中央肉弦上一壮，炷如小麦大；又用钢刀割断更佳。

狂言数回顾：阳谷　液门

喜笑：水沟　列缺　阳溪　大陵

喜哭：百会　水沟

目妄视：风府

鬼邪：间使　仍针后十三穴

见鬼：阳溪

魇梦[1]：商丘

中恶不省：水沟　中脘　气海

不省人事：三里　大敦

发狂：少海　间使　神门　合谷　后溪　复溜　丝竹空

狂走：风府　阳谷

狐魅神邪迷附癫狂：以两手、两足大拇指，用绳缚定，艾炷着四处尽灸，一处灸不到，其疾不愈，灸三壮（即鬼眼穴）。小儿胎痫、奶痫、惊痫，亦依此法灸一壮，炷如小麦大。

卒狂：间使　后溪　合谷

瘈疭指掣：哑门　阳谷　腕骨　带脉　劳宫

呆痴：神门　少商　涌泉　心俞

发①狂，登高而歌，弃衣而走：神门　后溪　冲阳

瘈惊：百会　解溪

暴惊：下廉

癫疾：前谷　后溪　水沟　解溪　金门　申脉

【对校】

①发：张缙版本作"久"。

【注释】

[1] 魇梦：恶梦。常常伴以压抑感和胸闷以致把睡觉的人惊醒。清·蒲松龄《聊斋志异·咬鬼》曰："夫人奔入，无所见，笑其魇梦之诬。"

【按语】本门的"狐魅神邪迷附癫狂"项下："鬼眼穴"一条在《神应经》上有注："四穴在手大指，足大指内侧爪甲角，其艾炷半在爪上半在肉上。"文中"鬼邪：间使　仍针后十三穴"原文作"鬼邪：间使　仍针后十三穴（穴详见九卷）"。

第九节　汗门（卷八）

【提要】本门介绍了汗证五个表现的针灸取穴治疗，多汗、少汗证下还有补泻说明。

【原文】

多汗：先泻合谷　次补复溜

少汗：先补合谷　次泻复溜

自汗：曲池　列缺　少商　昆仑　冲阳　然谷　大敦　涌泉

无汗：上星　哑门　风府　风池　支沟　经渠　大陵　阳谷　腕骨　然骨　中渚　液门　鱼际　合谷　中冲　少商　商阳　大都　委中　陷谷　厉兑　侠溪

汗不出：曲泽　鱼际　少泽　上星　曲泉　复溜　昆仑　侠溪　窍阴

【按语】汗证病因复杂，临床要本着阴阳互根的原则施治。

第十节　阴疝小便门（卷八）

【提要】本门介绍了疝、淋相关的三十个病症的针灸取穴治疗，部分治疗附有灸法壮数。

【原文】

寒疝腹痛：阴市　太溪　肝俞

疝瘕[1]：阴跷（此二穴，在足外①踝下陷中。主卒疝，小腹疼痛，左取右，右取左，灸三壮。女人月水不调，亦灸）

卒疝：丘墟　大敦　阴市　照海

癫疝②[2]：曲泉　中封　太冲　商丘

痃癖（小腹下痛）：太溪　三里　阴陵　曲泉　脾俞　三阴交

疝瘕：阴陵　太溪　丘墟　照海

肠癖，癀疝[3]，小肠痛：通谷（灸百壮）　束骨　大肠俞

偏坠木肾：归来　大敦　三阴交

阴疝：太冲　大敦

痃癖膀胱小肠：燔针刺五枢　气海　三里　三阴交　气门（百壮）

阴肾偏，大小便数，或阴入腹：大敦

阴肿：曲泉　太溪　大敦　肾俞　三阴交

阴茎痛：阴陵　曲泉　行间　太冲　阴谷　三阴交　大敦　太溪　肾俞　中极

阴茎痛，阴汗湿：太溪　鱼际　中极　三阴交

转胞不溺淋沥：关元

肾脏虚冷，日渐羸瘦，劳伤，阴疼凛凛少气遗精：肾俞

遗精白浊：肾俞　关元　三阴交

梦遗失精：曲泉（百壮）　中封　太冲　至阴　膈俞　脾俞　三阴交　肾俞　关元　三焦俞

寒热气淋：阴陵泉

淋癃：曲泉　然谷　阴陵　行间　大敦　小肠俞　涌泉　气门（百壮）

小便黄赤：阴谷　太溪　肾俞　气海　膀胱俞　关元

小便五色：委中　前谷

小便不禁：承浆　阴陵　委中　太冲　膀胱俞　大敦

小便赤如血：大陵　关元

妇人胞转，不利小便：灸关元（二七壮）

遗溺：神门　鱼际　太冲　大敦　关元

阴痿丸骞：阴谷　阴交　然谷　中封　大敦③

阴挺出：太冲　少府　照海　曲泉

疝气偏坠：以小绳量患人口两角，为一"分"，作三指④，成三角，如△样，以一角安脐心，两角在脐下两旁，尽处是穴。患左灸右，患右灸左，二七壮立愈。二穴俱灸亦可。

膀胱气攻两胁脐下，阴肾入腹：灸脐下六寸两旁各一寸，炷如小麦大，患左灸右，患右灸左。

【对校】

①足外：张缙、黄龙祥版本作"足内"。

②癫疝：张缙版本作"癫疝"。黄龙祥版本作"癀疝"。

③大敦：张缙版本作"太冲"。

④为一"分"，作三指：张缙、黄龙祥版本作"为一分，作三折"。

【注释】

[1] 疝瘕：疝气的一种。症见小腹部热痛，尿道流出白色黏液等。

[2] 癫疝：因寒湿所致之阴囊肿大，重坠胀痛。亦有不痒不痛者。

[3] 癀疝：疝气的一种。症见阴囊肿大，肝脉滑甚。《灵枢·邪气脏腑病形》曰："肝脉……滑甚为癀疝。"

【按语】疝气一证，名目繁多，其发病多与肝经有关，所谓"诸疝皆属于肝也"。

第十一节　妇人门（卷八）

【提要】本门主要介绍了妇人疾病的治疗方法。

【原文】

月脉不调：气海　中极　带脉（一壮）　肾俞　三阴交

月事不利：足临泣　三阴交　中极

过时不止：隐白

下经若冷，来无定时：关元

女人漏下不止：太冲　三阴交

血崩：气海　大敦　阴谷　太冲　然谷　三阴交　中极

瘕聚：关元

赤白带下：带脉　关元　气海　三阴交　白环俞　间使（三十壮）

小腹坚：带脉

绝子：商丘　中极

因产恶露不止：气海　关元

产后诸病：期门

乳痈：下廉　三里　侠溪　鱼际　委中　足临泣　少泽

乳肿痛：足临泣

难产：合谷（补）　三阴交（泻）　太冲

横生死胎：太冲　合谷　三阴交

横生手先出：右足小指尖（灸三壮，立产，炷如小麦大）

子上逼心，气闷欲绝：巨阙　合谷（补）　三阴交（泻）　如子手搹[1]母心，生下男左女右手心，有针痕可验，不然，在人中或脑后有针痕。

产后血晕不识人：支沟　三里　三阴交

堕胎后，手足如冰，厥逆：肩井（五分，若觉闷乱，急补三里）

胎衣不下：中极　肩井

阴挺出：曲泉　照海　大敦

无乳：膻中（灸）　少泽（补）　此二穴神效

血块：曲泉　复溜　三里　气海　丹田　三阴交

妇人经事正行，与男子交，日渐羸瘦，寒热往来，精血相竞：百劳　肾俞　风门　中极　气海　三阴交　若以前症，作虚劳治者，非也。

女子月事不来，面黄干呕，妊娠不成：曲池　支沟　三里　三阴交

经脉过多：通里　行间　三阴交

欲断产：灸右足内踝上一寸合谷。又一法：灸脐下二寸三分，三壮　肩井

一切冷惫：灸关元

不时漏下：三阴交

月水不调，因结成块：针间使

【注释】

[1] 搹：两手相合捧物。

【按语】 本节所记载的治疗难产、胎衣不下、阴挺出、无乳、欲断产等的处方，现代临床基本验证有效。更多的方法值得挖掘。

第十二节　疮毒门（卷八）

【提要】 本门介绍了疮、毒及杂病的治疗。

【原文】

疔疮生面上与口角：灸合谷

疔疮生手上：曲池（灸）

疔疮生背上：肩井　三里　委中　临泣　行间　通里　少海①　太冲

瘰疬：少海（先针皮上，候三十六息，推针入内，须定浅深，追核大小，勿出核，三十二下，乃出针）　天池　章门　临泣　支沟　阳辅（灸百壮）　肩井（随年壮）手三里

痈疽发背[1]：肩井　委中　又以蒜片贴疮上灸之，如不疼，灸至疼；如疼，灸至不疼，愈多愈好。

溺水死者，经宿可救：即解死人衣带，灸脐中。

狂犬咬伤人：即灸咬处疮上。

蛇咬伤人：灸伤处三壮，仍以蒜片贴咬处，灸蒜上。

人脉微细不见，或有或无：宜于少阴经复溜穴上，用圆利针针至骨处，顺针下刺，候回阳脉，阳脉生时②，方可出针。

痈疽疮毒：同杨氏骑竹马灸法。

【对校】

①少海：张缙版本作"小海"。

②候回阳脉，阳脉生时：张缙版本作"候回阳脉生"。

【注释】

[1] 痈疽发背：痈表现为红肿热痛，浅而高大，未脓易消，已脓易溃易敛，因热毒熏蒸、气血瘀滞所致；疽表现为漫肿无头，肤色不变，边界不清，无热少痛，未脓难消，已脓难溃，因寒邪郁结、气血凝滞所致。痈疽生于脊背部位者，俗称发背。

【按语】 本节所记载的针灸治疗疔疮、瘰疬的方法，临床验证有效。

第十三节　续增治法（卷八）

【提要】 本节"中风论"引自《针灸大全》，论述了中风的病因、临床表现、诊断及治则；"中风瘫痪针灸秘诀"引自《乾坤生意》，主要论述了中风后遗症的治疗方法；"伤寒"引自《针灸聚英》，主要论述了伤寒三十八个证候的针法和灸法，部分阐述病因病机；"杂病"引自《医学入门》，主要介绍了五十四种杂病的病因、病机及其或针或灸的治疗方法。

中风论

【原文】

且夫中风者，有五不治也。开口、闭眼、撒屎、遗尿、喉中雷鸣，皆恶候也。且中风者，为百病之长，至其变化，各不同焉。或中于脏，或中于腑，或痰或气，或怒或喜，逐其隙而害成也[1]。中于脏者，则令人不省人事，痰涎壅①，喉中雷鸣，四肢瘫

痪，不知疼痛，语言謇涩[2]，故难治也。中于腑者，则令人半身不遂，口眼㖞斜，知痒痛，能言语，形色不变，故易治也。治之先审其症，而后刺之。其中五脏六腑形症各有名，先须察其源，而名其症，依标本刺之，无不效也。

一、肝中之状，无汗恶寒，其色青，名曰怒中。

二、心中之状，多汗怕惊，其色赤，名曰思虑中。

三、脾中之状，多汗身热，其色黄，名曰喜中。

四、肺中之状，多汗恶风，其色白，名曰气中。

五、肾中之状，多汗身冷，其色黑，名曰气劳中。

六、胃中之状，饮食不下，痰涎上壅，其色淡黄，名曰食后中。

七、胆中之状，目眼牵连，酣睡不惺②，其色绿，名曰惊中。

【对校】

①痰涎壅：张缙版本作"痰涎壅塞"。

②酣睡不惺：张缙版本作"酣睡不惺醒"。

【注释】

[1]逐其隙而害成也：《说文解字》曰：隙"壁际孔也"，在此引申为人体虚弱的部位。全句意即风邪乘虚而入以致发病。

[2]语言謇涩：謇，《说文解字》段注："言难亦谓之謇。"此处指中风后舌强，语言不利。

中风瘫痪针灸秘诀

【原文】

中风口眼㖞斜：听会　颊车　地仓

凡㖞向左者，宜灸右；向右者，宜灸左，各㖞陷中二七壮①，艾炷如麦粒大，频频灸之，取尽风气，口眼正为度。

一法：以五寸长笔管，插入耳内，外以面塞四围竹管上头，以艾灸二七壮，右㖞灸左、左㖞灸右。

中风风邪入腑，以致手足不遂：百会　耳前发际　肩髃　曲池　风市　足三里　绝骨

凡觉手足麻痹，或疼痛良久，此风邪入腑之候，宜灸此七穴。病在左灸右，在右灸左，候风气轻减为度。

中风风邪入脏，以致气塞涎壅，不语昏危：百会　大椎　风池　肩井　曲池　足三里　间使

凡觉心中愦乱②，神思不怡，或手足顽麻，此风邪入脏之候，速灸此七穴，各五七壮。如风势略可[1]，凡遇春、秋二时，常灸此七穴③，以泄风气；若素有风人，尤当留意。

中风鼻塞不闻，时流清涕，偏正头风，及生白屑，惊痫，目上视不识人：囟会（灸）

中风头皮肿，目眩虚，振寒热，目疼不能远视：上星（针灸）

中风风痫，瘾疹等症：印堂（针灸）

中风头项急，不能回顾：风府（针）

中风手不能举：阳池（针灸）

中风腕酸，不能屈伸，指疼不能握物：外关（针灸）

中风手弱不仁，拘挛不伸：手三里（针灸）

中风痰咳，肘挛，寒热惊痫：列缺（针灸）

中风惊怖，声音不出，肘腕酸疼：通里（针灸）

中风腰胯疼痛，不得转侧，腰胁相引：环跳（针灸）

中风转筋拘急，行步无力疼痛：昆仑（针灸）

中风脚腿麻木，冷痹冷痛：阳陵（针灸）

中风腰背拘急：委中（针）

中风脚膝疼痛，转筋拘急：承山（针灸）

治虚损五劳七伤紧要灸穴。陶道一穴，灸二七壮。身柱一穴，灸二七壮。肺俞二穴，灸七七壮至百壮。膏肓二穴，灸三七壮至七七壮。

【对校】

① 各喝陷中二七壮：黄龙祥版本作"各灸陷中二七壮"。

② 愤乱：黄龙祥版本作"愦乱"。

③ 常灸此七穴：张缙版本作"当灸此七穴"。

【注释】

[1] 风势略可：略可，轻微之意。全句指中风的趋势不严重。

伤寒

【原文】

发热：风寒客于皮肤，阳气拂郁[1]所致，此表热也。阳气下陷入阴分蒸熏，此里热也。

汗不出，凄凄恶寒：玉枕　大杼　肝俞　膈俞　陶道

身热恶寒：后溪

身热汗出，足厥冷：大都

身热头痛，食不下：三焦俞

汗不出：合谷　后溪　阳池　厉兑　解溪　风池

身热而喘：三间

余热不尽：曲池

烦满汗不出：风池　命门

汗出寒热：五处　攒竹　上脘

烦心好呕：巨阙　商丘

身热头痛，汗不出：曲泉　神道　关元　悬颅（以上见《针经》）

六脉沉细，一息二三至：气海（灸）　关元（灸）

少阳发热[1]：太溪（灸）

恶寒：有热恶寒者发于阳，无热恶寒者发于阴。

背恶寒口中和：关元（灸）

恶风：有汗为中风，伤卫；无汗恶风为寒，伤荣。先刺风府风池，后饮桂枝葛根汤。

胸胁满兼谵语：邪气自表伤里先胸胁，次入心：期门

结胸：脏气闭而不流布也，按之痛，为小结；不按自痛，为大结：期门（针）肺俞（针）

妇人因血结胸，热入血室：期门（针）　又以黄连、巴豆七粒作饼子，置脐中，以火灸之，得利为度。

咳逆：胸中气不交也，水火相搏而有声：期门（针）

小腹满：上为气，下为溺，当出不出，积而为满，或腹中急痛刺委中，或夺命穴等处。

烦躁：邪气在里，烦为内不安，躁为外不安。伤寒六七日，脉微，手足厥冷，烦躁：灸厥阴俞

蓄血：热毒流于下而瘀血。少阴症下利，便脓血[2]。阳明症，下血谵语，必热入血室，头汗出：刺期门

呕吐：表邪传里，里气上逆也[3]。口中和，脉微涩弱：灸厥阴

战栗：战者，正气胜；栗者，邪气胜。邪与正争，心战而外栗，为病欲解也。邪气内盛，正气太虚；心栗而鼓颔，身不战者，已而遂成寒逆者：灸鱼际

四逆：四肢逆冷，积冷成寒，六腑气绝于外。足胫寒逆，少阴也；身寒者，厥阴也：灸气海　肾俞　肝俞

厥：手足逆冷，阳气伏陷，热气逆伏，而手足冷也，刺之[4]。脉促而厥者灸之。

郁冒：郁为气不舒，冒为神不清，即昏迷也。多虚极乘寒所致，或吐下使然。刺太阳少阳井[5]。病头痛，或冒闷如结胸[2]状，刺大椎、肺俞、肝俞，慎不可汗。

自利：不经攻下自溏泄。脉微涩[6]，呕而汗出，必更衣。反小[7]者，当温上，灸之以消阴。小便吐利[8]，手中不冷，反发热，脉不至。灸太溪。少阴下利，便脓血，刺之通用[9]。

霍乱：上吐下利，挥霍撩乱，邪在中焦，胃气不治，阴阳乖隔，遂上吐下泄，躁扰烦乱也。或腹中痛绞刺[10]：针委中[11]

腹痛：有实有虚，寒热燥屎旧积，按之不痛为虚，痛为实，合灸；不灸，令病人冷结，久而弥困：刺委中[12]

阴毒阴症：阴病盛则微阳消于上，故沉重，四肢逆冷，脐腹筑痛，厥逆或冷，六脉沉细：灸关元　气海

太阳、少阳并病：刺肺俞、肝俞。如头痛，刺大椎。

小便不利：邪蓄于内，津液不行。阴寒甚，下闭者，灸之。

阴症：小便不利，阴囊缩腹[13]，痛欲死者：灸石门

不仁：不柔和，痒痛寒[14]，正气为邪气闭伏，郁而不散，血气虚少故也。若越人诊

虢太子尸厥，以郁冒不仁为可治，刺之而瘥者，神医之诊也。设脉浮洪，汗如油，喘不休，体不仁，越人岂能治哉？（以上见刘氏伤寒治⑮）。

【对校】

① 少阳发热：张缙、黄龙祥版本作"少阴发热"。

② 便脓血：张缙版本作"便脓血者，可刺"。

③ 里气上逆也：张缙版本作"里气上逆也则为呕吐"。

④ 刺之：张缙版本作"刺内庭、大都"。

⑤ 刺太阳少阳井：张缙版本作"刺太阳少阳并病"。

⑥ 脉微涩：张缙版本作"下利脉微涩"。

⑦ 小：张缙版本作"少"。

⑧ 小便吐利：张缙版本作"小便自利"。

⑨ 刺之通用：张缙版本作"可刺之，宜通用之"。

⑩ 或腹中痛绞刺：张缙版本作"干霍乱或腹中痛绞刺"。

⑪ 针委中：张缙版本作"针委中及夺命穴"。

⑫ 刺委中：张缙版本作"气冲心而死刺委中"。

⑬ 阴囊缩腹：张缙版本作"阴囊缩入小腹"。

⑭ 痒痛寒：张缙版本作"痒痛寒热皆不知"。黄龙祥版本作"痒痛寒热不知"。

⑮ 刘氏伤寒治：张缙、黄龙祥版本作"刘氏《伤寒治例》"。

【注释】

[1] 拂郁：即拂逆郁结之意。"风寒客于皮肤，阳气拂郁所致"是说卫阳被风寒所束，卫气郁闭，不能畅达于外。

[2] 结胸：出自《伤寒论》，指邪气结于胸中，而出现心下痛，按之硬满的病证。可分为大结胸、小结胸、寒实结胸等。

【按语】 这一段改动较大，与张缙、黄龙祥版本皆有差别。

杂病

【原文】

风：大率主血虚气虚，火与湿多痰。

中风：神阙　风池　百会　曲池　翳风　风市　环跳　肩髃　皆可灸之以疏风，针之以导气。

寒：见伤寒。

阴寒及陷下脉绝者，宜灸之。

发热，有寒潮热，烦热，往来热。

热病汗不出：商阳　合谷　阳谷　侠溪　厉兑　劳宫　腕骨　以导气。

热无汗不止①：陷谷　以泄热。

腹痛：有虚实，寒气滞②，死血，积热，风湿，宿食③，疮，痧[1]，疝。

实痛宜泻：太冲　太白　太渊　大陵　三阴交

邪客经络，药不能及：宜灸气海　关元　中脘

头痛：有风热④、痰、湿、寒。真头疼，手足青至节，死不治。灸，跣散寒。脉浮⑤：刺腕骨、京骨；脉长：刺合谷、冲阳；脉弦：刺阳池、风府、风池。

腰痛：有气虚，血虚，肾病，风湿，湿热，瘀，寒滞⑥。

血滞于下：刺委中（出血），灸肾俞、昆仑。又用附子尖、乌头尖、南星、麝香、雄黄、樟脑、丁香炼蜜丸，姜汁化成膏，放手内烘热摩之[2]。

胁痛：肝火盛，木气实，有死血瘀注，肝急：针丘墟　中渎

心痛：有风寒，气血虚，食积热：针太溪　然谷　尺泽　行间　建里　大都　太白　中脘　神门　涌泉

牙疼：主血热，胃口有热，风寒湿热，虫蚛：针合谷　内庭　浮白　阳白　三间

眼目：主肝气实，风热，痰热，血瘀热，血实气壅。针上星、百会、神庭、前顶、攒竹、丝竹空⑦。痛者针风池、合谷。大寒犯脑，连及目痛，或风湿相搏，有翳。灸二间、合谷。

小儿疳眼[3]：灸合谷（二穴）各一壮。

泻痢：气虚兼寒热食积，风邪，惊邪，热湿，阳气下陷，痰积，当分治，泻轻痢重。

陷下：灸脾俞　关元　肾俞　复溜　腹哀　长强　太溪　三里　气舍　中脘　大肠俞

白痢：灸大肠俞

赤痢：灸小肠俞

疟：有风暑，山岚瘴气[4]，食老⑧，寒湿痹，五脏疟，五腑疟。针合谷、曲池、公孙。先针，后灸大椎第一节，三七壮。

咳嗽：有风、寒、火、劳、痰、肺胀、湿。灸天突、肺俞、肩井、少商、然谷、肝俞、期门、行间、廉泉、扶突，针曲泽（出血立已）、前谷。面赤热咳：针支沟。多睡⑨：针三里。

吐衄血：身热是血虚，血温身热者，死不治：针隐白　脾俞　肝俞　上脘

下血：主肠风，多在胃与大肠：针隐白　灸三里

诸气：怒则气上，惊则气乱，恐则气下，劳则气散，悲则气消，喜则气缓，思则气结。针以导气。

淋：属热，热结，痰气不利，胞痹为寒，老人气虚：灸三阴交

小水不禁：灸阳陵泉　阴阳泉

喉痹：针合谷　涌泉　天突　丰隆　初起旁灸之，使外泄气。

头肿：针曲池

诸疮：瘰疬：灸肩井　曲池　大迎

缘唇疮[5]：刺唇去恶血。

疝：有因寒，因气，因湿热，痰积流下。针太冲　大敦　绝骨　灸大敦　三阴交　小腹下横纹斜尖，灸一壮。

脚气：有湿热，食积，流注[6]，风湿，寒湿：针公孙　冲阳　灸足三里

痿：有湿热，有痰，有无血而虚，有气弱，有瘀血：针中渎　环跳（停针待气二时方可⑩）　灸三里　肺俞

喘：有痰喘，气虚，阴虚：灸中府　云门　天府　华盖　肺俞

恶心：因痰，热，虚：灸胃俞　幽门　商丘　中府　石门　膈俞　阳关

膈噎：因血虚，气虚，热，痰火，血积，癖积：针天突　石关　三里　胃俞　胃脘　膈俞　水分　气海　胃仓

水肿：皮水，正水，石水，风水，因气湿食：针胃仓　合谷　石门　水沟　三里　复溜　曲泉　四满

鼓胀：气胀、寒胀，脾虚中满：针上脘　三里　章门　阴谷　关元　期门　行间　脾俞　悬钟　承满

头眩：痰挟气虚，火动其痰⑪：针上星　风池　天柱

痛风：风热，风湿，血虚有痰：针百会　环跳

肩臂痛：痰湿为主：灸肩髃　曲池

梦遗：专主湿热相交。灸中极　曲骨　膏肓　肾俞

痫：俱是痰火，不必分马牛六畜：灸百会　鸠尾　上脘　神门　阳跷（昼发）　阴跷（夜发）

癞[7]：感天地间杀厉之气，声哑者难治。针委中出血二三合。黑紫疙塔上，亦去恶血。（以上见刘氏杂病治）。

疮疡：河间曰：凡疮疡须分经络部分，血气多少，俞穴远近。从背出者，当从太阳五穴选用：至阴、通谷、束骨、昆仑、委中。从鬓出者，当从少阳五穴选用：窍阴、侠溪、临泣、阳辅、阳陵。从髭出者，当从阳明五穴选用：厉兑、内庭、陷谷、冲阳、解溪。从胸出者：绝骨一穴。

《肠痈纂要》云：千金灸法，屈两肘，正肘头锐骨，灸百壮，下脓血而安。按：河间疮疡，止论足三阳，而手足三阴、三阳未备，学者当引伸⑫触类。又查《医学入门》杂病歌，痈疽初起审其穴，只刺阳经不刺阴。录之以备通考。

【对校】

① 热无汗不止：张缙版本作"热无度不止"。

② 有虚实，寒气滞：张缙版本作"有虚、有实、有寒、气滞"。黄龙祥版本作"有虚、实、寒、气滞"。

③ 宿食：张缙版本作"痰惊、痰食"。

④ 有风热：张缙版本作"有风、风热"。

⑤ 脉浮：张缙版本作"针，脉浮"。

⑥ 寒滞：张缙版本作"寒、气滞"。

⑦ 丝竹空：张缙版本作"丝竹空宣泄"。

⑧ 食老：张缙版本作"食老疟、疟母"。黄龙祥版本作"食、老疟"。

⑨ 多睡：张缙版本作"多唾"。

⑩ 停针待气二时方可：张缙版本作"停针待气一、二时方可"。

⑪ 痰挟气虚，火动其痰：张缙版本作"痰挟气，虚火动其痰"。黄龙祥版本作"痰夹气，虚火动其痰"。

⑫ 伸：张缙版本作"申"。

【注释】

[1] 痧：夏秋之令当病，症见发寒热、胸腹痛胀、吐泻不止等。多因感受暑湿或秽病之气所致。

[2] 放手内烘热摩之：将膏药放置于手内烘热后，搓揉其穴。

[3] 小儿疳眼：因小儿疳积而累及于眼，重者可生翳障。多由脾伤肝热所致。

[4] 山岚瘴气：原指山林间雾、露、瘴、湿、热之邪气。本条指"山瘴疟"，此症为一种恶性疟疾。

[5] 缘唇疮：环绕口唇之疮。多因脾胃之热外越，复感风湿，湿热相搏而成。

[6] 流注：此处流注为脚气病因之一。乃指积湿化热，流注于脚。

[7] 癞：此指疠风，即今麻风病。

【按语】"续增治法"是在前面临证的基础上，再增加一些病证治法。编者意在兼收并蓄，与前有重复之处，可相互参看。《针灸大成·卷八》论中风的内容比较多，说明古人也重视中风的针灸治疗。本节的中风病强调"㖞向左者，宜灸右；向右者，宜灸左"。

第十四节　附辩（卷十）

【提要】本节原为《针灸大成》中之补遗。出自明·徐春甫《古今医统大全》，前两问又是《古今医统大全》转引《针灸聚英》的。主要论述以下六个问题：《十四经发挥》腧穴少于《铜人腧穴针灸图经》《备急千金要方》的问题，眼区腧穴禁灸问题，有关补泄的问题，病在血分与气分及其取穴的问题，有关手法问题，医生态度问题。

【原文】

或问《铜人》《千金》等书空穴多，《十四经发挥》所载空穴少，如风市、督俞、金津、玉液等，彼有此无，不同何也？曰《十四经发挥》，据《素问》骨空篇论及王注，若《铜人》《千金》纂皆偏书，非黄岐正经也。

或问睛明、迎香、承泣、丝竹空，皆禁灸何也？曰四穴近目，目畏火，故禁灸也。以是推之，则知睛明不可灸，王注误矣。

或问用针浑是泻而无补，古人用之，所以导气，治之以有余之病也。今人鲜用之，或知其无补而不用欤？抑元气禀赋之薄而不用欤？或研伤之多，而用针无益欤①？抑不善用而不用欤？经曰：阳不足者温之以气，精不足者补之以味，针乃砭石所制，既无气，又无味，破皮损肉，发窍于身，气皆从窍出矣，何得为补？经曰：气血阴阳俱不足，勿取以针，和以甘药是也。又曰：形气不足，病气不足，此阴阳皆不足也。不可刺之，刺之重竭其气，老者绝灭，壮者不复矣，若此谓者。皆是有泻而无补也。

或问病有在气分者，有在血分者，不知针家亦分气与血否。曰：气分血分之病，针家亦所当知，病在气分，游行不定，病在血分，沉着不移，以积块言之，腹中或上或下，或有或无者，是气分也。或在两胁，或在心下，或在脐上下左右，一定不移，以渐而长者，是血分也。以病风言之，或左手移于右手，右足移于左足，移动不常者，气分也。或常在左足，或偏在右手，着而不走者，血分也。凡病莫不皆然，须知在气分者，上有病下取之，下有病上取之，在左取右，在右取左，在血分者，随其血之所在，应病取之，苟或血病泻气，气病泻血，是谓诛伐无过，咎将谁归。

或问今医用针，动辄以袖覆手，暗行指法，谓其法之神秘，弗轻示人，惟恐盗取其法者，不知果何法耶。曰：《金针赋》十四法，与夫青龙摆尾等法，可谓已尽之矣，舍此而他求法之神秘，吾未之信也。今若此者。不过过为诡妄以欺人耳，纵为至巧，殆必神亦不佑针亦不灵也。奚足尚哉。

或问有医置针于穴略不加意，或谈笑，或饮酒，半响之间，又将针捻几捻，令呼几呼，仍复登筵以饮。然后起针，果能愈病否乎！曰：经云凡刺之真，必先治神。又云：手动若务，针耀而匀，静意视义，观适之变。又云：如临深渊，手如握虎，神无营于众物。又云：如待所贵，不知日暮。凡此数说，敬乎怠乎。若谈笑饮酒，不敬孰甚，安能愈病哉。业医者，当深长思矣。

【对校】

① 或斫伤之多，而用针无益欤：张缙版本作"或斫丧之多，而且针无益欤"。黄龙祥版本作"或断丧之多而用针无益欤"。

【按语】 金元时期医家朱丹溪在《丹溪心法·拾遗杂论》提出"针法浑是泻而无补"的观点。明代医家汪机继承这一观点，在其《医学正传·医学或问》中说："经曰：阳不足者温之以气，阴不足者补之以味，针乃砭石所制，既无气，又无味，破皮损肉，发窍于身，气皆从窍出矣，何得为补！"《医学入门》《东医宝鉴》《古今医统大全》《针灸大成》等也相互转摘引录。考其理论渊源，出自于《灵枢·邪气脏腑病形》，曰："诸小者，阴阳形气俱不足，勿取以针，而调以甘药也。"针法补泻不同于药疗、食补，其作用在于调气。其实，《灵枢·九针十二原》曰"虚实之要，九针最妙。补泻之时，以针为之"、《灵枢·经脉》云"盛则泻之，虚则补之"等皆说明针有补泻。

第十五节　请益（卷十）

【提要】 本篇原附于《针灸大成》之后。疑为选集矫正者所录的（包括杨氏在内）几条针灸临床经验。

【原文】

医官逸林刘氏云：凡针痰气，先转针头向上，令痰散动，然后转针头向下，令气泄。

针痞块[1]，先将痞根按之，如指大坚硬者，用针频频刺烂，庶块易消。

太医院医官继洲杨氏云：凡针腹上穴，令患人仰卧，使五脏垂背，以免刺患。又云：前面深似井，后面薄似饼。用针前面宜深，后面宜浅。

【注释】

[1] 痞块：指腹腔内的积块。

【按语】 这是针灸临床针痰气、针痞块及针刺安全的经验之作。

第十六节 医案（杨氏）（卷九）

【提要】 本节内容由杨氏所撰。

【原文】

乙卯岁，至建宁滕柯山，母患手臂不举，背恶寒而体倦困，虽盛暑喜穿棉袄，诸医俱作虚冷治之。予胗其脉沉滑，此痰在经络也。予针肺俞、曲池、三里穴，是日即觉身轻手举，寒亦不畏，棉袄不复着矣。后投除湿化痰之剂，至今康健，诸疾不发。若作虚寒，愈补而痰愈结，可不慎欤！

戊午春，鸿胪吕小山，患结核在臂，大如柿，不红不痛。医云是肿毒。予曰："此是痰核结于皮里膜外，非药可愈。"后针手曲池，行六阴数，更灸二七壮，以通其经气，不数日即平安矣。若作肿毒，用以托里之剂，岂不伤脾胃清纯之气耶？

己巳岁夏，文选李渐庵公祖夫人，患产后血厥，两足忽肿大如股，甚危急。徐、何二堂尊召予视之，胗其脉叫而歇止，此必得之产后恶露未尽，兼风邪所乘，阳阴邪正激搏，是以厥逆，不知人事，下体肿痛，病势虽危，针足三阴经，可以无虞。果如其言，针行饭顷而苏，肿痛立消矣。

癸酉秋，大理李义河翁，患两腿痛十余载，诸药不能奏效。相公推予治之，胗其脉滑浮，风湿入于筋骨，岂药力能愈，须针可痊。即取风市、阴市等穴针之。官至工部尚书，病不再发。

甲戌夏，员外熊可山公，患痢兼吐血不止，身热咳嗽，绕脐一块痛至死，脉气将危绝。众医云："不可治矣。"工部正郎陶月潭公素善，迎予视其脉虽危绝，而胸尚暖，脐中一块高起如拳大，是日不宜针刺，不得已，急针气海，更灸至五十壮而苏，其块即散，痛即止。后治痢，痢愈，治嗽血，以次调理得痊。次年升职方，公问其故。余曰："病有标本，治有缓急，若拘于日忌，而不针气海，则块何由而散？块既消散，则气得以疏通，而痛止脉复矣。"正所谓急则治标之意也。公体虽安，饮食后不可多怒气，以保和其本；否则正气乖而肝气盛，致脾土受克，可计日而复矣。

辛未夏，刑部王念颐公，患咽嗌之疾，似有核上下于其间，此疾在肺膈，岂药饵所能愈。东皋徐公推予针之，取膻中、气海，下取三里二穴，更灸数十壮，徐徐调之而痊。东皋名医也，且才高识博，非不能疗，即东垣治妇人伤寒，热入血室，非针莫愈，必俟夫善刺者，刺期门而愈。东皋之心，即东垣心也，而其德可并称焉。视今之嫉贤妒能者，为何如哉？然妒匪斯今，畴昔然矣。予曾往磁洲，道经汤阴伏道路旁，有先师扁鹊墓焉，下马拜之。问其故。曰："鹊乃河间人也。针术擅天下，被秦医令李醯刺死于道路之旁，故名曰伏道，实可叹也。有传可考。"

戊辰岁，给事杨后山公祖乃郎，患痫疾，药日服而人日瘦。同科郑湘溪公，迎予治之。予曰："此子形羸，虽是痞症，而腹内有积块，附于脾胃之旁，若徒治其痞，而不治其块，是不求其本，而揣其末矣。治之之法，宜先取章门灸针，消散积块，后次第理治脾胃，是小人已除，而君子得行其道于天下矣。"果如其言，而针块中，灸章门，再以蟾蜍丸药兼用之，形体渐盛，痞疾俱瘥。

壬申岁，四川陈相公长孙，患胸前突起，此异疾也。人皆曰："此非药力所能愈。"钱诚翁堂尊，推予治之，予曰："此乃痰结肺经，而不能疏散，久而愈高，必早针俞府、膻中，后择日针，行六阴之数，更灸五壮，令贴膏，痰出而平。"乃翁编修公甚悦之。

辛未，武选王会泉公亚夫人，患危异之疾，半月不饮食，目闭不开久矣。六脉似有如无，此疾非针不苏。同寅诸公，推予即针之，但人神所忌，如之何？若待吉日良时，则沦于鬼箓矣。不得已，即针内关二穴，目即开，而即能食米饮，徐以乳汁调理而愈。同寅诸君，问此何疾也？予曰："天地之气，常则安，变则病，况人禀天地之气，五运迭侵于外，七情交战于中，是以圣人啬气，如持至宝，庸人妄为，而伤太和，此轩岐所以论诸痛皆生于气，百病皆生于气，遂有九窍不同之论也。而子和公亦尝论之详矣。然气本一也，因所触而为九，怒、喜、悲、恐、寒、热、惊、思、劳也。盖怒气逆甚，则呕血及飧泄，故气逆上矣。怒则阳气逆上，而肝木乘脾，故甚呕血及飧泄也。喜则气和志达，荣卫通和，故气缓矣。悲则心系急，肺布叶举，而上焦不通，荣卫不散，热气在中，故气消矣。恐则精神上，则上焦闭，闭则气逆，逆则下焦胀，故气不行矣。寒则腠理闭，气不行，故气收矣。热则腠理开，荣卫通，汗大泄，故气泄。惊则心无所倚，神无所归，虑无所定，故气乱矣。劳则喘息汗出，内外皆越，故气耗矣。思则心有所存，神有所归，正气流而不行，故气结矣。"

抑尝考其为病之详，变化多端，如怒气所致，为呕血，为飧泄，为煎厥，为薄厥，为阳厥，为胸满痛，食则气逆而不下，为喘渴烦心，为肥气，为目暴盲，耳暴闭，筋缓，发于外为痈疽也。喜气所致，为笑不休，为毛发焦，为肉病，为阳气不收，甚则为狂也。悲气所致，为阴缩，为筋挛，为肌痹，为脉痿，男为数弱，女为血崩，为酸鼻辛颐，为目昏，为少气不能息，为泣，为臂麻也。

恐气所致，为破䐃脱肉，为骨酸痿厥，为暴下清水，为面热肤急，为阴痿，为惧而脱颐也。惊气所致，为潮涎，为目睘，为痫痛，为不省人事，僵仆，久则为癃痹也。劳气所致，为嗌噎，为喘促，为嗽血，为腰痛骨痿，为肺鸣，为高骨坏，为阴痿，为唾血，为瞑目，为耳闭，男为少精，女为不月，衰甚则溃溃乎若坏，汩汩乎不可止也。思气所致，为不眠，为嗜卧，为昏瞀，为中痞，三焦闭塞，为咽嗌不利，为胆瘅呕苦，为筋痿，为白淫，为不嗜食也。寒气所致，为上下所出水液澄清冷，下痢青白等症也。热气所致，为喘呕吐酸，暴注下迫等病也。

窃又稽之《内经》治法，但以五行相胜之理，互相为治。如怒伤肝，肝属木，怒则气并于肝，而脾土受邪，木太过则肝亦自病。喜伤心，心属火，喜则气并于心，而肺金受邪，火太过，则心亦自病。悲伤肺，肺属金，悲则气并于肺，而肝木受邪，金太过则肺亦自病。恐伤肾，肾属水，恐则气并于肾，而心火受邪，水太过，则肾亦自病。思伤脾，脾属土，思则气并于脾，而肾水受邪，土太过，则脾亦自病。寒伤形，形属阴，寒胜热，则阳受病，寒太过，则阴亦自病矣。热伤气，气属阳，热胜寒，则阴受病，热太过，则阳亦自病矣。凡此数者，更相为治，故悲可以治怒也，以怆恻苦楚之言感之。喜可以治悲也，以谑浪亵狎之言娱之。恐可以治喜也，以遽迫死亡之言怖之。怒可以治思也，以污辱欺罔之言触之。思可以治恐也，以虑彼忘此之言夺之。凡此五者，必诡诈谲怪，无所不至，然后可以动人耳目，易人视听，若胸中无才器之人，亦不能用此法也。热可以治寒，寒可以治热，逸可以治劳，习可以治惊。经曰："惊者平之。"夫惊以其卒然而临之也，使习见习闻，则不惊矣。如丹溪治女人许婚后，夫经商三年不归，因不食，困卧如痴，他无所病，但向里床坐，此思气结也。药难独治，得喜可解；不然令其怒，俾激之大怒，而哭之三时，令人解之，举药一贴，即求食矣。盖脾主思，思过则脾气结而不食，怒属肝木，木能克土，木气冲发而脾上开矣。又如子和治一妇，久思而不眠，令触其怒，是夕果困睡，捷于影响。惟劳而气耗，恐而气夺者，为难治也。又同寅谢公，治妇人丧妹甚悲，而不饮食，令以亲家之女陪欢，仍用解郁之药，即能饮食。又闻庄公治喜劳之极而病，切脉乃失音症也，令恐惧即愈。然喜者之人少病，盖其百脉舒和故耳。经云："恐胜喜。"可谓得玄关者也。凡此之症，《内经》自有治法，业医者，废而不行，何哉？附录宜知所从事焉。

己巳岁，尚书王西翁乃爱，颈项患核肿痛，药不愈，召予问其故？曰："项颈之疾，自有各经原络并俞会合之处，取其原穴以刺之。"后果刺，随针而愈，更灸数壮，永不见发。大抵颈项乃横肉之地，经脉会聚之所，凡有核肿，非吉兆也。若不究其根，以灸刺之，则流串之势，理所必致矣。患者慎之。

戊寅冬，张相公长孙，患泻痢半载，诸药不效，相公命予治之，曰："昔翰林时，患肚腹之疾，不能饮食，诸药不效，灸中脘、章门即饮食，其针灸之神如此。今长孙患泻痢，不能进食，可针灸乎？"予对曰："泻痢日久，体貌已变，须元气稍复，择日针灸可也。"华岑公子云："事已危笃矣，望即治之。"不俟再择日期，即针灸中脘、章门，果能饮食。

丁丑夏，锦衣张少泉公夫人，患痫症二十余载，曾经医数十，俱未验。来告予，胗其脉，知病入经络，故手足牵引，眼目黑瞀，入心则搐叫，须依理取穴，方保得痊。张公善书而知医，非常人也。悉听予言，取鸠尾、中脘，快其脾胃，取肩髃、曲池等穴，理其经络，疏其痰气，使气血流通，而痫自定矣。次日即平妥，然后以法制化痰健脾之药，每日与服。

戊辰岁，吏部观政李邃麓公，胃旁一痞块如覆杯，形体羸瘦，药勿愈。予视之曰："既有形于内，岂药力所能除，必针灸可消。"详取块中，用以盘针之法，更灸食仓、中脘穴而愈。邃麓公问曰："人之生痞，与痃癖、积聚、癥瘕是如何？"曰："痞者，否也，如《易》所谓天地不交之否，内柔外刚，万物不通之义也。物不可以终否，故痞久则成胀满，而莫能疗焉。痃癖者，悬绝隐僻，又玄妙莫测之名也。积者，迹也，挟痰血以成形迹，亦郁积至久之谓尔。聚者，绪也，依元气为端绪，亦聚散不常之意云。癥者，徵也，又精也，以其有所徵验，及久而成精萃也。瘕者，假也，又遐也，以其假借气血成形，及历年遐远之谓也。大抵痞与痃癖，乃胸膈之候，积与聚，为腹内之疾，其为上、中二焦之病，故多见于男子。其癥与瘕，独见于脐下，是为下焦之候，故常见于妇人。大凡腹中有块，不问男妇积聚、癥瘕，俱为恶症，切勿视为寻常。初起而不求早治，若待痞疾胀满，已成胸腹鼓急，虽扁鹊复生，亦莫能救其万一，有斯疾者，可不惧乎！"李公深以为然。

戊辰岁，户部王缙庵公乃弟，患心痛疾数载矣。徐堂翁召予视之，须行八法开阖方可，公如其言。而刺照海、列缺，灸心俞等穴，其针待气至，乃行生成之数而愈。凡治此症，须分五痛，此卷前载之详矣，兹不悉录。

壬申岁，大尹夏梅源公，行次至峨眉庵寓，患伤寒，同寅诸公，迎视六脉微细，阳症得阴脉。经云，阳脉见于阴经，其生也可知；阴脉见于阳经，其死也可许。予居玉河坊，正值考绩，不暇往返之劳，若辞而不治，此公在远方客邸，且莅政清苦，予甚恻之。先与柴胡加减之剂，少效，其脉尚未合症，予竭精殚思，又易别药，更针内关，六脉转阳矣。遂次第进以汤散而愈。后转升户部，今为正郎。

壬戌岁，吏部许敬庵公，寓灵济宫，患腰痛之甚。同乡董龙山公推予视之。胗其脉，尺部沉数有力。然男子尺脉固宜沉实，但带数有力，是湿热所致，有余之疾也。医作不足治之，则非矣。性畏针，遂以手指于肾俞穴行补泻之法，痛稍减，空心再与除湿行气之剂，一服而安。公曰："手法代针，已觉痛减，何乃再服渗利之药乎？"予曰："针能劫病，公性畏针，故不得已，而用手指之法，岂能驱除其病根，不过暂减其痛而已。若欲全可，须针肾俞穴，今既不针，是用渗利之剂也。岂不闻前贤云：'腰乃肾之府，一身之大关节。'脉沉数者，多是湿热壅滞，须宜渗利之，不可用补剂。今人不分虚实，一概误用，多致绵缠，痛疼不休（出玉机中）。大抵喜补恶攻，人之恒情也。邪湿去而新血生，此非攻中有补存焉者乎？"

壬申岁，行人虞绍东翁，患膈气之疾，形体羸瘦，药饵难愈。召予视之，六脉沉涩，须取膻中，以调和其膈，再取气海，以保养其源，而元气充实，脉息自盛矣。后择时针上穴，行六阴之数，下穴行九阳之数，各灸七壮，遂全愈。今任扬州府太守。庚辰过扬，复睹形体丰厚。

壬申夏，户部尚书王疎翁，患痰火炽盛，手臂难伸，予见形体强壮，多是湿痰流注经络之中，针肩髃，疎通手太阴经与手阳明经之湿痰，复灸肺俞穴，以理其本，则痰气可清，而手臂能举矣。至吏部尚书，形体益壮。

辛未岁，浙抚郭黄崖公祖，患大便下血，愈而复作，问其致疾之由？予对曰："心生血，而肝藏之，则脾为之统。"《内经》云："饮食自倍，肠胃乃伤，肠癖而下血。"是皆前圣之言而可考者。殊不知肠胃本无血，多是痔疾，隐于肛门之内，或因饮食过伤，或因劳欲怒气，触动痔窍，血随大便而出。先贤虽有远血、近血之殊，而实无心、肺、大肠之分。又有所谓气虚肠薄，自荣卫渗入者，所感不同，须求其根。于长强穴针二分，灸七壮，内痔一消而血不出。但时值公冗，不暇于针灸，逾数载，升工部尚书，前疾大作，始知有痔隐于肛门之内，以法调之愈。至己卯复会于汶上云，不发矣。是岁公子箕川公长爱，忽患惊风，势甚危笃，灸中冲、印堂、合谷等穴，各数十壮，方作声。若依古法而止灸三五壮，岂能得愈？是当量其病势之轻重而已。

己卯岁，因磁州一同乡，欠俸资往取，道经临洺关，会旧知宋宪副公，云："昨得一梦，有一真人至舍相谈而别，今辱故人相顾，举家甚喜。昨年长子得一痞疾，近因下第抑郁，疾转加增，诸药不效，如之奈何？"予答曰："即刻可愈。"公愕然曰："非唯吾子得安，而老母亦安矣。"此公至孝，自奉至薄，神明感召。予即针章门等穴，饮食渐进，形体清爽，而腹块即消矣。欢洽数日，偕亲友送至吕洞宾度卢生祠，不忍分袂而别。

庚辰夏，工部郎许鸿宇公，患两腿风，日夜痛不能止，卧床月余。宝源局王公，乃其属官，力荐予治之。时名医诸公，坚执不从。许公疑而言曰："两腿及足，无处不痛，岂一二针所能愈？"予曰："治病必求其本，得其本穴会归之处，痛可立而止，痛止即步履，旬日之内，必能进部。"此公明爽，独听予言，针环跳、绝骨，随针而愈。不过旬日，果进部，人皆骇异。假使当时不信王公之言，而听旁人之语，则药力岂能及哉？是惟在乎信之笃而已，信之笃，是以获其效也。

己巳岁，张相公得肛门忽肿之疾，戎政王西翁，推予胗视，命之曰："元老之疾，非常人比，宜精思殚力调治，以副吾望！"予谓，胗右寸浮数，是肺金受风热，移于大肠之中。然肛门又居下之地，而饮食糟粕流至于此，若无七情四气所干，则润泽而下。或湿热内蕴，邪气所加，则壅滞而作肿痛。予制以加减搜风顺气之剂一罐，倍加酒蒸大黄，借酒力上升，荡涤邪热，加麻仁润燥，枳壳宽肠，防风、独活驱除风热，当归清血凉血养血，枯芩以清肺与大肠，共制成丸，服渐清安。

隆庆二年，四月初四日，奉旨传与圣济殿，着医去看徐阁老病，钦此。臣等谨钦遵，前至徐阁老秋家，胗得六脉数大，积热积痰，脾胃虚弱，饮食减少。宜用清热健脾化痰汤医治，黄芩、白术、贝母、橘红、茯苓、香附、芍药、桔梗、川芎、前胡、槟榔、甘草，水二钟，姜一片，煎至一钟，不拘时服，药对症，即愈。

乙亥岁，通州李户侯夫人，患怪病，予用孙真人治邪十三针之法，问病者是何邪为害？对曰："乃某日至某处，鸡精之为害也。"令其速去，病者对曰："吾疾愈矣。"怪邪已去，言语遂正，精神复旧，以见十三针之有验也。

己巳岁，尚书毛介川翁，患脾胃虚弱，时常泻痢，肢略浮肿。问于予曰："时常泄泻，多系湿热。"夫人之一身，心生血，肝藏之，而脾为之统；脾得其统，则运化有常，水谷通调，固无所谓湿，亦无所谓热也。夫唯精元之气，既不能保之于平时，而五味之养，又不节之于将来，斯精血俱耗，而脾无所统矣。脾失所统，则运化通调，将何以为职？欲求其无泻，不可得也。然则何以谓之湿热？盖运化通调，即失其职，则水谷不分，湿郁于内，而为热矣。由是便血稠粘，里急后重，泻不独泻，而又兼之以痢焉，皆坐此也。其治之法，宜荡涤其湿，然后分利，斯脾胃得统，而其症安矣。否则土不能治水，氾滥盈溢，浸于四肢，变而为气者有之。信其言，调理而愈。

己卯岁，行人张靖宸公夫人，崩不止，身热骨痛，烦躁病笃，召余胗，得六脉数而止，必是外感，误用凉药。与羌活汤热退，余疾渐可。但元气难复，后灸膏肓、三里而愈。凡医之用药，须凭脉理，若外感误作内伤，实实虚虚，损不足而益有余，其不夭灭人生也，几希？

辛酉，夏中贵患瘫痪，不能动履，有医何鹤松，久治未愈。召予视，曰："此疾一针可愈。"鹤松惭去。予遂针环跳穴，果即能履。夏厚赠，予受之，逾数载又瘫矣。复来召予，因侍禁廷，不暇即往，遂受鹤反间以致忿。视昔之刺鹊于伏道者，为何如？

己巳岁，蔡都尉长子碧川公，患痰火，药饵不愈。辱钱诚斋堂翁，荐予治之。予针肺俞等穴愈。后其女患风痫甚危，其乃郎秀山，乃婿张少泉，邀予治之，乃针内关而苏，以礼厚赠，予固辞不受。遂以女许聘豚儿杨承祯焉。

庚辰岁过扬，大尹黄缜庵公，昔在京朝夕相与，情谊甚笃，进谒留疑，不忍分袂，言及三郎患面部疾，数载不愈，甚忧之。昨焚香卜灵棋课曰："兀兀尘埃久待时，幽窗寂寞有谁知，运逢宝剑人相顾，利遂名成总有期。"与识者解曰："宝者珍贵之物，剑者锋利之物，必逢珍贵之人，可愈。"今承相顾，知公善针，疾愈有期矣。予针巨髎、合谷等穴，更灸三里，徐徐调之而愈。时工匠刊书，多辱蟹米之助。

甲戌岁，观政田春野公乃翁，患脾胃之疾，养病天坛，至敝宅数里，春野公每请必亲至，竭力尽孝。予感其诚，不惮其远，出朝必趋视。告曰："脾胃乃一身之根蒂，五行之成基，万物之父母，安可不由其至健至顺哉？苟不至健至顺，则沉痼之咎必致矣。然公之疾，非一朝所致，但脾喜甘燥，而恶苦湿，药热则消于肌肉，药寒则减于饮食，医治久不获当，莫若早灸中脘、食仓穴。"忻然从之，每穴各灸九壮，更针行九阳之数，疮发渐愈。春野公今任兵科给事中，乃翁乃弟俱登科而盛壮。

庚辰岁，道经扬州，御史桑南皋公夫人，七旬余，发热、头眩、目涩、手挛、食少，公子迎予。胗得人迎浮而关带弦，见症虽多，今宜清热为先，以天麻、僵蚕为君，升麻、知母为臣，蔓荆、甘草等为使佐，服至三帖，热退身凉，饮食渐进，余症亦减，次日复胗，六脉平匀。昆玉喜曰："发热数月，医不见效，昨方制服一帖，热退食进，何耶？"予曰："医者意也，得其意，斯握医之要枢矣。昔司马尝称扁鹊随俗为变，及述其论齐桓侯疾，语多近道，皆以其意通之耳。昨脉浮弦，疑是过用养血补脾之剂，闭塞火邪，久则流溢于太阳膀胱经，起至阴，终睛明，故目涩头眩；支走三焦经，故手挛也。少南、少玄公与缜庵公姻联之好，予辱故人之托，精思脉理，意究病源，故制立前方，用以引经之剂，其热速退，热退，脾阴渐长，而荣血自生，余症亦因之除矣。"二公曰："然。"

【按语】结合史料及近年来研究成果，归纳杨继洲医事活动如下：一五五五年乙卯，至建宁，治滕柯山母臂疾；一五五八年戊午，于北京治吕小山臂疾；一五六一年辛酉，治夏中贵瘫痪；一五六二年壬戌，治许敬庵腰痛；一五六八年戊辰，治杨后山子疳疾、李邃麓胃旁痞块、王缙庵弟痫、徐阁老痰病；一五六九年己巳，治李渐庵妻产后血厥、王西女颈核、张肛疾、毛介川痫、蔡碧川痰火；一五七一年辛未，治王念颐咽疾、王会泉姜异疾、郭黄崖便血；一五七二年壬申，治陈孙痰结、夏梅源伤寒、虞绍东膈气、王疎痰火臂难伸；一五七三年癸酉（万历元年）治李义河两腿痛；一五七四年甲戌，治熊可山患痢、吐血，田春野父胃疾；一五七五年乙亥，治李户侯妻怪症；一五七七年丁丑，治张少泉妻痫症；一五七八年戊寅，治张孙患痫；一五七九年己卯，去磁州治宋子痞疾、汶上箕川女惊风、张靖宸妻血崩；一五八零年庚辰，治许鸿宇两腿风、黄缜庵子面疾、桑南皋妻头眩。

第十章 其他歌赋

概要：《针灸大成》之前，记载歌赋最早并且资料最多的是《针灸聚英》，共载65篇。《针灸大成》中与《针灸聚英》内容相同的歌赋，经过杨继洲根据临床经验加注阐发，其内容更为丰富。《针灸大成》收录的针灸"歌""赋"共82篇，歌赋押韵，易诵易记，读之朗朗上口，包括经络腧穴、杂病治疗、刺法灸法、配穴处方、子午流注及综合歌赋，分散在卷二、卷三、卷四、卷五、卷六、卷七、卷九、卷十中，其中卷二是赋的专卷，共10首赋。其中与经络腧穴有关的歌赋以"十四经穴歌"最为重要，已经在本书第五章中收录；刺法灸法以《金针赋》最为重要；杂病治疗以《长桑君天星秘诀歌》《马丹阳天星十二穴歌》《胜玉歌》《百症赋》《四总穴歌》最为重要；综合歌赋以《标幽赋》最为重要。现选择《针灸大成·卷二》和《针灸大成·卷三》的部分针灸歌赋集中成章，以满足针灸理论学习的要求和临床实践的需要。

第一节 标幽赋（杨氏注解）（卷二）

【提要】《标幽赋》见于金元时期的《针经指南》之卷首。由元代窦桂芳校订、改编。原题为《针经标幽赋》，杨氏对其进行了注解。本赋包括论经络、候气、论针、取穴、标本论治、特定穴位、子午流注、补泻、治疗、禁针禁忌等相关针灸学术中的重要问题。

【原文】

拯救之法，妙用者针。

劫病之功[1]，莫捷于针灸。故《素问》诸书，为之首载，缓、和、扁、华，俱以此称神医。盖一针中穴，病者应手而起，诚医家之所先也。近世此科几于绝传，良为可叹！经云："拘于鬼神者，不可与言至德；恶于砭石者，不可与言至巧。"此之谓也。又语云："一针、二灸、三服药。"则针灸为妙用可知。业医者，奈之何不亟讲乎？

察岁时[1]于天道[2]。

夫人身十二经，三百六十节，以应一岁十二月，三百六十日。岁时者，春暖、夏热、秋凉、冬寒，此四时之正气。苟或春应暖而反寒，夏应热而反凉，秋应凉而反热，冬应寒而反暖，是故冬伤于寒，春必温病；春伤于风，夏必飧泄；夏伤于暑，秋必痎疟；秋伤于湿，上逆而咳。岐伯曰："凡刺之法，必候日月星辰四时八正之气，气定乃刺焉。是故天温日阳②，则人血淖液而卫气浮，故血易泻，气易行；天寒日阴，则人血凝泣而卫气沉。月始生，则气血始清，卫气始行；月廓满，则气血实，肌肉坚；月廓空，则肌肉减，经络虚，卫气去，形独居。是以因天时而调血气也。天寒无刺，天温无灸，月生无泻，月满无补，月廓空无治，是谓得天时而调之。若月生而泻，是谓脏虚；月满而补，血气洋溢；络有留血，名曰重实。月廓空而治，是谓乱经。阴阳相错，真邪不别，沉以留上③，外虚内乱，淫邪乃起。"又曰："天有五运，金水木火土也；地有六气，风寒暑湿燥热也。"

定形气于予心。

经云："凡用针者，必先度其形之肥瘦，以调其气之虚实，实则泻之，虚则补之，必先定其血脉，而后调之。形盛脉细，少气不足以息者危。形瘦脉大，胸中多气者死。形气相得者生，不调者病，相失者死。"是故色脉不顺而莫针。戒之戒之！

【对校】

① 劫病之功：张缙版本作"却病之功"。

② 是故天温日阳：张缙版本作"是故天温日明"。

③ 沉以留上：张缙、黄龙祥版本作"沉以留止"。

【注释】

[1] 岁时：即一年四时。

[2] 天道：天，指自然界。道，指规律。天道，即自然界事物变化的规律。

【原文】

春夏瘦而刺浅，秋冬肥而刺深。

经云："病有沉浮，刺有浅深，各至其理，无过其道，过之则内伤，不及则外壅，壅则贼邪从之，浅深不得，反为大贼。内伤五脏，后生大病。"故曰："春病在毫毛腠理，夏病在皮肤。故春夏之人，阳气轻浮，肌肉瘦薄，血气未盛宜刺之浅；秋病在肉脉，冬病在筋骨，秋冬则阳气收藏，肌肉肥厚，血气充满，刺之宜深。"又云："春刺十二井，夏刺十二荥，季夏刺十二俞，秋刺十二经，冬刺十二合。"以配木火土金水，理见子午流注。

不穷经络阴阳，多逢刺禁。

经有十二，手太阴肺，少阴心，厥阴心包络，太阳小肠，少阳三焦，阳明大肠，足太阴脾，少阴肾，厥阴肝，太阳膀胱，少阳胆，阳明胃也。络有十五，肺络列缺，心络通里，心包络内关，小肠络支正，三焦络外关，大肠络偏历，脾络公孙，肾络大钟，肝络蠡沟，膀胱络飞扬，胆络光明，胃络丰隆，阴跷络照海，阳跷络申脉，脾之大络大包，督脉络长强，任脉络屏翳也①。阴阳者，天之阴阳，平旦至日中，天之阳，阳中之阳也。日中至黄昏，天之阳，阳中之阴也。合夜至鸡鸣，天之阴，阴中之阴也。鸡鸣至平旦，天之阴，阴中之阳也。故人亦应之。至于人身，外为阳，内为阴，背为阳，腹为阴，手足皆以赤白肉分之。五脏为阴，六腑为阳，春夏之病在阳，秋冬之病在阴。背固为阳，阳中之阳，心也；阳中之阴，肺也。腹固为阴，阴中之阴，肾也；阴中之阳，肝也；阴中之至阴，脾也。此皆阴阳表里，内外雌雄，相输应也，是以应天之阴阳。学者苟不明此经络，阴阳升降，左右不同之理，如病在阳明，反攻厥阴，病在太阳，反攻太阴，遂致贼邪未除，本气受蔽，则有劳无功，反犯禁刺。

既论脏腑虚实，须向经寻。

欲知脏腑之虚实，必先诊其脉之盛衰，既知脉之盛衰，又必辨其经脉之上下。脏者，心、肝、脾、肺、肾也。腑者，胆、胃、大小肠、三焦、膀胱也。如脉之衰弱者，其气多虚，为痒为麻也。脉之盛大者，其血多实，为肿为痛也。然脏腑居位乎内，而经络播行乎外，虚则补其母也，实则泻其子也。若心病，虚则补肝木也，实则泻脾土也。至于本经之中，而亦有子母焉。假如心之虚者，取本经少冲以补之，少冲者井木也，木能生火也；实取神门以泻之，神门者俞土也，火能生土也。诸经莫不皆然，要之不离乎五行相生之理，当细思之！

原夫起自中焦，水初下漏[1]**，太阴为始，至厥阴而方终；穴出云门，抵期门而最后。**

此言人之气脉，行于十二经为一周，除任、督之外，计三百九十三穴。一日一夜有百刻，分于十二时，每一时有八刻二分，每一刻计六十分，一时共计五百分。每日寅时，手太阴肺经生自中焦中府穴，出于云门起，至少商穴止；卯时手阳明大肠经，自商阳起至迎香止；辰时足阳明胃经，自头维至厉兑；巳时足太阴脾经，自隐白至大包；午时手少阴心经，自极泉至少冲；未时手太阳小肠经，自少泽至听宫；申时足太阳膀胱经，自睛明至至阴；酉时足少阴肾经，自涌泉至俞府；戌时手厥阴心包络经，自天池至中冲；亥时手少阳三焦经，自关冲至耳门；子时足少阳胆经，自童子髎②至窍阴；丑时足厥阴肝经，自大敦至期门而终。周而复始，与滴漏无差也。

正经十二，别络走三百余支。

十二经者，即手足三阴、三阳之正经也。别络者，除十五络，又有横络、孙络，不知其纪，散走于三百余支脉也。

正侧仰伏，气血有六百余候。

此言经络，或正或侧，或仰或伏，而气血循行孔穴，一周于身，荣行脉中三百余候，卫行脉外三百余候。

手足三阳，手走头而头走足；手足三阴，足走腹而胸走手。

此言经络，阴升阳降，气血出入之机，男女无以异。

要识迎随，须明逆顺。

迎随者，要知荣卫之流注，经脉之往来也。明其阴阳之经，逆顺而取之。迎者以针头朝其源而逆之，随者以针头从其流而顺之。是故逆之者为泻、为迎，顺之者为补、为随。若能知迎知随，令气必和，和气之方，必在阴阳，升降上下，源流往来，逆顺之道明矣。

况夫阴阳，气血多少为最。厥阴、太阳，少气多血；太阴、少阴，少血多气；而又气多血少者，少阳之分；气盛血多者，阳明之位。

此言三阴、三阳，气血多少之不同，取之必记为最要也。

先详多少之宜，次察应至之气。

凡用针者，先明上文气血之多少，次观针气之来应。

轻滑慢而未来，沉涩紧而已至。

轻浮、滑虚、慢迟，入针之后值此三者，乃真气之未到；沉重、涩滞、紧实，入针之后值此三者，是正气之已来。

既至也，量寒热而留疾。

留，住也；疾，速也。此言正气既至，必审寒热而施之。故经云："刺热须至寒者，必留针，阴气隆至，乃呼之，去徐，其穴不闭；刺寒须至热者，阳气隆至，针气必热，乃吸之，去疾，其穴急扪之。"

未至也，据虚实而候气。

气之未至，或进或退，或按或提，导之引之，候气至穴而方行补泻。经曰："虚则推内进搓，以补其气；实则循扪弹努，以引其气。"

气之至也，如鱼吞钩饵之沉浮；气未至也，如闲处幽堂之深邃。

气既至，则针有涩紧，似鱼吞钩，或沉或浮而动；其气不来，针自轻滑，如闲居静室之中，寂然无所闻也。

气速至而速效，气迟至而不治。

言下针若得气来速，则病易痊，而效亦速也。气若来迟，则病难愈，而有不治之忧。故赋[2]云："气速效速，气迟效迟，候之不至，必死无疑矣。"

【对校】

① 任脉络屏翳也：张缙、黄龙祥版本作"任脉络尾翳也"。

② 童子髎：张缙、黄龙祥版本作"瞳子髎"。

【注释】

[1] 水初下漏：漏为古代的一种滴水计时器，又称"刻漏、漏刻、壶漏"。我国古代使用铜壶滴漏来计时。水初下漏指的是以水之开始下漏比喻人之血气开始流注。

[2] 赋：此指《金针赋》。

【原文】

观夫九针之法，毫针最微，七星上应[1]，众穴主持。

言九针之妙，毫针最精，上应七星，又为三百六十穴之针。

本形金也，有蠲邪扶正之道。

本形，言针也。针本出于金，古人以砭石，今人以铁代之。蠲，除也。邪气盛，针能除之。扶，辅也。正气衰，针能辅之。

短长水也，有决凝开滞之机。

此言针有长短，犹水之长短，人之气血凝滞而不通，犹水之凝滞而不通也。水之不通，决之使流于湖海，气血不通，针之使周于经脉，故言针应水也。

定刺象木，或斜或正。

此言木有斜正，而用针亦有或斜或正之不同。刺阳经者，必斜卧其针，无伤其卫；刺阴分者，必正立其针，毋伤其荣，故言针应木也。

口藏比火，进阳补羸。

口藏，以针含于口也。气之温，如火之温也。羸，瘦也。凡下针之时，必口内温针暖，使荣卫相接，进己之阳气，补彼之瘦弱，故言针应火也。

循机扪而可塞，以象土。

循者，用手上下循之，使气血往来也。机扪者，针毕以手扪闭其穴，如用土填塞之义，故言针应土也。

实应五行而可知。

五行者，金、水、木、火、土也。此结上文，针能应五行之理也。

【注释】

[1] 七星上应：九针中毫针排为第七，上应七星，用途最广。《黄帝内经》中有关针法的理论中，也多指毫针而言。古人将毫针比作"七星"以应人之七窍，又七星在天，七窍也在上之故。毫针纤细，既适于七窍附近之腧穴，又可刺全身之腧穴，以治诸经之病，故原注中称为"三百六十穴之针"。

【原文】

然是三寸六分①，包含妙理。

言针虽但长三寸六分，能巧运神机之妙，中含水火，回倒阴阳，其理最玄妙也。

虽细桢[1]于毫发，同贯多歧。

桢，针之干也。歧，气血往来之路也。言针之干，虽如毫发之微小，能贯通诸经血气之道路也。

可平五脏之寒热，能调六腑之虚实。

平，治也。调，理也。言针能调治脏腑之疾，有寒则泄之②，热则清之，虚则补之，实则泻之。

拘挛闭塞，遣八邪而去矣；寒热痹痛，开四关而已之。

拘挛者，筋脉之拘束。闭塞者，气血之不通。八邪者，所以候八风之虚邪，言疾有挛闭，必驱散八风之邪也。寒者，身作颤而发寒也。热者，身作潮而发热也。四关者六脏③，六脏有十二原，出于四关，太冲、合谷是也。故太乙移宫之日，主八风之邪，令人寒热疼痛，若能开四关者，两手两足，刺之而已。立春一日起艮，名曰天留宫，风从东北来为顺令；春分一日起震，名曰仓门宫，风从正东来为顺令；立夏一日起巽，名曰阴洛宫，风从东南来为顺令；夏至一日起离，名曰上天宫，风从正南来为顺令；立秋一日起坤，名曰玄委宫，风从西南来为顺令；秋分一日起兑，名曰仓果宫，风从正西来为顺令；立冬一日起乾，名曰新洛宫，风从西北来为顺令；冬至一日起坎，名曰叶蛰宫，风从正北来为顺令。其风看人，爽神气，去沉疴。背逆谓之恶风毒气，吹形骸即病，名曰时气留伏。流入肌骨脏腑，虽不即患，后因风寒暑湿之重感，内缘饥饱劳欲之染着，发患曰内外两感之痼疾，非刺针以调经络，汤液引其荣卫，不能已也。中宫名曰招摇宫，共九宫焉。此八风之邪，得其正令，则人无疾，逆之，则有病也。

【对校】

① 三寸六分：张缙版本作"一寸六分"。

② 寒则泄之：张缙版本作"寒则温之"。

③ 四关者六脏：张缙版本作"四关者，五脏有六腑"。

【注释】

[1] 桢：坚硬的木头；古时筑墙所用之木。此指针之细直而言。

【原文】

凡刺者，使本神朝[1]而后入；既刺也，使本神定而气随。神不朝而勿刺，神已定而可施。

凡用针者，必使患者精神已朝，而后方可入针，既刺之①，必使患者精神才定，而后施针行气。若气不朝，其针为轻滑，不知疼痛，如插豆腐者，莫与进之，必使之候。如神气既至，针自紧涩，可与依法察虚实而施之。

定脚处[2]，取气血为主意[3]。

言欲下针之时，必取阴阳气血多少为主，详见上文。

下手处，认水木是根基。

下手，亦言用针也。水者母也，木者子也，是水能生木也。是故济母裨其不足，夺子平其有余，此言用针，必先认子母相生之义。举水木而不及土金火者，省文也。

天地人三才也，涌泉同璇玑、百会。

百会一穴在头，以应乎天；璇玑一穴在胸，以应乎人；涌泉一穴②在足心，以应乎地，是谓三才也。

上中下三部也，大包与天枢、地机。

大包二穴在乳后，为上部；天枢二穴在脐旁，为中部；地机二穴在足腨，为下部，是谓三部也。

阳跷、阳维并督带，主肩背腰腿在表之病。

阳跷脉，起于足跟中，循外踝，上入风池，通足太阳膀胱经，申脉是也。阳维脉者，维持诸阳之会，通手少阳三焦经，外关是也。督脉者，起于下极之腧，并于脊里，上行风府过脑循额，至鼻入龈交，通手太阳小肠经，后溪是也。带脉起于季胁，回身一周，如系带然，通足少阳胆经，临泣是也。言此奇经四脉属阳，主治肩背腰腿在表之病。

阴跷、阴维、任、冲脉，去心腹胁肋在里之疑。

疑者，疾也。阴跷脉，亦起于足跟中，循内踝，上行至咽喉，交贯冲脉，通足少阴肾经，照海是也。阴维脉者，维持诸阴之交，通手厥阴心包络经，内关是也。任脉起于中极之下，循腹上至咽喉，通手太阴肺经，列缺是也。冲脉起于气冲，并足少阴之经，侠脐上行至胸中而散，通足太阴脾经，公孙是也。言此奇经四脉属阴，能治心腹胁肋在里之疑。

二陵、二跷、二交，似续而交五大。

二陵者，阴陵泉、阳陵泉也。二跷者，阴跷、阳跷也。二交者，阴交、阳交也。续，接续也。五大者，五体也。言此六穴，递相交接于两手、两足并头也。

两间、两商、两井，相依而别两支。

两间者，二间、三间也。两商者，少商、商阳也。两井者，天井、肩井也。言六穴相依而分别于手之两支也。

大抵取穴之法，必有分寸，先审自意，次观肉分。

此言取量穴法，必以男左女右中指，与大指相屈如环，取内侧纹两角为一寸，各随长短大小取之，此乃同身之寸。先审病者是何病？属何经？用何穴？审于我意；次察病者，瘦肥长短，大小肉分，骨节发际之间，量度以取之。

或伸屈而得之，或平直而安定。

伸屈者，如取环跳之穴，必须伸下足，屈上足，以取之，乃得其穴。平直者，或平卧而取之，或正坐而取之，或正立而取之，自然安定，如承浆在唇下宛宛中之类也。

在阳部筋骨之侧，陷下为真；在阴分郄腘之间，动脉相应。

阳部者，诸阳之经也，如合谷、三里、阳陵泉等穴，必取侠骨侧指陷中为真也。阴分者，诸阴之经也，如手心、脚内、肚腹等穴，必以筋骨郄腘动脉应指，乃为真穴也。

取五穴用一穴而必端，取三经用一经而可正。

此言取穴之法，必须点取五穴之中，而用一穴，则可为端的矣。若用一经，必须取三经而正一经之是非矣。

头部与肩部详分，督脉与任脉易定。

头部与肩部，则穴繁多，但医者以自意详审，大小肥瘦而分之。督、任二脉，直行背腹中，而有分寸，则易定也。

明标与本，论刺深刺浅之经。

标本者，非止一端也，有六经之标本，有天地阴阳之标本，有传病之标本。以人身论之，则外为标，内为本；阳为标，阴为本；腑阳为标，脏阴为本；脏腑在内为本，经络在外为标也。六经之标本者，足太阳之本，在足跟上五寸，标在目；足少阳之本在窍阴，标在耳之类是也。更有人身之脏腑、阳气阴血、经络，各有标本。以病论之，先受病为本，后传流为标[3]，凡治病者，先治其本，后治其标，余症皆除矣。谓如先生轻病，后滋生重病，亦先治其轻病也。若有中满，无问标本，先治中满为急。若中满、大小便不利，亦无标本，先利大小便，治中满充急也。除此三者之外，皆治其本，不可不慎也。从前来者实邪，从后来者虚邪，此子能令母实，母能令子虚也。治法虚则补其母，实则泻其子，假令肝受心之邪，是从前来者，为实邪也，当泻其火；然直泻火，十二经络中，各有金、木、水、火、土也。当木之本，分其火也。故《标本论》云："本而标之，先治其本，后治其标。"既肝受火之邪，先于肝经五穴，泻荣火行间也。以药论，入肝经药为引，用泻心药为君也。是治实邪病矣。又假令肝受肾邪，是为从后来者，为虚邪，当补其母，故《标本论》云："标而本之，先治其标，后治其本。"肝木既受水邪，当先于肾经涌泉穴补木，是先治其标，后于肝经曲泉穴泻水，是后治其本，此先治其标者，推其至理，亦是先治其本也。以药论之，入肾经药为引，用补肝经药为君，是也。以得病之日为本，传病之日为标，亦是。

住痛移疼，取相交相贯之径。

此言用针之法，有住痛移疼之功者也。先以针左行左转，而得九数，复以针右行右转，而得六数，此乃阴阳交贯之道也。经脉亦有交贯，如手太阴肺之列缺，交于阳明之路，足阳明胃之丰隆，走于太阴之径，此之类也。

【对校】

① 既刺之：张缙、黄龙祥版本作"既针之"。

② 涌泉一穴：张缙版本作"涌泉二穴"。

③ 后传流为标：张缙版本作"后流变为标"。

【注释】

［1］朝：汇聚。

［2］定脚处：指针刺部位。

［3］取气血为主意：此指在针刺取穴时，要考虑本经气血之多少，针刺多气多血之经，可出气出血；刺少气之经，不宜出气；刺少血之经，不宜出血。

【原文】

岂不闻脏腑病，而求门、海、俞、募之微。

门海者，如章门、气海之类。俞者，五脏六腑之俞也，俱在背部二行。募者，脏腑之募，肺募中府，心募巨阙，肝募期门，脾募章门，肾募京门，胃募中脘，胆募日月，大肠募天枢，小肠募关元，三焦募石门，膀胱募中极。此言五脏六腑之有病，必取此门、海、俞、募之最微妙矣。

经络滞，而求原、别、交、会之道。

原者，十二经之原也。别，阳别也。交，阴交也。会，八会也。夫十二原者，胆原丘墟，肝原太冲，小肠原腕骨，心原神门，胃原冲阳，脾原太白，大肠原合谷，肺原太渊，膀胱原京骨，肾原太溪，三焦原阳池，包络原大陵。八会者，血会膈俞，气会膻中，脉会太渊，筋会阳陵泉，骨会大杼，髓会绝骨，脏会章门，腑会中脘也。此言经络血气凝结不通者，必取此原、别、交、会之穴而刺之。

更穷四根、三结，依标本而刺无不痊。

根结者，十二经之根结也。《灵枢经》云："太阴根于隐白，结于大包也；少阴根于涌泉，结于廉泉也；厥阴根于大敦，结于玉堂也；太阳根于至阴，结于目也；阳明根于厉兑，结于钳耳也；少阳根于窍阴，结于耳也；手太阳根于少泽，结于天窗、支正也；手少阳根于关冲，结于天牖、外关也；手阳明根于商阳，结于扶突、偏历也。"手三阴之经不载，不敢强注。又云："四根者，耳根、鼻根、乳根、脚根也。三结者，胸结、肢结、便结也。"此言能究根结之理，依上下文标本之决刺之，则疾无不愈也。

但用八法、五门，分主客而针无不效。

针之八法，一迎随，二转针，三手指，四针投，五虚实，六动摇，七提按，八呼吸。身之八法，奇经八脉"公孙、冲脉、胃心胸"，八句是也。五门者，天干配合，分于五也。甲与己合，乙与庚合之类是也。主客者，公孙主，内关客之类是也。或以井荥俞经合为五门，以邪气为宾客，正气为主人。先用八法，必以五门推时取穴，先主后客，而无不效之理。

八脉始终连八会，本是纪纲；十二经络十二原，是为枢要。

八脉者，奇经八脉也。督脉、任脉、冲脉、带脉、阴维、阳维、阴跷、阳跷也。八会者，即上文血会膈俞等是也。此八穴通八脉起止，连及八会，本是人之纲领也。如网之有纲也。十二经、十五络、十二原已注上文。枢要者，门户之枢纽也。言原出入十二经也。

一日取六十六穴之法[1]，方见幽微。

六十六穴者，即子午流注井荥俞原经合也。阳于注腑，三十六穴，阴于注脏，三十穴，共成六十六穴，具载五卷，子午流注图中。此言经络一日一周于身，历行十二经穴，当此之时，酌取流注之中一穴用之，以见幽微之理。

一时取一十二经之原，始知要妙。

十二经原，俱注上文。此言一时之中，当审此日是何经所主，当此之时，该取本日此经之原穴而刺之，则流注之法，玄妙始可知矣。

原夫补泻之法，非呼吸而在手指。

此言补泻之法，非但呼吸，而在乎手之指法也。法分十四者，循、扪、提、按、弹、捻、搓、盘、推、内、动、摇、爪、切、进、退、出、摄者是也。法则如斯，巧拙在人，详备《金针赋》内。

速效之功，要交正[2]而识本经。

交正者，如大肠与肺为传送之府，心与小肠为受盛之官，脾与胃为消化之宫，肝与胆为清净之位，膀胱合肾，阴阳相通，表里相应也。本经者，受病之经，如心之病，必取小肠之穴兼之，余仿此。言能识本经之病，又要认交经正经之理，则针之功必速矣。故曰："宁失其穴，勿失其经；宁失其时，勿失其气。"

交经缪刺，左有病而右畔取。

缪刺者，刺络脉也。右痛而刺左，左痛而刺右，此乃交经缪刺之理也。

泻络远针，头有病而脚上针。

三阳之经，从头下足，故言头有病，必取足穴而刺之。

【注释】

[1] 一日取六十六穴之法：指子午流注配穴法而言。

[2] 交正：指交经取穴中的正经（本经）而言。

【原文】

巨刺缪刺各异。

巨刺者，刺经脉也。痛在于左而右脉病者，则巨刺之，左痛刺右，右痛刺左，中其经也。缪刺者，刺络脉也。身形有痛，九候无病，则缪刺之，右痛刺左，左痛刺右，中其络也。此刺法之相同，但一中经，一中络之异耳。

微针与妙刺相通。

微针者，刺之巧也。妙刺者，针之妙也。言二者之相通也。

观部分而知经络之虚实。

言针入肉分，以天、人、地三部。而进必察其得气则内外虚实可知矣，又云："察脉之三部，则知何经虚，何经实也。"

视沉浮而辨脏腑之寒温。

言下针之后，看针气缓急，可决脏腑之寒热也。

且夫先令针耀，而虑针损；次藏口内，而欲针温。

言欲下针之时，必先令针光耀，看针莫有损坏；次将针含于口内，令针温暖与荣卫相接，无相触犯也。

目无外视，手如握虎；心无内慕，如待贵人。

此戒用针之士，贵乎专心诚意，而自重也。令目无他视，手如握虎，恐有伤也；心无他想，如待贵人，恐有责也。

左手重而多按，欲令气散；右手轻而徐入，不痛之因。

下针之时，必先以左手大指爪甲于穴上切之，则令其气散，以右手持针，轻轻徐入，此乃不痛之因也。

空心恐怯，直立侧而多晕。

空心者，未食之前，此言无刺饥人，其气血未定，则令人恐惧，有怕怯之心，或直立，或侧卧，必有眩晕之咎也。

背目沉掐，坐卧平而没昏。

此言欲下针之时，必令患人莫视所针之处，以手爪甲重切其穴，或卧或坐，而无昏闷之患也。

推于十干、十变，知孔穴之开阖。

十干者，甲、乙、丙、丁、戊、己、庚、辛、壬、癸也。十变者，逐日临时之变也。备载《灵龟八法》中，故得时谓之开，失时谓之阖。

论其五行、五脏，察日时之旺衰。

五行五脏，俱注上文。此言病于本日时之下，得五行生者旺，受五行克者衰。如心之病，得甲乙之日时者生旺，遇壬癸之日时者克衰，余仿此。

伏如横弩，应若发机。

此言用针刺穴，如弩之视正而发矢，取其捷效，如射之中的也。

阴交阳别而定血晕，阴跷、阳维而下胎衣。

阴交穴有二，一在脐下一寸，一在足内踝上三寸，名三阴交也，言此二穴，能定妇人之血晕。又言照海、外关二穴，能下产妇之胎衣也。

痹厥偏枯，迎随俾经络接续。

痹厥者，四肢厥冷麻痹。偏枯者，中风半身不遂也。言治此症，必须接气通经，更以迎随之法，使血气贯通，经络接续也。

漏崩带下，温补使气血依归。

漏崩带下者，女子之疾也。言有此症，必须温针待暖以补之，使荣卫调和而归依也。

静以久留，停针待之。

此言下针之后，必须静而久停之。

必准者，取照海治喉中之闭塞，端的处，用大钟治心内之呆痴。大抵疼痛实泻，痒麻虚补。

此言疼痛者热，宜泻之以凉；痒麻者冷，宜补之以暖。

体重节痛而俞居，心下痞满而井主。

俞者，十二经中之俞。井者，十二经中之井也。

心胀咽痛，针太冲而必除；脾冷胃疼，泻公孙而立愈。胸满腹痛刺内关，胁疼肋痛针飞虎。

飞虎穴即支沟穴，以手于虎口一飞，中指尽处是穴也。

筋挛骨痛而补魂门，体热劳嗽而泻魄户。头风头痛，刺申脉与金门；眼痒眼疼，泻光明与地五。泻阴郄止盗汗，治小儿骨蒸；刺偏历利小便，医大人水蛊。中风环跳而宜刺，虚损天枢而可取。

地五者，即地五会也。

由是午前卯后，太阴生而疾温；离左酉南，月朔死而速冷。

此以月生死为期，午前卯后者，辰、巳二时也。当此之时，太阴月之生也。是故月廓空无泻，宜疾温之。离左酉南者，未、申二时也。当此时分，太阴月之死也。是故月廓盈无补，宜速冷之。将一月而比一日也。经云："月生一日一痏，二日二痏，至十五日十五痏，十六日十四痏，十七日十三痏，渐退，至三十日二痏。"月望以前谓之生，月望以后谓之死，午前谓之生，午后谓之死也。

循扪弹怒，留吸母而坚长。

循者，用针之后，以手上下循之，使血气往来也。扪者，出针之后，以手扪闭其穴，使气不泄也。弹努者，以手轻弹而补虚也。留吸母者，虚则补其母，须待热至之后，留吸而坚长也。

爪下伸提，疾呼子而嘘短。

爪下者，切而下针也。伸提者，施针轻浮豆许曰提。疾呼子者，实则泻其子，务待寒至之后，去之速，而嘘且短矣。

动退空歇，迎夺右而泻凉；推内进搓，随济左而补暖。

动退，以针摇动而退，如气不行，将针伸提而已。空歇，撒手而停针，迎以针逆而迎夺，即泻其子也。如心之病，必泻脾子，此言欲泻必施此法也。推内进者，用针推内而入也。搓者，犹如搓线之状，慢慢转针，勿令太紧。随，以针顺而随之；济，则济其母也。如心之病，必补肝母，此言欲补必用此法也。此乃远刺寒热之法，故凡病热者，先使气至病所，次微微提退豆许，以右旋夺之，得针下寒而止。凡病寒者，先使气至病所，次徐徐进针，以左旋搓撞和之，得针下热而止。

慎之！大患危疾，色脉不顺而莫针。

慎之者，戒之也。此言有危笃之疾，必观其形色，更察其脉若相反者，莫与用针，恐劳而无功，反获罪也。

寒热风阴，饥饱醉劳而切忌。

此言无针大寒、大热、大风、大阴雨、大饥、大饱、大醉、大劳，凡此之类，决不可用针，实大忌也。

望不补而晦不泻，弦不夺而朔不济。

望，每月十五日也。晦，每月三十日也。弦有上、下弦，上弦或初七，或初八，下弦或廿二、廿三也。朔，每月初一日也。凡值此日，不可用针施法也。如暴急之疾，则不拘矣。

精其心而穷其法，无灸艾而坏其皮。

此言灸也，勉医者宜专心究其穴法，无误于着艾之功，庶免于犯于禁忌，而坏人之皮肉矣。

正其理而求其原，免投针而失其位。

此言针也，勉学者要明其针道之理，察病之原，则用针不失其所也。

避灸处而加四肢，四十有九；禁刺处而除六腧，二十有二。

禁灸之穴四十五，更加四肢之井，共四十九也。禁针之穴二十二，外除六腑之腧也。

抑又闻高皇抱疾未瘥，李氏刺巨阙而后苏；太子暴死为厥，越人针维会而复醒。肩井、曲池，甄权刺臂痛而复射；悬钟、环跳，华佗刺躄足而立行。秋夫针腰俞而鬼免沉疴，王纂针交俞而妖精立出。取肝俞与命门，使瞽士视秋毫之末；刺少阳与交别，俾聋夫听夏蚋之声。

此引先师用针，有此立效之功，以励学者用心之诚。

嗟夫！去圣逾远，此道渐坠。或不得意而散其学，或愆其能而犯禁忌。愚庸智浅，难契于玄言，至道渊深，得之者有几？偶述斯言，不敢示诸明达者焉，庶几乎童蒙之心启[1]。

【注释】

[1] 童蒙之心启：比喻初学针灸的人可以受到启发。

【按语】《标幽赋》将针灸理论与实践中深奥难懂之处提纲挈领地进行了标举，已发针灸学术中之幽微，故名"标幽赋"，作者为窦默。窦默（1196—1280），初名杰，字汉卿，后改名，字子声，平肥乡（今河北省广平县）人。金元时期的理学家、针灸医家。著有《标幽赋》《针经指南》《窦太师流注》《指迷赋》《铜人针经密语》《流注指要赋》（即《通玄指要赋》）等针灸专著，另有《疮疡经验全书》十三卷，为其后代所辑。他的"流注八穴""补泻在于手指""莫如用针""气至沉紧"等针灸学说，对后世针灸医家颇有影响，对针灸学的发展具有一定贡献。

第二节　通玄指要赋（杨氏注解）（卷二）

【提要】《通玄指要赋》即《流注指要赋》，是针灸歌赋名。窦默作，出自于罗天益《卫生宝鉴》，该书刊行于1281年。内容讲刺法、配穴。全赋共634字，列47证，除两证取两穴外，其余各证均取单穴，共计49个腧穴，肘膝以下的五输穴占大多数，所录疾病以五官科的各种痛症为最多，对临床治疗具有重要参考价值。

【原文】

必欲治病，莫如用针。

夫治病之法，有针灸，有药饵，然药饵或出于幽远之方，有时缺少，而又有新陈之不等，真伪之不同，其何以奏肤功，起沉疴也？惟精于针，可以随身带用，以备缓急。

巧用神机之妙。

巧者，功之善也；运者，变之理也。神者，望而知之。机者，事之微也。妙者，治之应也。

工开圣理之深。

工者，治病之体。圣者，妙用之端。故《难经》云："问而知之谓之工，闻而知之谓之圣。"夫医者意也，默识心通，贯融神会，外感内伤，自然觉悟，岂不谓圣理之深也。

外取砭针，能蠲邪而扶正。

砭针者，砭石是也。此针出东海，中有一山，名曰高峰，其山有石，形如玉簪，生自圆长，磨之有锋尖，可以为针，治病疗邪无不愈。

中含水火，善回阳而倒阴。

水火者，寒热也。惟针之中，有寒邪补泻之法，是进退水火之功也。回阳者，谓阳盛则极热，故泻其邪气，其病自得清凉矣。倒阴者，谓阴盛则极寒，故补其虚寒，其病自得温和矣。此回阳倒阴之理，补泻盛衰之功。

原夫络别支殊。

别者，辨也。支者，络之分派也。《素问》云："络穴有一十五，于十二经中每经各有一络。外有三络：阳跷络，在足太阳经；阴跷络，在足少阴经；脾之大络，在足太阴经。"此是十五络也，各有支殊之处，有积络，有浮络，故言络别支殊。

经交错综。

交经者，十二经也。错者，交错也。综者，总聚也。言足厥阴肝经，交出足太阴脾经之后，足太阴脾经，交出厥阴肝经之前，此是经络交错，总聚之理也。

或沟池溪谷以歧异。

歧者，路也。其脉穴之中，有呼为沟、池、溪、谷之名者，如歧路之各异也。若水沟、风池、后溪、合谷之类是也。一云《铜人经》，乃分四穴：沟者水沟穴，池者天池穴，溪者太溪穴，谷者阳谷穴。所谓四穴同治，而分三路，皆皈于一原。

或山海丘陵而隙共。

隙者，孔穴或取山、海、丘、陵而为名者，其孔穴之同共也。如承山、照海、商丘、阴陵之类是也。一云《铜人经》亦分四穴：山者承山穴，海者气海穴，丘者丘墟穴，陵者阴陵穴。四经相应，包含万化之众也。

斯流派以难揆，在条纲而有统。

此言经络贯通，如水流之分派，虽然难以揆度，在条目纲领之提挈，亦有统绪也。故书云："若纲有条而不紊。"一云经言："井荥俞原经合，甲日起甲戌时，乃胆受病，窍阴所出为井金，侠溪所溜为荥水，临泣所注为俞木，丘墟所过为原，阳辅所行为经火，阳陵泉所入为合土。凡此流注之道，须看日脚，阴日刺五穴，阳日刺六穴。"

理繁而昧，纵补泻以何功？

盖圣人立意，垂法于后世，使其自晓也。若心无主持，则义理繁乱，而不能明解，纵依补泻之法，亦有何效？或云："假如小肠实则泻小海，虚则补后溪；大肠实则泻二间，虚则补曲池；胆实则泻阳辅，虚则补侠溪。"此之谓也。中工治病已成之后，惟不知此理，不明虚实，妄投针药，此乃医之误也。

法捷而明，曰迎随而得用①。

夫用针之法，要在识其通变，捷而能明，自然于迎随之间，而得施为之妙也。

且如行步难移，太冲最奇。人中除脊膂之强痛；神门去心性之呆痴。风伤项急，始求于风府；头晕目眩，要觅于风池。耳闭须听会而治也，眼痛则合谷以推之。胸结身黄，取涌泉而即可；脑昏目赤，泻攒竹以便宜。但见两肘之拘挛，仗曲池而平扫；四肢之懒惰，凭照海以消除。牙齿痛，吕细堪治；头项强，承浆可保。太白宣通于气冲[1]（太白脾家真土也，能生肺金）。阴陵开通于水道（阴陵泉，真水也，滋济万物）。腹膨而胀，夺内庭兮休迟；筋转而疼，泻承山而在早。大抵脚腕痛，昆仑解愈；股膝疼，阴市能医。痫发癫狂兮，凭后溪而疗理；疟生寒热兮，仗间使以扶持。期门罢胸满血膨而可以，劳宫退胃翻心痛亦何疑！

稽夫大敦去七疝之偏坠，王公[2]谓此；三里却五劳之羸瘦，华佗言斯。固知腕骨祛黄；然骨泻肾行间治膝肿目疾；尺泽去肘疼筋紧。目昏不见，二间宜取；鼻窒无闻，迎香可引。肩井除两臂难任；丝竹疗头疼不忍。咳嗽寒痰，列缺堪治；眵䁾冷泪，临泣尤准（头临泣穴）。

髋骨将腿痛以祛残。

髋骨二穴，在委中上三寸，髀枢中，垂手取之，治腿足疼痛，针三分。一云："跨骨在膝膑上一寸，两筋空处是穴，刺入五分，先补后泻，其病自除。"此即梁丘穴也，更治乳痈。按此两解，俱与经外奇穴不同，并存，以俟知者。

肾俞把腰疼而泻尽。

以见越人治尸厥于维会，随手而苏。

维会二穴，在足外踝上三寸，内应足少阳胆经。尸厥者，卒丧之症，其病口噤气绝，状如死，不识人。昔越人过虢，虢太子死未半日，越人诊太子脉曰："太子之病为尸厥也。脉乱故形如死，太子实未死也。"乃使弟子子阳，镵针砥石②，以取外三阳、五会，有间，太子苏，二旬而复。故天下尽以扁鹊能生死人。鹊闻之曰："此自当生者，吾能使之生耳。"又云："乃玉泉穴，在脐下四寸是穴，手之三阳脉，维于玉泉，是足三阳脉会。治卒中尸厥，恍惚不省人事，血淋下疼，小便赤涩，失精梦遗，脐腹疼痛，结如盆杯，男子阳气虚惫，疝气水肿，贲豚抢心，气急而喘。"经云："太子尸厥，越人刺维会而复苏。此即玉泉穴。真起死回生奇术。妇人血气症瘕坚积，脐下冷痛，子宫断绪，四度刺有孕，使胞和暖，或产后恶露不止，月事不调，血结成块，尽能治之。针八分，留五呼，得气即泻，更宜多灸为妙。"

文伯泻死胎于阴交，应针而陨[3]。

灸三壮，针三分。昔宋太子善医术，出苑游，逢一怀娠女人，太子诊之曰："是一女子。"令徐文伯诊之，文伯曰："是一男一女。"太子性暴，欲剖腹视之。文伯止曰："臣请针之。"于是泻足三阴交，补手阳明合谷，其胎应针而落，果如文伯之言。故今言妊妇不可针此穴。昔文伯见一妇人临产症危，视之，乃子死在腹中，刺足三阴交二穴，又泻足太冲二穴，其子随手而下。此说与《铜人》之文又不相同。

【对校】

①曰迎随而得用：黄龙祥版本作"自迎随而得用"。

②镵针砭石：张缙版本作"厉针砭石"，黄龙祥版本作"磟针砭石"。

【注释】

[1] 气冲：一作症状解释；一作气冲穴解释。

[2] 王公：指唐朝的王焘，王氏著有《外台秘要》。

[3] 文伯泻死胎于阴交，应针而陨：徐文伯为南齐盐城县人，精通医术，曾泻足太阴（三阴交）补手阳明（合谷），使死胎应针而落。

【原文】

圣人于是察麻与痛①，分实与虚[1]。

虽云诸疼痛皆以为实，诸痒麻皆以为虚，此大略也，未尽其善。其中有丰肥坚而得其疼痛之疾者②；亦有虚羸气弱，而感其疼痛之病者。非执而断之，仍要推其得病之原，别其内外之感，然后真知其虚实也。实者泻之，虚者补之。

实则自外而入也，虚则自内而出欤！

夫冒风寒，中暑湿，此四时者，或因一时所感而受病者，谓实邪，此疾盖是自外而入于内也。多忧虑，少心血，因内伤而致病者，谓虚邪，此疾盖是自内而出于外也。此分虚实内外之理也。一云："夫疗病之法，全在识见，痒麻为虚，虚当补其母；疼痛为实，实当泻其子。且如肝实，泻行间二穴，火乃肝木之子；肝虚，补曲泉二穴，水乃肝木之母。胃实，泻厉兑二穴，金乃胃土之子；胃虚，补解溪二穴，火乃胃土之母。三焦实，泻天井二穴；三焦虚，补中渚二穴。膀胱实，泻束骨二穴；膀胱虚，补至阴二穴。故经云：'虚羸痒麻，气弱者补之；丰肥坚硬，疼痛肿满者泻之。'凡刺之要，只就本经，取井荥俞原经合，行子母补泻之法，乃为枢要。深知血气往来多少之道，取穴之法，各明其部分，即依本经而刺，无不效也。"

故济母而裨其不足；夺子而平其有余。

裨者，补也。济母者，盖补其不足也。夺子者，夺去其有余也。此补母泻子之法，按《补泻经》云："只非刺一经而已。假令肝木之病，实则泻心火之子，虚则补肾水之母，其肝经自得安矣。五脏仿此。"一云："虚当补其母，实当泻其子。"故知肝胜脾，肝有病必传与脾，圣人治未病，当先实脾，使不受肝之贼邪，子母不许相传，大概当实其母，正气以增，邪气必去。气血往来，无偏伤，伤则痈疾蜂起矣。

观二十七之经络，一一明辨。

经者，十二经也。络者，十五络也。共计二十七之经络相随，上下流行。观之者，一一明辨也。

据四百四之疾症，件件皆除[2]。

岐伯云："凡人禀乾坤而立身，随阴阳而造化，按八节而荣，顺四时而易，调神养气，习性咽津，故得安和，四大舒缓。或一脉不调，则众疾俱动，四大不和，百病皆生。"凡人之一身，总计四百四病，不能一一具载，然变症虽多，但依经用法，件件皆除也。

故得夭枉都无，跻斯民于寿域。

跻者，登也。夭者，短也。枉者，误伤其命也。夫医之道，若能明此用针之理，除疼痛迅若手拈，破郁结涣如冰释。既得如此之妙，自此之后，并无夭枉之病。故斯民皆使登长寿之域矣。

几微已判，彰往古之玄书。

几微者，奥妙之理也。判，开也。彰，明也。玄，妙也。令奥妙之理，已焕然明著于前，使后学易晓。

抑又闻心胸病，求掌后之大陵；肩背患，责肘前之三里。冷痹肾败，取足阳明之土；连脐腹痛，泻足少阴之水[3]。脊间心后者，针中渚而立痊；胁下肋边者，刺阳陵而即止。头项痛，拟后溪以安然；腰脚疼③，在委中而已矣。夫用针之士，于此理苟能明焉，收祛邪之功，而在乎捻指[4]。

夫用针之士，先要明其针法，次知形气所在，经络左右所起，血气所行，逆顺所会，补虚泻实之法，去邪安正之道，方能除疼痛于目前，疗疾病于指下也。

【对校】

①圣人于是察麻与痛：黄龙祥版本作"圣人于是察麻与虚"。

②其中有丰肥坚而得其疼痛之疾者：张缙版本作"其中有丰肥坚硬而得其疼痛之疾者"。

③腰脚疼：张缙版本作"腰背疼"。

【注释】

[1] 圣人于是察麻与痛，分实与虚："麻"即麻木，身体感觉器官丧失感觉，或感觉不足，俗称"发麻"，为虚；"痛"用于表达疾病、创伤等引起的难受的感觉，也用于描述内心悲伤的感觉，多属实证。

[2] 据四百四之疾症，件件皆除：是说人之一身共有四百四病，用针灸治疗，均有疗效。

[3] 连脐腹痛，泻足少阴之水：足少阴肾经起于足心，循下肢内侧上股内后廉，入腹夹脐，若外受风寒之邪，致脐疼痛，取肾经水穴之阴谷，以泻阴寒之邪。

[4] 捻指：指用手指捻针。这里是说行针取得疗效的关键在于手法。

【按语】《通玄指要赋》是将深奥的针灸理论同临床实践贯通，用歌赋择要地加以指出，故名为"通玄指要赋"。此赋与《标幽赋》同为窦汉卿所著，《标幽赋》侧重于理论的阐明，《通玄指要赋》侧重于治疗取穴的论述。《通玄指要赋》据题辞所述，内容多出自其师李氏的经验，曰："授穴之秘者四十有三，疗疾而弗瘳者万千无一。"窦氏因"辄裁八韵，赋就一篇"，以"共传于同志"。

第三节　玉龙赋（卷二）

【提要】《玉龙赋》是撷取"玉龙歌"的精华以赋的体例撰写，首见于明代高武的

《针灸聚英·卷四上》。全文介绍了102个穴位的治症经验，治症中头面五官和颈项背部的疾患21症，内伤外感21症，痔疝大小便和其他疾患17症。囊括了内、外、妇、儿、五官各科疾病及辨证取穴规律。在治疗的选穴上，着重于表里经的配合和"八脉交会穴"、俞募穴的使用。

【原文】

夫参博以为要，辑简而舍烦；总玉龙以成赋，信金针以获安。原夫卒暴中风，顶门[1]百会；脚气连延，里绝三交[2]。头风鼻渊，上星可用；耳聋腮肿，听会偏高。攒竹头维，治目疼头痛；乳根俞府，疗嗽气痰哮①。风市阴市，驱腿脚之乏力；阴陵阳陵，除膝肿之难熬。二白[3]医痔漏，间使剿[4]疟疾；大敦去疝气，膏肓补虚劳。天井治瘰疬瘾疹；神门治呆痴笑咷[5]。

咳嗽风痰，太渊列缺宜刺；尪羸[6]喘促，璇玑气海当知。期门大敦，能治坚痃疝气；劳宫大陵，可疗心闷疮痍[7]。心悸虚烦刺三里，时疫痃[8]疟寻后溪。绝骨三里阴交，脚气宜此；睛明太阳鱼尾，目症凭兹。老者便多，命门兼肾俞而着艾；妇人乳肿，少泽与太阳之可推。身柱蠲嗽，能除脊痛；至阳却疸，善治神疲。长强承山，灸痔最妙；丰隆肺俞，痰嗽称奇。

风门主伤冒寒邪之嗽，天枢理感患脾泄之危。风池绝骨，而疗乎伛偻；人中曲池，可治其痿伛。期门刺伤寒未解，经不再传；鸠尾针癫痫已发，慎其妄施。阴交水分三里，盅胀宜刺；商丘解溪丘墟，脚痛堪追。尺泽理筋急之不幸②，腕骨疗手腕之难移。肩脊痛兮，五枢兼于背缝[9]；肘挛疼兮，尺泽合于曲池。风湿传于两肩，肩髃可疗；壅热盛乎三焦，关冲最宜。手臂红肿，中渚液门要辨；脾虚黄疸，腕骨中脘何疑。伤寒无汗，攻复溜宜泻；伤寒有汗，取合谷当随。

欲调饱满之气逆，三里可胜；要起六脉之沉匿，复溜称神。照海支沟，通大便之秘；内庭临泣，理小腹之膜。天突膻中，医喘嗽；地仓颊车，疗口㖞。迎香攻鼻窒为最；肩井除臂痛如拿。二间治牙疼，中魁理翻胃而即愈；百劳止虚汗，通里疗心惊而即差。大小骨空，治眼烂，能止冷泪；左右太阳，医目疼，善除血翳。心俞肾俞，治腰肾虚乏之梦遗；人中委中，除腰脊痛闪之难制。太溪昆仑申脉，最疗足肿之迍[10]；涌泉关元丰隆，为治尸劳之例。

印堂治其惊搐；神庭理乎头风。大陵人中频泻，口气全除；带脉关元多灸，肾败堪攻。腿脚重疼，针髋骨[11]膝关膝眼；行步艰楚，刺三里中封太冲。取内关于照海，医腹疾之块；搐迎香于鼻内，消眼热之红。肚痛秘结，大陵合外关于支沟；腿风湿痛，居髎兼环跳于委中。上脘中脘，治九种之心痛；赤带白带，求中极之异同。

又若心虚热壅，少冲明于济夺；目昏血溢，肝俞辨其实虚。当心传之玄要，究手法之疾徐。或值挫闪疼痛之不足③，此为难拟定穴之可祛。辑管见以便诵读，幸高明而无哂诸。

【对校】

①嗽气痰哮：张缙版本作"气嗽痰哮"。

②尺泽理筋急之不幸：张缙版本作"尺泽理筋急之不用"。黄龙祥版本作"尺泽理

筋急之不辛"。

③疼痛之不足：张缙版本作"疼痛之不定"。

【注释】

[1] 顶门：即囟会。

[2] 里绝三交：此处当指足三里、绝骨和三阴交。

[3] 二白：位于掌后大陵穴直上4寸，郄门穴的两侧各2分，左右一共4穴。

[4] 剿：音 jiǎo，讨伐，消灭。音 chāo，以别人的语言文句作为自己的，剿袭（亦作"抄袭"）。

[5] 咷：音 táo，同"啕"，本义：小儿啼哭不停。《说文解字》：咷，楚谓儿泣不止曰噭咷。音 huó，大哭，好哭，死声咷气（大声嘶喊、哭叫）。

[6] 尪羸：音 wāngléi。亦作"尪羸""尫羸"。瘦弱。晋·葛洪《抱朴子·遐览》曰："他弟子皆亲仆使之役，采薪耕田。唯余尪羸，不堪他劳。"

[7] 痍：创伤。

[8] 痎：音 jiē，是指隔日发作的疟疾。如：痎疟，是疟疾的通称，亦指经久不愈的老疟。

[9] 背缝：经外奇穴，位于肩骨端直下腋缝尖。《玉龙歌》杨氏注解：背缝二穴，在背肩端骨下，直腋缝尖，针二寸，灸七壮。《针灸集成》称作胛缝。

[10] 迍：音 zhūn。路难行不进的样子；困顿失意。

[11] 髋骨：此处指经外奇穴，在大腿前面下部，当胃经梁丘穴两旁各1.5寸处，一侧两穴；正坐或仰卧取穴。《医经小学》曰："髋骨四穴梁丘旁，各开寸半治腿痛。"《针灸大成》曰："髋骨四穴，在梁丘两旁，各开一寸五分，两足共四穴。治腿痛。灸七壮。"但也有定位在梁丘穴两旁各0.5寸者，如《扁鹊神应针灸玉龙经》曰："髋骨，膝盖上一寸，梁丘穴两旁各五寸。"髋骨亦为经穴环跳穴的别名，见《针方六集》。

【按语】《古今医统大全·卷之七·针灸直指》曰："玉龙歌俗以为扁鹊所撰，盖后人托为之者。上玉龙赋又总辑其要旨耳。"《玉龙赋》更易习诵，而且所介绍的范围更广，其中处方取穴的规律又多是疗效卓著、切合实用者。历代均将本赋推崇为具有指导性的针灸文献之一，现在针灸临证取穴时大多不出这个范围。

第四节　玉龙歌（杨氏注解）（卷三）

【提要】"玉龙歌"是针灸歌赋名，最早见于元代王国瑞撰写的《扁鹊神应针灸玉龙经》，刊于1329年，题名为"一百二十穴玉龙歌"，后《针灸大成》称之为"玉龙歌"，并加以注解。主要内容有：一是强调《玉龙歌》的应用价值；二是重视经络理论；三是强调辨证施治，按病之寒热虚实分别施针或艾灸或针灸并用；四是全身疼痛取不定穴（即以痛处为穴）；五是注重沿皮卧针透刺或出血等针法。

【原文】

扁鹊授我玉龙歌，玉龙一试绝沉疴，玉龙之歌真罕得，流传千载无差讹。

我今歌此玉龙诀，玉龙一百二十穴，看者行针殊妙绝，但恐时人自差别。

补泻分明指下施，金针一刺显明医，伛者立伸偻者起，从此名扬天下知。

凡患伛者，补曲池，泻人中；患偻者，补风池，泻绝骨。

中风不语最难医，发际顶门穴要知，更向百会明补泻，即时苏醒免灾危。

顶门即囟会也，禁针，灸五壮。百会先补后泻，灸七壮，艾如麦大。

鼻流清涕名鼻渊，先泻后补疾可痊，若是头风并眼痛，上星穴内刺无偏。

上星穴流涕并不闻香臭者，泻俱得气补。

头风呕吐眼昏花，穴取神庭始不差，孩子慢惊何可治，印堂刺入艾还加。

神庭入三分，先补后泻。印堂入一分，沿皮透左右攒竹，大哭效，不哭难。急惊泻，慢惊补。

头项强痛难回顾，牙疼并作一般看，先向承浆明补泻，后针风府即时安。

承浆宜泻，风府针不可深。

偏正头风痛难医，丝竹金针亦可施，沿皮向后透率谷，一针两穴世间稀。

偏正头风有两般，有无痰饮细推观，若然痰饮风池刺，倘无痰饮合谷安。

风池刺一寸半，透风府穴，此必横刺方透也，宜先补后泻，灸十一壮。合谷穴针至劳宫，灸二七壮。

口眼㖞斜最可嗟，地仓妙穴连颊车，㖞左泻右依师正，㖞右泻左莫令斜。

灸地仓之艾，如绿豆，针向颊车，颊车之针，向透地仓。

不闻香臭从何治？迎香两穴可堪攻，先补后泻分明效，一针未出气先通。

耳聋气闭痛难言，须刺翳风穴始痊，亦治项上生瘰疬，下针泻动即安然。

耳聋之症不闻声，痛痒蝉鸣不快情，红肿生疮须用泻，宜从听会用针行。

偶尔失音言语难，哑门一穴两筋间，若知浅针莫深刺，言语音和照旧安。

眉间疼痛苦难当，攒竹沿皮刺不妨，若是眼昏皆可治，更针头维即安康。

攒竹宜泻，头维入一分，沿皮透两额角，疼泻，眩晕补。

两睛红肿痛难熬，怕日羞明心自焦，只刺睛明鱼尾穴，太阳出血自然消。

睛明针五分，后略向鼻中，鱼尾针透鱼腰。太阳即童子髎，俱禁灸。如虚肿不宜去血。

眼痛忽然血贯睛[1]，羞明更涩最难睁，须得太阳针血出，不用金刀疾自平。

心血炎上两眼红，迎香穴内刺为通，若将毒血搐出后，目内清凉始见功。

内迎香二穴，在鼻孔中，用芦叶或竹叶，搐入鼻内，出血为妙，不愈再针合谷。

强痛脊背泻人中，挫闪腰酸亦可攻，更有委中之一穴，腰间诸疾任君攻。

委中禁灸，四畔紫脉上皆可出血，弱者慎之。

肾弱腰疼不可当，施为行止甚非常，若知肾俞二穴处，艾火频加体自康。

环跳能治腿股风，居髎二穴认真攻，委中毒血更出尽，愈见医科神圣功。

居髎灸则筋缩。

膝腿无力身立难，原因风湿致伤残，倘知二市穴能灸，步履悠然渐自安。

俱先补后泻。二市者，风市、阴市也。

髋骨能医两腿疼，膝头红肿不能行，必针膝眼、膝关穴，功效须臾病不生。

膝关在膝盖下，犊鼻内，横针透膝眼。

寒湿脚气不可熬，先针三里及阴交，再将绝骨穴兼刺，肿痛登时立见消。

即三阴交也。

【注释】

[1] 血贯睛：指眼球外部充血之状。

【原文】

肿红腿足草鞋风，须把昆仑二穴攻，申脉、太溪如再刺，神医妙诀起疲癃[1]。

外昆仑针透内吕。

脚背疼起丘墟穴，斜针出血即时轻，解溪再与商丘识，补泻行针要辨明。

行步艰难疾转加，太冲二穴效堪夸，更针三里中封穴，去病如同用手爪。

膝盖红肿鹤膝风，阳陵二穴亦堪攻，阴陵针透尤收效，红肿全消见异功。

腕中无力痛艰难，握物难移体不安，腕骨一针虽见效，莫将补泻等闲看。

急疼两臂气攻胸，肩井分明穴可攻，此穴元来真气聚，补多泻少应其中。

此二穴针二寸效，乃五脏真气所聚之处，倘或体弱针晕，补足三里。

肩背风气连臂疼，背缝二穴用针明，五枢亦治腰间痛，得穴方知疾顿轻。

背缝二穴，在背肩端骨下，直腋缝尖，针二寸，灸七壮。

两肘拘挛筋骨连，艰难动作欠安然，只将曲池针泻动，尺泽兼行见圣传。

尺泽宜泻不灸。

肩端红肿痛难当，寒湿相争气血狂，若向肩髃明补泻，管君多灸自安康。

筋急不开手难伸，尺泽从来要认真，头面纵有诸样症，一针合谷效通神。

腹中气块痛难当，穴法宜向内关防，八法有名阴维穴，腹中之疾永安康。

先补后泻，不灸。如大便不通，泻之即通。

腹中疼痛亦难当，大陵、外关可消详，若是胁疼并闭结，支沟奇妙效非常。

脾家之症最可怜，有寒有热两相煎，间使二穴针泻动，热泻寒补病俱痊。

间使透针支沟，如脾寒可灸。

九种心痛及脾疼，上脘穴内用神针，若还脾败中脘补，两针神效免灾侵。

痔漏之疾亦可憎，表里急重最难禁，或痛或痒或下血，二白穴在掌中寻。

二白四穴，在掌后，去横纹四寸，两穴相对，一穴在大筋内，一穴大筋外，针五分，取穴用稻心从项后围至结喉，取草折齐，当掌中大指虎口纹，双围转两筋头，点到掌后臂草尽处是，即间使后一寸，郄门穴也。灸二七壮，针宜泻，如不愈，灸骑竹马。

三焦热气壅上焦，口苦舌干岂易调，针刺关冲出毒血，口生津液病俱消。

手臂红肿连腕疼，液门穴内用针明，更将一穴名中渚，多泻中间疾自轻。

液门沿皮针向后，透阳池。

中风之症症非轻，中冲二穴可安宁，先补后泻如无应，再刺人中立便轻。

中冲禁灸，惊风灸之。

胆寒心虚病如何？少冲二穴最功多，刺入三分不着艾，金针用后自平和。

时行疟疾最难禁，穴法由来未审明，若把后溪穴寻得，多加艾火即时轻。

热泻寒补。

牙疼阵阵苦相煎，穴在二间要得传，若患翻胃并吐食，中魁[2]奇穴莫教偏。

乳蛾之症少人医，必用金针疾始除，如若少商出血后，即时安稳免灾危。

三棱针刺之。

【注释】

[1] 疲癃：指经久不愈的腰弯背癃之症。

[2] 中魁：位于中指（第一、二指骨间）背面，关节横纹中点。

【原文】

如今瘾疹疾多般，好手医人治亦难，天井二穴多着艾，纵生瘰疬灸皆安。

宜泻七壮。

寒痰咳嗽更兼风，列缺二穴最可攻，先把太渊一穴泻，多加艾火即收功。

列缺刺透太渊，担穴也。

痴呆之症不堪亲，不识尊卑枉骂人，神门独治痴呆病，转手骨开得穴真。

宜泻灸。

连日虚烦面赤妆，心中惊悸亦难当，若须通里穴寻得，一用金针体便康。

惊恐补，虚烦泻，针五分，不灸。

风眩目烂最堪怜，泪出汪汪不可言，大、小骨空皆妙穴，多加艾火疾应痊。

大、小骨空不针，俱灸七壮，吹之。

妇人吹乳[1]痛难消，吐血风痰稠似胶，少泽穴内明补泻，应时神效气能调。

刺沿皮向后三分。

满身发热痛为虚，盗汗淋淋渐损躯，须得百劳椎骨穴，金针一刺疾俱除。

忽然咳嗽腰背疼，身柱由来灸便轻，至阳亦治黄疸病，先补后泻效分明。

针俱沿皮三分，灸二七壮。

肾败[2]腰虚小便频，夜间起止苦劳神，命门若得金针助，肾俞艾灸起遭迍[3]。

多灸不泻。

九般痔漏最伤人，必刺承山效若神，更有长强一穴是，呻吟大痛穴为真。

伤风不解嗽频频，久不医时劳便成，咳嗽须针肺俞穴，痰多宜向丰隆寻。

灸方效。

膏肓二穴治病强，此穴原来难度量，斯穴禁针多着艾，二十一壮亦无妨。

腠理不密咳嗽频，鼻流清涕气昏沉，须知喷嚏风门穴，咳嗽宜加艾火深。

针沿皮向外。

胆寒由是怕惊心，遗精白浊实难禁，夜梦鬼交心俞治，白环俞治一般针。

更加脐下气海两旁效。

肝家血少目昏花，宜补肝俞力便加，更把三里频泻动，还光益血自无差。

多补少泻，灸。

脾家之症有多般，致成翻胃吐食难，黄疸亦须寻腕骨，金针必定夺中脘。

无汗伤寒泻复溜，汗多宜将合谷收，若然六脉皆微细，金针一补脉还浮。

针复溜入三分，沿皮向骨下一寸。

大便闭结不能通，照海分明在足中，更把支沟来泻动，方知妙穴有神功。

小腹胀满气攻心，内庭二穴要先针，两足有水临泣泻，无水方能病不侵。

针口用油，不闭其孔。

七般疝气取大敦，穴法由来指侧间，诸经具载三毛处，不遇师传隔万山。

传尸劳病最难医，涌泉出血免灾危，痰多须向丰隆泻，气喘丹田亦可施。

浑身疼痛疾非常，不定穴中细审详，有筋有骨须浅刺，灼艾临时要度量。

不定穴即痛处。

劳宫穴在掌中寻，满手生疮痛不禁，心胸之病大陵泻，气攻胸腹一般针。

哮喘之症最难当，夜间不睡气遑遑，天突妙穴宜寻得，膻中着艾便安康。

鸠尾独治五般痫，此穴须当仔细观，若然着艾宜七壮，多则伤人针亦难。

非高手毋轻下针。

气喘急急不可眠，何当日夜苦忧煎，若得璇玑针泻动，更取气海自安然。

气海先补后泻。

坚强①疝气发甚频，气上攻心似死人，关元兼刺大敦穴，此法亲传始得真。

水病之疾最难熬，腹满虚胀不肯消，先灸水分并水道，后针三里及阴交。

肾气冲心得几时，须用金针疾自除，若得关元并带脉，四海谁不仰明医。

赤白妇人带下难，只因虚败不能安，中极补多宜泻少，灼艾还须着意看。

赤泻，白补。

吼喘之症嗽痰多，若用金针疾自和，俞府乳根一样刺，气喘风痰渐渐磨。

伤寒过经尤未解，须向期门穴上针，忽然气喘攻胸膈，三里泻多须用心。

期门先补后泻。

脾泄之症别无他，天枢二穴刺休差，此是五脏脾虚疾，艾火多添病不加。

多灸宜补。

口臭之疾最可憎，劳心只为苦多情，大陵穴内人中泻，心得清凉气自平。

穴法深浅在指中，治病须臾显妙功，劝君要治诸般疾，何不当初记玉龙。

【对校】

①坚强：张缙版本作"肾强"。

【注释】

[1] 吹乳：乳痈的别称之一。相当于急性乳腺炎。

[2] 肾败：指肾的精气过于亏损。

[3] 遑迍：形容疾病缠绵不愈。

【按语】元代周仲良在《玉龙歌·后序》里解释："名玉龙者，盖以玉为天地之精，龙之神变极灵，此书之妙用，亦犹是也。"可见"玉龙"二字，主要是为了表示针灸的神妙。"玉龙"之说法不一，唐代段成式的《酉阳杂俎》载："杨光欣获玉龙一枚，长一尺二寸，高五寸，雕镂精妙，不似人作。"这段记载与玉龙歌命名的涵义比较吻合。

选用"玉龙"二字，可能是一取其贵，二取其120穴，合玉龙长一尺二寸之意。

第五节 胜玉歌（杨氏）（卷三）

【提要】 本歌出自《针灸大成》，为杨继洲在家传《卫生针灸玄机秘要》的基础上增辑而成的配穴处方歌赋。全歌76句，38韵，强调了66穴的应用，其内容是以各部疼痛为主，其他病症也多有涉及，共提及50余种病症。灸法应用较多，是本歌的特点。

【原文】

胜玉歌兮不虚言，此是杨家真秘传。或针或灸依法语，补泻迎随随手捻[1]。

头痛眩晕百会好，心疼脾痛上脘先。后溪鸠尾及神门，治疗五痫[2]立便瘥。

鸠尾穴禁灸，针三分，家传灸七壮。

髀[3]疼要针肩井穴，耳闭[4]听会莫迟延。

针一寸半，不宜停。经言禁灸，家传灸七壮。

胃冷下脘却为良，眼痛须觅清冷渊。霍乱心疼吐痰涎，巨阙着艾便安然。

脾疼背痛中渚泻，头风眼痛上星专。头项强急承浆保，牙腮疼紧大迎全。

行间可治膝肿病，尺泽能医筋拘挛。若人行步苦艰难，中封太冲针便瘥。

脚背痛时商丘刺，瘰疬少海天井边。筋疼闭结支沟穴，颔肿喉闭少商前。

脾心痛急寻公孙，委中驱疗脚风缠。泻却人中及颊车，治疗中风口吐沫。

五疟寒多热更多，间使大杼真妙穴。经年或变劳怯者，痞满脐旁章门决。

噎气吞酸食不投，膻中七壮除膈热。目内红痛苦皱眉，丝竹攒竹亦堪医。

若是痰涎并咳嗽，治却须当灸肺俞。更有天突与筋缩，小儿吼闭自然疎。

两手酸疼难执物，曲池合谷共肩髃。臂疼背痛针三里，头风头痛灸风池。

肠鸣大便时泄泻，脐旁两寸灸天枢。诸般气症从何治，气海针之灸亦宜。

小肠气痛归来治，腰痛中空穴最奇。

中空穴，从肾俞穴量下三寸，各开三寸是穴，灸十四壮，向外针一寸半，此即膀胱经之中髎也。

腿股转酸难移步，妙穴说与后人知。环跳风市及阴市，泻却金针病自除。

阴市虽云禁灸，家传亦灸七壮。

热疮臁内[5]年年发，血海寻来可治之。两膝无端肿如斗，膝眼三里艾当施。

两股转筋承山刺，脚气复溜不须疑。踝跟骨痛灸昆仑，更有绝骨共丘墟。

灸罢大敦除疝气，阴交针入下胎衣。遗精白浊心俞治，心热口臭大陵驱。

腹胀水分多得力，黄疸至阳便能离。肝血盛兮肝俞泻，痔疾肠风长强欺。

肾败腰疼小便频，督脉两旁肾俞除。六十六穴施应验，故成歌诀显针奇。

【注释】

[1] 补泻迎随随手捻：补法或泻法，可随心所欲，运用自如。《标幽赋》曰："补泻之法，非呼吸而在手指。"

[2] 五痫：即马、羊、鸡、猪、牛5种痫病。

［3］髀：指大腿的上部。

［4］耳闭：指耳窍闭塞、气机阻滞，轻则重听，重则耳聋。属于听力障碍的症状。

［5］热疮臁内：一种小腿慢性溃疡。指在外科中最为缠绵的臁疮，又名裙边疮、伤守疮，俗名烂腿。初发先痒后痛，红肿成片，日久溃烂，流出臭秽脓血污水，疮口低陷，肉色黯红或紫黑，四周皮肤僵硬，形如缸口，收口极慢，患肢常伴有青筋暴露（静脉曲张），愈后每易复发，由于湿热下注，气血凝滞而成。内治宜活血通络，清热利湿。

【按语】 本歌是杨氏在家传《卫生针灸玄机秘要》的基础上增辑而成的配穴处方的经验总结。在杨氏行医的时候，元代王国瑞编撰的《扁鹊神应针灸玉龙经》已流行一时，其中《玉龙歌》的原文较长，不易记诵。有鉴于此，杨氏简明扼要地编成了这篇"胜玉歌"。为了表示本篇内容在临床上的实用价值，以及写作方式的精练，颇有胜过《玉龙歌》之处，所以定名为"胜玉歌"，以引起读者的重视。本歌临床价值很高，宜熟读。

第六节　流注指微赋（卷二）

【提要】《针灸大成》引本赋于《针灸聚英·卷四上》。《流注指微赋》为金元时期何若愚所撰，最早载于《子午流注针经》中，是一篇以阴阳气血经脉流注为重点，论述针灸基本理论的著作。

【原文】

疾居荣卫，扶救者针，观虚实于①肥瘦，辨四时之浅深。是见取穴之法，但分阴阳而溪谷；迎随逆顺，须晓气血而升沉。

原夫《指微论》中，赜[1]义成赋，知本时之气开，说经络之流注，每披文而参其法，篇篇之旨审存。复按经而察其言，字字之功明谕。疑隐皆知，虚实总附。移疼住痛如有神，针下获安；暴疾沉疴至危笃，刺之勿误。

详夫阴日血引，值阳气留[2]口温针；阳日气引，逢阴血暖牢寒濡。深求诸经十二作数②，络脉十五为周；阴俞六十脏主，阳穴七二腑收[3]。刺阳经者，可卧针而取；夺血络者，先俾指而柔。逆为迎而顺为随，呼则泻而吸则补。浅恙新痾，用针之因，淹疾延患，着灸之由。躁烦药饵而难拯，必取八会；痛肿奇经而蓄邪，歼骫③砭瘳[4]。

况夫甲胆乙肝，丁火壬水，生我者号母，我生者名子。春井夏荥乃邪在，秋经冬合方刺矣。犯禁忌而病复，用日衰而难已[5]。孙络在于肉分，血行出于支里。闷昏针晕，经虚补络须然；痛实痒虚，泻子随母要指。

想夫先贤迅效，无出于针；今人愈疾，岂难④于医。徐文伯泻孕[6]于范内，斯由甚速；范九思疗咽于江夏，闻见言稀。

大抵古今遗迹，后世皆师，王纂针魅[7]而立康，獭从彼⑤出；秋夫疗鬼[8]而获效，魂免伤悲。既而感指幽微，用针真诀，孔窍详于筋骨肉分，刺要察于久新寒热。接气通经，短长依法，里外之绝，赢盈必别。勿刺大劳，使人气乱而神谡；慎妄呼吸，防他针昏而闭血。又以常寻古义，由⑥有藏机。遇高贤真趣，则超然得悟；逢达人示教，则表我扶危。男女气脉，行分时合度[9]，养子时刻，注穴须依[10]。

今详定疗病之宜，神针法式；广搜难素之秘密文辞，深考诸家之肘函妙臆[11]。故称庐江流注之指微，以为后学之模规⑦。

【对校】

① 于：张缙版本作"与"。

② 值阳气……十二作数：黄龙祥版本作"值阳气留，口温针阳日气引，逢阴血暖，牢濡深求。诸经十二作数"。张缙版本作"值阳气流。口温针暖，牢濡深求。诸经十二作数"。

③ 歼馘：张缙版本作"先获"。

④ 难：张缙版本作"离"。

⑤ 彼：张缙、黄龙祥版本作"被"。

⑥ 由：张缙版本作"犹"。

⑦ 模规：张缙版本作"规则"。

【注释】

[1] 赜：音 zé。深奥的意思。

[2] 阴日血引，值阳气留：论述时日阴阳与气血值日的关系。阳日六腑值日时引气，阴中六脏值日时引血。

[3] 阴俞六十脏主，阳穴七二腑收：阴俞即肝、心、脾、肺、肾、心包的 6 条经脉，每条各有五输穴，即井荥输经合，共 30 个穴，左右共 60 个穴位。阳腑即胆、小肠、胃、大肠、膀胱、三焦的 6 条经脉，每条阳经各有井荥俞原经合，共 36 个穴，左右共 72 个穴位。

[4] 歼馘砭瘳：馘音 guó，本义为古代战争中为计数报功而割下敌人的左耳。瘳音 chōu，指病愈，损害，减损。歼馘砭瘳指得到针砭的治疗，病即可愈。

[5] 用日衰而难已：当脏腑五行受日干五行克制，如肝病遇辛日（金克木），小肠病遇癸日（水克火）等时，可引起脏腑的正气衰退，故进行针灸时疾病难以治愈。

[6] 徐文伯泻孕：徐文伯为南北朝时期南齐医家。字德秀。祖籍东莞姑幕（今山东诸城），寄籍丹阳（今江苏南京）。针药并擅，尤精针灸。史载曾用针刺补三阴交、泻合谷使死胎立下，因此历代医家对三阴交穴提出妊娠不可刺。撰有《徐文伯药方》三卷，以及《徐文伯疗妇人瘕》一卷，均佚。

[7] 王纂针魅：纂音 zuǎn。王纂，为南朝刘宋时期针灸家，道医。海陵（今属江苏）人。据《异苑》载：他少习经方，尤妙针石，治病怪异奇验。后世针灸歌赋中多有称述。针魅一事是称其针术的一种传说。

[8] 秋夫疗鬼：徐秋夫为南齐徐熙之子，工针善医，为鬼疗疾，是一传说的故事，出自《南史》及《江南通志》。

[9] 男女气脉，行分时合度：气脉，指人体的机能。判定不同个体的机能状态时，必须按照时间季节，以便采用相应的针术手法。

[10] 养子时刻，注穴须依：养子，乃五行中母子相生。《子午流注针经》阎注：

"养子时刻注穴者,注脏腑井荥之法也。"相生关系或养子关系也就是经生经、穴生穴的关系,是推算子午流注配穴法的重要原则之一。

[11] 肘函妙臆:函:匣,盒;套子,引申为量词书函。臆,《说文解字》曰:"胸骨也。"通"意",意料,推测。肘函妙臆指认真参照各家的临床经验和理论精华。

【按语】 该赋在《针灸大成》中标注为窦氏,实际是由金·何若愚撰于 1153 年《子午流注针经》"流注针微指赋"中,该书后经金·阎明广注释。《针灸聚英》在转载此赋时,误以为是窦桂芳所著,《针灸大成》亦将作者误以为是窦桂芳。赋中提出根据患者的体质及四时的变化来确定针刺的部位和深度,进一步体现了中医整体辨证的思想。赋中对血引、气引、迎随和呼吸均要略涉及,指出针刺时要与阴阳、五行、天干、地支等相配合。并提出"王纂针魅,秋夫疗鬼"等古代传说,说明针灸效果之显著。

第七节 灵光赋（卷二）

【提要】 本篇引自《针灸大全·卷一》,是一篇关于针灸临床取穴经验的歌赋。本篇取穴 43 个,治疗病症 40 余个,其中头面部疾患为 9 症,四肢疾患为 10 症,脏腑疾患为 11 症,其他杂症为 9 症。

【原文】

黄帝岐伯针灸诀,依他经里分明说。三阴三阳十二经,更有两经分八脉。

灵光典注极幽深,偏正头疼泻列缺。睛明治眼努肉攀,耳聋气闭听会间。

两鼻齆[1]衄针禾髎,鼻窒不闻迎香间。治气上壅足三里,天突宛中治喘痰。

心疼手颤针少海,少泽应除心下寒。两足拘挛觅阴市,五般腰痛委中安。

脾俞①不动泻丘墟,复溜治肿如神医。犊鼻治疗风邪疼,住喘却痛昆仑愈。

后跟痛在仆参求,承山筋转并久痔。足掌下去寻涌泉,此法千金莫妄传。

此穴多治妇人疾,男蛊[2]女孕两病痊。百会鸠尾治痢疾,大小肠俞大小便。

气海血海疗五淋,中脘下脘治腹坚。伤寒过经期门愈,气刺两乳求太渊。

大敦二穴主偏坠[3],水沟间使治邪癫。吐血定喘补尺泽,地仓能止两流涎。

劳宫医得身劳倦,水肿水分灸即安。五指不伸中渚取,颊车可灸牙齿愈。

阴跷阳跷两踝边[4],脚气四穴先寻取。阴阳陵泉亦主之,阴跷阳跷与三里。

诸穴一般治脚气,在腰玄机宜正取。膏肓岂止治百病,灸得玄切②病须愈。

针灸一穴数病除,学者尤宜加仔细。悟得明师流注法,头目有病针四肢。

针有补泻明呼吸,穴应五行顺四时。悟得人身中造化[5],此歌依旧是筌蹄[6]。

【对校】

①脾俞:张缙版本作"髀枢"。

②灸得玄切:张缙版本作"灸得玄功"。

【注释】

[1] 齆:音 wèng,因鼻孔堵塞而发音不清。《诸病源候论》曰:"鼻气不宣调,故不知香臭,而为齆也。"

　　［2］男蛊：蛊音 gǔ。蛊指人腹中的寄生虫，是男子之胀病，此症由于感受风邪日久不治，聚于下焦，溲出白浊，亏耗蚀其真阴，如蛊之吸血，故称之为男蛊。《灵枢·热病》曰："男子如蛊。"

　　［3］偏坠：指气疝，多因肝郁气滞，或因过劳而发作，症见阴囊偏坠肿痛。

　　［4］阴跷阳跷两踝边：阴跷与阳跷均为奇经八脉之一。阴跷代表穴为照海，阳跷代表穴为申脉，左右共四穴，均在足踝两边，故言两踝边。

　　［5］造化：自然，创造化育；福分，好运气。晋·葛洪《抱朴子·对俗》曰："夫陶冶造化，莫灵於人。"在此是以天地的大自然的变化规律比喻人身的生理活动和病理变化规律。

　　［6］筌蹄：音 quántí。筌是捕鱼的竹器，蹄是捕兔器。《庄子·外物》曰："筌者所以在鱼，得鱼而忘筌；蹄者所以在兔，得兔而忘蹄。"筌蹄是比喻达到目的的手段，在此是说治疗疾病必须掌握一定的要领。

　　【按语】本赋除在首尾两个部分议论了阴阳经脉和四时、五行、流注、补泻外，其余均是选某穴治某病的内容。《针灸聚英·卷四上》曰："上灵光赋，总灵光典注而成，不知谁氏所作，今自《针灸大全》表录于此。"

第八节　席弘赋（卷二）

　　【提要】本赋首见于明代徐凤所撰的《针灸大全·卷一》。高武辑《针灸聚英》时，予以转载，并在按语中说："右席弘赋，自《针灸大全》中表录于此，按席弘江西人，家世以针灸相传者。"本赋主要阐述了各种病症的取穴及补泻手法。共提出 50 余症，用 60 余穴。

　　【原文】

凡欲行针须审穴，要明补泻迎随诀。胸背左右不相同，呼吸阴阳男女别。
气刺两乳求太渊，未应之时泻列缺。列缺头痛及偏正，重泻太渊无不应。
耳聋气痞听会针，迎香穴泻功如神。谁知①天突治喉风，虚喘须寻三里中。
手连肩脊痛难忍，合谷针时要太冲。曲池两手不如意，合谷下针宜仔细。
心疼手颤少海间，若要除根觅阴市。但患伤寒两耳聋，金门听会疾如风。
五般肘痛寻尺泽，太渊针后却收功。手足上下针三里，食癖[1]气块凭此取。
鸠尾能治五般痫，若下涌泉人不死。胃中有积刺璇玑，三里功多人不知。
阴陵泉治心胸满，针到承山饮食思。大杼若连长强寻，小肠气痛即行针。
委中专治腰间痛，脚膝肿时寻至阴。气滞腰疼不能立，横骨大都宜救急。
气海专能治五淋，更针三里随呼吸。期门穴主伤寒患，六日过经尤未汗。
但向乳根二肋间，又治妇人生产难。耳内蝉鸣腰欲折，膝下明存三里穴。
若能补泻五会间，且莫向人容易说。睛明治眼未效时，合谷光明安可缺。
人中治癫功最高，十三鬼穴不须饶。水肿水分兼气海，皮内随针气自消。
冷嗽先宜补合谷，却须针泻三阴交。牙疼腰痛②并咽痹，二间阳溪疾怎逃。

更有三间肾俞妙，善除肩背浮③风劳。若针肩井须三里，不刺之时气未调。

最是阳陵泉一穴，膝间疼痛用针烧。委中腰痛脚挛急，取得其经血自调。

脚痛膝肿针三里，悬钟二陵三阴交。更向太冲须引气，指头麻木自轻飘。

转筋目眩针鱼腹，承山昆仑立便消。肚疼须是公孙妙，内关相应必然瘳。

冷风冷痹疾难愈，环跳腰间④针与烧。风府风池寻得到，伤寒百病一时消。

阳明二日寻风府，呕吐还须上脘疗。妇人心痛心俞穴，男子痃癖三里高。

小便不禁关元好，大便闭涩大敦烧。髋⑤骨腿疼三里泻，复溜气滞便离腰。

从来风府最难针，却用工夫度浅深。倘若膀胱气未散，更宜三里穴中寻。

若是七疝小腹痛，照海阴交曲泉针。又不应时求气海，关元同泻效如神。

小肠气撮痛连脐，速泻阴交莫在迟。良久涌泉针取气，此中玄妙少人知。

小儿脱肛患多时，先灸百会次鸠尾。久患伤寒肩背痛，但针中渚得其宜。

肩上痛连脐不休，手中三里便须求。下针麻重即须泻，得气之时不用留。

腰连胯痛⑥急必大，便于三里攻其隘。下针一泻三补之，气上攻噎只管在。

噎不在时气海灸，定泻一时立便瘥。补自卯南转针高，泻从卯北莫辞劳。

逼针泻气令⑦须吸，若补随呼气自调。左右拈⑧针寻子午，抽针行气自迢迢。

用针补泻分明说，更用搜穷本与标。咽喉最急先百会，太冲照海及阴交。

学者潜心宜熟读，席弘治病名最高⑨。

【对校】

① 知：黄龙祥版本作"如"。

② 牙疼腰痛：张缙版本作"牙齿肿痛"。

③ 浮：张缙版本作"消"。

④ 环跳腰间：张缙版本作"环跳腰俞"。

⑤ 髋：黄龙祥版本作"髓"。

⑥ 胯痛：张缙版本作"膝肿"。

⑦ 令：张缙版本作"便"。

⑧ 拈：黄龙祥版本作"捻"。

⑨ 名最高：张缙版本作"最名高"。

【注释】

[1] 食癖：病名，是指因饮食无节伤及脾胃，致精气亏耗，邪冷之气搏结不散而形成之积聚，潜匿于两胁间者，按之若无物，有时作痛，当痛时方觉有物。

【按语】《席弘赋》是席弘学术思想的代表作，系由席弘门徒根据席弘学术思想补辑或编写而成。该赋在针法应用和针灸配穴方面有特色，赋中的针灸学术思想与治疗方法至今仍被针灸临床广泛应用。

第九节 百症赋（卷二）

【提要】 本赋首载于明·高武的《针灸聚英·卷四上》。本赋介绍了针灸治病取穴的经验，列举了96症，共用156个穴。96症包括头面五官28症，咽喉颈项6症，妇科7症，儿科1症，诸风伤寒5症，其他43症。共用156个穴，大多偏重于特定穴，如五输穴、俞、募、郄、络穴等。因赋中论述多种病症的针灸辨证论治、配方取穴方法，故名之《百症赋》。

【原文】

百症俞穴，再三用心。囟会连于玉枕，头风疗以金针。悬颅、颔厌之中，偏头痛止；强间、丰隆之际，头痛难禁。

原夫面肿虚浮，须仗水沟、前顶；耳聋气闭，全凭听会、翳风。面上虫行有验，迎香可取；耳中蝉噪有声，听会堪攻。

目眩兮，支正、飞扬；目黄兮，阳纲、胆俞。攀睛攻少泽、肝俞之所，泪出刺临泣、头维之处。目中漠漠，即寻攒竹、三间；目觉䀮䀮，急取养老、天柱。观其雀目汗气①，睛明、行间而细推；审他项强伤寒，温溜、期门而主之。廉泉、中冲，舌下肿疼堪取；天府、合谷，鼻中衄血宜追。耳门、丝竹空，住牙疼于顷刻；颊车、地仓穴，正口㖞于片时。喉痛兮，液门、鱼际去疗，转筋兮，金门、丘墟来医。阳谷、侠溪，颔肿口噤并治；少商、曲泽，血虚口渴同施。通天去鼻内无闻之苦，复溜祛舌干口燥之悲。痖门、关冲，舌缓不语而要紧；天鼎、间使，失音嗫嚅而休迟。太冲泻唇㖞以速愈，承浆泻牙疼而即移。项强多恶风，束骨相连于天柱；热病汗不出，大都更接于经渠。

且如两臂顽麻，少海就傍于三里；半身不遂，阳陵远达于曲池。建里、内关，扫尽胸中之苦闷；听宫、脾俞，祛残心下之悲凄。

久知胁肋疼痛，气户、华盖有灵；腹内肠鸣，下脘、陷谷能平。胸胁支满何疗，章门不用②细寻。膈疼饮蓄难禁，膻中、巨阙便针。胸满更加噎塞，中府、意舍所行；胸膈停留瘀血，肾俞、巨髎宜征。胸满项强，神藏、璇玑已试；背连腰痛，白环、委中曾经。脊强兮水道、筋缩，目眩③兮颧髎、大迎。痓病④[1]非颅息而不愈，脐风须然谷而易醒。委阳、天池，腋肿针而速散；后溪、环跳，腿疼刺而即轻。梦魇不宁，厉兑相谐于隐白；发狂奔走，上脘同起于神门。惊悸怔忡，取阳交、解溪勿误；反张悲哭，仗天冲、大横须精。癫疾必身柱、本神之令，发热仗少冲、曲池之津。岁热时行，陶道复求肺俞理；风痫常发，神道须还心俞宁。温寒温热⑤下髎定，厥寒厥热涌泉清。寒栗恶寒，二间疏通阴郄暗；烦心呕吐，幽门开彻玉堂明。行间、涌泉，主消渴之肾竭⑥；阴陵、水分，去水肿之脐盈。痨瘵传尸，趋魄户、膏肓之路；中邪霍乱，寻阴谷、三里之程。治疸消黄，谐后溪、劳宫而看；倦言嗜卧，往通里、大钟而明。咳嗽连声，肺俞须迎天突穴；小便赤涩，兑端独泻太阳经。刺长强于承山，善主肠风新下血；针三阴于气海，专司白浊久遗精。

且如盲俞、横骨，泻五淋之久积；阴郄、后溪，治盗汗之多出。脾虚谷以不消，脾俞、膀胱俞觅；胃冷食而难化，魂门、胃俞堪责。鼻痔必取龈交，瘿气须求浮白。大敦、照海，患寒疝⑦而善蠲；五里、臂臑，生疬疮而能治。至阴、屋翳，疗痒疾之疼多；肩髃、阳溪，消瘾风之热极。

抑又论妇人经事改常，自有地机、血海；女子少气漏血，不无交信、合阳。带下产崩，冲门、气冲宜审；月潮违限，天枢、水泉细详。肩井乳痈而极效，商丘痔瘤而最良。脱肛趋百会、尾翳之所，无子搜阴交、石关之乡。中脘主乎积痢，外丘收乎大伤⑧，寒疟分商阳、太溪验，瘕癖分冲门、血海强。

夫医乃人之司命，非志士而莫为；针乃理之渊微，须至人之指教。先究其病源，后攻其穴道，随手见功，应针取效。方知玄里⑨之玄，始达妙中之妙。此篇不尽，略举其要。

【对校】

① 汗气：张缙版本作"肝气"。

② 章门不用：张缙版本作"章门、不容"。

③ 目眩：张缙版本作"目瞤"。

④ 痓病：黄龙祥版本作"痉病"。

⑤ 温寒温热：张缙、黄龙祥版本作"湿寒湿热"。

⑥ 肾竭：黄龙祥版本作"肾渴"。

⑦ 寒症：张缙版本作"寒疝"。

⑧ 大伤：张缙版本作"大肠"。黄龙祥版本作"犬伤"。

⑨ 玄里：张缙版本作"玄理"。

【注释】

[1] 痓病：脊背强直为痓。

【按语】 本赋是针灸歌赋中比较重要的一篇。《针灸聚英》作《百证赋》，《针灸大成》转引时作《百症赋》。《针灸聚英》《百证赋》末尾按语说："右肘后、百证二赋，不知谁氏所作，辞颇不及于《指微》《标幽》，曰百证者，宜其曲尽百般病症针刺也。"

第十节 杂病穴法歌（卷三）

【提要】 本歌诀由明·李梴所著，载于《医学入门·内集·卷一·针灸·附：杂病穴法》。论述了杂病的处方用穴，对内、外、妇、儿皆有涉及。"杂病穴法歌"因歌中描述的均是虚实、寒热等诸般杂证而得名。重点阐述各证的辨证取穴、针刺深浅和应用手法。

【原文】

杂病随症选杂穴，仍兼原合[1]与八法。经络原会别论详，脏腑俞募当谨始。

根结标本理玄微，四关三部识其处。伤寒一日刺风府，阴阳分经次第取。

伤寒一日太阳风府，二日阳明之荥，三日少阳之俞，四日太阴之井，五日少阴之俞，六日厥阴之经。在表刺三阳经穴，在里刺三阴经穴，六日过经未汗，刺期门、三里，古法也。惟阴症灸关元穴为妙。

汗吐下法非有他，合谷内关阴交杵。

汗，针合谷入二分，行九九数，搓数十次，男左搓，女右搓，得汗行泻法，汗止身温出针。如汗不止，针阴市，补合谷。吐，针内关入三分，先补六次，泻三次，行子午搞白法三次，提气上行，又推战一次，病人多呼几次，即吐；如吐不止，补九阳数，调匀呼吸，三十六度，吐止，徐出针，急扪穴；吐不止，补足三里。下，针三阴交入三分，男左女右，以针盘旋，右转六阴数毕，用口鼻闭气，吞鼓腹中，将泻插一下，其人即泄，鼻吸手泻三十六遍，方开口鼻之气，插针即泄；如泄不止，针合谷，升九阳数。凡汗、吐、下，仍分阴阳补泻，就流注穴行之尤妙。

一切风寒暑湿邪，头疼发热外关起。头面耳目口鼻病，曲池合谷为之主。偏正头疼左右针（左疼针右），列缺太渊不用补。头风目眩项拔强，申脉金门手三里。赤眼迎香出血奇，临泣太冲合谷侣（眼肿血烂，泻足临泣）。耳聋临泣（补足）与金门，合谷（俱泻）针后听人语。

鼻塞鼻痔及鼻渊，合谷太冲（俱泻）随手取。口喝喎斜流涎多，地仓颊车仍可举。

口舌生疮舌下窍，三棱刺血非粗卤（舌下两边紫筋）。舌裂出血寻内关，太冲阴交走上部。

舌上生胎合谷当，手三里治舌风舞。牙风面肿颊车神，合谷（泻足）临泣泻不数。二陵二跷与二交，头项手足互相与。两井两商二三间，手上诸风得其所。手指连肩相引疼，合谷、太冲能救苦。手三里治肩连脐，脊间心后称中诸。冷嗽只宜补合谷，三阴交泻实时住。霍乱中脘可入深，三里内庭泻几许。心痛翻胃刺劳宫（热），寒者少泽细手指（补），心痛手战少海求，若要除根阴市睹，太渊、列缺穴相连，能袪气痛刺两乳。胁痛只须阳陵泉，腹痛公孙内关尔。疟疾素问分各经，危氏[2]刺指舌红紫。

足太阳疟，先寒后热，汗出不已，刺金门。足少阳疟，寒热心惕，汗多，刺侠溪。足阳明疟，寒久乃热，汗出喜见火光，刺冲阳。足太阴疟，寒热善呕，呕已乃衰，刺公孙。足少阴疟，呕吐甚欲闭户，刺大钟。足厥阴疟，少腹满，小便不利，刺太冲。心疟刺神门，肝疟中封，脾疟商丘，肺疟列缺，肾疟太溪，胃疟厉兑。危氏刺手十指及舌下紫肿筋出血。

痢疾合谷三里宜，甚者必须兼中膂（白痢合谷，赤痢小肠俞，赤白足三里、中膂）。心胸痞满阴陵泉，针到承山饮食美，泄泻肚腹诸般疾（足），三里内庭功无比。水肿水分与复溜。

俱泻。水分先用小针，次用大针，以鸡翎管透之，水出浊者死，清者生，急服紧皮丸敛之。如乡村无药，粗人体实者针之；若高人则禁针。取血法：先用针补入地部，少停泻出人部，少停复补入地部，少停泻出针，其瘀血自出。虚者只有黄水出，若脚上肿大，欲放水者，仍用此法，于复溜穴上取之。

胀满中脘三里揣。

《内经》针腹，以布缠缴。针家另有盘法：先针入二寸五分，退出二寸，只留五分在内盘之。如要取上焦包络之病，用针头迎向上刺入二分补之，使气攻上；若脐下有病，针头向下，退出二分泻之。此特备古法，初学不可轻用。

腰痛环跳委中神，若连背痛昆仑武。腰连腿疼腕骨升，三里降下随拜跪（补腕骨，泻足三里）。腰连脚痛怎生医（补）？环跳（泻）行间与风市。脚膝诸痛羡行间，三里申脉金门侈。脚若转筋眼发花，然谷承山法自古。两足难移先悬钟，条口后针能步履。

两足酸麻补太溪，仆参内庭盘跟楚（脚盘痛泻内庭，脚跟痛泻仆参）。脚连胁腋痛难当，环跳阳陵泉内杵。冷风湿痹针环跳，阳陵三里烧针尾（烧三五壮，知痛即止）。七疝大敦与太冲，五淋血海通男妇。大便虚秘补支沟，泻足三里效可拟。热秘气秘先长强，大敦阳陵堪调护。小便不通阴陵泉，三里泻下溺如注。内伤食积针三里，璇玑相应块亦消。脾病气血先合谷，后刺三阴针用烧。一切内伤内关穴，痰火积块退烦潮。吐血尺泽功无比，衄血上星与禾髎。喘急列缺足三里，呕噎阴交不可饶。劳宫能治五般痫，更刺涌泉疾若挑。神门专治心痴呆，人中间使祛癫妖。尸厥百会一穴美，更针隐白效昭昭（外用笔管吹耳）。妇人通经泻合谷，三里至阴催孕妊（虚补合谷）。死胎阴交不可缓，胞衣照海内关寻（俱泻）。小儿惊风少商穴，人中涌泉泻莫深。痈疽初起审其穴，只刺阳经不刺阴。

阳经谓痛从背出者，当从太阳经至阴、通谷、束骨、昆仑、委中五穴选用。从鬓出者，当从少阳经窍阴、侠溪、临泣、阳辅、阳陵泉五穴选用。从髭出者，当从阳明经厉兑、内庭、陷谷、冲阳、解溪五穴选用。从胸出者，则以绝骨一穴治之。凡痈疽已破，尻神朔望不忌。

伤寒流注分手足，太冲内庭可浮沉。熟此筌蹄手要活，得后方可度金针。又有一言真秘诀，上补下泻值千金。

【注释】

［1］原合：指五输穴中的原穴、合穴。

［2］危氏：元·危亦林。生卒年不详，字达斋。祖籍江西抚州，后迁江西南丰县，出身世医家庭。自幼好学，20岁开始业医，医术全面，而以骨伤科最有成就。于1337年撰成《世医得效方》19卷，经太医院审问后，于1345年刊行。

【按语】《医学入门》为明代著名医家李梴编撰。万历三年（1575）刊行于世。李梴字健斋，南丰（今江西南丰）人。生活于明代嘉靖至万历年间。该书共8卷。内容包括历代医家传略、保养、运气、经络、脏腑、诊断、针灸、本草、方剂，以及外感内伤病机、内外妇儿各科疾病证治等，所述内容皆先编成歌括书之于前，然后引录各家并参以己见详注于后。该书为初学中医者的最佳读本之一。

第十一节　杂病十一穴歌（卷三）

【提要】本歌转引自《针灸聚英·卷四下》。本歌论述了头痛、牙痛、耳聋、肩臂痛和咽以下至脐各种杂症的取穴、针刺浅深和补泻所宜。

【原文】

攒竹丝空主头疼，偏正皆宜向此针。更去大都除泻动，风池针刺三分深。

曲池合谷先针泻，永与除痛病不侵。依此下针无不应，管教随手便安宁。

头风头痛与牙疼，合谷三间两穴寻。更向大都针眼痛，太渊穴内用针行。

牙疼三分针吕细，齿痛依前指上明。更推大都左之右，交互相迎仔细穷①。

听会兼之与听宫，七分针泻耳中聋。耳门又泻三分许，更加七壮灸听宫。

大肠经内将针泻，曲池合谷七分中。医者若能明此理，针下之时便见功。

肩背并和肩膊疼，曲池合谷七分深。未愈尺泽加一寸，更于三间次第行。

各入七分于穴内，少风二府刺心经。穴内浅深依法用，当时蠲疾[1]两之轻。

咽喉以下至于脐，胃脘之中百病危。心气痛时胸结硬，伤寒呕哕闷涎随。

列缺下针三分许，三分针泻到风池。二指三间并三里，中冲还刺五分依。

汗出难来到腕骨②，五分针泻要君知。鱼际经渠并通里，一分针泻汗淋漓。

二指三间及三里，大指各刺五分宜。汗至如若通遍体，有人明此是良医。

四肢无力中邪风，眼涩难开百病攻。精神昏倦多不语，风池合谷用针通。

两手三间随后泻，三里兼之与太冲。各入五分于穴内，迎随得法有奇功。

风池手足指诸间，右瘫偏风左曰瘫。各刺五分随后泻，更灸七壮便身安。

三里阴交行气泻，一寸三分量病看。每穴又加三七壮，自然瘫痪即时安。

肘痛将针刺曲池，经渠合谷共相宜。五分针刺于二穴，疟病缠身便得离。

未愈更加三间刺，五分深刺莫忧疑。又兼气痛憎寒热，间使行针莫用迟。

腿胯腰疼痞气[2]攻，髋骨穴内七分穷。更针风市兼三里，一寸三分补泻同。

又去阴交泻一寸，行间仍刺五分中。刚柔进退随呼吸，去疾除病拈指功。

肘膝疼时刺曲池，进针一寸是相宜。左病针右右针左，依此三分泻气奇。

膝痛二寸针犊鼻，三里阴交要七吹③。但能仔细寻其理，劫病之功在片时。

【对校】

① 仔细穷：张缙版本作"仔细迎"。

② 到腕骨：张缙版本作"刺腕骨"。

③ 七吹：张缙版本作"七次"。

【注释】

[1] 蠲疾：蠲，除去。蠲疾，即除去疾病。

[2] 痞气：为五积之一，属脾之积。

【按语】《杂病十一穴歌》作者不详，论述头痛、牙痛、耳聋、肩臂腰腿痛、半身不遂等杂症的针灸处方。

第十二节　长桑君天星秘诀歌（卷三）

【提要】本歌诀出自《乾坤生意》，"长桑君"见于《史记·扁鹊仓公列传》，传为扁鹊之师。本歌诀根据证之标本、缓急而定出取穴的主次先后，所列各证都配以穴位主治。

【原文】

天星秘诀少人知，此法专分前后施。若是胃中停宿食，后寻三里起璇玑。

脾病血气[1]先合谷，后刺三阴交莫迟。如中鬼邪先间使，手臂挛痹取肩髃。

脚若转筋并眼花，先针承山次内踝。脚气酸疼肩井先，次寻三里阳陵泉。

如是小肠连脐痛，先刺阴陵后涌泉。耳鸣腰痛先五会，次针耳门三里内。

小肠气痛[2]先长强，后刺大敦不要忙。足缓难行先绝骨，次寻条口及冲阳。

牙疼头痛兼喉痹，先刺二间后三里。胸膈痞满先阴交，针到承山饮食喜。

肚腹浮肿胀膨膨，先针水分泻建里。伤寒过经不出汗，期门通里先后看。

寒疟面肿及肠鸣，先取合谷后内庭。冷风湿痹针何处？先取环跳次阳陵。

指痛挛急少商好，依法施之无不灵。此是桑君真口诀，时医莫作等闲轻。

【注释】

[1] 脾病血气：脾统血，主输布精微；脾能助胃消化，并将所游溢之精气输布全身，使气血旺盛，经脉得以正常运行。如果脾有病必然导致气血不充，故文中说先针合谷，使胃气健运，后刺三阴交以助脾气之运行。

[2] 小肠气痛：是指少腹引睾丸连腰脊疼痛之症。

【按语】 "取穴有先后主次"，这是《长桑君天星秘诀歌》的主要论点之一。据黄龙祥先生考证，"长桑君天星秘诀歌""马丹阳天星十二穴歌"下标注出自《乾坤生意》，以往国内学者难以得见《乾坤生意》原书，故无法核查此二歌。今检核发现，此二歌非出自《乾坤生意》，实则录自徐凤《针灸大全》，乃靳贤编辑失误而后人一直未能发觉。

第十三节　肘后歌（卷三）

【提要】 本歌引自《针灸聚英·卷四上》，内容有所删减。共102句。论述了35种疾病的取穴问题。并着重指出了循经取穴、远刺、近刺、异位刺等方法，强调了五输、八会、募穴等的特定作用。

【原文】

头面之疾针至阴，腿脚有疾风府寻。心胸有病少府泻，脐腹有病曲泉针。

肩背诸疾中渚下，腰膝强痛交信凭。胁肋腿叉[①]后溪妙，股膝肿起泻太冲。

阴核[1]发来如升大，百会妙穴真可骇。顶心头痛眼不开，涌泉下针定安泰。

鹤膝肿劳难移步，尺泽能舒筋骨疼。更有一穴曲池妙，根寻源流可调停。

其患若要便安愈，加以风府可用针。更有手臂拘挛急，尺泽刺深去不仁。

腰背若患挛急风，曲池一寸五分攻。五痔[2]原因热血作，承山须下病无踪。

哮喘发来寝不得，丰隆刺入三寸[②]深。狂言盗汗如见鬼，惺惺间使便下针。

骨寒髓冷火来烧，灵道妙穴分明记。疟疾寒热真可畏，须知虚实可用意。

间使宜透支沟中，大椎七壮合圣治。连日频频发不休，金门刺深七分是。

疟疾三日得一发，先寒后热无他语。寒多热少取复溜，热多寒少用间使。

或患伤寒热未收，牙关风壅药难投。项强反张目直视，金针用意列缺求。

伤寒四肢厥逆冷，脉气无时仔细寻。神奇妙穴真有二，复溜半寸顺骨行。

四肢回还脉气浮，须晓阴阳倒换求。寒则须补绝骨是，热则绝骨泻无忧。

脉若浮洪当泻解，沉细之时补便瘳。百合[3]伤寒最难医，妙法神针用意推。

口噤眼合药不下，合谷一针效甚奇。狐惑伤寒满口疮，须下黄连犀角汤。

虫在脏腑食肌肉，须要神针刺地仓。伤寒腹痛虫寻食，吐蛔乌梅可难攻。
十日九日必定死，中脘回还胃气通。伤寒痞气结胸中，两目昏黄汗不通。
涌泉妙穴三分许，速使周身汗自通。伤寒痞结胁积痛，宜用期门见深功。
当汗不汗合谷泻，自汗发黄复溜凭。飞虎[4]一穴通痞气，祛风引气使安宁。
刚柔二痉[5]最乖张，口禁眼合面红妆。热血流入心肺腑，须要金针刺少商。
中满如何去得根，阴包如刺效如神。不论老幼依法用，须教患者便抬身。
打扑伤损破伤风，先于痛处下针攻。后向承山立作效，甄权留下意无穷。
腰腿疼痛十年春，应针不了便惺惺。大都引气探根本，服药寻方枉费金。
脚膝经年痛不休，内外踝边用意求。穴号昆仑并吕细，应时消散实时瘳。
风痹痿厥如何治？大杼曲泉真是妙。两足两胁满难伸，飞虎神针③七分到。
腰软如何去得根，神妙委中立见效。

【对校】

① 叉：张缙版本作"痛"。

② 三寸：张缙版本作"三分"。

③ 神针：张缙版本作"神灸"。

【注释】

[1] 阴核：主要有两种解释：一是指颈项部的瘰瘤；二是指人体阴部的突出物，包括脱肛、子宫脱垂、睾丸疝气等疾病。

[2] 五痔：指牡痔、牝痔、肠痔、脉痔和血痔五种痔疾。

[3] 百合：病名，《金匮要略·百合狐惑阴阳毒病证治》曰："百合病者，百脉一宗，悉致其病也，意欲食，复不能食，尝默然欲卧不能卧，欲行不能行。"

[4] 飞虎：支沟穴的别名，又叫飞处。

[5] 刚柔二痉：《金匮要略》曰："太阳病，发热无汗，反恶寒者，名曰刚痉。太阳病，发热汗出，而不恶寒，名曰柔痉。"清·严则庵《伤寒捷诀》曰："无汗为刚须易识，惟有葛根汤第一；有汗为柔见端的，桂枝葛根汤救急。二痉皆宜续命汤，刚痉去桂用麻黄；柔痉去麻当用桂，只根据此法最为良。痉者，太阳中风，重感寒湿而致也。"

【按语】 以"肘后"为名者，最早见于晋代葛洪所著之《肘后备急方》，因其取用方便，随手即得，故名"肘后"。

第十四节 补泻雪心歌（卷三）

【提要】《补泻雪心[1]歌》为针灸歌赋名。撰人不详。《针灸大成》引自《针灸聚英·卷四上》，是专论补泻手法的歌诀。谈到了寒热、迎随、男女、左右、呼吸、开阖、徐疾、大指向前向后及捻针向内向外等九种补泻内容，并一一阐述了补法与泻法的区别点。

【原文】

行针补泻分寒热，泻寒补热须分别。捻指向外泻之方，拈指向内补之诀。

泻左须当大指前，泻右大指当后拽。补左次指向前搓，补右大指往上拽[2]。
如何补泻有两般，盖是经从两边发。补泻又要识迎随，随则为补迎为泻。
古人补泻左右分，今人乃为男女别。男女经脉一般生，昼夜循环无暂歇。
两手阳经从上头①，阴经胸走手指辍。两足阳经头走足，阴经上走腹中结。
随则针头随经行，迎则针头迎经夺。更有补泻定吸呼，吸泻呼补真奇绝。
补则呼出却入针，团声②针用三飞法。气至出针吸气入，疾而一退急扪穴。
泻则吸气方入针，团声阻气③通身达。气至出针呼气出，徐而三退穴开捺。
此诀出自梓桑君，我今受汝④心已雪。正是补泻玄中玄，莫向人前轻易说。

【对校】
① 从上头：张缙、黄龙祥版本作"上走头"。
② 团声：张缙版本作"要知"。
③ 团声阻气：张缙版本作"要知阻气"。黄龙祥版本作"要知祖气"。
④ 受汝：张缙版本作"授汝"。

【注释】
[1] 雪心：指内心晶明透彻而言。这里比喻了解了此歌后，对补泻之法就一清二楚了。
[2] 拽：指拉或牵引。

【按语】《补泻雪心歌》歌末的"此诀出自梓桑君，我今授汝心已雪"一语，说明文中所述捻针补泻的内容为席弘家传手法。

第十五节　行针总要歌（卷三）

【提要】《行针总要歌》为明·董宿原撰，方贤编定，刊于 1470 年的《奇效良方·卷五十五·行针法》。论述了行针取穴时的一些共性问题，诸如行针时要按患者体质决定针刺的浅深。要根据受针者之同身寸进行度量取穴，并注意询问患者饥饱劳碌情况，凡阴雨天气及禁忌日均不宜行针刺治疗。要求在治疗的时候应按经络的循行、阴升阳降的规律来揣寻穴位进行傍刺、深刺或透刺。

【原文】
黄帝金针法最奇，短长肥瘦在临时，但将他手横纹处，分寸寻求审用之。
身体心胸或是短，身体心胸或是长，求穴看纹还有理，医工此理要推详。
定穴行针须细认，瘦肥短小岂同群，肥人针入三分半，瘦体须当用二分。
不肥不瘦不相同，如此之人但着中，只在二三分内取，用之无失且收功。
大饥大饱宜避忌，大风大雨亦须容，饥伤荣气饱伤腑，更看人神俱避之。
妙针之法世间稀，多少医工不得知，寸寸人身皆是穴，但开筋骨莫狐疑。
有筋有骨傍针去，无骨无筋须透之，见病行针须仔细，必明升降合开时。
邪入五脏须早遏[1]，祟[2]侵六脉浪翻飞，乌乌稷稷[3]空中堕①，静意冥冥起发机[4]。
先补真阳元气足，次泻余邪九度嘘[5]，同身逐穴歌中取，捷法昭然径不迷。

百会三阳顶之中，五会天满名相同，前顶之上寸五取，百病能祛理中风。

灸后火燥冲双目，四畔刺血令宣通，井泉要洗原针穴[6]，针刺无如灸有功。

前顶寸五三阳前，甄权曾云一寸言，棱针出血头风愈，盐油楷根[7]病自瘥。

囟会顶前寸五深，八岁儿童不可针，囟门未合那堪灸，二者须当记在心。

上星会前一寸斟，神庭星前发际寻，诸风灸庭为最妙，庭星宜灸不宜针。

印堂穴并两眉攒，素髎面正鼻柱端，动脉之中定禁灸，若燃此穴鼻鼽酸。

水沟鼻下名人中，兑端张口上唇宫，龈交二龈中间取，承浆下唇宛内踪。

炷艾分半悬浆灸，大则阳明脉不隆，廉泉宛上定结喉，一名舌本立重楼。

同身捷法须当记，他日声名播九州。

【对校】

① 空中堕：张缙、黄龙祥版本作"空中坠"。

【注释】

[1] 遏：音è。有阻止、断绝的意思。

[2] 祟：音suì。鬼神制造的灾祸。

[3] 乌乌稷稷：形容鸟飞之貌，言其在飞翔中依然隐约可见，用以比喻针之得气似动中若隐若现。

[4] 静意冥冥起发机：冥冥，有专默精诚之意。发机，《标幽赋》说："伏如横弩，应若发机。"形容手持针如弩之待发。全句指医生手持针，如同弩之扣机待发，必须专默精诚，不可稍事外顾。

[5] 九度嘘：九度，表示多次、多数。嘘，有吹出、吐出之意。文中所说"次泻余邪九度嘘"是形容行针用泻法时，要多次反复才能泻出邪气。

[6] 井泉要洗原针穴：治中风证灸百会后如发现火燥冲目时，要刺百会穴之四边泻血，然后再以新汲井泉水冲洗以泻其火。

[7] 盐油楷根：古时治疗头风，用三棱针刺血以后，再用盐油涂抹针眼（发根部），因称。楷，疑"揩"之误。

【按语】《行针总要歌》歌赋的主要内容是根据宋代王怀隐、陈昭遇等奉命编撰的《太平圣惠方·针经卷·九十九》编写。王怀隐初为道士，精医药，住京城建隆观，太宗即位前，怀隐以汤剂治疗之。太平兴国（976）初，奉宋太宗诏还俗，充任尚药奉御，为皇室医药保健服务，后晋升为翰林医官使。

第十六节　行针指要歌（卷三）

【提要】本歌首载于明代高武的《针灸聚英·卷四上》，作者不详。《针灸大成》略有修改。全歌共10句，列举了风、水、结、劳、虚、气、嗽、痰、吐九种常见病证的针灸用穴，取穴计15个。并简要地指出了用针或用灸补泻操作。

【原文】

或针风，先向风府百会中。或针水，水分侠脐上边取。

或针结[1]，针着大肠泄水穴。或针劳，须向膏肓及百劳。

或针虚，气海丹田委中奇。或针气[2]，膻中一穴分明记。

或针嗽，肺俞风门须用灸。或针痰，先针中脘三里间。

或针吐，中脘气海膻中补。翻胃吐食一般医，针中有妙少人知。

【注释】

[1] 结：本义：用线、绳、草等条状物将兵器束或编织起来，或用绳、线、皮条等绾成疙瘩。比喻心情烦闷，心里有结。司马迁《报任安书》曰："意有所郁结。"

[2] 气：《说文解字》曰：云气也。按，云者，地面之气，湿热之气升而为雨，其色白，干热之气，散而为风，其色黑。中医指脉气和营卫；指某种征象：痰气、湿气、气虚、气亏、气堵等；又指精神状态，情绪。

【按语】《针灸大成》转载此歌时，将"风"证中的风门穴和气海穴分别改为风府穴和百会穴，将"劳"证中的风门穴改为百劳穴，将"水"证中的"脐边取"改为"上边取"等，体现了杨继洲的取穴经验。《针灸聚英·卷四上·行针指要歌》曰："或针风，先向风门气海中；或针水，水分夹脐脐边取；或针结，针着大肠泻水穴；或针劳，须用灸；或针痰，先针中脘三里间；或针吐，中脘气海膻中补；翻胃吐食一般针，针中有妙少人知。""针着大肠泻水穴"之"大肠"，张缙《针灸大成校释》"行针指要歌"解释为："一指膀胱经之大肠俞，一指大肠经之荥水穴二间。"存疑。

第十七节　刺法启玄歌（卷三）

【提要】此歌赋引自《针灸聚英·卷四下》。本篇以六言歌诀的形式阐述了针刺的玄奥之理，故名"刺法启玄歌"。

【原文】

十二阴阳气血，凝滞全凭针炳[1]，细推十干[2]五行，谨按四时[3]八节[4]。

出入要知先后，开阖慎毋妄别，左手按穴分明，右手持针亲切。

刺荣无伤卫气，刺卫无伤荣血，循扪引导之因，呼吸调和寒热。

补即慢慢出针，泻即徐徐闭穴。发明难素玄微，俯仰岐黄秘诀。

若能劳心劳力，必定愈明愈哲。譬如闭户造车，端正出门合辙。

倘逢志士细推，不是知音莫说，了却个中规模，便是医中俊杰。

【注释】

[1] 炳：在此代指灸法。

[2] 十干：指十天干，即甲、乙、丙、丁、戊、己、庚、辛、壬、癸。

[3] 四时：指一年中春、夏、秋、冬。

[4] 八节：指一年中的立春、立夏、立秋、立冬、春分、秋分、夏至、冬至。

【按语】此歌赋以六言形式简明、扼要地阐述了针灸治疗疾病涉猎的范围。在掌握十二经脉的阴阳、气血多少的基础上，凭借针、灸作为工具，熟练掌握天干、五行、四时和八节理论并应用到针灸操作中，再配合取穴的先后、左右手配合、针刺深浅、开阖补泻、呼吸补泻、徐疾补泻等，才能成为一个高明的针灸医生。并强调要传承《黄帝内经》《难经》的精髓秘诀，传于可造之人。

第十八节 针法歌（卷三）

【提要】《针法歌》顾名思义阐述的是针刺法则。出自《针灸大成·卷三》。

【原文】

先说平针法，含针口内温，按揉令气散，掐穴故教深，持针安穴上，令他嗽一声，随嗽归天部，停针再至人，再停归地部，待气候针沉，气若不来至，指甲切其经，次提针向病，针退天地人。

补必随经刺，令他吹气频，随吹随左转，逐归天地人，待气停针久，三弹更熨温，出针口吸气，急急闭其门。泻欲迎经取，吸则内①其针，吸时须右转，依次进天人，转针仍复吸，依法要停针，出针吹口气，摇动大其门。

【对校】

① 内：黄龙祥版本作"纳"。

【按语】本篇第一层阐述了按照温针、按揉、掐穴、振咳的顺序，结合天地人三层进针、候气、退针，再随经针向病所辅助催气；第二层阐述了迎随补泻、呼吸补泻、开阖补泻的综合补泻手法。

第十九节 策（杨氏考卷）（卷三）

【提要】本节共四策。《诸家得失策》主要论述了历代针灸书籍的成就与不足；《头不多灸策》主要论述头为诸阳之会，肌肉单薄，气血易于留滞，故不宜多灸；《穴有奇正策》论述针灸的起源、穴有奇正、九针、灸治、奇穴数目和用法，其中主要是论述经穴和奇穴；《针有深浅策》根据疾病在阴阳、营卫等的深浅不同，提出针刺深浅先后的方法。

诸家得失策[1]

【原文】

问："人之一身，犹之天地，天地之气，不能以恒顺，而必待于范围之功，人身之气，不能以恒平，而必待于调摄之技。故其致病也，既有不同，而其治之，亦不容一律，故药与针灸不可缺一者也。然针灸之技，昔之专门者固各有方书，若《素问》《针灸图》[2]《千金方》《外台秘要》，与夫补泻灸刺诸法，以示来世矣。其果何者而为之原欤？亦岂无得失去取于其间欤？诸生以是名家者，请详言之！"

对曰："天地之道，阴阳而已矣。夫人之身，亦阴阳而已矣。阴阳者，造化之枢纽，人类之根抵①也，惟阴阳得其理则气和，气和则形亦以之和矣。如其拂而戾焉，则赞助调摄之功，自不容已矣。否则，在造化不能为天地立心，而化工以之而息；在夫人不能为生民立命，而何以臻寿考无疆之休哉。此固圣人赞化育之一端也，而可以医家者流而小之耶？

愚尝观之易曰：'大哉乾元，万物资始；至哉坤元，万物资生。'是一元之气，流行于天地之间，一合一辟，往来不穷，行而为阴阳，布而为五行，流而为四时，而万物由之以化生，此则天地显仁藏用之常，固无庸以赞助为也。然阴阳之理也，不能以无愆，而雨旸[3]寒暑，不能以时若，则范围之功，不能无待于圣人也。故易曰：'后以裁成天地之道，辅相天地之宜，以左右民，此其所以人无夭札，物无疵厉[4]，而以之收立命之功矣。'然而吾人同得天地之理以为理，同得天地之气以为气，则其元气流行于一身之间，无异于一元之气流行于天地之间也。夫何喜怒哀乐，心思嗜欲之汨[5]于中，寒暑风雨温凉燥湿之侵于外，于是有疾在腠理者焉，有疾在血脉者焉，有疾在肠胃者焉。然而疾在肠胃，非药饵不能以济；在血脉，非针刺不能以及；在腠理，非熨焫不能以达，是针灸药者，医家之不可缺一者也。夫何诸家之术惟以药，而于针灸则并而弃之，斯何以保其元气，以收圣人寿民之仁心哉？

然是针与灸也，亦未易言也。孟子曰：'离娄[6]之明，不以规矩，不能成方圆；师旷[7]之聪，不以六律，不能正五音。'若古之方书，固离娄之规矩，师旷之六律也。故不溯其源，则无以得古人立法之意，不穷其流，则何以知后世变法之弊。今以古之方书言之，有《素问》《难经》焉，有《灵枢》《铜人图》焉，有《千金方》，有《外台秘要》焉，有《金兰循经》[8]，有《针灸杂集》[9]焉。然《灵枢》之图，或议其太繁而杂；于《金兰循经》，或嫌其太简而略；于《千金方》，或诋其不尽伤寒之数；于《外台秘要》，或议其为医之蔽；于《针灸杂集》，或论其未尽针灸之妙，溯而言之，则惟《素》《难》为最要。盖《素》《难》者，医家之鼻祖，济生之心法，垂之万世而无弊者也。

夫既由《素》《难》以溯其源，又由诸家以穷其流，探脉络，索荣卫，诊表里，虚则补之，实则泻之，热则凉之，寒则温之，或通其气血，或维其真元，以律天时，则春夏刺浅，秋冬刺深也。以袭水土则湿致高原，热处风凉也。以取诸人，肥则刺深，瘠则刺浅也。又由是而施之以动摇进退，搓弹摄按之法，示之以喜怒忧惧，思劳醉饱之忌，穷之以井荣俞经合之源，究之以主客标本之道，迎随开阖之机。夫然后阴阳和，五气顺，荣卫固，脉络绥[10]，而凡腠理血脉，四体百骸，一气流行，而无壅滞痿痹之患矣。不犹圣人之裁成辅相，而一元之气，周流于天地之间乎！

先儒曰：'吾之心正，则天地之心亦正，吾之气顺，则天地之气亦顺。'此固赞化育之极功也，而愚于医之灸刺也亦云。"

【对校】
①根抵：张缙版本作"根柢"。
【注释】
[1] 策：是古代考试士人，令应试者答，谓之策问，简称为策。
[2]《针灸图》：指经穴图，唐代以前即有"明堂图"，故排在《千金方》之前。
[3] 旸：音 yáng，日出也，天晴。

　　[4] 疵厉：音 cīlì，灾害疫病，灾变。《庄子·逍遥游》曰：其神凝，使物不疵疠而年谷熟。

　　[5] 汩：音 gǔ，水流的样子。音 yù，迅疾的样子，如悲风汩起。

　　[6] 离娄：传说为黄帝时人，目力极强。

　　[7] 师旷：人名，是春秋时期晋国的一位知名的乐师。

　　[8]《金兰循经》：全称《金兰循经取穴图解》，元代忽泰必烈著。

　　[9]《针灸杂集》：应作《针灸杂说》，元代窦桂芳编集。

　　[10] 绥：音 suí，安抚。

头不多灸策

【原文】

　　问："灸穴须按经取穴，其气易连而其病易除，然人身三百六十五络，皆归于头，头可多灸欤？灸良已，间有不发者，当用何法发之？"

　　尝谓："穴之在人身也，有不一之名，而灸之在吾人也，有至一之会[1]。盖不知其名，则昏谬无措，无以得其周身之理，不观其会，则散漫靡要，何以达其贯通之原。故名也者，所以尽乎周身之穴也，固不失之太繁；会也者，所以贯乎周身之穴也，亦不失之太简。人而知乎此焉，则执简可以御繁，观会可以得要，而按经治疾之余，尚何疾之有不愈，而不足以仁寿斯民也哉。

　　执事[2]发策，而以求穴在乎按经，首阳不可多灸，及所以发之之术，下询承学，是诚究心于民瘼[3]者。愚虽不敏，敢不掇述所闻以对。尝观吾人一身之气，周流于百骸之间，而统之则有其宗，犹化工一元之气，磅礴于乾坤之内，而会之则有其要。故仰观于天，其星辰之奠丽，不知其几也，而求其要，则惟以七宿为经，二十四曜为纬；俯察于地，其山川之流峙[4]，不知其几也，而求其要，则惟以五岳为宗，四渎[5]为委，而其他咸弗之求也。天地且然，而况人之一身？内而五脏六腑，外而四体百形，表里相应，脉络相通，其所以生息不穷，而肖形于天地者，宁无所网维统纪于其间耶！故三百六十五络，所以言其烦也，而非要也；十二经穴，所以言其法也，而非会也。总而会之，则人身之气有阴阳，而阴阳之运有经络，循其经而按之，则气有连属，而穴无不正，疾无不除。譬之庖丁解牛，会则其凑，通则其虚，无假斤斫之劳，而顷刻无全牛焉。何也？彼固得其要也。故不得其要，虽取穴之多，亦无以济人；苟得其要，则虽会通之简，亦足以成功，惟在善灸者加之意焉耳。

　　自今观之，如灸风而取诸风池、百会；灸劳而取诸膏肓、百劳；灸气而取诸气海；灸水而取诸水分；欲去腹中之病，则灸三里；欲治头目之疾，则灸合谷；欲愈腰腿，则取环跳、风市；欲拯手臂，则取肩髃、曲池。其他病以人殊，治以疾异，所以得之心而应之手者，罔不昭然，有经络在焉，而得之则为良医，失之则为粗工，凡以辨诸此也。至于首为诸阳之会，百脉之宗，人之受病固多，而吾之施灸宜别，若不察其机而多灸之，其能免夫头目旋眩、还视不明之咎乎？不审其地而并灸之，其能免夫气血滞绝、肌肉单薄之忌乎？是百脉之皆归于头，而头之不可多灸，尤按经取穴者之所当究心也。若夫灸之宜发，或发之有速而有迟，固虽系于人之强弱不同，而吾所以治之者，可不为之所耶？观东垣灸三里七壮不发，而复灸以五壮即发，秋夫灸中脘九壮不发，而渍以露水，熨以热履，焫以赤葱，即万无不发之理，此其见之《图经》《玉枢》诸书，盖班班具载可考而知者。吾能按经以求其原，而又多方以致其发，自无患乎气之不连，疾之不疗，而于灼艾之理，斯过半矣。抑愚又有说焉，按经者法也，而所以神明之者心也。苏子有言：'一人饮食起居，无异于常人，而愀然不乐，问其所苦，且不能自言，此庸医之所谓无足忧，而扁鹊、仓公之所望而惊焉者。'彼惊之者何也？病无显情，而心有默识，诚非常人思虑所能测者。今之人徒曰：'吾能按经，吾能取穴。'而不于心焉求之，譬诸刻舟而求剑，胶柱而鼓瑟，其疗人之所不能疗者，吾见亦罕矣。然则善灸者奈何？静养以虚此心，观变以运此心，旁求博采以扩此心，使吾心与造化相通，而于病之隐显，昭然无遁情焉。则由是而求孔穴之开阖，由是而察气候之疾徐，由是而明呼吸补泻之宜，由是而达迎随出入之机，由是而酌从卫取气，从荣置气之要，不将从手应心，得鱼兔而忘筌蹄也哉！此又岐黄之秘术，所谓百尺竿头进一步者，不识执事以为何如？"

【注释】

[1] 至一之会：至，到。诸经到一处相交的会穴。

[2] 执事：在书信或者书面回答中，对对方的一种尊称。

[3] 瘼：音 mò，作病或疾苦解。

[4] 峙：音 zhì，直立，耸立。音 shì，地名，繁峙，在中国山西省。

[5] 四渎：古称长江、黄河、淮河、济水为四渎。

穴有奇正策

【原文】

问："九针之法，始于岐伯，其数必有取矣。而灸法独无数焉，乃至定穴，均一审慎，所谓奇穴，又皆不可不知也。试言以考术业之专工？"

尝谓："针灸之疗疾也，有数有法，而惟精于数法之原者，斯足以窥先圣之心。圣人之定穴也，有奇有正，而惟通于奇正之外者，斯足以神济世之术，何也？法者，针灸所立之规，而数也者，所以纪其法，以运用于不穷者也。穴者，针灸所定之方，而奇也者，所以翊[1]夫正以旁通于不测者也。数法肇于圣人，固精蕴之所寓，而定穴兼夫奇正，尤智巧之所存。善业医者，果能因法以详其数，缘正以通其奇，而于圣神心学之要，所以默蕴于数法奇正之中者，又皆神而明之焉，尚何术之有不精，而不足以康济斯民也哉？

执事发策，而以针灸之数法奇穴，下询承学，盖以术业之专工者，望诸生也。而愚岂其人哉？虽然一介[2]之士，苟存心于爱物，于人必有所济，愚固非工于医业者，而一念济物之心，特惓惓[3]焉。刻[4]以明问所及，敢无一言以对。夫针灸之法，果何所昉[5]乎？粤稽[6]上古之民，太朴[7]未散，元醇[8]未漓[9]，与草木蓁蓁[10]然，与鹿豕狉狉①[11]然，方将相忘于浑噩之天，而何有于疾，又何有针灸之施也。自羲农以还，人渐流于不古，而朴者散，醇者漓，内焉伤于七情之动，外焉感于六气之侵，而众疾胥[12]

此乎交作矣。岐伯氏有忧之，于是量其虚实，视其寒温，酌其补泻，而制之以针刺之法焉，继之以灸火之方焉。至于定穴，则自正穴之外，又益之以奇穴焉。非故为此纷纷也，民之受疾不同，故所施之术或异，而要之非得已也，势也，势之所趋，虽圣人亦不能不为之所也已。

然针固有法矣，而数必取于九者，何也？盖天地之数，阳主生，阴主杀，而九为老阳之数，则期以生人，而不至于杀人者，固圣人取数之意也。今以九针言之，燥热侵头身，则法乎天，以为镵针，头大而末锐焉。气满于肉分，则法乎地，以为圆针，身圆而末锋焉。锋如黍米之锐者为锟针，主按脉取气法乎人也。刃有三隅之象者为锋针，主泻导痈血，法四时也。铍针②以法音，而末如剑锋者，非所以破痈脓乎？利针以法律，而支似毫毛者，非所以调阴阳乎？法乎星则为毫针，尖如蚊虻，可以和经络，却诸疾也。法乎风则为长针，形体锋利，可以去深邪，疗痹瘘也。至于燔针之刺，则其尖如梃，而所以主取大气[13]不出关节者，要亦取法于野而已矣。所谓九针之数，此非其可考者耶！

然灸亦有法矣，而独不详其数者，何也？盖人之肌肤，有厚薄，有深浅，而火不可以概施，则随时变化而不泥于成数者，固圣人望人之心也。今以灸法言之，有手太阴之少商焉，灸不可过多，多则不免有肌肉单薄之忌。有足厥阴之章门焉，灸不可不及，不及则不免有气血壅滞之嫌。至于任之承浆也，督之脊中也，手之少冲，足之涌泉也，是皆犹之少商焉，而灸之过多，则致伤矣。脊背之膏肓也，腹中之中脘也，足之三里，手之曲池也，是皆犹之章门焉，而灸之愈多，则愈善矣。所谓灸法之数，此非其仿佛者耶！

夫有针灸，则必有会数法之全，有数法则必有所定之穴，而奇穴者，则又旁通于正穴之外，以随时疗症者也。而其数维[14]何？吾尝考之《图经》，而知其七十有九焉，以鼻孔则有迎香，以鼻柱则有鼻准，以耳上则有耳尖，以舌下则有金津、玉液，以眉间则有鱼腰，以眉后则有太阳，以手大指则有骨空，以手中指则有中魁；至于八邪、八风之穴，十宣、五虎之处，二白、肘尖、独阴、囊底、鬼眼、髋骨、四缝、中泉、四关，凡此皆奇穴之所在。而九针之所刺者，刺以此也。灸法之所施者，施以此也。苟能即此以审慎之，而临症定穴之余，有不各得其当者乎？

虽然，此皆迹也，而非所以论于数法奇正之外也。圣人之情，因数以示，而非数之所能拘，因法以显，而非法之所能泥，用定穴以垂教，而非奇正之所能尽，神而明之，亦存乎其人焉耳。故善业医者，苟能旁通其数法之原，冥会其奇正之奥，时可以针而针，时可以灸而灸，时可以补而补，时可以泻而泻，或针灸可并举，则并举之，或补泻可并行，则并行之，治法因乎人，不因乎数，变通随乎症，不随乎法，定穴主乎心，不主乎奇正之陈迹。譬如老将用兵，运筹攻守，坐作进退，皆运一心之神以为之。而凡鸟占云祲[15]、金版六韬之书，其所具载方略，咸有所不拘焉。则兵惟不动，动必克敌；医惟不施，施必疗疾。如是虽谓之无法可也，无数可也，无奇无正亦可也，而有不足以称神医于天下也哉！管见如斯，惟执事进而教之！"

【对校】

① 怀怀：张缙版本作"狌狌"。黄龙祥版本作"怀怀"。

② 铍针：黄龙祥版本作"铍针"。

【注释】

[1] 翊：音 yì，辅助，帮助。古同"翌"，明日。

[2] 一介：谦称，含有渺小、微贱之意。此指一个普普通通的读书人。

[3] 惓惓：音：①juàn，②quán。深切思念。烦闷，失意。

[4] 矧：音 shěn。另外，况且，何况，也的意思。

[5] 昉：音 fǎng。日初明；起始，起源。

[6] 粤稽：稽，考察之意。粤，语气助词。

[7] 太朴：指人在蒙昧时代质朴率直的生活方式。

[8] 元醇：元，开始，第一；醇，诚厚。

[9] 漓：薄之意。

[10] 蓁蓁：音 zhēnzhēn，泛指植物茂盛貌。

[11] 狉狉：音 pīpī，形容群兽走动之状。

[12] 胥：音 xū，皆，都。又指古代的小官。

[13] 大气：此指邪气。

[14] 维：通"为"。

[15] 鸟占云祲：均为古代占卜之术。祲，音 jìn，不祥之气。

针有深浅策

【原文】

问："病有先寒后热者，先热后寒者，然病固有不同，而针刺之法，其亦有异乎？请试言之！"

对曰："病之在天人也①，有寒热先后之殊，而治之在吾人也，有同异后先之辨。盖不究夫寒热之先后，则谬焉无措，而何以得其受病之源；不知同异之后先，则漫焉无要，而何以达其因病之治。此寒热之症，得之有先后者，感于不正之气，而适投于腠理之中，治寒热之症，得之有后先者，乘其所致之由，而随加以补泻之法，此则以寒不失之惨，以热则不过于灼，而疾以之而愈矣。是于人也，宁不有济矣乎？请以一得之愚，以对扬明问之万一，何如？盖尝求夫人物之所以生也，本之于太极，分之为二气，其静而阴也，而复有阳以藏于其中；其动而阳也，而复有阴以根于其内，惟阴而根乎阳也，则往来不穷，而化生有体；惟阳而根乎阴也，则显藏有本，而化生有用。然而气之运行也，不能无愆和之异，而人之罹之也，不能无寒热之殊。

是故有先寒后热者，有先热后寒者。先寒后热者，是阳隐于阴也，苟徒以阴治之，则偏于阴，而热以之益炽矣。其先热后寒者，是阴隐于阳也，使一以阳治之，则偏于阳，而寒以之益惨矣。夫热而益炽，则变而为三阳之症，未可知也。夫寒而益惨，则传而为三阴之症，未可知也。而治之法，当何如哉？

吾尝考之《图经》，受之父师，而先寒后热者，须施以阳中隐阴之法焉。于用针之时，先入五分，使行九阳之数，如觉稍热，更进针令入一寸，方行六阴之数，以得气为应。夫如是，则先寒后热之病可除矣。其先热后寒者，用以阴中隐阳之法焉。于用针之时，先入一寸，使行六阴之数，如觉微凉，即退针，渐出五分，却行九阳之数，亦以得气为应。夫如是，则先热后寒之疾瘳矣。

夫曰先曰后者，而所中有荣有卫之殊；曰寒曰热者，而所感有阳经阴经之异。使先热后寒者，不行阴中隐阳之法，则失夫病之由来矣。是何以得其先后之宜乎？如先寒后热者，不行阳中隐阴之法，则不达夫疾之所致矣。其何以得夫化裁之妙乎？抑论寒热之原，非天之伤人，乃人之自伤耳。经曰：'邪之所凑，其气必虚。'

自人之荡真[1]于情窦也，而真者危；丧志于外华也，而醇者漓；眩心于物牵也，而萃者涣；汩情于食色也，而完者缺；劳神于形役也，而坚者瑕。元阳丧，正气亡，寒毒之气，乘虚而袭。苟能养灵泉[2]于山下，出泉之时，契妙道于日落，万川之中，嗜欲浅而天机深，太极自然之体立矣。寒热之毒虽威，将无隙之可投也。譬如墙壁固，贼人乌得而肆其虐哉？故先贤有言曰：'夫人与其治病于已病之后，孰若治病于未病之先。'其寒热之谓欤？"

【对校】

① 天人也：张缙、黄龙祥版本作"夫人也"。

【注释】

[1] 荡真：因纵欲而损毁真元称"荡真"。

[2] 灵泉：肾精。说明应从青年时期注意保养。

【按语】杨继洲在明嘉靖年间曾参加御医考试，其试卷有四，收于《针灸大成》之中，从试卷可以充分看清杨继洲早年的学术思想：以《素》《难》为宗主。

第二十节　十二经脉歌（卷三）

【提要】本歌出自《针灸聚英·卷四上》。全文叙述了十二经脉的起止部位及其循行概况，阐述了各经气血的多少和是动病所生病，并提出了作者的观点。

【原文】

手太阴肺中焦生，下络大肠出贲门[1]，上膈属肺从肺系[2]，系横出腋臑[3]中行。

肘臂寸口上鱼际，大指内侧爪甲根，支络还从腕后出，接次指属阳明经。

此经多气而少血，是动则病[4]喘与咳，肺胀膨膨缺盆痛，两手交瞀为臂厥[5]。

所生病[6]者为气嗽，喘渴烦心胸满结，臑臂之内前廉痛，小便频数掌中热。

气虚肩背痛而寒，气盛亦疼风汗出，欠伸[7]少气不足息，遗矢[8]无度溺色赤。

阳明之脉手大肠，次指内侧起商阳，循指上廉出合谷，两筋歧骨循臂肪[9]。

入肘外廉循臑外，肩端前廉柱骨旁，从肩下入缺盆内，络肺下膈属大肠。

支从缺盆直上颈，斜贯颊前下齿当，环出人中交左右，上侠鼻孔注迎香。

此经气盛血亦盛，是动颊[10]肿并齿痛；所生病者为鼽衄，目黄口干喉痹[11]生。大指次指难为用，肩前臑外痛相仍，气有余兮脉热肿，虚则寒栗病偏增。

胃足阳明交鼻起[12]，下循鼻外下入齿①，还出侠口绕承浆，颐[13]后大迎颊车里。

耳前发际至额颅，支下人迎缺盆底，下膈入胃络脾宫，直者缺盆下乳内。

一支幽门[14]循腹中，下行直合气冲逢，遂由髀关抵膝膑，胻跗中指内间同。

一支下膝注三里，前出中指外间通，一支别走足跗指，大趾之端经尽已。

此经多气复多血，是动欠伸面颜黑。凄凄[15]恶寒畏见人，忽闻木音心惊惕[16]。

登高而歌弃衣走，甚则腹胀仍贲响[17]。凡此诸疾皆骭厥[18]，所生病者为狂疟[19]。

温淫[20]汗出鼻流血，口喎唇裂②又喉痹，膝膑疼痛腹胀结，气膺[21]伏兔胻外廉。

足跗中趾俱痛彻，有余消谷[22]溺色黄，不足身前寒振栗，胃房胀满食不消，气盛身前皆有热。

太阴脾起足大指，上循内侧白肉际，核骨[23]之后内踝前，上腨[24]循胻[25]胫膝里。

股内前廉入腹中，属脾络胃与膈通，侠喉连舌散舌下，支络从胃注心宫。

此经气盛而血衰，是动其病气所为，食入即吐胃脘痛，更兼身体痛③难移。

腹胀善噫舌本强，得后与气快然衰。所生病者舌亦痛，体重不食亦如之。

烦心心下仍急痛，泄水溏瘕[26]寒疟随，不卧强立股膝肿，疸发身黄大指痿。

手少阴脉起心中，下膈直与小肠通，支者还从肺系走④，直上喉咙系目瞳。

直者上肺出腋下，臑后肘内少海从，臂内后廉抵掌中，锐骨之端注少冲。

多气少血属此经，是动心脾痛难任，渴欲饮水咽干燥，所生臑痛⑤目如金。

胁臂⑥之内后廉痛，掌中有热向经寻。

手太阳经小肠脉，小指之端起少泽，循手外廉出踝中，循臂骨出肘内侧。

上循臑外出后廉，直过肩解绕肩胛，交肩下入缺盆内，向腋络心循咽嗌[27]。

下膈抵胃属小肠，一支缺盆贯颈颊，至目锐眦却入耳，复从耳前仍上颊⑦。

抵鼻升至目内眦，斜络于颧别络接。此经少气还多血，是动则病痛咽嗌。

颔[28]下肿兮不可顾，肩如拔兮臑似折。所生病主肩臑痛，耳聋目黄肿腮颊[29]。

肘臂之外后廉痛，部分犹当细分别。

足太阳经膀胱脉，目内眦上起额尖，支者巅[30]上至耳角，直者从巅脑后悬。

络脑还出别下项，仍循肩膊侠脊边，抵腰膂[31]肾膀胱内，一支下与后阴连。

贯臀斜入委中穴，一支膊内左右别，贯胛侠脊过髀枢[32]，臀内⑧后廉腘中合。

下贯腨内外踝后，京骨[33]之下指外侧。此经血多气犹少，是动头疼不可当。

项如拔兮腰似折，髀枢痛彻脊中央，腘如结兮腨如裂，是为踝厥[34]筋乃伤。

所生疟痔小指废，头囟顶痛⑨目色黄，腰尻[35]腘脚疼连背，泪流鼻衄及癫狂。

足经肾脉属少阴，小指斜趋涌泉心，然骨[36]之下内踝后，别入跟中腨内侵。

出腘内廉上股内，贯脊属肾膀胱临，直者属肾贯肝膈，入肺循喉舌本寻。

支者从肺络心内，仍至胸中部分深。此经多气而少血，是动病饥不欲食。

喘嗽唾血喉中鸣，坐而欲起面如垢，目视䀮䀮气不足，心悬如饥常惕惕[37]。

所生病者为舌干，口热咽痛气贲[38]逼，股内后廉并脊疼，心肠烦痛⑩疸而澼。

痿厥[39]嗜卧体怠惰，足下热痛皆肾厥[40]。

手厥阴心主起胸，属包下膈三焦宫，支者循胸出胁下，胁下连腋三寸同。

仍上抵腋循臑内，太阴、少阴两经中，指透中冲支者别，小指次指络相通。

此经少气原多血，是动则病手心热，肘臂挛急腋下肿，甚则胸胁支满结。

心中澹澹[41]或大动，善笑目黄面赤色，所生病者为烦心，心痛掌热病之则。

手经少阳三焦脉，起自小指次指端，两指歧骨手腕表，上出臂外两骨间。

肘后臑外循肩上，少阳之后交别传，下入缺盆膻中分，散络心包膈里穿。

支者膻中缺盆上，上项耳后耳角旋，屈下至颐仍注颊，一支出耳入耳前⑪。

却从上关交曲颊，至目内眦乃尽焉。此经少血还多气，是动耳鸣喉肿痹。

所生病者汗自出，耳后痛兼目锐眦，肩臑肘臂外皆疼，小指次指亦如废。

足脉少阳胆之经，始从两目锐眦生，抵头循角下耳后，脑空风池次第行。

手少阳前至肩上，交少阳右上⑫缺盆，支者耳后贯耳内，出走耳前锐眦循。

一支锐眦大迎下，合手少阳抵项根，下加颊车缺盆合，入胸贯膈络肝经。

属胆仍从胁里过，下入气冲毛际萦，横入髀厌[42]环跳内，直者缺盆下腋膺。

过季胁下髀厌内，出膝外廉是阳陵，外辅绝骨踝前过，足跗小指次指分。

一支别从大指去，三毛之际接肝经。此经多气而少血，是动口苦善太息[43]。

心胁疼痛难转移，面尘足热体无泽。所生头痛连锐眦；缺盆肿痛并两腋。

马刀挟瘿[44]生两旁，汗出振寒痎疟[45]疾，胸胁髀膝至胫骨，绝骨踝痛及诸节。

厥阴足脉肝所终，大指之端毛际丛，足跗上廉太冲分，踝前一寸入中封。

上踝交出太阴后，循腘内廉阴股冲，环绕阴器抵小腹，侠胃属肝络胆逢。

上贯膈里布胁肋，侠喉颃颡[46]目系同，脉上巅会督脉出，支者还生⑬目系中。

下络颊里环唇内，支者便从膈肺通。此经血多气少焉，是动腰疼俯仰难。

男疝女人小腹肿，面尘脱色[47]及咽干。所生病者为胸满，呕吐洞泄小便难。

或时遗溺并狐疝[48]，临症还须仔细看。

【对校】

① 下入齿：张缙版本作"入上齿"。

② 口㖞唇裂：张缙版本作"口㖞唇紧"。

③ 身体痛：张缙版本作"身体重"。

④ 肺系走：张缙版本作"心系走"。

⑤ 臑痛：张缙版本作"胁痛"。

⑥ 胁臂：张缙版本作"臑臂"。

⑦ 复从耳前仍上颊：张缙版本作"一支别颊上至颞"。

⑧ 臀内：张缙版本作"髀外"。

⑨ 顶痛：张缙版本作"项痛"。

⑩ 心肠烦痛：张缙版本作"烦心心痛"。

⑪ 屈下至颐仍注颊，一支出耳入耳前：张缙版本作"屈下至颊仍注颞，一支入耳出耳前"。

⑫ 右上：张缙版本作"后入"。

⑬ 生：张缙版本作"从"。

【注释】

[1] 贲门：即胃的上口。

［2］肺系：即指肺的根系，肺所联系的如喉咙、气管等组织统称肺系。

［3］臑：音 nào，中医指人自肩至肘前侧靠近腋部的隆起的肌肉。

［4］是动则病：经脉病候的一类。出自《灵枢·经脉》。包括：①本经脉气异常变动引致所联络脏腑的病症，如手太阴肺经"是动则病肺胀满，膨膨而喘咳"。②经脉循行径路上所发生的病症，如手厥阴心包经"是动则病手心热，臂肘挛急，腋肿"。因其病主要由经脉传来，非本脏腑所生，故称是动。

［5］臂厥：古病名。出自《灵枢·经脉》。是手太阴肺经及手少阴心经的病候。指前臂经脉所过处发生逆冷、麻木、酸楚等症。

［6］所生病：脏腑病变延及所属经脉，经脉循行路线上出现的病证。

［7］欠伸：欠，指呵欠；伸，指踡而伸腰。欠伸指张口打呵欠，同时伴有伸腰动作。

［8］遗矢：指大便不能自禁，即遗屎。

［9］循臂肪：指沿着前臂的脂膏处循行。

［10］頔：音 zhuō。指眼眶下面的骨，相当于解剖学上的上颌骨与颧骨构成眼眶的下侧部分。

［11］喉痹：咽喉肿痛之症的统称。

［12］交鼻起：即足阳明胃经之脉起于鼻之交頞（鼻梁）中。

［13］颐：《方言十》曰：颐，颔也。《释名》曰：颐，或曰辅车，或曰牙车，或曰颊车。本义：下巴。现代一般指面颊，腮。

［14］幽门：指胃的下口。

［15］凄凄：寒凉、凄惨之状。又作悽悽。

［16］惊惕：音 jīngtì。惊惧。

［17］贲响：此指腹胀有高调而密集的肠鸣音而言。

［18］骭厥：骭音 gàn，指肋骨或小腿骨、胫骨，亦指小腿。骭厥为古病名。出自《灵枢·经脉》。是足阳明胃经的病症。指足胫部经脉所过处发生逆冷、麻木、酸楚等症。

［19］狂疟：狂妄暴虐。《南史·王敬则传》曰："苍梧王狂虐，左右不自安。"

［20］温淫：形容温病炽盛的热象。《灵枢·经脉》曰："温淫汗出。"《类经》曰："温气淫泆（通溢）则汗出。"

［21］膺：指胸：义愤填膺；接受，承当：膺选（当选），荣膺。

［22］消谷：证名。食物入胃肠，很快消化之证。《灵枢·大惑论》曰："胃热则消谷，谷消故善饥。"

［23］核骨：①骨骼部位名。指第一跖趾关节内侧圆形突起。②泛指突出像核状的骨头。

［24］腨：音 shuàn。俗称小腿肚，即腓肠肌隆起部。

［25］胻：音 héng，本意为小腿。骨名，亦作䯒，小腿胫、腓骨之统称。

［26］溏瘕：溏指大便溏薄；瘕是大瘕泄，即痢疾。

　　[27] 嗌：音 yì，指咽喉；音 ài，咽喉窒塞，噎。

　　[28] 颔：音 hàn，构成口腔上部和下部的骨头和肌肉组织。上部叫上颌，下部叫下颔。

　　[29] 腮颊：音 sāi jiá，即腮，面颊的下半部，脸的两旁，亦称"腮帮子"。宋·林逋《杏花》曰："蓓蕾枝梢血点乾，粉红腮颊露春寒。"

　　[30] 巅：山顶、顶部、头部。

　　[31] 膂：音 lǚ。本义：脊梁骨。人体肾脏外面那层发白、发青的薄膜叫"膂"。那层膜越厚、越青，人的腰力也就越大。

　　[32] 髀枢：髀音 bì，股部；大腿。髀枢指髀骨外侧的凹陷部分，又指大腿骨，股部；大腿。

　　[33] 京骨：①穴位名。京，古指人工筑起的高丘或圆形的大谷仓也。骨，水也。京骨名意指膀胱经的湿冷水气在此聚集。②骨骼部位名。相当于足外侧第五跖骨基底部分。

　　[34] 踝厥：由外邪侵犯足太阳膀胱经而致气上冲而产生。《灵枢·经脉》曰："膀胱足太阳之脉……是动则病冲头痛，目似脱，项如拔，脊痛腰似折，髀不可以曲，腘如结，踹如裂，是为踝厥。""厥"指四肢部因气血阻逆而出现的逆冷、麻木、酸楚等症。《灵枢·经脉》中有臂厥、骭厥、踝厥、骨厥、阳厥等名称。

　　[35] 尻：音 kāo。中医指屁股，脊骨的末端。

　　[36] 然骨：①经穴名。即然谷穴。②骨骼部位名。相当于舟状骨部分。

　　[37] 惕惕：音 tìtì。惊恐不安、心绪不宁的情状。

　　[38] 贲：音 bēn。奔走，快。又读 bì，文饰，装饰得很好：贲临。

　　[39] 痿厥：病证名。痿病兼见气血厥逆，以足痿弱不收为主症。

　　[40] 肾厥：《扁鹊心书》曰："凡人患头痛，百药不效者，乃肾厥。服石膏丸、黑锡丹则愈，此病多酒多色人则有之。"《普济本事方》曰："肾气不足，气逆上行，头痛不可忍，谓之肾厥。其脉举之则弦，按之石坚。"症见头顶痛不可忍、四肢厥冷、胸脘痞闷、多痰、脉弦等。治宜温肾纳气，选用玉真丸、来复丹、黑锡丹等。现主要指急性肾衰竭昏迷。

　　[41] 澹澹：音 dàndàn，同"憺憺"，心神志忑不安。

　　[42] 髀厌：音 bìyàn，骨骼部位名。又称髀枢。即髋关节。

　　[43] 太息：太是通假字，"太"通"叹"，太息就是叹息的意思。《离骚》曰："长太息以掩涕兮，哀民生之多艰。"

　　[44] 马刀挟瘿：马刀侠瘿：病名。属瘰疬之类。常成串而出，质坚硬，其形长者称为马刀，或生于耳下、颈项，至缺盆沿至腋下，或生肩上而下沿。其生于颈部者称为"侠瘿"。"瘿"或作"婴"，"婴"通"缨"。瘰疬生于颈部缚帽缨之处，故称侠缨，或称侠瘿。指瘰疬。

　　[45] 痎疟：音 jiēnüè。疟疾的通称。亦指经年不愈的老疟。

　　[46] 颃颡：音 hángsǎng。即咽上、上腭与鼻相通的部位，即软口盖的后部，此

处为足厥阴肝经所过。

[47] 面尘脱色：面尘：证名。面有尘灰之色，见于胆经气郁和肝病。脱色：由于受惊或害怕而失色。《医宗金鉴》曰："脉形如循丝累累然，其面白脱色也。"

[48] 狐疝：音 húshàn。中医病名。是指腹腔内容物，行立则外出少腹滑入阴囊，卧则复入少腹，如狐之出入无定者，以患部有肿物突起，按之柔软，嘱患者咳嗽，按肿物处有冲击感，肿物卧则入腹，立则复出为临床表现。

【按语】《十二经脉歌》版本较多。以《针灸大成》所引的版本较为顺口。但张缙、黄龙祥版本差异也较大，不做一一对校。

第二十一节　四总穴歌、回阳九针歌（卷三）

【提要】《四总穴歌》《回阳九针歌》均出自《针灸聚英·卷四下》。

【原文】

四总穴歌

肚腹三里留，腰背委中求，头项寻列缺，面口合谷收。

回阳九针歌

哑门劳宫三阴交，涌泉太溪中脘接，环跳三里合谷并，此是回阳九针穴。

【按语】《四总穴歌》的内容增加：心胸取内关，小腹三阴谋，酸痛阿是穴，急救刺水沟。

当机体出现亡阴亡阳危急重症时，针灸回阳九针歌的穴位急救有效。

《四总穴歌》与《回阳九针歌》的穴位，要注意操作的选择，用针、用灸或者刺络放血。

第十一章　《保婴神术·按摩经》

概要：《针灸大成·卷十》主要是小儿按摩、小儿望诊的内容。《针灸大成》1955年影印本卷十目录后名"保婴神术""按摩经"并列。后世称《小儿按摩经》或《保婴神术·按摩经》为书名。该书可能包括针灸、按摩等古代常用治法，其中的小儿针灸内容因与前九卷重复，故说"针卷考之甚详"，只对其中的"按摩经"篇详细收录。故本章暂时命名为《保婴神术·按摩经》，作者为"四明陈氏"。

"按摩经"所涉及的病种较多，尤其以急慢惊风为多。

小儿按摩手法的要求：轻快柔和、平稳着实。轻是指手法操作时所用的力度轻，快是指手法操作时所用的频率快，柔和是指操作手法要均匀柔和，平稳是指在操作时手法所用的力度和频率要始终如一，着实是指手法操作时要紧贴穴位的表面，有轻而不浮之意。

第一节　《保婴神术·按摩经》总论

【提要】本篇主要论述小儿临床辨证及按摩时按摩的部位、手法，以及有关治疗、诊断、预后等问题。

【原文】

穴法不详注，针卷考之甚详。

夫小儿之疾，并无七情所干，不在肝经，则在脾经；不在脾经，则在肝经。其疾多在肝、脾二脏，此要诀也。急惊风[1]属肝木风邪有余之症，治宜清凉苦寒、泻气化痰。其候或闻木声而惊；或遇禽兽驴马之吼，以致面青口噤；或声嘶啼哭而厥[2]，发过则容色如常，良久复作，其身热面赤，因引口鼻中气热，大便赤黄色，惺惺不睡。盖热甚则生痰，痰盛则生风，偶因惊而发耳。内服镇惊清痰之剂，外用掐揉按穴之法，无有不愈之理。

至于慢惊[3]，属脾土中气不足之症，治宜中和，用甘温补中之剂。其候多因饮食不节，损伤脾胃，以泻泄日久，中气太虚，而致发搐，发则无休止，其身冷面黄，不渴，口鼻中气寒，大小便青白，昏睡露睛，目上视，手足瘈疭[4]，筋脉拘挛。盖脾虚则生风，风盛则筋急，俗名天吊风[5]者，即此候也。宜补中为主，仍以掐揉按穴之法，细心运用，可保十全矣。又有吐泻未成慢惊者，急用健脾养胃之剂，外以手法按掐对症经穴，脉络调和，庶不致变慢惊风也。如有他症，穴法详开于后，临期选择焉。

【注释】

[1] 急惊风：小儿时期常见的一种急重病症，以临床出现抽搐、昏迷为主要症状。又称"惊厥"，俗名"抽风"。

[2] 厥：病名。指突然昏倒、手足逆冷等症。

[3] 慢惊：即慢惊风。多出现于久病中虚，或大病之后，以抽风、形瘦、腹泻等为主要证候。

[4] 瘛疭：中医指手脚痉证名。亦作瘈疭、瘛疭。又称抽搐、搐搦、抽风等。指手足伸缩交替，抽动不已的病证。

[5] 天吊风：病证名。即慢惊风，出自《医学正传》。

【按语】本篇讲述了小儿临证辨证要点不在七情而在肝脾；小儿惊风重症临床按摩治疗要点是以掐揉按穴之法为主。《针灸大成》1955年影印版卷十目录后是"保婴神术""按摩经"，当是提示卷十内容的来源，其要穴图至手法歌之间的内容可视为《保婴神术·按摩经》总论部分，故本书的本节以此为题。

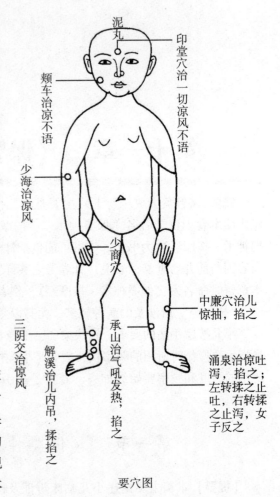

要穴图

第二节　手法歌

【提要】本篇主要论述小儿临证治疗的手法、部位的选择。

【原文】

心经有热作痰迷[1]，天河水过作洪池。肝经有病儿多闷，推[2]动脾土病即除。
脾经有病食不进，推动脾土效必应。肺经受风咳嗽多，即在肺经久按[3]摩[4]。
肾经有病小便涩，推动肾水即救得。小肠有病气来攻，板门横门推可通。
用心记此精宁穴，看来危症快如风。胆经有病口作苦，好将妙法推脾土。
大肠有病泄泻多，脾土大肠久搓[5]摩。膀胱有病作淋病[6]，肾水八卦运[7]天河。
胃经有病呕逆多，脾土肺经推即和。三焦有病寒热魔，天河过水莫蹉跎[8]。
命门[9]有病元气亏，脾上大肠八卦推。仙师授我真口诀，愿把婴儿寿命培。

五脏六腑受病源，须凭手法推即瘥，俱有下数不可乱，肺经病掐[10]肺经边。
心经病掐天河水，泻掐大肠脾土全，呕掐肺经推三关，日①昏须掐肾水添。
再有横纹数十次，天河兼之功必完，头痛推取三关穴，再掐横纹天河连。
又将天心揉[11]数次，其功效在片时间，齿痛须揉肾水穴，颊车推之自然安。
鼻塞伤风天心穴，总筋脾土推七百，耳聋多因肾水亏，掐取肾水天河穴。
阳池兼行九百功，后掐耳珠旁下侧。咳嗽频频受风寒，先要汗出沾手边。
次掐肺经横纹内，乾位须要运周环。心经有热运天河，六府②有热推本科。
饮食不进推脾土，小水短少掐肾多。大肠作泻运多移，大肠脾土病即除。
次取天门入虎口，揉脐龟尾七百奇。肚痛多因寒气攻，多推三关运横纹。
脐中可揉数十下，天门虎口法皆同。一去火眼推三关，一百二十数相连。
六府③退之四百下，再推肾水四百完，兼取天河五百遍，终补脾土一百全。
口传笔记推摩诀，付与人间用意参。

【对校】

① 日：张缙版本作"目"。

② 府：张缙版本作"腑"。

③ 府：张缙、黄龙祥版本作"腑"。

【注释】

[1] 痰迷：①指癫痫。②比喻一心贪图某一事物而失去理智。

[2] 推：用拇指或食、中二指指面沿同一方向运动。包括"直推""旋推""分推"三种。由于推的方向不同，所起的作用也各不相同，由指尖推向指根为补法；由指根推向指尖为泻法，也叫清法；由指尖至指根，又由指根至指尖，来回地推摩为清补法。推法一般不带动皮下组织。

[3] 按：用手指或手掌按压小儿的一定部位或穴位，逐渐用力向下按压。分为："拇指按法""中指按法"和"掌按法"。是一种刺激较强的手法，常与"揉法"结合组成"按揉"复合手法。

[4] 摩：用食指、中指、无名指和小指指腹或手掌掌面放在一定部位上，以腕关节带动前臂，沿顺时针或逆时针方向做环形抚摩。频率是每分钟摩动 120 次。

[5] 搓：用双手的掌面夹住或贴于一定部位，相对用力做快速搓转或搓摩，并同时做上下往返的移动。可以用双掌小鱼际夹住某部位做搓揉；也可以用单掌贴于某部位做单向搓摩。用于上肢时，要使上肢随手法略微转动；用于腰背、胁肋时，主要是搓摩动作。

[6] 疴：音 kē，本义：疾病。《说文解字》曰：疴，病也，形声，从疒（chuáng)，表示与疾病有关，可声。

[7] 运：医者以左手托住患儿左手，以右手拇指或食、中二指并拢的罗纹面，由此穴位至彼穴位做弧形或环形反复运转，称为运法（如运水入土、运内八卦等）。

[8] 蹉跎：音 cuōtuó。时间白白地去；虚度光阴。

[9] 命门：命门之位置有二说。一指右肾，如《难经·三十六难》曰：肾二者，

非皆肾也，其左为肾，右者为命门。一指二肾，表现于两肾之间的动气，可见虞抟之《医学正传》。

[10] 掐：用指甲着力重按穴位。运用掐法时要用指甲垂直用力按压重刺，不得抠动而掐破皮肤。是强刺激手法之一，常用于点刺穴位，是"以指代针"之法。掐后常用拇指揉法，以减缓局部不适。

[11] 揉：用手指的罗纹面、大鱼际或手掌作用于一定的部位或穴位上，做环形揉动。一般以每分钟揉 120～160 次为宜。分为"指揉法""掌揉法"和"鱼际揉法"。

【按语】该文提出"五脏六腑受病源，须凭手法推即痊，俱有下数不可乱"，说明小儿按摩的适应证广，手法要求高。现代临床小儿推拿流派不同，各派推崇的基本手法有差异，如"掐、揉、按、摩、推、运、搓、摇"或"推、拿、揉、运、捣、掐、分、分筋"等手法。有的手法在明代还未出现。拿法是医者右手拇食二指，同时相对用力，拿按患儿的某一个穴位，为强刺激手法之一，多用于急救，如缓解痉挛拿列缺穴，手法结束后拿威灵、精宁等。捣法是医者以左手托住患儿之左手，右手食指或中指屈曲，以屈指关节背面捣（打）在穴位上，称捣法，如捣小天心。分法是医者两手拇指从选定的穴位上，向两侧分推，叫作分法，如分阴阳穴。分筋是医者右手（或左手）在患肢做左右扭转捏拿等动作，以达到舒筋和血的疗效，适用于肢体瘫痪等症。其他如提捏手法，两手半握拳，以食中两指将患者皮肤用力提起，做连续不断的灵活动作，叫作提捏手法，如提捏大椎穴。

第三节　认筋法歌

【提要】本篇主要论述小儿囟门、指纹诊法及惊风的按摩要点。

【原文】

囟门八字甚非常，筋[1]透三关命必亡，初关乍入或进退，次部相侵亦何妨。

赤筋只是因膈食，筋青端被水风伤，筋连大指是阴症，筋若生花定不祥（此有祸祟之筋）。

筋带悬针主吐泻，筋纹关外命难当，四肢痰染腹膨胀，吐乳却因乳食伤。

鱼口鸦声并气急，犬吠人諕[2]自惊张，诸风惊症宜推早，如若推迟命必亡。

神仙留下真奇法，后学能通第一强。凡看鼻梁上筋，直插天心一世惊。

初生时，一关有白，谨防三朝。二关有白，谨防五日之内。三关有白，谨防一年之外。

凡筋在坎上者即死，坎下者三年。又有四季本色之筋，虽有无害。

青者是风，白者是水，红者是热，赤者乳食所伤。

凡慢惊将危，不能言，先灸三阴交，二泥丸，三颊车，四少商，五少海穴，看病势大小，或三壮、五壮、一壮，至七七壮，辨男女右左，十有十活。如急惊、天吊惊，掐手上青筋，煅脐上下，掐两耳，又掐总心穴。

内吊惊，掐天心穴。

慢惊不省人事，亦掐总心穴。

急惊如死，掐两手筋。

眼闭，童子髎①，泻。

牙关紧，颊车，泻。

口眼俱闭，迎香，泻。

以上数法，乃以手代针之神术也，亦分补泻。

【对校】

①童子髎：张缙、黄龙祥版本作"瞳子髎"。

【注释】

[1] 筋：本义是附着在骨上的韧带。《说文解字》曰：筋，肉之力也。还指可见的皮下静脉的俗称：筋络、筋脉、青筋暴露。

[2] 諕：音 xià，欺骗。音 háo，古同"号"，呼啸，大叫。

【按语】认筋就是辨识皮下瘀积的血络。现代临床的小儿指诊法（诊指纹）出自唐·王超《水镜图诀》，在《针灸大成》卷十的《入门歌》《三关》《辨三关》有系统论述。3 岁以下小儿观察食指掌面靠拇指一侧的浅表静脉，又名虎口纹、虎口三关脉纹，以第一节为风关，第二节为气关，第三节为命关。筋在风关是邪浅病轻，达气关是感邪较重，透命关则病尤重，即所谓"透关射甲"。正常指纹红黄相兼，隐现于风关之内。纹紫为热，淡红为虚，青色为风、主痛，青兼紫黑为血络瘀闭。据《幼幼集成》载：浮沉分表里、红紫辨寒热、淡滞定虚实、三关测轻重。

第四节　六　筋

【提要】本篇主要介绍了手腕内侧、前臂远端 6 个部位的望诊及主病。论述小儿临床操作中关于六筋的五行、脏腑配属及临床治疗作用等问题。

【原文】

手六筋，从大指边，向里数也。

第一，赤筋：乃浮阳属火，以应心与小肠。主霍乱，外通舌；反则燥热，却向乾位掐之，则阳自然即散也。又于横门[1]下本筋掐之。下五筋仿此。

第二，青筋：乃纯阳属木，以应肝与胆。主温和，外通两目；反则赤涩多泪，却向坎位掐之，则两目自然明矣。

第三，总筋：位居中属土，总五行，以应脾与胃。主温暖。外通四大板门[2]；反则主肠鸣霍乱，吐泻痫症，却在中界掐之，四肢舒畅矣。

第四，赤淡黄筋：居中分界，火土兼备，以应三焦。主半寒半热，外通四大板门，周流一身；反则主壅塞之症，却向中宫掐之，则元气流通，除其壅塞之患矣。

第五，白筋：乃浊阴属金，以应肺与大肠。主微凉，外通两鼻孔；反则胸膈胀满，脑昏生痰，却在界后掐之。

第六，黑筋：乃重浊纯阴，以应肾与膀胱。主冷气，外通
两耳；反则主尪羸昏沉，却在坎位掐之。

内热外寒，掐浮筋止。作冷，掐阳筋即出汗。

诸惊风，掐总筋可治。作寒，掐心筋即转热。

作热，掐阴筋即转凉。内寒外热，掐肾筋止。

【注释】

[1] 横门：推拿穴位名。位于掌侧腕横纹中点的近心侧
稍上方处，自横门推向板门，止吐；自板门推向横门，
止泻。

[2] 板门：推拿穴位名。又名胝门、版门。①位于手掌大
鱼际处。治气促、气痛、呕胀及小肠寒气等。②位于掌面远心
腕横纹上大小鱼际之间。

【按语】 根据此段文字，在单筋辨证基础上，如何根据五行
生克总结出用两个或者两个以上的部位联合治疗的病症，可以
总结出来多少个病症？

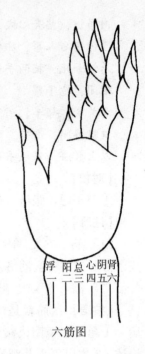

浮 阳 总 心 阴 肾
一 二 三 四 五 六

六筋图

第五节　面部望诊歌

【提要】 本节收录了《保婴神术·面部五位歌》《保婴神术·命门部位歌》《保婴
神术·五言歌》。主要论述小儿临证四诊中面部定位诊断要点及小儿双手诸穴的临床治
疗要点等问题。

【原文】

面部五位歌

面上之症额为心，鼻为脾土是其真。

左腮为肝右为肺，承浆属肾居下唇。

命门部位歌

中庭与天庭，司空及印堂，额角方广处，有病定
存亡。

青黑惊风恶，体和润泽光，不可陷兼损，唇黑最
难当。

青甚须忧急，昏暗亦堪伤，此是命门地，医师妙
较量。

面眼青肝病，赤心，黄脾，白肺，黑肾病也。

五言歌

心惊在印堂，心积额两广，心冷太阳位，心热面
频装。

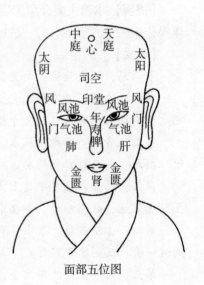

面部五位图

肝惊起发际，脾积唇焦黄，脾冷眉中岳，脾热大肠侵。

肺惊发际形，肺积发际当，肺冷人中见，肺热面腮旁。

肾惊耳前穴，肾积眼胞厢，肾冷额上热，肾热赤苍苍。

【按语】望诊是《保婴神术》的主要内容，这与幼科又有哑科之称有关。

第六节 阳掌阴掌穴图主治与手法

【提要】本节收录了《保婴神术·按摩经·阳掌图各穴手法仙诀》和《保婴神术·按摩经·阴掌图各穴手法仙诀》两部分。主要介绍小儿前臂远端与手掌部位的穴位名称、主治与操作手法。

【原文】

阳掌图各穴手法仙诀

◎掐心经，二掐劳宫，推上三关，发热出汗用之。如汗不来，再将二扇门揉之、掐之，手心微汗出，乃止。

◎掐脾土，曲指左转为补，直推之为泻，饮食不进，人瘦弱，肚起青筋，面黄，四肢无力用之。

◎掐大肠侧，倒推入虎口，止水泻痢疾，肚膨胀用之。红痢补肾水，白多推三关。

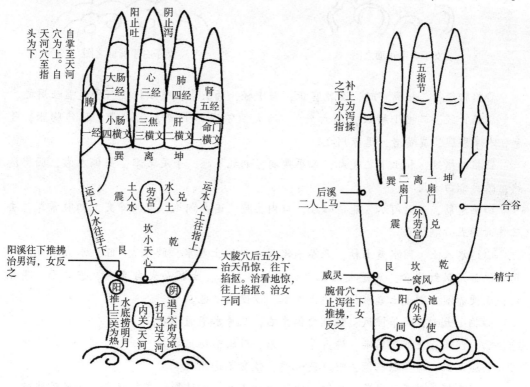

男子左手正面之图　　　　　　　男子左手背面之图

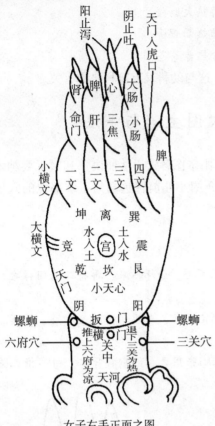

女子右手正面之图

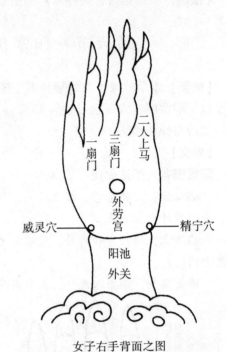

女子右手背面之图

◎掐肺经，二掐离宫起，至乾宫止，当中轻，两头重，咳嗽化痰，昏迷呕吐用之。

◎掐肾经，二掐小横纹，退六府①。治大便不通。小便赤色涩滞，肚作膨胀，气急，人事昏迷，粪黄者，退凉用之。

◎推四横纹，和上下之气血，人事瘦弱，奶乳不思，手足常掣，头偏左右，肠胃湿热，眼目翻白者用之。

◎掐总筋，过天河水，能清心经，口内生疮，遍身潮热，夜间啼哭，四肢常掣，去三焦六腑五心潮热病。

◎运水入土，因水盛土枯，五谷不化用之。运土入水，脾土大②旺，水火不能即济用之。如儿眼红能食，则是火燥土也，宜运水入土，土润而火自克矣。若口干，眼翻白，小便赤涩，则是土盛水枯，运土入水，以使之平也。

◎掐小天心，天吊惊风，眼翻白偏左右，及肾水不通用之。

◎分阴阳，止泄泻痢疾，遍身寒热往来，肚膨呕逆用之。

◎运八卦，除胸肚膨闷，呕逆气吼噎，饮食不进用之。

◎运五经，动五脏之气，肚胀，上下气血不和，四肢掣，寒热往来，去风除腹响。

◎揉板门，除气促气攻，气吼气痛，呕胀用之。

◎揉劳宫，动心中之火热，发汗用之，不可轻动。

◎推横门向板门，止呕吐；板门推向横门，止泻。如喉中响，大指掐之。

◎总位者，诸经之祖，诸症掐效。嗽甚，掐中指一节。痰多，掐手背一节。手指甲筋之余，掐内止吐，掐外止泻。

阴掌图各穴手法仙诀

◎掐两扇门，发脏腑之汗，两手掐揉，平中指为界，壮热汗多者，揉之即止。又治急惊，口眼歪斜，左向右重，右向左重。

◎掐二人上马，能补肾，清神顺气，苏惺沉疴[3]，性温和。

◎掐外劳宫，和脏腑之热气，遍身潮热，肚起青筋揉之效。

◎掐一窝风，治肚疼，唇白眼白一哭一死者，除风去热。

◎掐五指节，伤风被水吓，四肢常掣，面带青色用之。

◎掐精宁穴，气吼痰喘，干呕痞积用之。

◎掐威灵穴，治急惊暴死。掐此处有声可治，无声难治。

◎掐阳池，止头痛，清补肾水，大小便闭塞，或赤黄，眼翻白，又能发汗。

◎推外关、间使穴，能止转筋吐泻。外八卦，通一身之气血，开脏腑之秘结；穴络平和而荡荡也。

【对校】

① 退六府：张缙、黄龙祥版本作"退六腑"。

② 大：张缙、黄龙祥版本作"太"。

③ 苏惺沉疴：张缙、黄龙祥版本作"苏惺沉疴"。

【按语】《保婴神术·按摩经》把手掌及手臂内侧的穴位归之于"阳掌"，而把手背及手臂外侧的穴位归之于"阴掌"，这种归分法不同于中医内为阴、外为阳的阴阳学说。

第七节　要　诀

【提要】本节讨论小儿临床常见病症的按摩手法要点、病症治疗所选部位经络及部分穴位的主治。

【原文】

三关出汗行经络，发汗行气此为先，倒推大肠到虎口，止泻止痢断根源。

脾土曲补直为推，饮食不进此为魁，疟痢疲羸并水泻，心胸痞痛也能祛。

掐肺一节与离经，推离往乾中间轻[1]，冒风咳嗽并吐逆，此经神效抵千金。

肾水一纹是后溪，推下为补上清之，小便秘涩清之妙，肾虚便补为经奇。

六筋专治脾肺热，遍身潮热大便结，人事昏沉总可推，去病浑如汤泼雪。

总筋天河水除热，口中热气并拉舌，心经积热火眼攻，推之方知真妙诀。

四横纹和上下气，吼气腹疼皆可止，五经纹动脏腑气，八卦开胸化痰最。

阴阳能除寒与热，二便不通并水泻，人事昏沉疴疾攻，救人要诀须当竭。

天门虎口揉斗肘，生血顺气皆妙手，一掐五指爪节时，有风被吓宜须究。

小天心能生肾水，肾水虚少须用意，板门专治气促攻，扇门发热汗宣通。

一窝风能除肚痛，阳池专一止头疼，精宁穴能治气吼，小肠诸病快如风。

【注释】

[1] 推离往乾中间轻：运八卦手法时离乾位要轻。清·骆如龙《幼科推拿秘书·卷三·推拿手法·运八卦》曰："八卦在手掌上，中指根下是离宫，属心火。此宫不可运动，恐运动心火，运法必用我大指按复之，然后以我食指头，从乾宫向兑坤小指边左旋到坎，归乾，为一运，其运至离宫则从大指甲上过去，此法开胸化痰，除气闷满胀，至于吐乳食，有九重三轻之法，医者分阴阳之后，必次及于此。"

【按语】"要诀"乃提示其内容的重要。内八卦穴又叫内八方穴。近第三掌骨小头处为离，顺时针排列依次为坤、兑、乾、坎、艮、震、巽各穴位。

第八节　手法治病诀

【提要】本节论述部分复式手法的功效。

【原文】

水底捞月最为良，止热清心此是强，飞经走气能通气，赤凤摇头助气长。

黄蜂出洞最为热，阴症白痢并水泻，发汗不出后用之，顿教孔窍皆通泄。

按弦走搓摩，动气化痰多，二龙戏珠法，温和可用他。

凤凰单展翅，虚浮热能除，猿猴摘果势，化痰能动气。

【按语】此诀与"手诀"当为互参。人民卫生出版社 1963 年版无此诀，当为漏录。

第九节　手　　诀

【提要】本篇主要论述小儿临床操作手法作用及动作要领等问题。

【原文】

三关：凡做此法，先掐心经，点劳宫：男推上三关①，退寒加暖，属热；女反此，退下为热也。

六府：凡做此法，先掐心经，点劳宫：男退下六府，退热加凉，属凉；女反此，推上为凉也。

黄蜂出洞：大热。做法：先掐心经，次掐劳宫，先开三关，后以左右二大指从阴阳处起，一撮一上，至关中离坎上掐穴。发汗用之。

水底捞月：大寒。做法：先清天河水，后五指皆跪，中指向前跪，四指随后，右运劳宫，以凉气呵之，退热可用。若先取天河水至劳宫，左运呵暖气，主发汗，亦属热。

凤单展翅：温热。用右手大指掐总筋，四指翻在大指下，大指又起又翻，如此做至关中，五指取穴掐之。

打马过河：温凉。右运劳宫毕，屈指向上，弹内关、阳池、间使、天河边。生凉退热用之。

飞经走气：先运五经，后五指开张一滚，做关中用手打拍，乃运气行气也。治气可用。又以一手推心经，至横纹住，以一手操气关，通窍也。

按弦搓摩：先运八卦，后用指搓病人手，关上一搓，关中一搓，关下一搓，拿病人手，轻轻慢慢而摇。化痰可用。

天门入虎口：用右手大指掐儿虎口，中指掐住天门，食指掐住总位，以左手五指聚住揉斗肘，轻轻慢慢而摇。生气顺气也。又法：自乾宫经坎艮入虎口。按之消脾②。

猿猴摘果：以两手摄儿螺蛳上皮，摘之。消食可用。

赤凤摇头：以两手捉儿头而摇之，其处在耳前少上，治惊也。

二龙戏珠：以两手摄儿两耳轮戏之。治惊，眼向左吊则右重，右吊则左重；如初受惊，眼不吊，两边轻重如一；如眼上则下重，下则上重。

丹凤摇尾：以一手掐劳宫。以一手掐心经，摇之。治惊。

黄蜂入洞：屈儿小指，揉儿劳宫。去风寒也。

凤凰鼓翅：掐精宁、威灵二穴，前后摇摆之。治黄肿也。

孤雁游飞：以大指自脾土外边推去，经三关、六府、天门、劳宫边，还止脾土。亦治黄肿也。

运水入土：以一手从肾经推去，经兑、乾、坎、艮至脾土按之。脾土大③旺，水火不能既济用之[1]，盖治脾土虚弱。

运土入水：照前法反回是也。肾水频数无度用之，又治小便赤涩。

老汉扳缯④[2]：以一指掐大指根骨，一手掐脾经摇之，治痞块也⑤。

斗肘走气：以一手托儿斗肘运转，男左女右，一手捉儿手摇动。治痞。

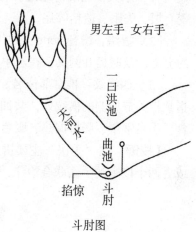

斗肘图

运劳宫：屈中指运儿劳宫也。右运凉，左运汗。

运八卦：以大指运之，男左女右。开胸化痰。

运五经：以大指往来搓五经纹，能动脏腑之气。

推四横：以大指往来推四横纹[3]，能和上下之气。气喘腹痛可用。

分阴阳：屈儿拳于手背上，四指节从中往两下分之。分利气血。

和阴阳：从两下合之。理气血用之。

天河水：推者自下而上也⑥。按住间使，退天河水也。

掐后溪：推上为清，推下为补。小便赤涩宜清，肾经虚弱宜补。

掐龟尾：掐龟尾并揉脐，治儿水泻、乌痧、膨胀、脐风、月家盘肠等惊。

揉脐法：掐斗肘毕，又以左大指按儿脐下丹田不动，以右大指周围搓摩之，一往一来。

一掐斗肘下筋，曲池上总筋，治急惊。

止吐泻法：

横门刮至中指一节掐之，主吐；中指一节内推上，止吐。

板门推向横门掐，止泻；横门推向板门掐，止吐。

提手背四指内顶横纹，主吐；还上，主止吐。

手背刮至中指一节处，主泻；中指外一节掐，止泻。

如被水惊，板门大冷；如被风惊，板门大热。

如被惊吓，又热又跳，先扯五指，要辨冷热。

如泻黄尿，热；泄清尿，冷；推外脾补虚，止泻。

【对校】

① 点劳宫：男推上三关：张缙版本作"点劳宫，男推上三关"，后同。

② 自乾宫经坎艮入虎口。按之消脾：张缙、黄龙祥版本作"自乾宫经坎艮入虎口按之。消脾"。

③ 大：张缙、黄龙祥版本作"太"。

④ 扳缯：张缙版本作"瓣罾"。

⑤ 一手掐脾经摇之，治痞块也：黄龙祥版本作"一手掐脾土。用之治痞块也"。

⑥ 推者自下而上也：张缙版本作"推者，自下而上也"。

【注释】

［1］水火不能既济用之：肾水不足，不能上济心火；或心火妄动，下伤肾阴，出现心烦、失眠、遗精等症。

［2］扳缯：缯音 zēng，古代对丝织品的总称。扳缯：缯网敷设水中，待鱼游到网的上方，及时提升网具，在水中直上直下地捕鱼。

［3］四横纹：推拿部位名。出自陈氏《小儿按摩经》。分别位于食、中、无名、小指掌指关节屈侧的横纹处，共四穴。用推法有和气血、退热除烦等作用。可治不思乳食、手足常掣、肠胃湿热、眼目翻白、喘急腹痛、口㖞眼斜等症。

【按语】此"手诀"主要讲复式手法。在单式手法作用基础上，对一个病症用两个或者两个以上的手法联合治疗，能增强效果。

第十节　掐足诀

【提要】本篇主要论述小儿临床足部穴位治疗操作要点。

【原文】

凡掐男左手右足，女右手左足。

大敦穴：治鹰爪惊，本穴掐之就揉。

解溪穴：治内吊惊，往后仰，本穴掐之就揉（一名鞋带穴）。

中廉穴[1]：治惊来急，掐之就揉。

涌泉穴：治吐泻，男左转揉之，止吐；右转揉之，止泻。女反之。

仆参穴：治脚掣跳，口咬，左转揉之补吐。右转补泻。又惊，又泻，又吐①，掐此穴及脚中指効。

承山穴：治气吼发热，掐之又揉。

委中穴：治望前扑，掐之。

【对校】

① 又惊，又泻，又吐：张缙、黄龙祥版本作"又惊又泻又吐"。

【注释】

[1] 中廉穴：又叫前承山穴。涂蔚生《推拿抉微·第二集·掐前承山穴法》条下：此穴在腿下节前面膝下，亦名中廉穴，儿风望后跌，在此穴久掐最效。考《针灸大成》，并无中廉穴之定位，只有上廉下廉二穴，条口居于其间。

【按语】从此节内容看，成人的穴位亦适用于小儿。

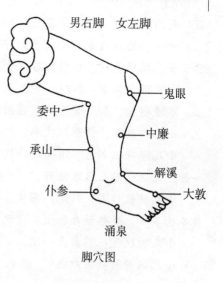

脚穴图

（图中标注：男右脚 女左脚、鬼眼、委中、中廉、承山、解溪、仆参、大敦、涌泉）

第十一节 婴童杂症

【提要】本篇主要论述小儿杂症临床治疗操作要点等问题。

【原文】

潮热方：不拘口内生疮，五心烦热。将吴茱萸八分，灯心一束，和水捣烂成一饼，贴在男左女右脚心里，裹住。退药后，推三关十下。

一、虚疟：补脾土四百，推三关、运八卦、推肾经、肺经、清天河水各三百。

二、食疟：推三关、运八卦各一百，清天河水二百，推脾土三百，肺经四百。

三、痰疟：推肺经四百，推三关、运八卦、补脾土、清天河水各二百。

四、邪疟：推肺经四百，推三关、六府各三百，运八卦、补脾土、清天河各二百，各随症加减，五脏四指，六腑一截二指。

五、痢赤白相兼，寒热不调，感成此疾：用姜汁、车前草汁，略推三关，退六府，清天河水，水底捞月，分阴阳。

六、禁口痢：运八卦，开胸，阴阳。揉脐为之。推三关、退六府、大肠经各一百，清天河水四十，推脾土五十，水底捞月一十，凤凰展翅，泻用蒜推。补脾土，姜推。

七、头疼：推三关、分阴阳、补脾土、揉大肠经各一百，煅七壮，揉阴池一百；不止，掐阳池。

八、肚痛：推三关、分阴阳、推脾土各一百，揉脐五十，腹胀推大肠；不止，掐承山穴。

九、湿泻不响：退六府、揉脐及龟尾各二百，分阴阳、推脾土各一百，水底捞月三十。

十、冷泻响：推三关二百，分阴阳一百，推脾土五十，黄蜂入洞、揉脐及龟尾各三百，天门入虎口、揉斗肘各三十。

十一、治口内走马疳：牙上有白泡，退六府、分阴阳各一百，水底捞月、清天河水各三十，凤凰展翅，先推，后用黄连、五倍子煎水，鸡毛口中洗。

小儿眼光指冷：将醋一钟，皂角一片，烧灰为末，贴心窝。若吐即去药，用绿豆七粒，水浸研细，和尿碱为饼，贴囟门。

小儿四肢冷：将明矾钱半，炒盐三钱，黄蜡二钱，贴脐上。若气急，取竹沥服之。

小儿遍身热不退：用明矾一钱，鸡清调匀，涂四心即退。若不退，用桃仁七个，酒半钟，擂烂，贴在鬼眼便好。

小儿肚胀作渴，眼光：用生姜，葱白一根，酒半钟，擂烂吞下，则眼不光。又将雄黄不拘多少，烧热放在脐上，揉之即安。脚麻用散麻煎水，四心揉之。

小儿膀胱气：将黄土一块，皂角七个，焙为末，用醋和黄土炒过为饼，贴尾闾好。

小儿遍身肿：用糊椒①、糯米、绿豆各七粒，黄土七钱，醋一钟，通炒过，袄包遍身拭之，即消。

小儿不开口：将朱砂一钱研末，吹入鼻中即安。

小儿咳嗽：掐中指第一节三下，若眼垂，掐四心。

小儿身跳：推肾筋后四心揉之。

小儿喉中气响：掐大指第二节。

【对校】

①糊椒：张缙版本作"胡椒"。

【按语】此段说明按摩不是包治百病的方法，部分小儿杂症需要配合中药治疗。针、灸、药等各法各有所长，临床当随病选法。

第十二章　子午流注、灵龟八法、飞腾八法

概要：本章内容选自《针灸大成·卷五》关于子午流注、灵龟八法、飞腾八法的内容。其中子午流注的基础理论之"十二经病井荥俞经合补虚泻实""十二经气血多少歌"见本书第五章第十九节"十二经病井荥俞经合补虚泻实（是动病、所生病）"。

子午流注：以十二经的肘膝以下 66 穴为基础，结合天干地支五行生克，并随日时的变易推论十二经气血运行中的盛衰、开阖情况，作为取穴的依据。见金朝何若愚撰、阎明广注《子午流注针经》。属于古代针灸配穴的一种方法，分为纳干法和纳支法。

灵龟八法：灵龟，是古人称九龟中的一种，曾将其龟壳烧制后，根据其裂纹表现推算事物的因果关系。八法，是指八卦的推算方法。灵龟八法首见于《针经指南》，取穴运算周期为 60 天。以八脉八穴配合九宫数，再据日时之干支所代表的数字计算配穴，又称奇经纳卦法。本法以八穴相配代表经脉气血流注之盛衰而取穴，所以又称八法流注、流注八法、八法神针。本法所用八穴有阴经四个穴位，有阳经四个穴位，故俗称阴四针、阳四针。

飞腾八法：根据时辰的天干属性选取八脉交会穴进行针灸治疗的按时取穴方法。其取穴运算周期为 5 天。本法不论日干支和时干支，均以天干为主。见《扁鹊神应针灸玉龙经》。以八脉八穴配合八卦，按每日各个时辰的天干推算开穴。所配属八卦与灵龟八法不同，因其以时干为主，故又名"奇经纳甲法"。其法，逢壬、甲时，开公孙（属乾）；逢丙时，开内关（属艮）；逢戊时，开临泣（属坎）；逢庚时，开外关（属震）；逢辛时，开后溪（属巽）；逢乙、癸时，开申脉（属坤）；逢己时，开列缺（属离）；逢丁时，开照海（属兑）。

第一节　井荥俞原经合歌、图（卷五）

【提要】"井荥俞原经合歌"原出自《医经小学》。以歌诀形式列出十二经脉的五输穴和原穴。"井荥俞原经合图"出自《针灸聚英·卷一下》。以表解形式列出十二经五输穴、原穴的名称，并附《难经》原文及项氏、滑氏和四明陈氏等对五输穴的一些论述。

【原文】

井荥俞原经合歌

少商鱼际与太渊，经渠尺泽肺相连，商阳二三间合谷，阳溪曲池大肠牵。

隐白大都太白脾，商丘阴陵泉要知，厉兑内庭陷谷胃，冲阳解溪三里随。

少冲少府属于心，神门灵道少海寻，少泽前谷后溪腕，阳谷小海小肠经。

涌泉然谷与太溪，复溜阴谷肾所宜，至阴通谷束京骨，昆仑委中膀胱知。

中冲劳宫心包络，大陵间使传曲泽，关冲液门中渚焦，阳池支沟天井索。

大敦行间太冲看，中封曲泉属于肝，窍阴侠溪临泣胆，丘墟阳辅阳陵泉。

井荥俞原经合图

	肺	脾	心	肾	包络	肝	
井（木）	少商	隐白	少冲	涌泉	中冲	大敦	春刺
荥（火）	鱼际	大都	少府	然谷	劳宫	行间	夏刺
俞（土）	太渊	太白	神门	太溪	大陵	太冲	季夏刺
经（金）	经渠	商丘	灵道	复溜	间使	中封	秋刺
合（水）	尺泽	阴陵泉	少海	阴谷	曲泽	曲泉	冬刺

	大肠	胃	小肠	膀胱	三焦	胆	
井（金）	商阳	厉兑	少泽	至阴	关冲	窍阴	所出
荥（水）	二间	内庭	前谷	通谷	液门	侠溪	所溜
俞（木）	三间	陷谷	后溪	束骨	中渚	临泣	所注
原	合谷	冲阳	腕骨	京骨	阳池	丘墟	所过
经（火）	阳溪	解溪	阳谷	昆仑	支沟	阳辅	所行
合（土）	曲池	三里	小海	委中	天井	阳陵泉	所入

项氏曰："所出为井，井象水之泉。所溜为荥，荥象水之陂[1]。所注为俞，俞象水之窬[2]。所行为经，经象水之流。所入为合，合象水之归。皆取水义也。"

又曰："春刺井，井者东方春也，万物之始生，故言井。冬刺合，合者北方冬也，阳气入藏，故言合。举始终而言，荥、俞、经在其中矣。"

又曰："诸井肌肉浅薄，泻井当泻荥。"

滑氏曰："补井当补合。"

岐伯曰："春刺井者，邪在肝。夏刺荥者，邪在心。季夏刺俞者，邪在脾。秋刺经者，邪在肺。冬刺合者，邪在肾，故也。"

帝曰："五脏而系于四时，何以知之？"

岐伯曰："五脏一病，辄有五验，假如肝病，色青者肝也，臊臭者肝也，喜酸者肝也，喜呼者肝也，喜泣者肝也。其病象多，不可尽言也。四脏有验，并系于四时者也。针之要妙，在于秋毫。"

四明陈氏曰："春气在毛，夏气在皮，秋气在分肉，冬气在骨髓，是浅深之应也。"

【注释】

[1] 陂：多音字。此处音 bēi，池塘。

[2] 窬：音 yú，本义：捷径、孔道。

【按语】 五输穴皆位于十二经脉肘膝关节以下，阴经的俞穴与原穴为同一穴。《灵枢·九针十二原》曰："黄帝曰：愿闻五脏六腑所出之处。岐伯曰：五脏五俞，五五二十五俞，六腑六俞，六六三十六俞，经脉十二，络脉十五，凡二十七气，以上下。所出为井，所溜为荥，所注为俞，所行为经，所入为合，二十七气所行，皆在五俞也。"《灵枢·本输》进一步列出十一条经脉的六十一个五输穴，《针灸甲乙经·卷三》补齐心经的五个五输穴名称。五输穴的五行属性出自《灵枢·本输》《难经·六十四难》及《针灸甲乙经·卷三》。"春刺""夏刺"等内容出自《灵枢·九针十二原》。"又曰""岐伯曰""帝曰"等内容主要出自《难经·七十四难》，文字有改动，"岐伯曰""帝曰"恐是《针灸大成》误加。

第二节　徐氏子午流注逐日按时定穴歌（卷五）

【提要】 本节出自《针灸大全·卷五》。人体的气血运行与天地日月星辰四时寒热阴阳五行的运动有关。本歌赋论述的是一日十二个时辰中十二经脉间气血流行转注各经脉的五输穴。是一种天人合一理论在中医针灸选穴上的应用。

【原文】

甲日戌时胆窍阴，丙子时中前谷荥，戊寅陷谷阳明俞，返本丘墟木在寅，庚辰经注阳溪穴，壬午膀胱委中寻，甲申时纳三焦[1]水，荥合天干取液门。

乙日酉时肝大敦，丁亥时荥少府心，己丑太白太冲穴，辛卯经渠是肺经，癸巳肾宫阴谷合，乙未劳宫火穴荥。

丙日申时少泽当，戊戌内庭治胀康，庚子时在三间俞，本原腕骨可祛黄，壬寅经火昆仑上，甲辰阳陵泉合长，丙午时受三焦木，中渚之中仔细详。

丁日未时心少冲，己酉大都脾土逢，辛亥太渊神门穴，癸丑复溜肾水通，乙卯肝经曲泉合，丁巳包络大陵中。

戊日午时厉兑先，庚申荥穴二间迁，壬戌膀胱寻束骨，冲阳土穴必还原，甲子胆经阳辅是，丙寅小海穴安然，戊辰气纳三焦脉，经穴支沟刺必痊。

己日巳时隐白始，辛未时中鱼际取，癸酉太溪太白原，乙亥中封内踝比，丁丑时合少海心，己卯间使包络止。

庚日辰时商阳居，壬午膀胱通谷之，甲申临泣为俞木，合谷金原返本归，丙戌小肠阳谷火，戊子时居三里宜，庚寅气纳三焦合，天井之中不用疑。

辛日卯时少商本，癸巳然谷何须忖，乙未太冲原太渊，丁酉心经灵道引，己亥脾合阴陵泉，辛丑曲泽包络准。

壬日寅时起至阴，甲辰胆脉侠溪荥，丙午小肠后溪俞，返求京骨本原寻，三焦寄有阳池穴，返本还原[2]似的①亲，戊申时注解溪胃，大肠庚戌曲池真，壬子气纳三焦寄，井穴关冲一片金，关冲属金壬属水，子母相生[3]恩义深。

癸日亥时井涌泉，乙丑行间穴必然，丁卯俞穴神门是，本寻肾水太溪原，包络大陵原并过，己巳商丘内踝边，辛未肺经合尺泽，癸酉中冲包络连，子午截时安定穴，留传后学莫忘言。

【对校】

① 的：张缙版本作"嫡"。

【注释】

[1] 纳三焦：在子午流注中，气纳三焦是三焦经（阳日）的开穴原则。具体开穴时间则本着"阳干注腑，甲丙戊庚壬而重见者，气纳三焦"的方法推算。例如甲日（阳日），开井穴的时间是甲戌（开胆井窍阴），重见甲时的时辰（甲申时）就是开三焦经穴的时间。

[2] 返本还原：在子午流注配穴法中，返本还原是原穴的开穴原则，也就是在开俞穴的同时，还要返还回来开本经（即值日经）的原穴。例如壬日为膀胱和三焦两经值日，故在壬日丙午时开小肠经俞穴后溪的同时，也开值日经膀胱和三焦两经的原穴（京骨、阳池）。这就是歌中"丙午小肠后溪俞，返求京骨本原寻，三焦寄有阳池穴，返本还原似的亲"的意思。

[3] 子母相生：在子午流注中，开三焦经和心包经穴位的原则是气纳三焦、血归包络，但具体开哪个穴则需本着子母相生的原则。阳日的子母相生关系是"他生我"，也就是开三焦经中值日经的母穴；阴日的子母相生关系是"我生他"，也就是开心包经中值日经的子穴。例如，壬日开井穴的时间是壬寅时（开膀胱井穴至阴），重见壬时的时辰（壬子时）是开三焦经穴位的时间，要根据"他生我"的关系，开三焦经中膀胱经（值日经）的母穴。膀胱经的天干为壬，属水。水的母穴是金（金生水），而三焦经的金代表井穴（阳经的井穴属金），即关冲穴，所以壬子时开关冲穴。这就是歌中"壬子气纳三焦寄，井穴关冲一片金，关冲属金壬属水，子母相生恩义深"的意思。

【按语】 本篇作者"徐氏"，一说是南齐时代的徐文伯；一说是明代《针灸大全》的作者徐凤。存疑。

子午流注是根据"阳日阳时阳穴，阴日阴时阴穴"的原则进行配穴。具体开穴规律有四个步骤：首先按"阳进阴退"的原则推算井穴的开穴时间。其次按相生原则，根据经生经、穴生穴的关系推算井穴后几个开穴时辰应配的具体腧穴。再次，则本着《针灸大全》"阳干注腑，甲丙戊庚壬而重见者，气纳三焦；阴干注脏，乙丁己辛癸而重见者，血归包络"的原则，确定"日干重见"的时辰应配三焦经（阳日）或心包经（阴日）的具体穴位。阳日按"他生我"的关系开三焦经中值日经的母穴，阴日按"我生他"的关系开心包经中值日经的子穴。最后，确定各经原穴的开穴时间，按"返本还原"的原则，在每日俞穴开穴的同时，并过值日经的原穴。子午流注的配穴规律以10天为1个周期，循环开穴。本篇是徐氏按上述开穴规律和步骤，预先推算出1个周期（10天，计120个时辰）的具体配穴名称或闭穴情况，并以歌诀体例写出。如能熟练地背诵出本歌，即可在临证应用时迅速找出开穴，而且也避免了按通常方法计算时在换算过程中可能出现的错误，所以本歌诀一直受到临床针灸学家的重视。

鉴于歌中大部分经、穴的名称和五输穴的性质等，或写成简称或从略，故将此定穴歌中66穴的开穴时间以表解形式列出，以供应用时参考。

徐氏子午流注逐日按时定穴表

日 开穴 时	甲 胆	乙 肝	丙 小肠	丁 心	戊 胃	己 脾	庚 大肠	辛 肺	壬 膀胱	癸 肾
23~1 子 胆	甲 阳辅	丙 前谷	戊 三里	庚 三间 腕骨。	壬 关冲	甲 阳辅	丙 前谷	戊 三里	庚 三间	壬 关冲
1~3 丑 肝	乙 行间	丁 少海	己 太白 太冲。	辛 曲泽	癸 复溜	乙 行间	丁 少海	己 太白	辛 曲泽	癸 复溜
3~5 寅 肺	丙 小海	戊 陷谷 丘墟。	庚 天井	壬 昆仑	甲	丙 小海	戊 陷谷	庚 天井	壬 至阴 井	甲
5~7 卯 大肠	丁 神门 太溪。 大陵。	己 间使	辛 经渠	癸	乙 曲泉	丁 神门	己 间使	辛 少商 井	癸	乙 曲泉
7~9 辰 胃	戊 支沟	庚 阳溪	壬	甲 阳陵泉	丙	戊 支沟	庚 商阳 井	壬	甲 侠溪	丙
9~11 巳 脾	己 商丘	辛	癸 阴谷	乙	丁 大陵	己 隐白 井	辛	癸 然谷	乙	丁 大陵
11~13 午 心	庚	壬 委中	甲	丙 中渚	戊 厉兑 井	庚	壬 通谷	甲	丙 后溪 京骨。 阳池。	戊 厉兑
13~15 未 小肠	辛 尺泽	癸	乙 劳宫	丁 少冲 井	己	辛 鱼际	癸	乙 太冲 太渊。	丁 少冲	己
15~17 申 膀胱	壬	甲 液门	丙 少泽 井	戊 解溪	庚 二间	壬	甲 临泣 合谷。	丙 少泽	戊 解溪	庚 二间

续表

17～19 酉 肾	癸 中冲	乙 大敦 井	丁 灵道	己 大都	辛	癸 太溪 太白。	乙 大敦	丁 灵道	己 大都	辛
19～21 戌 心包	甲 窍阴 井	丙 阳谷	戊 内庭	庚 曲池	壬 束骨 冲阳。	甲 窍阴	丙 阳谷	戊 内庭	庚 曲池	壬 束骨
21～23 亥 三焦	乙 中封	丁 少府	己 阴陵泉	辛 太渊 神门。	癸 涌泉	乙 中封	丁 少府	己 阴陵泉	辛 太渊	癸 涌泉 井

说明：

（1）本表上第一行：天干代表十日，其右下角之小字为每日之主经。

（2）本表左列：地支代表每日十二时辰，阿拉伯号码为时钟数。其右下角之小字为每时流注之经，子午流注正法不用，仅于兼用十二经母子补泻时始用之。

（3）天干与地支格内网格底纹者代表阴日阴时。

（4）穴名格内灰底者代表闭时，应无穴开，本表中于闭时所开之穴，乃取夫妻合日互用之穴。

（5）本表中每日尚余两个时辰（戊癸日各有四个时辰）为闭时，无有穴开，遇时倘有需要，可依法加开十二经母子补泻穴以资补充，本表未予载列。

（6）凡穴名右下角标有井字者，为各日主经之井穴，必于每日主经之首时开穴。以下依次所开之穴，为按照五行相生顺序各经之荥、俞、经、合，以及三焦包络母子相生穴，均无标志。

（7）凡穴名后标有句号者，为返本还原之穴，与该日俞穴同时开穴。

（8）穴名格内左上角之小字，为当时之天干，其与当时所开井荥俞经合穴所属经脉之天干一致（惟原穴与三焦包络穴例外）。

第三节　流注图（卷五）

【提要】　本节内容出自《针灸大全·卷五》，是徐凤根据《子午流注针经》原著做了修改与缩减。《针灸大成》几乎没有改动。以文字及图来说明气血流注的经络穴位。

【原文】

足少阳胆之经，甲主，与己合，胆引气行[1]。

甲日，甲戌时开胆为井金。

丙子时，小肠荥水[2]。

戊寅时，胃俞木，并过胆原丘墟，木原在寅[3]。

庚辰时，大肠经火。

壬午时，膀胱合土。

甲申时，气纳三焦之荥水，甲属木，是以水生木，子母相生[4]。

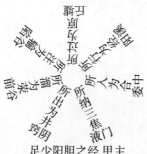

足少阳胆之经 甲主

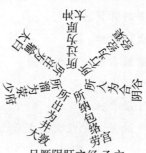

足厥阴肝之经 乙主

足厥阴肝之经，乙主，与庚合，肝引血行。

乙日，乙酉时开肝为井木。

丁亥时，心荥火。

己丑时，脾俞土，并过肝原。

辛卯时，肺经金。

癸巳时，肾合水。

乙未时，血纳包络之荥火，乙属木，是以木生火也[5]。

手太阳小肠经，丙主，与辛合，小肠引气行。

丙日，丙申时开小肠井金。

戊戌时，胃荥水。

庚子时，大肠俞木，并过小肠原。

壬寅时，膀胱经火。

甲辰时，胆合土。

丙午时，气纳三焦之俞木，丙属火，是以木生火也。

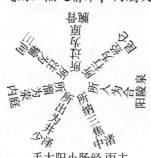

手太阳小肠经 丙主

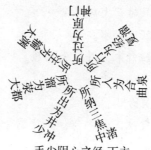

手少阴心之经 丁主

手少阴心之经，丁主，与壬合，心引血行。

丁日，丁未时开心为井木。

己酉时，脾荥火。

辛亥时，肺俞土，并过心原。

癸丑时，肾经金。

乙卯时，肝合水。

丁巳时，血纳包络之俞土，丁属火，是以火生土也。

足阳明胃之经，戊主，与癸合，胃引气行。

戊日，戊午时开胃为井金。

庚申时，大肠荥水。

壬戌时，膀胱俞木，并过胃原。

甲子时，胆经火。

丙寅时，小肠合土。

戊辰时，气纳三焦之经火，戊属土，是以火生土也。

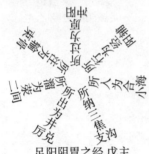 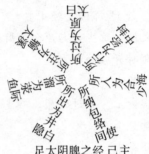

足阳阴胃之经 戊主　　　　　足太阴脾之经 己主

足太阴脾之经，己主，与甲合，脾引血行。

己日，己巳时开脾为井木。

辛未时，肺荥火。

癸酉时，肾俞土，并过脾原。

乙亥时，肝经金。

丁丑时，心合水。

己卯时，血纳包络之经金，己属土，是以土生金也。

手阳明大肠经，庚主，与乙合，大肠引气行。

庚日，庚辰时开大肠井金。

壬午时，膀胱荥水。

甲申时，胆俞木，并过大肠原。

丙戌时，小肠经火。

戊子时，胃合土。

庚寅时，气纳三焦之合，土庚属金，是以土生金也。

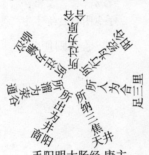

手阳明大肠经 庚主　　　　　手太阴肺之经 辛主

手太阴肺之经，辛主，与丙合，肺引血行。

辛日，辛卯时开肺为井木。

癸巳时，肾荥火。

乙未时，肝俞土，并过肺原。

丁酉时，心经金。

己亥时，脾合水。

辛丑时，血纳包络之合水，辛属金，是以金生水也。

足太阳膀胱经，壬主，与丁合，膀胱引气行。

壬日，壬寅时开膀胱井金。

甲辰时，胆荥水。

丙午时，小肠俞木，所过本原京骨木原在午，水入火乡，故壬丙子午相交也，兼过三焦之原阳池。

戊申时，胃经火。

庚戌时，大肠合土。

壬子时，气纳三焦井金。

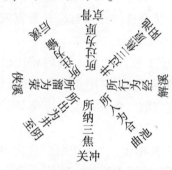

足太阳膀胱经 壬主

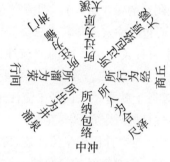

足少阴肾之经 癸主

足少阴肾之经，癸主，与戊合，肾引血行。

癸日，癸亥时开肾为井木。

乙丑时，肝荥火。

丁卯时，心俞土，并过肾原太溪，又过包络原大陵。

己巳时，脾经金。

辛未时，肺合水。

癸酉时，血纳包络之井木，谓水生木也。

【注释】

[1] 足少阳胆之经，甲主，与己合，胆引气行：指足少阳胆经的天干属性为甲，同宗关系为甲与己合，胆属阳经故引气先行。本流注图在每经之首，均标明了该经的天干属性、同宗关系及阳经引气行、阴经引血行等三种性质。

[2] 甲日，甲戌时开胆为井金。丙子时，小肠荥水："甲日"指值日经的天干名称，即胆经值日，不是单指日干的甲日而言。在甲胆值日期间包括甲、乙两个日干。胆经井穴窍阴（阳井属金），于甲日甲戌时开穴。丙子时以后即进入乙日，乙日的丙子时开小肠经荥穴前谷（阳荥属水）。

[3]戊寅时，胃俞木，并过胆原丘墟，木原在寅：指戊寅时开胃经俞穴陷谷（阳俞属木），并过本经（胆经）的原穴丘墟。本流注图各经原穴均按"返本还原"的原则开穴。

[4]甲申时，气纳三焦之荥水，甲属木，是以水生木，子母相生："气纳三焦"是三焦经穴位的开穴原则。阳经值日时，日干重见的时辰开三焦经腧穴。甲胆值日，日干重见的时辰为甲申时，故甲申时应开三焦经腧穴。根据子母相生的关系，阳经值日时，应按"他生我"的关系，开三焦经中值日经的母穴，故此处对甲申时按"甲属木，是以水生木，子母相生"的关系，推演出"甲申时，气纳三焦之荥水"。即胆经的天干为甲，属木，木的母穴是水（水生木），而三焦经的水代表荥穴（阳经的荥穴属水），即液门穴，所以甲胆值日的甲申时应开液门穴。其他阳经值日时，三焦经腧穴的开穴方法类同。

[5]乙未时，血纳包络之荥火，乙属木，是以木生火也：阴经值日时，日干重见的时辰开心包经腧穴。乙肝值日，日干重见的时辰为乙未时，故乙未时应开心包经腧穴。根据子母相生关系，阴经值日时，应按"我生他"的关系，开心包经中值日经的子穴，故此处对乙未时，按"乙属木，是以木生火也"的关系，推演出"乙未时，血纳包络之荥火"。即肝经的天干为乙，属木，木的子穴是火（木生火），而心包经的火代表荥穴（阴经的荥穴属火），即劳宫穴，所以乙肝值日的乙未时应开劳宫穴。其他阴经值日时，心包经腧穴的开穴方法类同。

【按语】《针灸大全》中的"流注图"与《子午流注针经》内容相比已有一些差异，不仅是"原图十二，今分十耳"的缩减，而且在内容上也做了改动。修改后的"流注图"实际上就是"徐氏子午流注逐日按时定穴歌"的图解与文字解说。可与"徐氏子午流注逐日按时定穴歌"互参。

"流注图"与"徐氏子午流注逐日按时定穴歌"相比，"流注图"在内容上有如下两方面的补充：①在每经的分目之后，标明了该经的天干属性、同宗关系及阳经引气行、阴经引血行等三种性质。②按气纳三焦、血归包络的原则，每个日干单元最后一个开穴是三焦经（阳日）或心包经（阴日）的腧穴。但具体开哪个腧穴，则要区别阳干与阴干。阳干值日按"他生我"的原则开三焦经中值日经的母穴；阴干值日按"我生他"的原则开心包经中值日经的子穴。在"流注图"中，对这种子母穴的推演关系也做了说明。例如在"足少阳胆之经……甲申时，气纳三焦之荥水"之后，做了"甲属木，是以水生木，子母相生"的说明。

第四节　十二经纳干支歌（卷五）

【提要】本歌介绍了天干与脏腑经络相配属的关系。在子午流注和灵龟八法中，天干和地支都可以看作是一种符号，它既可用于记日记时，又可以代表脏腑经络。

【原文】

十二经纳天干歌

甲胆乙肝丙小肠，丁心戊胃己脾乡，庚属大肠辛属肺，壬属膀胱癸肾藏，三焦亦向壬中寄，包络同归入癸方。

十二经纳地支歌

肺寅大卯胃辰宫，脾巳心午小未中，申胱酉肾心包戌，亥焦子胆丑肝通。

脚不过膝手不过肘歌[①]

阳日阳时气在前[1]，血在后[2]分脉在边[3]，阴日阴时血在前，气在后分脉归原[4]，阳日阳时针左转[5]，先取阳经腑病看，阴日阴时针右转[6]，行属阴经脏腑痊。

【对校】

①脚不过膝手不过肘歌：张缙版本作"日时阴阳针转左右歌"。

【注释】

[1] 气在前：表示营卫环流过程中卫气功能的亢进，并不是指环流次序上的先后。

[2] 血在后：表示营卫环流过程中营血功能的衰减，并不是指环流次序上的先后。

[3] 脉在边：形容脉的空虚状。阳日由于营血功能衰减，且营行脉中，故脉呈空虚状。《灵枢·营卫生会》曰："营行脉中，卫行脉外。"《难经·三十二难》曰："血为荣，气为卫，相随上下，谓之荣卫。通行经络，营周于外。""脉在边"在此处又是对"血在后"语气的加强，突出营血功能的衰减，不全是对脉的形态描述。

[4] 脉归原：形容脉的充盈状。阴日营血功能充沛，卫气功能衰减。"脉归原"也是对"血在前"一语的加强，不完全是对脉的形态描述。

[5] 针左转：是一种行针手法。《经络迎随设为问答》载："左转从子，能外行诸阳。"

[6] 针右转：是一种行针手法。《经络迎随设为问答》载："右转从午，能内行诸阴。"

【按语】 1. 对于十二经纳天干歌内容如下表表述。

天干	甲	乙	丙	丁	戊	己	庚	辛	壬	癸
脏腑经络	胆	肝	小肠	心	胃	脾	大肠	肺	膀胱三焦	肾心包

明代张景岳在《类经图翼》中将原歌的"三焦亦向壬中寄，包络同归入癸方"两句改为"三焦阳腑须归丙，包络从阴丁火旁"。并说："旧云三焦亦向壬中寄，包络同归入癸方。虽三焦为决渎，犹可言壬；而包络附心主，安得云癸？且二脏表里，皆相火也。今改正之。"在子午流注纳子法的子母补泻配穴法中，即按张景岳的十二经纳甲关系进行配穴，其配属关系如下表表述。

天干	甲	乙	丙		丁		戊	己	庚	辛	壬	癸
脏腑经络	胆	肝	小肠（火）	三焦（相火）	心（火）	心包（相火）	胃	脾	大肠	肺	膀胱	肾

2. 十二经纳地支歌：说明一天中十二个时辰与十二条经脉相配属的关系，是子午流注纳子法的理论基础和配穴方法的依据。十二经与十二时的配属关系见下表。

时间（地支）	寅	卯	辰	巳	午	未	申	酉	戌	亥	子	丑
经	肺	大肠	胃	脾	心	小肠	膀胱	肾	心包	三焦	胆	肝

3. 脚不过膝手不过肘歌："脚不过膝手不过肘歌"内容系论述顺应日时阴阳而左右转针的行针手法及其理论依据。其论点是：人体中的营卫环流受日时阴阳的影响。阳日阳时，卫气功能充沛，营血功能衰减。阴日阴时，营血功能亢进，卫气功能衰减。当阳经及诸腑发生病变时，人体的阳气功能也要相应减弱，可在阳日阳时针刺，并采用针左转的手法，能起到增强人体阳气功能的效果，促使腑病痊愈。当阴经及诸脏发生病变时，人体的阴气功能相应减弱，可在阴日阴时针刺，并采用针右转的手法，能起到增强人体阴气功能的效果，促使脏病痊愈。本篇内容与《针灸大成·卷四·经络迎随设为问答·问子午补泻》的内容可互参。

第五节 论子午流注法（卷五）

【提要】本节为徐凤所著，出自《针灸大全·卷五》。主要论述子午流注的概念、配穴原则和推算方法，特别介绍天干与十二经脉的配属关系，三焦及心包经分派于十天干的理论、五输穴的五行属性及"返本还原""日干重现""阴阳相合"等开穴原则。

【原文】

子午流注[1]者，谓刚柔[2]相配，阴阳相合，气血循环，时穴开阖也。何以子午[3]言之？曰：子时一刻，乃一阳之生；至午时一刻，乃一阴之生，故以子午分之而得乎中也。流者，往也。注者，住也[4]。

【注释】

[1] 子午流注："子午"指时间的阴阳变化，"流注"指人体中的气血环流。"子午流注"指人体的气血环流与时间的自然变动相顺应，也有阴阳刚柔的变化，从而出现经穴的开阖现象。

[2] 刚柔：用刚柔的属性代表阴阳。阳性属刚，阴性属柔。刚柔就是阴阳。

[3] 子午：此处代表时间的阴阳属性，《医学入门·卷一》曰："子者阳也，午者阴也。不曰阴阳而曰子午者，正以见人身任督与天地子午相为流通，故地理南针不离子午，乃阴阳自然之妙用也。"

[4] 流者，往也。注者，住也：此处的"流注"指人体中的气血环流。《医学入门·卷一》曰："流者，往也。注者，住也。神气之环行也。"

【原文】

天干有十，经有十二：甲胆、乙肝、丙小肠、丁心、戊胃、己脾、庚大肠、辛肺、壬膀胱、癸肾。余两经，三焦、包络也。三焦乃阳气之父，包络乃阴血之母，此二经虽寄于壬癸[1]，亦分派于十干[2]。每经之中，有井、荥、俞、经、合，以配金、水、木、火、土，是故阴井木而阳井金，阴荥火而阳荥水，阴俞土而阳俞木，阴经金而阳经火，阴合水而阳合土。

【注释】

[1] 此二经虽寄于壬癸：指十二经纳天干的关系中，三焦寄于壬，包络寄于癸而言。

[2] 分派于十干：此处指子午流注在每一值日天干中均有三焦经（阳日）或心包经（阴日）的开穴。

【原文】

经中有返本还元者，乃十二经出入之门也。阳经有原，遇俞穴并过之，阴经无原，以俞穴即代之。是以甲出丘墟，乙太冲之例。又按《千金》云：六阴经亦有原穴，乙中都，丁通里，己公孙，辛列缺，癸水泉，包络内关是也。故阳日气先行，而血后随也。阴日血先行，而气后随也。得时为之开，失时为之阖[1]。阳干注腑，甲、丙、戊、庚、壬而重见者气，纳于三焦；阴干注脏，乙、丁、己、辛、癸而重见者，血纳包络[2]。如甲日甲戌时，以开胆井。至戊寅时正当胃俞，而又并过胆原。重见甲申时，气纳三焦，荥穴属水，甲属木，是以水生木[3]，谓甲合还元化本。又如乙日乙酉时，以开肝井。至己丑时当脾之俞，并过肝原。重见乙未时，血纳包络荥穴属火，乙属木，是以木生火也[4]。余仿此，俱以子午相生[5]，阴阳相济也。

【注释】

[1] 得时为之开，失时为之阖：指日时阴阳与经穴阴阳属性一致时为开穴；日时阴阳与经穴阴阳属性不一致时为阖穴。

[2] 阳干注腑……血纳包络：这段内容是指子午流注配穴时，推算三焦、包络两经开穴的方法，也就是"日干重见"的原则。阳日的"日干重见"时辰开三焦经腧穴；阴日的"日干重见"时辰开心包经腧穴。

[3] 重见甲申时，气纳三焦，荥穴属水，甲属木，是以水生木：甲日甲申时为甲日日干重现时气纳三焦，开三焦经荥穴（穴生经），荥穴属水（阳井金），水生木（甲日胆经值日，属木），即开三焦经水穴荥穴（液门穴）。

[4] 重见乙未时，血纳包络荥穴属火，乙属木，是以木生火也：乙日乙未时为乙日日干重现时血纳包络，开心包经荥穴（经生穴），荥穴属火（阴井木），木生火（乙日肝经值日，属木），即开心包经火穴荥穴（劳宫穴）。

[5] 子午相生：子午，指时间阴阳的变化；相生，指这种变化的周期循环。《类经图翼》曰："每岁之气，阳生于子而极于午，阴生于午而极于子，阳之进者阴之退，阳之退者阴之生，一往一来，以成一岁。""子午相生，阴阳相济"表示时间阴阳的相生相济，构成有规律的周期循环。

【原文】

阳日无阴时，阴日无阳时[1]，故甲与己合，乙与庚合，丙与辛合，丁与壬合，戊与癸合也。何谓甲与己合？曰：中央戊己属土，畏东方甲乙之木所克，戊乃阳为兄，己属阴为妹。戊兄遂将己妹嫁与木家，与甲为妻，庶得阴阳和合[2]，而不相伤，所以甲与己合。余皆然。子午之法，尽于此矣。

【注释】

[1] 阳日无阴时，阴日无阳时：指子午流注中，阳日阳时开阳经腧穴，阳日中的阴时均为闭穴；阴日阴时开阴经腧穴，阴日中的阳时均为闭穴。

[2] 阴阳和合：也叫"夫妻互用""甲己互用""五门十变""同宗开穴"，是在闭

穴时间内进行开穴的一个原则。将十干分为甲与己、乙与庚、丙与辛、丁与壬、戊与癸等五组（也叫五门），每组由阳干和阴干两个合日所组成。在闭穴时间内，合日间的开穴可以互用。例如，甲日（阳日）的乙亥时（阴时）为闭穴，可借取其合日即己日（阴日）的乙亥时（阴时）所开的中封穴进行针刺。

【按语】文中"日干重见"是三焦、包络两经的一个重要开穴原则。阳日的阴时为闭穴。在闭穴时间内遇有急症必须进行针灸治疗时，可应用"阴阳和合"原则开穴。方法是将十个日干分为甲与己、乙与庚、丙与辛、丁与壬、戊与癸等五组，每组由阳干和阴干（如夫妻）两个合日所组成，合日间各时辰的开穴可以互用，即可把闭穴变为开穴。

第六节　流注开阖（卷五）

【提要】本篇选自李南丰所撰的《医学入门·卷一·杂病穴法》，标题为《针灸大成》所加。论述了子午流注推算过程中六十六穴开阖的基本道理和配穴的选穴理论。

【原文】

人每日一身周流六十六穴，每时周流五穴（除六原穴，乃过经之所）。

相生[1]相合[2]者为开[3]，则刺之。相克[4]者为阖[5]，则不刺。

阳生阴死，阴生阳死[6]。如甲木死于午，生于亥。乙木死于亥，生于午。丙火生于寅，死于酉。丁火生于酉，死于寅。戊土生于寅，死于酉。己土生于酉，死于寅。庚金生于巳，死于子。辛金生于子，死于巳。壬水生于申，死于卯。癸水生于卯，死于申。凡值生我我生，及相合者，乃气血生旺之时，故可辨虚实刺之。克我我克及阖闭时穴，气血正直衰绝，非气行未至，则气行已过，误刺妄引邪气，坏乱真气，实实虚虚[7]，其害非小。

【注释】

[1] 相生：此处指子午流注的配穴规律。"相生"指子午流注所开经穴的相生腧穴，包括"生我"者的母穴和"我生"者的子穴。虚证时应配母穴，实证时应配子穴。《医学入门·卷一》曰："假如胆经行气……如虚则补其母，当刺肾之涌泉井，或膀胱之至阴井。实则泻其子，可取心之中冲井，或小肠之少泽井。"

[2] 相合：此处指子午流注的配穴而言。相合，即指配以子午流注所开经穴的本经腧穴。《医学入门·卷一》对"相合"的概念解释为："假如胆经行气，脉弦者，本经自病也，当窍阴为主。乙日肝行间，余仿此。本经自病者，不中他邪，非因子母虚实，乃本经自生病也，当自取其经。"

[3] 开：此处不是指子午流注的开穴，而是指对配穴的选取，称可刺的配穴为"开"。《医学入门》曾在本篇内容后列有"徐氏按时定穴歌"，并做了注释。

[4] 相克：此处指子午流注的配穴规律。相克，指子午流注所开经穴的相克腧穴，包括"克我"者和"我克"者。《医学入门·卷一》对"我克者"解释为："甲日胆木能制戊土，乙日肝木能制己土，丙日小肠火能制庚金，丁日心火能制辛金，戊日胃土能

制壬水，己日脾土能制癸水，皆不宜针。""克我者"也不能作为配穴应用，如甲日胆木为庚金所克，乙日肝木为辛金所克……皆不宜针。

[5] 阖：子午流注配穴时，称不可刺的穴位为"阖"，不能作为配穴应用。

[6] 阳生阴死，阴生阳死：指选取配穴应以经穴与时支间的生化关系为基础。据《医学入门·卷一》载："惟明堂二诗，一诗甲胆乙肝丙小肠，一诗肺寅大卯胃辰经，见运气总论。凡人秉天地，壬之气生膀胱命门，癸生肾……地支亦然。一气不合，则不生化。"本篇中"阳生阴死，阴生阳死"及这句话后所列举的一些例子，就是指经穴与时支间的生化关系。

[7] 实实虚虚：此指实证者误补其母，或虚证者误泻其子。

【按语】 本段论述了作为子午流注基础的气血环流和配穴选穴的理论。气血在人体中不断循环，十二个时辰可环流全身十二经一周。十二经各有井荥俞原经合，共六十六穴。阴经无原穴，以俞穴代；阳经有六个原穴，但为过经的部位，不单独占用流注时间。每个时辰可周流五个穴，十二个时辰即可循环六十个穴位一周，加上过经的六个阳经原穴，恰为六十六穴。这也是子午流注"养子时刻注穴"法的理论基础。在子午流注开穴时辰内，除针其所开腧穴外，还可以选取某些配合腧穴进行针刺。选取配穴应以"阳生阴死，阴生阳死"，经穴与时支间的生化关系为基础。配穴应选取这个时辰所开腧穴的母穴、子穴或本经的合穴，这些腧穴能促进气血运行，可根据"虚则补其母，实则泻其子"的关系进行针刺。所开腧穴的克我者及我克者均不可针刺，故不能作配穴使用。不按这些关系选取配穴，或对实证误补其母，对虚证误泻其子，都可以引入邪气，损耗真气，而有害于机体。

第七节 流注时日（卷五）

【提要】 本段出自《医学入门·卷一》，主要论述阳日阳时开阳经腧穴，阴日阴时开阴经腧穴的规律；阳日阴时和阴日阳时的合日互用及子午流注和灵龟八法的开穴规律。

【原文】

阳日阳时阳穴，阴日阴时阴穴[1]，阳以阴为阖，阴以阳为阖，阖者闭也。闭则以本时天干，与某穴相合者针之。

阳日遇阴时，阴日遇阳时，则前穴已闭，取其合穴针之。合者，甲与己合化土，乙与庚合化金，丙与辛合化水，丁与壬合化木，戊与癸合化火，五门十变[2]，此之谓也。

其所以然者，阳日注腑，则气先至而后血行；阴日注脏[3]，则血先至而气后行。顺阴阳者，所以顺气血也。

阳日六腑值日者引气，阴日六脏值日者引血[4]。

【注释】

[1] 阳日阳时阳穴，阴日阴时阴穴：各阳经腧穴只能在阳日阳时才能开穴，遇阴日或阳日阴时则闭；各阴经腧穴只能在阴日阴时才能开穴，遇阳日或阴日阳时则闭。

[2] 五门十变：十干日组合为甲与己、乙与庚、丙与辛、丁与壬、戊与癸等五组，叫作五门。每组中的两个日干间互称合日。在闭穴时间内，十个日干可通过五门借取其合日的开穴应用，是一种临时变通方法，称为五门十变。至于十干与五行间则有多种类型的配属关系，其中，"天干化运"的关系则可参阅《素问·天元纪大论》和《素问·五运行大论》。

[3] 阳日注腑……阴日注脏：气血每日均不断环流于全身，但阳日为六腑阳经引气先行，故称阳日注腑；阴日为六脏阴经引血先行，故称阴日注脏。

[4] 阳日六腑值日者引气，阴日六脏值日者引血：阳日为六腑阳经值日，阳经引气先行而血后至；阴日为六脏阴经值日，阴经引血先行而气后至。

【按语】阳日阳时开阳经腧穴；阴日阴时开阴经腧穴。各阳经腧穴遇阴日或阳日阴时则闭阖不开；各阴经腧穴遇阳日或阴日阳时则闭阖不开。在闭穴时间内需针刺时，可取天干相合日的本时开穴进行针刺。阳日的阴时或阴日的阳时，都属于闭穴时间，无穴可配，需针刺时可取合日的开穴进行针刺。合日指甲日与己日相合化土运；乙日与庚日相合化金运；丙日与辛日相合化水运；丁日与壬日相合化木运；戊日与癸日相合化火运。五组合日叫作五门，十个日干可通过五门临时变通。这种在闭穴时间内的开穴方法叫作五门十变。其道理就在于：阳日为六腑阳经值日，阳经引气先行而血后至，所以阳日阳时针刺阳经腧穴才能合乎气血运行的规律；同样，阴日为六脏阴经值日，阴经引血先行而气后至，所以阴日阴时针刺阴经腧穴，才不违背气血循环的规律，顺乎阴阳的道理。

【原文】

或曰：阳日阳时已过，阴日阴时已过，遇有急疾奈何？

曰：夫妻子母互用，必适其病为贵耳。妻闭则针其夫，夫闭则针其妻[1]；子闭针其母，母闭针其子[2]。必穴与病相宜，乃可针也。

【注释】

[1] 妻闭则针其夫，夫闭则针其妻：夫，代表阳经和阳日；妻，代表阴经和阴日。在治疗时间内如正值闭穴，可针其合日中这个时辰的开穴。夫妻互用配穴法也叫合日互用配穴法或五门十变配穴法。

[2] 子闭针其母，母闭针其子：遇闭穴时间虽然可以通过"夫妻互用"取其合日开穴，但仍有二十四个闭穴的时辰用"夫妻互用"法也不能开穴，这些闭穴则应用子母补泻法进行开穴。当经络脏腑虚证时采用"虚者补其母"，实证时采用"实者泻其子"，不实不虚证或补泻时间已过时，则取病经的本穴和原穴进行针刺治疗。

【按语】当用阳经腧穴时，阳日阳时已过；当用阴经腧穴时，阴日阴时已过，而遇急诊时应如何配穴呢？可采用"夫妻配穴法"或"子母配穴法"。不论采用哪种配穴法，所取的腧穴必须是适应于治疗疾病的有效腧穴。夫妻配穴法是在阴（妻）日的闭穴时间内，可针与其相合的阳（夫）日腧穴；在阳（夫）日的闭穴时间内，可针与其相合的阴（妻）日腧穴。子母配穴法是在闭穴时间内，虚证可补其母穴；实证可泻其子穴。这两种配穴法所取的腧穴必须是治疗疾病的有效腧穴，才能用针刺治疗。不实不虚证或补泻时间已过时，则取病经的本穴和原穴进行针刺治疗。"本穴"是指五输穴中与五行属性相同的腧穴，如肺经五行属金，五输穴中的经穴属金则肺经本穴是经渠穴。

【原文】

噫！用穴则先主而后客[1]，用时则弃主而从宾。

假如甲日胆经为主，他穴为客，针必先主后客，其甲戌等时主穴不开，则针客穴。

【注释】

[1] 先主而后客：主指主穴。根据子午流注配穴规律所开的腧穴称为主穴。"客"或"宾"指配穴。根据病症需要，为配合子午流注开穴（主穴）所取的配穴称为客穴或宾穴。

【按语】用穴宜先针子午流注的开穴，再配合其他对病有效的腧穴；在闭穴时间内，无法使用子午流注的开穴，只能取天干相合日期中本时的开穴，这些腧穴叫宾穴。例如：在甲日必先针胆经的所开腧穴，其他穴作配穴使用；如甲戌时已过，则不能针窍阴穴，只能针其他配穴。

【原文】

按日起时[1]，循经寻穴[2]，时上有穴，穴上有时[3]，分明实落，不必数上衍数[4]，此所以宁守子午，而舍尔灵龟也。

灵龟八法，专为奇经八穴而设，其图具后[5]。但子午法，其理易明，其穴亦肘膝内穴，岂能逃子午之流注[6]哉！

【注释】

[1] 按日起时：按子午流注进行配穴时，首先应确定当日干支和临时干支。推算日干支时，可采用近代承淡安等按阳历推算日干支的方法。计算出日干支后，再进一步推算临时干支。推算方法是先将日干分为甲与己、乙与庚等五组（即五门），再按"八法五虎建元日时歌"推算出每日寅时的干支，进一步即可推算出其他时间的干支了。

[2] 循经寻穴：为推寻"经生经"和"穴生穴"的一种方法，是子午流注的一个开穴原则。这种方法是按前一个开穴时刻与其次一个开穴时刻的所开经穴以相生关系向下传注的规则进行推寻的。

[3] 时上有穴，穴上有时：按日时干支可推算子午流注的开穴；子午流注的开穴是根据时间推算出来的。

[4] 数上衍数：此指以数字推衍数字的一种开穴方法（即灵龟八法开穴的方法）。首先将日干、日支、时干、时支等四个代表数值相加，得一和数。阳日将此和数用九除；阴日将此和数用六除。所得的余数（不是商数）就是九宫数。如果恰能除尽，则阳日的九宫数是九，阴日的九宫数是六。然后，根据九宫数即可换算为临床应用的开穴。

[5] 其图具后：见本书本章"第十一节 灵龟取法、飞腾针图"。

[6] 子午之流注：此指广义的子午流注，即时间配穴法。

【按语】本篇讨论了子午流注开穴的基本规则，如阳日阳时阳穴和阴日阴时阴穴及循经寻穴等。子午流注配穴时，必须在阳日阳时开阳穴；阴日阴时开阴穴，其余时间属于闭穴。关于在闭穴时间内的取穴问题，本篇介绍了两种方法，即夫妻互用配穴法和子母补泻配穴法。夫妻互用配穴法（也叫合日互用或五门十变）最为常用，但仍有二十四个闭穴无法开穴，需靠本篇所介绍的子母补泻配穴法才能解决。子母补泻配穴法是按各种病证的虚实，根据《难经·六十九难》"虚则补其母，实则泻其子……不实不虚以经取之者，是正经自生病，不中他邪也，当自取其经，故言以经取之"的原则进行选穴。当经络脏腑实证时采用"实者泻其子"，虚证时采用"虚者补其母"；不实不虚证或补泻时间已过时，则取病经的本穴和原穴。应用子午流注配穴时，首先应计算日干支，然后根据日干支推算时干支，其开穴原则是"循经寻穴"。按日时干支可推算出子午流注的开穴；子午流注的开穴是根据时间推算出来的。子午流注配穴法在推算时程序分明，基本开穴原则均可落实在运算过程中，不必像灵龟八法那样进行数字推衍。因此，在应用时可遵循子午流注的开穴原则，而不必非用灵龟八法不可。灵龟八法是选取奇经八穴的一种配穴法；子午流注则是选取肘膝以下五输穴的一种配穴法，其开穴规律简明，但两种都属于广义的子午流注，即时间配穴法。

第八节　八法交会八脉（卷五）

【提要】本节内容出自窦汉卿所撰《针经指南》，其后在《普济方》《针灸大全》《针灸大成》等书中均有转录，但在文字上略有更动。本文是研究灵龟八法和奇经八穴的一篇重要资料，论述十二经脉中的八个重要穴位与奇经八脉之间的经气相通关系问题。

【原文】

$$\left.\begin{array}{l}\text{公孙二穴，父}^{[1]}，\text{通冲脉}\\\text{内关二穴，母}^{[1]}，\text{通阴维脉}\end{array}\right\}\text{合于心、胸、胃}$$

$$\left.\begin{array}{l}\text{后溪二穴，夫}^{[2]}，\text{通督脉}\\\text{申脉二穴，妻}^{[2]}，\text{通阳跷脉}\end{array}\right\}\text{合于目内眦、颈项、耳、肩膊、小肠、膀胱}$$

$$\left.\begin{array}{l}\text{临泣二穴，男}^{①[3]}，\text{通带脉}\\\text{外关二穴，女}^{②[3]}，\text{通阳维脉}\end{array}\right\}\text{合于目锐眦、耳后、颊、颈、肩}$$

$$\left.\begin{array}{l}\text{列缺二穴，主}^{[4]}，\text{通任脉}\\\text{照海二穴，客}^{[4]}，\text{通阴跷脉}\end{array}\right\}\text{合于肺系、咽喉、胸膈}$$

【对校】

①临泣二穴，男：张缙版本作"临泣二穴，女"。

②外关二穴，女：张缙版本作"外关二穴，男"。

【注释】

[1] 父、母：父：用其比喻公孙穴的属性。在奇经八穴中，公孙穴在八卦属乾，乾为天阳，天阳为父，所以把公孙穴叫作"父穴"。母：用以比喻内关穴的性质。在奇经八穴中，内关穴为手厥阴心包经腧穴，心包经被称为阴血之母，所以把内关穴叫作"母穴"。

[2] 夫、妻：用"夫"比喻后溪穴的性质；用"妻"比喻申脉穴的性质。在奇经八穴中，后溪穴为丙火小肠经腧穴；申脉为壬水膀胱经腧穴。水为阴，火为阳，水火相济，阴阳相合，故将后溪、申脉两穴比喻为夫妻关系。小肠经为火为阳，所以把后溪穴叫作"夫穴"；膀胱经为水为阴，所以把申脉穴叫作"妻穴"。

[3] 男、女：临泣与外关的男女属性，张缙先生观点相左。张缙先生认为：男，用其比喻外关穴的属性，在奇经八穴中，外关穴的八卦属震，为阳，《周易》称震为三男，所以称外关穴为男；女，用其比喻临泣穴的属性，在奇经八穴中，临泣穴的八卦属巽，为阴，《周易》称巽为幼女，所以称临泣穴为女。此处存疑。

[4] 主、客：在灵龟八法中，主客的含义有三。一是本篇中的"主、客"，是指狭义的，即专指列缺为主穴，照海为客穴而言。二是指奇经八穴相互交会的四组腧穴中，阳穴为主穴，阴穴为客穴。《针灸大全》中《标幽赋》注："主客者，公孙主内关客也；临泣主外关客也；后溪主申脉客也；列缺主照海客也。此言若用八法，必以五门推时，取穴先主后客，而无不效也。"三是以哪一穴为主治疗疾病时，先针之，为主。如以临泣为主穴治疗疾病时，先针临泣，后针客穴外关；以外关为主穴治疗疾病时，先针外关，后针客穴临泣。

【按语】每一条奇经均与十二经中的一个腧穴相联系，如任脉与手太阴肺经的列缺穴相联系等，这八个与奇经相联系的腧穴叫八脉八穴或奇经八穴。《针灸大全》中《标幽赋》注："八法者，奇经八脉也。"将奇经八脉及与其经气相通的八个腧穴分为四组。每组中两个主治范围大致相似的腧穴，冠以相对应的称呼，如父与母、夫与妻、男与女、主与客等。

第九节　八穴配合歌（卷五）

【提要】本歌出自《针灸大全·卷四》。

【原文】

公孙偏与内关合，列缺能消照海疴，临泣外关分主客，后溪申脉正相合。

左针右病[1]知高下，以意通经广按摩，补泻迎随分逆顺，五门八法[2]是真科。

【注释】

[1] 左针右病：属缪刺法或巨刺法。《素问·阴阳应象大论》曰："故善用针者，从阴引阳，从阳引阴，以右治左，以左治右，以我知彼，以表知里，以观过与不及之理，见微得过，用之不殆。"

[2] 五门八法："五门"指子午流注，"八法"指灵龟八法。

【按语】"以意通经广按摩"强调守神、针前按摩的重要性。

第十节　八脉交会八穴歌（卷五）

【提要】本歌最早见于《医经小学·卷三》，题目为"经脉交会八穴一首"，其后在

《针灸大全》和《针灸大成》等书中均有记载。

【原文】

公孙冲脉胃心胸，内关阴维下总同，临泣胆经连带脉，阳维目锐外关逢，后溪督脉内眦颈，申脉阳跷络亦通，列缺任脉行肺系，阴跷照海膈喉咙。

【按语】本篇与"八法交会八脉"在内容上相同。

第十一节　灵龟取法、飞腾针图（卷五）

【提要】本节内容系录自徐凤《针灸大全·卷四》，在《针灸大成》标注为徐氏。九宫图以八卦方位图的形式表示八卦、九宫与八脉交会穴间的配属关系。八法歌以歌诀形式介绍九宫图内容。

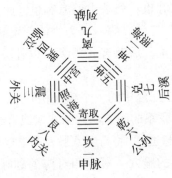

灵龟取法飞腾针图①

【原文】

九宫图

戴九履一[1]，左三右七，二四为肩，八六为足，五木居中②[2]，寄于坤局[3]。

八法歌

坎一联申脉，照海坤二五，震三属外关，巽四临泣数，

乾六是公孙，兑七后溪府，艮八系内关，离九列缺主。

按灵龟飞腾图有二[4]，人莫适从，今取其效验者[5]录之耳。

【对校】

① 灵龟取法飞腾针图：黄龙祥版本去掉了图的中央的"坤五、寄取、照海、中宫"几个字。

② 五木居中：张缙版本为"五居于中"。

【注释】

[1] 戴九履一：与"上九下一"为同义语。

[2] 五木居中：《针灸大成》赵本及李本均作"五木居中"，章本作"五十居中"，《针灸大全·卷四》亦作"五十居中"。"五木居中"费解；"五十居中"则是指"河图"而言。据《类经图翼·卷一·医易》所载的河图数是"一六居下，二七居上，三

八居左，四九居右，五十居中"。为了避免与河图数相混淆，故不宜作"五十居中"。据《类经图翼·卷一·气象统论》改为"五居于中"。

［3］坤局：指八卦中的坤卦。

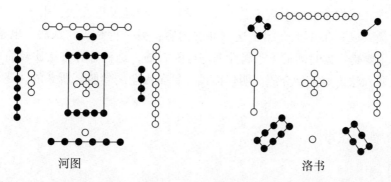

河图　　　　　　　　　　　　　　洛书

［4］灵龟飞腾图有二：灵龟飞腾图也称河图洛书，共两幅图。据《类经附翼·卷一·医易》载：一个是"伏羲氏王天下，龙马负图之河"的河图，即飞腾图；一个是"大禹治水，神龟负图之洛"的洛书，即灵龟图。

"飞腾八法"和"灵龟八法"所用的八卦纳八穴不同。灵龟八法是用后天八卦即文王八卦，飞腾八法是用先天八卦即伏羲八卦。传说伏羲受河图而画八卦（先天八卦）。

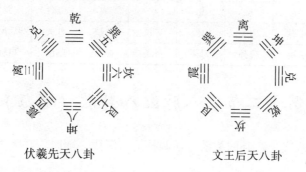

伏羲先天八卦　　　　　　文王后天八卦

［5］其效验者：此指灵龟针图。

【按语】九宫图也叫洛书图，出自西汉《大戴礼》一书，《尚书·洪范》及《灵枢·九宫八风》中均载有与此有关的内容。据《大戴礼》载：夏禹治水时，洛水里出现一只灵龟，龟背上出现象征吉祥的图案，即九宫图。九宫图中九个数字间有一定的规律性可循，如每行、每列和每条对角线上的三个数字加起来都等于十五。九宫图示意图列下。

4	9	2
3	5	7
8	1	6

九宫图示意图

八法歌是灵龟八法歌，以歌括形式复述了八卦、九宫与八脉交会穴三者间的固定配属关系。由于腧穴只有八个，而九宫有九个数字，所以规定"五居于中，寄于坤局"，即将两个九宫数（二、五）同时配属在照海上，因此照海穴的八卦属坤，九宫数属二和五。

八法流注（或称奇经纳卦配穴法）有两种：一种是灵龟八法，由于它流传范围较广，故《针灸大成》集中地介绍了这方面的内容；另一种是飞腾八法，也是使用八脉交会穴，但主要是根据时间的天干属性来进行配穴的，这种计算方法比较简便。《针灸大成》对飞腾八法内容未做介绍。明代徐凤《针灸大全·卷四》所载的"飞腾八法歌"如下：

　　附：飞腾八法歌

【原文】

壬甲公孙即是乾，丙居艮上内关然，戊时临泣生坎水，庚属外关震相连，辛上后溪装巽卦，乙癸申脉到坤传，己上列缺南离上，丁居照海兑金全。

举例如下：若求壬日丙午时应开何穴，根据歌诀"丙居艮上内关然"即知开内关穴。又根据八法交会穴的规定，内关应配公孙穴，所以取公孙作配穴，详参下表：

时干	甲	乙	丙	丁	戊	己	庚	辛	壬	癸
八卦	乾	坤	艮	兑	坎	离	震	巽	乾	坤
开穴	公孙	申脉	内关	照海	临泣	列缺	外关	后溪	公孙	申脉
配穴	内关	后溪	公孙	列缺	外关	照海	临泣	申脉	内关	后溪

第十二节　八脉配八卦歌（卷五）

【提要】论述八穴与八卦的关系，强调补泻与深浅、随时、呼吸之间的协同。

【原文】

乾属公孙艮内关，巽临震位外关还，离居列缺坤照海，后溪兑坎申脉联。

补泻浮沉分逆顺，随时[1]呼吸不为难，仙传秘诀神针法，万病如拈立便安。

【注释】

[1] 随时：指根据时间季节的不同而采用不同的针刺方法。《灵枢·寒热病》曰："春取络脉，夏取分腠，秋取气口，冬取经腧，凡此四时，各以时为齐。"《灵枢·终始》曰："春气在毫毛，夏气在皮肤，秋气在分肉，冬气在筋骨，刺此病者，各以其时为齐。"这种"随时"针法的学术思想起源于《黄帝内经》，后来扩展至配穴法领域，形成时间配穴法，包括子午流注和灵龟八法等。

【按语】本篇的前半部分重复"灵龟取法飞腾针图"和"八法歌"两篇内容。十二正经所用的按时配穴法是子午流注；八脉交会穴所用的按时配穴法是灵龟八法和飞腾八法。灵龟八法和飞腾八法中所用的奇经八穴，都需和八卦相配属，故统称为奇经纳卦法。在灵龟八法中，奇经八穴与八卦的配属关系见下表。

奇经八脉	奇经八穴	纳卦关系
任脉	列缺（属手太阴肺经）	离
督脉	后溪（属手太阳小肠经）	兑
冲脉	公孙（属足太阴脾经）	乾
带脉	临泣（属足少阳胆经）	巽
阳跷脉	申脉（属足太阳膀胱经）	坎
阴跷脉	照海（属足少阴肾经）	坤
阳维脉	外关（属手少阳三焦经）	震
阴维脉	内关（属手厥阴心包经）	艮

第十三节　刺法启玄歌（五言）（卷五）

【提要】刺法启玄歌有二：一个是六言体，载于《针灸聚英·卷四》和《针灸大成·卷三》；一个是本篇的五言体，这一篇主要是论述刺八法穴的手法。

【原文】

八法神针妙，飞腾法最奇，砭针行内外，水火就中推[1]。

上下交经走，疾如应手驱，往来依进退，补泻逐迎随。

用似船推舵，应如弩发机。气聚时间散，身疼指下移[2]。

这般玄妙诀，料得少人知。

【注释】

[1]砭针行内外，水火就中推：用水火比喻阴阳，说明砭针的作用能使气血内外通达，使机体达到阴平阳秘。

[2]气聚时间散，身疼指下移：此句指针刺的效应而言。通过针刺治疗，能使聚集的邪气被驱散，并具有移疼止痛的功效。

【按语】古人在应用八法穴时，也同时重视针术手法的应用，并认为这是取得针效的重要条件。

附：刺法启玄歌（六言）（卷三）

十二阴阳气血，凝滞全凭针熵，细推十干五行，谨按四时八节。

出入要知先后，开阖慎毋妄别，左手按穴分明，右手持针亲切。

刺荣无伤卫气，刺卫无伤荣血，循扪引导之因，呼吸调和寒热。

补即慢慢出针，泻即徐徐闭穴。发明难素玄微，俯仰岐黄秘诀。

若能劳心劳力，必定愈明愈哲，譬如闭户造车，端正出门合辙。

倘逢志士细推，不是知音莫说，了却个中规模，便是医中俊杰。

第十四节　八法五虎建元日时歌（卷五）

【提要】八法五虎建元日时歌可推月干支和每日第三时的时干支。

【原文】

甲己之辰起丙寅，乙庚之日戊寅行，丙辛便起庚寅始，丁壬壬寅亦顺寻，戊癸甲寅定时候，五门得合[1]是元因。

【注释】

[1] 五门得合：《针灸大成·标幽赋》注："五门者，天干配合，分于五也。甲与己合，乙与庚合之类是也。"

【按语】 灵龟八法的取穴是以当日干支与临时干支为计算基础的。近代承淡安等按阳历推算日干支的方法比较方便实用。用它计算出日干支后，即可根据"按日起时"的原则推算时干支。

一般用五虎建元歌来推月干，而以五子建元歌推时干。但这首"八法五虎建元日时歌"也讲从日上起时的推算方法，并求得的是每日第三时寅时的干支。我国历法在正月在夏代建寅，商代建丑，秦代建亥，汉武帝时又改为建寅，故五虎建元歌以正月为寅。根据《素问·五运行大论》"土主甲己，金主乙庚，水主丙辛，木主丁壬，火主戊癸"的五门十变原则，首先把日干分为甲与己、乙与庚、丙与辛、丁与壬、戊与癸等五组，每组中两个日干的推算方法相同。现以每天的寅时为例：甲己两日寅时的干支为丙寅；乙庚两日寅时的干支为戊寅；丙辛两日寅时的干支为庚寅；丁壬两日寅时的干支为壬寅；戊癸两日寅时的干支为甲寅等（详见下表）。知道了每日寅时的干支后，其他时干可依次向上、下推算即得。例如知道了甲日的寅时为丙寅后，即可向下推算卯时为丁卯；辰时为戊辰；巳时为己巳……也可向上推算丑时为乙丑；子时为甲子。因此，以五组日干寅时的时干为基础，即可推算出所有的时干来。

日干分组	甲、己	乙、庚	丙、辛	丁、壬	戊、癸
时支	寅	寅	寅	寅	寅
时干支	丙寅	戊寅	庚寅	壬寅	甲寅

本篇以歌括体例介绍了每日寅时的干支。每一日起于子时，为什么都以寅时为基础进行介绍呢？《类经图翼·卷一》载："斗有十二建……正月建在寅……阳虽取于子，而春必起于寅。"并列出一幅"十干起子建寅图"。因此，一日之中也应该始于子而建于寅。

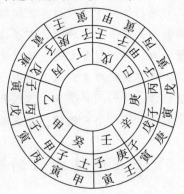

十干起子建寅图

若从每日子时开始求时干支，当用五子建元歌：甲己还加甲，乙庚丙作初，丙辛从戊起，丁壬庚子居，戊癸何方始？壬子是直途。

求正月建寅法：于子上进二位。如甲子至寅，即丙寅也。余仿此。

第十五节 八法逐日干支歌（卷五）

【提要】本篇内容出自《针灸大全·卷四》。

【原文】

甲己辰戌丑未十，乙庚申酉九为期，丁壬寅卯八成数，戊癸巳午七相宜，丙辛亥子亦七数，逐日支干即得知。

【按语】逐日干支所代表的数值是推算灵龟八法开穴所需要的基础数据之一，也是换算九宫数所需要的一项基础数值，这项数值在临床治疗时是经常使用的。为了便于理解，现将歌诀内容表解如下。

代表数	10	9	8	7
天干	甲己	乙庚	丁壬	戊癸丙辛
地支	辰戌丑未	申酉	寅卯	巳午亥子

第十六节 八法临时干支歌（卷五）

【提要】本篇内容出自《针灸大全·卷四》。

【原文】

甲己子午九宜用，乙庚丑未八无疑，丙辛寅申七作数，丁壬卯酉六顺知，戊癸辰戌各有五，巳亥单加四共齐。阳日除九阴除六，不及零余穴下推。

其法如甲丙戊庚壬为阳日，乙丁己辛癸为阴日，以日时干支算计何数，阳日除九数，阴日除六数，阳日多，或一九、二九、三九、四九；阴日多，或二六、三六、四六、五六，剩下若干，同配卦数日时，得何卦，即知何穴开矣。

假如甲子日、戊辰时，以日上甲得十数，子得七数，以时上戊得五数，辰得五数，共成二十七数。此是阳日，以九除去，二九一十八，余有九数，合离卦，即列缺穴开也。

假如乙丑日、壬午时，以日上乙为九，丑为十，以时上壬为六，午为九，共成三十四数。此是阴日，以六除去，五六三十数，零下四数，合巽四，即临泣穴开也。余仿此。

【按语】临时干支所代表的数值，可用来换算九宫数，是推算灵龟八法开穴所需要的基础数值之一。现将临时干支的代表数值表解如下。

代表数	9	8	7	6	5	4
天干	甲己	乙庚	丙辛	丁壬	戊癸	
地支	子午	丑未	寅申	卯酉	辰戌	巳亥

上述逐日干支和临时干支的代表数值是推算灵龟八法开穴时间的基础。推算方法是：首先将日干、日支、时干、时支四个数值相加，得一和数。阳日时将和数用九除；阴日时将和数用六除，所得的余数就是九宫数。如果恰能除尽，则阳日的九宫数是九，阴日的九宫数是六。再根据前述"八法歌"的内容，即可查出这个九宫数所代表的卦数和穴位，找出这个时间灵龟八法的开穴。

为了熟悉灵龟八法开穴的推算方法，现举例说明如下：

1. **甲子日戊辰时开穴的推算方法**　将日干（甲=10）、日支（子=7）、时干（戊=5）、时支（辰=5）四个数字相加，得27。甲子为阳日，用9除27，得商数为3，恰能除尽，没有余数。所以其九宫数为9，它所代表的卦数为离，代表的穴位为列缺。即推算出甲子日戊辰时的开穴为列缺。

2. **乙丑日壬午时开穴的推算方法**　将日干（乙=9）、日支（丑=10）、时干（壬=6）、时支（午=9）四个数字相加，得34。乙日为阴日，用6除34，得商数为5，余数为4。这个余数就是九宫数，它所代表的卦数为巽，代表的穴位为临泣。即推算出乙丑日壬午时的开穴为临泣。

第十七节　推定六十甲子日时穴开图例（卷五）

【提要】预先推定六十甲子，逐日逐时某穴所开，以便用针。

【原文】

甲子日	丙寅临卯照 戊辰列巳外 庚午后未照 壬申外酉申	乙丑日	戊寅申卯临 庚辰照巳公 壬午临未照 甲申照酉外	丙寅日	庚寅外卯申 壬辰内巳公 甲午公未临 丙申照酉列	丁卯日	壬寅照卯外 甲辰公巳临 丙午照未公 戊申临酉申
戊辰日	甲寅公卯临 丙辰照巳列 戊午临未后 庚申照酉外	己巳日	丙寅申卯照 戊辰外巳公 庚午临未照 壬申公酉临	庚午日	戊寅申卯临 庚辰照巳列 壬午临未照 甲申照酉外	辛未日	庚寅照卯公 壬辰临巳照 甲午照未外 丙申申酉照
壬申日	壬寅外卯申 甲辰临巳照 丙午公未临 戊申照酉照	癸酉日	甲寅照卯公 丙辰临巳照 戊午公未外 庚申申酉照	甲戌日	丙寅后卯照 戊辰外巳公 庚午申未内 壬申公酉临	乙亥日	戊寅临卯申 庚辰照巳外 壬午申未照 甲申照酉公

丙子日	庚寅照卯列 壬辰后巳 甲午照未外 丙申申酉内	丁丑日	壬寅申卯照 甲辰照巳公 丙午申未照 戊申公申外	戊寅日	甲寅临卯照 丙辰列巳后 戊午照未照 庚申外酉申	己卯日	丙寅照卯公 戊辰临巳申 庚午照未外 壬申申酉照
庚辰日	戊寅临卯后 庚辰照巳外 壬午后未照 甲申内酉公	辛巳日	庚寅照卯外 壬辰申巳照 甲午照未公 丙午照酉照	壬午日	壬寅申内 甲辰照巳列 丙午临未照 戊申列酉外	癸未日	甲寅外卯申 丙辰照巳外 戊午申未临 庚申照酉公
甲申日	丙寅公卯临 戊辰照巳照 庚午列未后 壬申照酉外	乙酉日	戊寅公卯外 庚辰申巳照 壬午外未申 甲申临酉照	丙戌日	庚寅照卯外 壬辰申巳后 甲午内未公 丙申临酉照	丁亥日	壬寅临卯照 甲辰照巳外 丙午申未照 戊申外酉公
戊子日	甲寅外卯申 丙辰内巳公 戊午申未临 庚申照酉列	己丑日	丙寅卯照 戊辰公巳外 庚午临未照 壬申外酉申	庚寅日	戊寅照卯照 庚辰外巳申 壬午照未临 甲申公酉临	辛卯日	庚寅公卯临 壬辰照巳公 甲午外未申 丙申照酉外
壬辰日	壬寅临卯照 甲辰照巳外 丙午后未照 戊申申酉公	癸巳日	甲寅公卯临 丙辰照巳公 戊午临未申 庚申照酉外	甲午日	丙寅临卯照 戊辰列巳外 庚午照未临 壬申申酉申	乙未日	戊寅申卯临 庚辰照巳公 壬午临未照 甲申照酉外
丙申日	庚寅临卯照 壬辰列巳后 甲午后未照 丙申外酉申	丁酉日	壬寅公卯临 甲辰申巳照 丙午外未申 戊申照酉照	戊戌日	甲寅公卯临 丙辰照巳列 戊午临未后 庚申照酉外	己亥日	丙寅申卯照 戊辰外巳公 庚午临未照 壬申公酉临
庚子日	戊寅申卯临 庚辰照巳列 壬午临未照 甲申照酉外	辛丑日	庚寅照卯公 壬辰临巳照 甲午照未外 丙申申酉照	壬寅日	壬寅照卯列 甲辰外巳申 丙午照未外 戊申申酉申	癸卯日	甲寅申卯照 丙辰外巳申 戊午照未照 庚申公酉临
甲辰日	丙寅后卯照 戊辰外巳公 庚午申未内 壬申公酉临	乙巳日	戊寅临卯申 庚辰照巳外 壬午申未照 甲申照酉公	丙午日	庚寅照卯列 壬辰后巳照 甲午照未外 丙申申酉内	丁未日	壬寅申卯照 甲辰照巳公 丙午临未照 戊申公酉外
戊申日	甲寅照卯外 丙辰申巳内 戊午外未公 庚申临酉照	己酉日	丙寅外卯申 戊辰照巳照 庚午公未临 壬申照酉公	庚戌日	戊寅临卯后 庚辰照巳外 壬午后未照 甲申内酉公	辛亥日	庚寅照卯外 壬辰申巳 甲午照未公 丙申临酉照
壬子日	壬寅申卯内 甲辰照巳列 丙午临未照 戊申列酉外	癸丑日	甲寅外卯申 丙辰照巳外 戊午申未临 庚申照酉公	甲寅日	丙寅照卯外 戊辰申巳临 庚午内未公 壬申临酉照	乙卯日	戊寅照卯申 庚辰公巳临 壬午照未公 甲申外酉申

丙辰日	庚寅照卯外 壬辰申巳内 甲午内未公 丙申临酉照	丁巳日	壬寅临卯照 甲辰照巳外 丙午申未照 戊申外酉公	戊午日	甲寅外卯申 丙辰内巳公 戊午申未临 庚申照酉列	己未日	丙寅临卯照 戊辰巳巳外 庚午后未照 壬申外酉申
庚申日	戊寅外卯公 庚辰临巳照 壬午公未临 甲申后酉照	辛酉日	庚寅申卯照 壬辰外巳申 甲午临未照 丙申公酉临	壬戌日	壬寅临卯照 甲辰照巳外 丙午后未照 戊申外酉公	癸亥日	甲寅公卯临 丙辰照巳公 戊午临未照 庚申照酉外

　　上图乃预先推定六十甲子，逐日逐时某穴所开，以便用针，庶临时仓卒之际，不致有差讹之失也。

　　【按语】歌诀解释：以甲子日为例（其余类推）：

　　丙寅临卯照：丙寅时开临泣穴，丁卯时开照海穴。

　　戊辰列巳外：戊辰时开列缺穴，己巳时开外关穴。

　　庚午后未照：庚午时开后溪穴，辛未时开照海穴。

　　壬申外酉申：壬申时开外关穴，癸酉时开申脉穴。

　　灵龟八法的按时开穴，虽然可按前述方法推算，但在应急使用时，临时计算不仅耽误时间，而且有可能出现错误。所以可预先制成六十天（一个计算周期）的逐日逐时开穴表（表中只列出昼间的开穴），据表可立即查出开穴。为了使表格的层次更加清楚，更利于临证应用，现把原表改写如下。

临时干支 逐日干支	寅		卯		辰		巳		午		未		申		酉	
	时干	开穴	时干	开穴	时干	开穴	时干	开穴	时干	开穴	时干	开穴	时干	开穴	时干	开穴
甲子	丙	临泣	丁	照海	戊	列缺	己	外关	庚	后溪	辛	照海	壬	外关	癸	申脉
乙丑	戊	申脉	己	临泣	庚	照海	辛	公孙	壬	临泣	癸	照海	甲	照海	乙	外关
丙寅	庚	外关	辛	申脉	壬	内关	癸	公孙	甲	公孙	乙	临泣	丙	照海	丁	列缺
丁卯	壬	照海	癸	外关	甲	公孙	乙	临泣	丙	照海	丁	公孙	戊	临泣	己	申脉
戊辰	甲	公孙	乙	临泣	丙	照海	丁	列缺	戊	临泣	己	后溪	庚	照海	辛	外关
己巳	丙	申脉	丁	照海	戊	外关	己	公孙	庚	临泣	辛	照海	壬	公孙	癸	临泣
庚午	戊	申脉	己	临泣	庚	照海	辛	列缺	壬	临泣	癸	照海	甲	照海	乙	外关
辛未	庚	照海	辛	公孙	壬	临泣	癸	照海	甲	照海	乙	外关	丙	申脉	丁	照海
壬申	壬	外关	癸	申脉	甲	临泣	乙	照海	丙	公孙	丁	临泣	戊	照海	己	照海
癸酉	甲	照海	乙	公孙	丙	临泣	丁	照海	戊	公孙	己	外关	庚	申脉	辛	照海
甲戌	丙	后溪	丁	照海	戊	外关	己	公孙	庚	申脉	辛	内关	壬	公孙	癸	临泣
乙亥	戊	临泣	己	申脉	庚	照海	辛	外关	壬	申脉	癸	照海	甲	照海	乙	公孙

续表

逐日干支		寅		卯		辰		巳		午		未		申		酉	
		时干	开穴	时干	开穴	时干	开穴	时干	开穴	时干	开穴	时干	开穴	时干	开穴	时干	开穴
丙	子	庚	照海	辛	列缺	壬	后溪	癸	照海	甲	照海	乙	外关	丙	申脉	丁	内关
丁	丑	壬	申脉	癸	照海	甲	照海	乙	公孙	丙	临泣	丁	照海	戊	公孙	己	后溪
戊	寅	甲	临泣	乙	照海	丙	列缺	丁	后溪	戊	照海	己	照海	庚	后溪	辛	申脉
己	卯	丙	照海	丁	公孙	戊	临泣	己	申脉	庚	照海	辛	外关	壬	申脉	癸	照海
庚	辰	戊	临泣	己	后溪	庚	照海	辛	外关	壬	后溪	癸	照海	甲	内关	乙	公孙
辛	巳	庚	照海	辛	外关	壬	申脉	癸	照海	甲	照海	乙	公孙	丙	照海	丁	照海
壬	午	壬	申脉	癸	内关	甲	照海	乙	列缺	丙	临泣	丁	照海	戊	列缺	己	外关
癸	未	甲	外关	乙	申脉	丙	照海	丁	外关	戊	申脉	己	临泣	庚	照海	辛	公孙
甲	申	丙	公孙	丁	临泣	戊	照海	己	照海	庚	列缺	辛	后溪	壬	照海	癸	外关
乙	酉	戊	公孙	己	外关	庚	申脉	辛	照海	壬	外关	癸	申脉	甲	临泣	乙	照海
丙	戌	庚	照海	辛	外关	壬	申脉	癸	后溪	甲	内关	乙	公孙	丙	临泣	丁	照海
丁	亥	壬	临泣	癸	照海	甲	照海	乙	外关	丙	申脉	丁	照海	戊	外关	己	公孙
戊	子	甲	外关	乙	申脉	丙	内关	丁	公孙	戊	申脉	己	临泣	庚	照海	辛	列缺
己	丑	丙	临泣	丁	照海	戊	公孙	己	外关	庚	临泣	辛	照海	壬	外关	癸	申脉
庚	寅	戊	照海	己	照海	庚	外关	辛	申脉	壬	照海	癸	外关	甲	公孙	乙	临泣
辛	卯	庚	公孙	辛	临泣	壬	照海	癸	公孙	甲	外关	乙	申脉	丙	照海	丁	外关
壬	辰	壬	临泣	癸	照海	甲	照海	乙	外关	丙	后溪	丁	照海	戊	申脉	己	公孙
癸	巳	甲	公孙	乙	临泣	丙	照海	丁	公孙	戊	临泣	己	申脉	庚	照海	辛	外关
甲	午	丙	临泣	丁	照海	戊	列缺	己	外关	庚	照海	辛	临泣	壬	外关	癸	申脉
乙	未	戊	申脉	己	临泣	庚	照海	辛	公孙	壬	临泣	癸	照海	甲	照海	乙	外关
丙	申	庚	临泣	辛	照海	壬	列缺	癸	后溪	甲	后溪	乙	照海	丙	外关	丁	申脉
丁	酉	壬	公孙	癸	临泣	甲	申脉	乙	照海	丙	外关	丁	申脉	戊	照海	己	照海
戊	戌	甲	公孙	乙	临泣	丙	照海	丁	列缺	戊	临泣	己	后溪	庚	照海	辛	外关
己	亥	丙	申脉	丁	照海	戊	外关	己	公孙	庚	临泣	辛	照海	壬	公孙	癸	临泣
庚	子	戊	申脉	己	临泣	庚	照海	辛	列缺	壬	临泣	癸	照海	甲	照海	乙	外关
辛	丑	庚	照海	辛	公孙	壬	临泣	癸	照海	甲	照海	乙	外关	丙	申脉	丁	照海
壬	寅	壬	照海	癸	列缺	甲	外关	乙	申脉	丙	照海	丁	外关	戊	申脉	己	临泣
癸	卯	甲	申脉	乙	照海	丙	外关	丁	申脉	戊	照海	己	照海	庚	公孙	辛	临泣
甲	辰	丙	后溪	丁	照海	戊	外关	己	公孙	庚	申脉	辛	外关	壬	公孙	癸	临泣
乙	巳	戊	临泣	己	申脉	庚	照海	辛	外关	壬	照海	癸	照海	甲	照海	乙	公孙
丙	午	庚	照海	辛	列缺	壬	后溪	癸	照海	甲	照海	乙	外关	丙	申脉	丁	内关
丁	未	壬	申脉	癸	照海	甲	照海	乙	公孙	丙	临泣	丁	照海	戊	公孙	己	外关
戊	申	甲	照海	乙	外关	丙	申脉	丁	内关	戊	外关	己	公孙	庚	临泣	辛	照海
己	酉	丙	外关	丁	申脉	戊	照海	己	照海	庚	公孙	辛	临泣	壬	照海	癸	公孙

续表

临时干支 逐日干支		寅		卯		辰		巳		午		未		申		酉	
		时干	开穴	时干	开穴	时干	开穴	时干	开穴	时干	开穴	时干	开穴	时干	开穴	时干	开穴
庚	戌	戊	临泣	己	后溪	庚	照海	辛	外关	壬	后溪	癸	照海	甲	内关	乙	公孙
辛	亥	庚	照海	辛	外关	壬	申脉	癸	照海	甲	照海	乙	公孙	丙	临泣	丁	照海
壬	子	壬	申脉	癸	内关	甲	照海	乙	列缺	丙	临泣	丁	照海	戊	列缺	己	外关
癸	丑	甲	外关	乙	申脉	丙	照海	丁	外关	戊	申脉	己	临泣	庚	照海	辛	公孙
甲	寅	丙	照海	丁	外关	戊	申脉	己	临泣	庚	内关	辛	公孙	壬	临泣	癸	照海
乙	卯	戊	照海	己	照海	庚	公孙	辛	临泣	壬	照海	癸	公孙	甲	外关	乙	申脉
丙	辰	庚	照海	辛	外关	壬	申脉	癸	内关	甲	内关	乙	公孙	丙	临泣	丁	照海
丁	巳	壬	临泣	癸	照海	甲	照海	乙	外关	丙	申脉	丁	照海	戊	外关	己	公孙
戊	午	甲	外关	乙	申脉	丙	内关	丁	公孙	戊	申脉	己	临泣	庚	照海	辛	列缺
己	未	丙	临泣	丁	照海	戊	公孙	己	外关	庚	后溪	辛	照海	壬	外关	癸	申脉
庚	申	戊	外关	己	公孙	庚	临泣	辛	照海	壬	公孙	癸	临泣	甲	后溪	乙	照海
辛	酉	庚	申脉	辛	照海	壬	外关	癸	申脉	甲	临泣	乙	照海	丙	公孙	丁	临泣
壬	戌	壬	临泣	癸	照海	甲	照海	乙	外关	丙	后溪	丁	照海	戊	外关	己	公孙
癸	亥	甲	公孙	乙	临泣	丙	照海	丁	公孙	戊	临泣	己	申脉	庚	照海	辛	外关

第十八节　八脉图并治症穴（卷五）（徐氏、杨氏）

【提要】 本篇"西江月"出自高武《针灸聚英》，徐氏指徐凤《针灸大全》，杨氏指《针灸大成》所增加。"八脉图并治症穴"的内容主要是论述奇经八穴的定位、相互配穴关系、主治病证及与其他腧穴的配穴关系等。在这部分内容中，没有涉及结合时间条件的配穴方法。

冲脉

【原文】

考穴：公孙二穴，脾经。足大指内侧，本节后一寸陷中，举足，两足掌相对取之。针一寸，主心腹五脏病，与内关主客相应。

治病：〔西江月[1]〕九种心疼延闷，结胸翻胃难停，酒食积聚胃肠鸣，水食气疾膈病。脐痛腹疼胁胀，肠风疟疾心疼，胎衣不下血迷心，泄泻公孙立应。

凡治后症，必先取公孙为主，次取各穴应之（徐氏）：

九种心疼[2]，一切冷气：大陵　中脘　隐白

痰膈涎闷，胸中隐痛：劳宫　膻中　间使

气膈五噎，饮食不下：膻中　三里　太白

脐腹胀满，食不消化：天枢　水分　内庭

胁肋下痛，起止艰难：支沟　章门　阳陵泉

泄泻不止，里急后重：下脘　天枢　照海

胸中刺痛，隐隐不乐：内关　大陵　彧中

两胁胀满，气攻疼痛：绝骨　章门　阳陵泉

中满不快，翻胃吐食：中脘　太白　中魁

胃脘停痰，口吐清水：巨阙　中脘　厉兑

胃脘停食，疼刺不已：中脘　三里　解溪

呕吐痰涎，眩晕不已：膻中　中魁　丰隆

心疟[3]，令人心内怔忡：神门　心俞　百劳

脾疟[4]，令人怕寒腹痛：商丘　脾俞　三里

肝疟[5]，令人气色苍，恶寒发热：中封　肝俞　绝骨

肺疟[6]，令人心寒怕惊：列缺　肺俞　合谷

肾疟[7]，令人洒热[8]腰脊强痛：大钟　肾俞　申脉

疟疾大热不退：间使　百劳　绝骨

疟疾先寒后热：后溪　曲池　劳宫

疟疾先热后寒：曲池　百劳　绝骨

疟疾心胸疼痛：内关　上脘　大陵

疟疾头痛眩晕，吐痰不已：合谷　中脘　列缺

疟疾骨节酸痛：魄户　百劳　然谷

疟疾口渴不已：关冲　人中　间使

胃疟[9]，令人善饥，不能食：厉兑　胃俞　大都

胆疟，令人恶寒怕惊，睡卧不安：临泣　胆俞　期门

黄疸，四肢俱肿，汗出染衣：至阳　百劳　腕骨　中脘　三里

黄疸，遍身皮肤、面目、小便俱黄：脾俞　隐白　百劳　至阳　三里　腕骨

谷疸，食毕则心眩，心中拂郁，遍体发黄：胃俞　内庭　至阳　三里　腕骨　阴谷

酒疸[10]，身目俱黄，心中痛，面发赤斑，小便赤黄：胆俞　至阳　委中　腕骨

女痨疸[11]，身目俱黄，发热恶寒，小便不利：关元　肾俞　至阳　然谷

杨氏治症：

月事不调：关元　气海　天枢　三阴交

胸中满痛：劳宫　通里　大陵　膻中

痰热结胸：列缺　大陵　涌泉

四肢风痛：曲池　风市　外关　阳陵泉　三阴交　手三里

咽喉闭塞：少商　风池　照海　颊车

【注释】

[1] 西江月：是一种词牌的名称。写作时有特定的字数、平仄和韵律的要求。

[2] 九种心疼：对九种心疼的内容有两种说法：一说指虫痛、注痛、风痛、悸痛、食痛、饮痛、冷痛、热痛和去来痛而言；另一说指饮痛、食痛、气痛、血痛、冷痛、热

痛、悸痛、虫病和痃痛而言。现在多认为是泛指上腹和前胸部的疼痛。

[3] 心疟：《素问·刺疟》曰："心疟者，令人烦心甚，欲得清水，反寒多，不甚热，刺手少阴。"王冰注："神门主之。"

[4] 脾疟：《素问·刺疟》曰："脾疟者，令人寒，腹中痛，热则肠中鸣，鸣已汗出，刺足太阴。"王冰注："商丘主之。"

[5] 肝疟：《素问·刺疟》曰："肝疟者，令人色苍苍然，太息，其状若死者，刺足厥阴见血。"王冰注："中封主之。"

[6] 肺疟：《素问·刺疟》曰："肺疟者，令人心寒，寒甚热，热间善惊，如有所见者，刺手太阴阳明。"王冰注："列缺主之……阳明穴，合谷主之。"

[7] 肾疟：《素问·刺疟》曰："肾疟者，令人洒洒然，腰脊痛宛转，大便难，目眴眴然，手足寒，刺足太阳少阴。"针刺穴位指足太阳委中穴和足少阴大钟穴。

[8] 洒热：发热伴有寒栗的一种症状。

[9] 胃疟：《素问·刺疟》曰："胃疟者，令人且病也，善饥而不能食，食而支满腹大，刺足阳明太阴横脉出血。"王冰注："厉兑、解溪、三里主之。"

[10] 酒疸：《金匮要略·黄疸病脉证并治》曰："心中懊侬而热，不能食，时欲吐，名曰酒疸。""夫病酒黄疸，必小便不利，其候心中热，足下热，是其证也。"

[11] 女痨疸：《金匮要略·黄疸病脉证并治》曰："额上黑，微汗出，手足中热，薄暮即发，膀胱急，小便自利，名曰女痨疸。"

阴维脉

【原文】

考穴：内关二穴，心包经。去掌二寸两筋间，紧握拳取之。针一寸二分，主心胆脾胃之病，与公孙二穴，主客相应[1]。

治病：〔西江月〕中满心胸痞胀，肠鸣泄泻脱肛，食难下膈酒来伤，积块坚横胁抢。妇女胁疼心痛，结胸里急难当，伤寒不解结胸膛，疟疾内关独当。

凡治后症，必先取内关为主，次取各穴应之（徐氏）：

中满不快，胃脘伤寒：中脘　大陵　三里　膻中
中焦痞满，两胁刺痛：支沟　章门　膻中
脾胃虚冷，呕吐不已：内庭　中脘　气海　公孙
脾胃气虚，心腹胀满：太白　三里　气海　水分
胁肋下疼，心脘刺痛：气海　行间　阳陵泉
痞块不散，心中闷痛：大陵　中脘　三阴交
食癥不散，人渐羸瘦：腕骨　脾俞　公孙
食积血痕[1]，腹中隐痛：胃俞　行间　气海
五积[2]气块，血积血癖：膈俞　肝俞　大敦　照海
脏腑虚冷，两胁痛疼：支沟　通里[2]　章门　阳陵泉
风壅气滞，心腹刺痛：风门　膻中　劳宫　三里

大肠虚冷，脱肛不收：百会　命门　长强　承山

大便艰难，用力脱肛：照海　百会　支沟

脏毒肿痛，便血不止：承山　肝俞　膈俞　长强

五种痔疾，攻痛不已：合阳　长强　承山

五痫等症，口中吐沫：后溪　神门　心俞　鬼眼

心性呆痴，悲泣不已：通里　后溪　神门　大钟

心惊发狂，不识亲疏：少冲　心俞　中脘　十宣

健忘易失，言语不纪：心俞　通里　少冲

心气虚损，或歌或笑：灵道　心俞　通里

心中惊悸，言语错乱：少海　少府　心俞　后溪

心中虚惕，神思不安：乳根　通里　胆俞　心俞

心惊中风，不省人事：中冲　百会　大敦

心脏诸虚，怔忡惊悸：阴郄　心俞　通里

心虚胆寒，四体颤掉：胆俞　通里　临泣

【对校】

① 与公孙二穴，主客相应：黄龙祥版本作"与公孙二穴主客相应"。

② 通里：张缙版本作"建里"。

【注释】

[1] 血瘕：为八瘕之一。《素问·阴阳类论》曰："阴阳并绝，浮为血瘕。"表现为下腹部肿块，多因行经未尽，血留于经络所引起。下腹部肿块多伴有腹痛及腰背痛等症状。

[2] 五积：《难经·五十六难》曰："肝之积名曰肥气，在左胁下，如覆杯，有头足。久不愈，令人发咳逆，痎疟，连岁不已……心之积名曰伏梁，起脐上，大如臂，上至心下。久不愈，令人病烦心……脾之积名曰痞气，在胃脘，覆大如盘。久不愈，令人四肢不收，发黄疸，饮食不为肌肤……肺之积名曰息贲，在右胁下，覆大如杯。久不已，令人洒淅寒热，喘咳，发肺壅……肾之积名曰贲豚，发于少腹，上至心下，若豚状，或上或下无时。久不已，令人喘逆，骨痿少气。"

督脉

【原文】

考穴：后溪二穴，小肠经。小指本节后外侧骨缝中，紧握拳尖上。针一寸，主头面项颈病，与申脉主客相应。

治病：〔西江月〕手足拘挛战掉，中风不语痫癫，头疼眼肿泪涟涟，腿膝背腰痛遍。项强伤寒不解，牙齿腮肿喉咽，手麻足麻破伤牵，盗汗后溪先砭。

凡治后症，必先取后溪为主，次取各穴应之（徐氏）：

手足挛急，屈伸艰难：三里　曲池　尺泽　合谷　行间　阳陵泉

手足俱颤，不能行步握物：阳溪　曲池　腕骨　太冲　绝骨　公孙　阳陵泉

颈项强痛，不能回顾：承浆　风池　风府

两腮颊痛红肿：大迎　颊车　合谷

咽喉闭塞，水粒不下：天突　商阳　照海　十宣

双蛾风，喉闭不通：少商　金津　玉液　十宣

单蛾风，喉中肿痛：关冲　天突　合谷

偏正头风，及两额角痛①：列缺　合谷　太阳紫脉　头临泣　丝竹空

两眉角痛不已：攒竹　阳白　印堂　合谷　头维

头目昏沉，太阳痛：合谷　太阳紫脉　头缝[1]

头项拘急，引肩背痛：承浆　百会　肩井　中渚

醉头风，呕吐不止，恶闻人言：涌泉　列缺　百劳　合谷

眼赤肿，冲风泪下不已：攒竹　合谷　小骨空　临泣

破伤风，因他事搐发，浑身发热颠强②：大敦　合谷　行间　十宣　太阳紫脉（宜锋针出血）

杨氏治症：

咳嗽寒痰：列缺　涌泉　申脉　肺俞　天突　丝竹空

头目眩晕：风池　命门　合谷

头项强硬：承浆　风府　风池　合谷

牙齿疼痛：列缺　人中　颊车　吕细　太渊　合谷

耳不闻声：听会　商阳　少冲　中冲

破伤风症：承浆　合谷　八邪　后溪　外关　四关

【对校】

①偏正头风，及两额角痛：张缙、黄龙祥版本作"偏正头风及两额角痛"。

②颠强：张缙、黄龙祥版本作"癫强"。

【注释】

[1] 头缝：据《针灸大全·卷四》原注，其部位"在额角发尖处"。于《针灸大全·卷四》所载"窦文真公流注八法"中，只有不常见的经外奇穴加注，故头缝穴当系经外奇穴。

阳跷脉

【原文】

考穴：申脉二穴，膀胱经。足外踝下陷中，赤白肉际，直立取之。针一寸，主四肢风邪，及痈毒病①，与后溪主客相应。

治病：〔西江月〕腰背屈强腿肿，恶风自汗头疼，雷头赤目痛眉棱，手足麻挛臂冷。吹乳耳聋鼻衄，痫癫肢节烦憎，遍身肿满汗头淋，申脉先针有应。

凡治后症，必先取申脉为主，次取各穴应之（徐氏）：

腰背强不可俯仰：腰俞　膏肓　委中（刺紫脉出血）

肢节烦痛，牵引腰脚疼：肩髃　曲池　昆仑　阳陵

中风不省人事：中冲　百会　大敦　印堂　合谷

中风不语：少商　前顶　人中　膻中　合谷　哑门

中风半身瘫痪：手三里　腕骨　合谷　绝骨　行间　风市　三阴交

中风偏枯，疼痛无时：绝骨　太渊　曲池　肩髃　三里　昆仑

中风四肢麻痹不仁：肘髎　上廉　鱼际　风市　膝关　三阴交

中风手足瘙痒，不能握物：臑会　腕骨　合谷　行间　风市　阳陵泉

中风口眼㖞斜，牵连不已：人中　合谷　太渊　十宣　童子髎②　颊车（此穴针入一分，沿皮向下透地仓穴。㖞左泻右，㖞右泻左，可灸二七壮③）

中风角弓反张，眼目盲视：百会　百劳　合谷　曲池　行间　十宣　阳陵泉

中风口噤不开，言语蹇涩：地仓（宜针透）　颊车　人中　合谷

腰脊项背疼痛：肾俞　人中　肩井　委中

腰痛，起止艰难：然谷　膏肓　委中　肾俞

足背生毒，名曰发背：内庭　侠溪　行间　委中

手背生毒，名附筋发背：液门　中渚　合谷　外关

手臂背生毒，名曰附骨疽：天府　曲池　委中

杨氏治症：

背胛生痈：委中　侠溪　十宣　曲池　液门　内关　外关

遍体疼痛：太渊　三里　曲池

鬓髭发毒[1]：太阳　申脉　太溪　合谷　外关

项脑攻疮：百劳　合谷　申脉　强间　委中

头痛难低：申脉　金门　承浆

颈项难转：后溪　合谷　承浆

【对校】

①主四肢风邪，及痈毒病：张缙、黄龙祥版本作"主四肢风邪及痈毒病"。

②童子髎：黄龙祥版本作"瞳子髎"。

③可灸二七壮：张缙版本作"灸可二七壮"。

【注释】

[1] 鬓髭发毒：鬓髭音 bìnzī。鬓指耳际的头发，髭指口唇上方的胡须。本症系由阳明经气虚，风毒上壅所引起，发生于鬓髭毛发部位的一种疮症。

带脉

【原文】

考穴：临泣二穴，胆经。足小指次指外侧，本节中筋骨缝内，去一寸是。针五分，放水随皮过一寸，主四肢病，与外关主客相应。

治病：〔西江月〕手足中风不举，痛麻发热拘挛，头风痛肿项腮连，眼肿赤疼头旋。齿痛耳聋咽肿，浮风搔痒筋牵，腿疼胁胀肋肢偏，临泣针时有验。

凡治后症，必先取临泣为主，次取各穴应之（徐氏）：

足跗肿痛，久不能消：行间　申脉

手足麻痹，不知痒痛：太冲　曲池　大陵　合谷　三里　中渚

两足颤掉，不能移步：太冲　昆仑　阳陵泉

两手颤掉，不能握物：曲泽　腕骨　合谷　中渚

足指拘挛，筋紧不开：足十指节握拳指尖（小麦炷，灸五壮）　丘墟　公孙　阳陵泉

手指拘挛，伸缩疼痛：手十指节握拳指尖（小麦炷，灸五壮）　尺泽　阳溪　中渚　五虎①

足底发热，名曰湿热：涌泉　京骨　合谷

足外踝红肿，名曰穿踝风：昆仑　丘墟　照海

足跗发热，五指节痛：冲阳　侠溪　足十宣

两手发热，五指疼痛：阳池　液门　合谷

两膝红肿疼痛，名曰鹤膝风：膝关　行间　风市　阳陵泉

手腕起骨痛，名曰绕踝风：太渊　腕骨　大陵

腰胯疼痛，名曰寒疝：五枢　委中　三阴交

臂膊痛连肩背：肩井　曲池　中渚

腿胯疼痛，名曰腿叉风：环跳　委中　阳陵泉

白虎历节风[1]疼痛：肩井　三里　曲池　委中　合谷　行间　天应（遇痛处针，强针出血）

走注风，游走②，四肢疼痛：天应　曲池　三里　委中

浮风，浑身搔痒：百会　百劳　命门　太阳紫脉　风市　绝骨　水分　气海　血海　委中　曲池

头项红肿强痛：承浆　风池　肩井　风府

肾虚腰痛，举动艰难：肾俞　脊中　委中

闪挫腰痛，起止艰难：脊中　腰俞　肾俞　委中

虚损湿滞，腰痛行动无力③：脊中　腰俞　肾俞　委中

诸虚百损，四肢无力：百劳　心俞　三里　关元　膏肓

胁下肝积，气块刺痛：章门　支沟　中脘　大陵　阳陵泉

杨氏治症：

手足拘挛：中渚　尺泽　绝骨　八邪　阳溪　阳陵泉

四肢走注：三里　委中　命门　天应　曲池　外关

膝胫酸痛：行间　绝骨　太冲　膝眼　三里　阳陵泉

腿寒痹痛：四关　绝骨　风市　环跳　三阴交

臂冷痹痛：肩井　曲池　外关　三里

百节酸痛：魂门　绝骨　命门　外关

【对校】

① 五虎：张缙版本作"五处"。

② 走注风，游走：张缙、黄龙祥版本作"走注风游走"。

③ 虚损湿滞，腰痛行动无力：张缙、黄龙祥版本作"虚损湿滞腰痛，行动无力"。

【注释】

[1] 白虎历节风：为痹证的一种，由风寒湿邪侵入经脉，流注至关节所引起，表现为关节肿痛，游走不定。

阳维脉

【原文】

考穴：外关二穴，三焦经。掌背去腕二寸，骨缝两筋陷中，伏手取之。针一寸二分，主风寒经络皮肤病，与临泣主客相应。

治病：〔西江月〕肢节肿疼膝冷，四肢不遂头风，背胯内外骨筋攻，头项眉棱皆痛。手足热麻盗汗，破伤跟肿睛红①，伤寒自汗表烘烘，独会外关为重。

凡治后症，必先取外关为主，次取各穴应之（徐氏）：

臂膊红肿，肢节疼痛：肘髎　肩髃　腕骨

足内踝红肿痛，名曰绕踝风：太溪　丘墟　临泣　昆仑

手指节痛，不能伸屈：阳谷　五虎②　腕骨　合谷

足趾节痛，不能行步：内庭　太冲　昆仑

五脏结热，吐血不已，取五脏俞穴，并血会治之：心俞　肺俞　脾俞　肝俞　肾俞　膈俞

六腑结热，血妄行不已，取六腑俞，并血会治之：胆俞　胃俞　小肠俞　大肠俞　膀胱俞　三焦俞　膈俞

鼻衄不止，名血妄行：少泽　心俞　膈俞　涌泉

吐血昏晕，不省人事：肝俞　膈俞　通里　大敦

虚损气逆，吐血不已：膏肓　膈俞　丹田　肝俞

吐血衄血，阳乘于阴，血热妄行：中冲　肝俞　膈俞　三里　三阴交

血寒亦吐，阴乘于阳，名心肺二经呕血：少商　心俞　神门　肺俞　膈俞　三阴交

舌强难言，及生白胎③：关冲　中冲　承浆　聚泉

重舌肿胀，热极难言：十宣　海泉　金津　玉液

口内生疮，名枯曹风④：兑端　支沟　承浆　十宣

舌吐不收，名曰阳强：涌泉　兑端　少冲　神门

舌缩难言，名曰阴强：心俞　膻中　海泉

唇吻裂破，血出干痛：承浆　少商　关冲

项生瘰疬、绕颈起核，名曰蟠蛇疬：天井　风池　肘尖　缺盆　十宣

瘰疬延生胸前，连腋下者，名曰瓜藤疬：肩井　膻中　大陵　支沟　阳陵泉

左耳根肿核者，名曰惠袋疬：翳风　后溪　肘尖

右耳根肿核者，名曰蜂窝疬：翳风　颊车　后溪　合谷

耳根红肿痛：合谷　翳风　颊车

颈项红肿不消，名曰项疽：风府　肩井　承浆

目生翳膜，隐涩难开：睛明　合谷　肝俞　鱼尾

风沿烂眼，迎风冷泪：攒竹　丝竹　二间　小骨空

目风肿痛，努肉攀睛：和髎　睛明　攒竹　肝俞　委中　合谷　肘尖　照海　列

缺　十宣

牙齿两颔肿痛：人中　合谷　吕细

上片牙痛，及牙关不开⑤：太渊　颊车　合谷　吕细

下片牙疼，颊项红肿痛⑥：阳溪　承浆　颊车　太溪

耳聋，气痞[1]疼痛：听会　肾俞　三里　翳风

耳内或鸣，或痒，或痛：客主人　合谷　听会

雷头风[2]晕，呕吐痰涎：百会　中脘　太渊　风门

肾虚头痛，头重不举：肾俞　百会　太溪　列缺

痰厥头晕，头目昏沉：大敦　肝俞　百会

头顶痛，名曰正头风：上星　百会　脑空　涌泉　合谷

目暴赤肿，疼痛：攒竹　合谷　迎香

杨氏治症：

中风拘挛：中渚　阳池　曲池　八邪

【对校】

①跟肿睛红：张缙版本作"眼肿睛红"。

②五虎：张缙版本作"五处"。

③舌强难言，及生白胎：张缙版本作"舌强难言及生白苔"。

④曹风：张缙版本作"槽风"。

⑤上片牙痛，及牙关不开：张缙版本作"上片牙痛及牙关不开"。

⑥下片牙疼，颊项红肿痛：张缙版本作"下片牙疼颊项红肿痛"。

【注释】

[1] 气痞：由气滞引起，表现为痞胀的一种病证。《伤寒论》曰："脉浮而紧，而复下之，紧反入里，则作痞。按之自濡，但气痞耳。"

[2] 雷头风：头痛伴有耳鸣如雷的一种病症。

任脉

【原文】

考穴：列缺二穴，肺经。手腕内侧一寸五分，手交叉，盐指尽处骨间是①。针八分，主心腹胁肋五脏病，与照海主客相应。

治病：〔西江月〕痔疟便肿泄痢，唾红溺血咳痰，牙疼喉肿小便难，心胸腹疼噎咽。产后发强不语，腰痛血疾脐寒，死胎不下膈中寒，列缺乳痛多散。

凡治后症，必先取列缺为主，次取各穴应之（徐氏）：

鼻流涕臭，名曰鼻渊：曲差　上星　百会　风门　迎香

鼻生息肉，闭塞不通：印堂　迎香　上星　风门

伤风面赤，发热头痛：通里　曲池　绝骨　合谷

伤风感寒，咳嗽咳满②：膻中　风门　合谷　风府

伤风四肢烦热，头痛③：经渠　曲池　合谷　委中

腹中肠痛，下利不已：内庭　天枢　三阴交

赤白痢疾，腹中冷痛：水道　气海　外陵　天枢　三阴交　三里

胸前两乳红肿痛：少泽　大陵　膻中

乳痛肿痛，小儿吹乳[1]：中府　膻中　少泽　大敦

腹中寒痛，泄泻不止：天枢　中脘　关元　三阴交

妇血积痛④，败血不止：肝俞　肾俞　膈俞　三阴交

咳嗽寒痰，胸膈闭痛：肺俞　膻中　三里

久嗽不愈，咳唾血痰：风门　太渊　膻中

哮喘气促，痰气壅盛：丰隆　俞府　膻中　三里

吼喘胸膈急痛：彧中　天突　肺俞　三里

吼喘气满，肺胀不得卧：俞府　风门　太渊　中府　三里　膻中

鼻塞不知香臭：迎香　上星　风门

鼻流清涕、腠理不密，喷嚏不止：神庭　肺俞　太渊　三里

妇人血沥，乳汁不通：少泽　大陵　膻中　关冲

乳头生疮，名曰妒乳[2]：乳根　少泽　肩井　膻中

胸中噎塞痛：大陵　内关　膻中　三里

五瘿等症。项瘿之症有五：一曰石瘿，如石之硬；二曰气瘿，如绵之软；三曰血瘿，如赤脉细丝；四曰筋瘿，乃无骨⑤；五曰肉瘿，如袋之状，此乃五瘿之形也。扶突　天突　天窗　缺盆　俞府　膪俞（喉上）　膻中　合谷　十宣（出血）

口内生疮，臭秽不可近：十宣　人中　金津　玉液　承浆　合谷

三焦极热，舌上生疮：关冲　外关　人中　迎香　金津　玉液　地仓

口气冲人，臭不可近：少冲　通里　人中　十宣　金津　玉液

冒暑大热，霍乱吐泻：委中　百劳　中脘　曲池　十宣　三里　合谷

中暑自热，小便不利：阴谷　百劳　中脘　委中　气海　阴陵泉

小儿急惊风，手足搐搦：印堂　百会　人中　中冲　大敦　太冲　合谷

小儿慢脾风，目直视，手足搐，口吐沫：大敦　脾俞　百会　上星　人中

消渴等症。三消其症不同，消脾、消中、消肾。《素问》云："胃府虚，食斗不能充饥。肾脏渴，饮百杯不能止渴；及房劳不称心意，此为三消也。乃土燥承渴，不能克化，故成此病。"人中　公孙　脾俞　中脘　关冲　照海（治饮不止渴）　太溪（治房不称心）　三里（治食不充饥）

黑痧，腹痛头疼，发热恶寒，腰背强痛，不能睡卧：百劳　天府　委中　十宣

白痧，腹痛吐泻，四肢厥冷，十指甲黑，不得睡卧：大陵　百劳　大敦　十宣

黑白痧，头疼发汗，口渴，大肠泄泻，恶寒，四肢厥冷，不得睡卧，名曰绞肠痧。

或肠鸣腹响：委中　膻中　百会　丹田　大敦　窍阴　十宣

杨氏治症：

血迷血晕：人中

胸膈痞结：涌泉　少商　膻中　内关

脐腹疼痛：膻中　大敦　中府　少泽　太渊　三阴交

心中烦闷：阴陵　内关

耳内蝉鸣：少冲　听会　中冲　商阳

鼻流浊污：上星　内关　列缺　曲池　合谷

伤寒发热：曲差　内关　列缺　经渠　合谷

【对校】

① 手交叉，盐指尽处骨间是：张缙版本作"手交叉盐指尽处骨间是"。

② 咳嗽咳满：张缙版本作"咳嗽胀满"。

③ 伤风四肢烦热，头痛：张缙版本作"伤风，四肢烦热头痛"。黄龙祥版本作"伤风，四肢烦热，头痛"。

④ 妇血积痛：张缙、黄龙祥版本作"妇人血积痛"。

⑤ 乃无骨：张缙、黄龙祥版本作"如无骨"。

【注释】

[1] 吹乳：古病名，也叫"吹乳痈"，为胎前及产后乳痈的统称。其中，将妊娠期所患的乳痈称为"内吹乳痈"；将哺乳期所患的乳痈称为"外吹乳痈"。

[2] 妒乳：《济阴纲目·卷之十四·乳病门》曰：夫妒乳者，由新产后儿未能饮，至乳不泄，或乳胀，捏其汁不尽，皆令乳汁蓄结，与血气相搏，即壮热，大渴引饮，牢强挚痛，手不得近是也。初觉便知，以手捏去汁，更令旁人助吮引之。不尔，或作疮有脓，其热势盛，必成痈也，轻则为吹乳妒乳，重则为痈。

阴跷脉

【原文】

考穴：照海二穴，肾经。足内踝下陷中，令人稳坐，两足底相合取之。针一寸二分，主脏腑病，与列缺主客相应。

治病：〔西江月〕喉塞小便淋涩，膀胱气痛肠鸣，食黄酒积腹脐并，呕泻胃翻便紧。难产昏迷积块，肠风下血常频，膈中快气气核①[1]侵，照海有功必定。

凡治后症，必先取照海为主，次取各穴应之（徐氏）：

小便淋涩不通：阴陵泉　三阴交　关冲　合谷

小腹冷痛，小便频数：气海　关元　肾俞　三阴交

膀胱七疝、奔豚等症：大敦　阑门　丹田　三阴交　涌泉　章门　大陵

偏坠水肾[2]，肿大如升：大敦　曲泉　然谷　三阴交　归来　阑门　膀胱俞　肾俞（横纹可灸七壮）

乳痃疝气，发时冲心痛：带脉　涌泉　太溪　大敦

小便淋血不止，阴器痛：阴谷　涌泉　三阴交

遗精白浊，小便频数：关元　白环俞　太溪　三阴交

夜梦鬼交，遗精不禁：中极　膏肓　心俞　然谷　肾俞

妇人难产，子掬母心，不能下，胎衣不去：巨阙　合谷　三阴交　至阴（灸效）

女人大便不通：申脉　阴陵泉　三阴交　太溪

妇人产后脐腹痛，恶露不已：水分　关元　膏肓　三阴交

妇人脾气、血蛊、水蛊、气蛊、石蛊：膻中　水分（治水）　关元　气海　三里　行间（治血）　公孙（治气）　内庭（治石）　支沟　三阴交

女人血分，单腹气喘：下脘　膻中　气海　三里　行间

女人血气劳倦，五心烦热，肢体皆痛，头目昏沉：肾俞　百会　膏肓　曲池　合谷　绝骨

老人虚损，手足转筋，不能举动：承山　阳陵泉　临泣　太冲　尺泽　合谷

霍乱吐泻，手足转筋：京骨　三里　承山　曲池　腕骨　尺泽　阳陵泉

寒湿脚气，发热大痛：太冲　委中　三阴交

肾虚，脚气红肿，大热不退：气冲　太溪　公孙　三阴交　血海　委中

干脚气，膝头，并内踝，及五指疼痛：膝关　昆仑　绝骨　委中　阳陵泉　三阴交

浑身胀满，浮肿生水：气海　三里　曲池　合谷　内庭　行间　三阴交

单腹蛊胀，气喘不息：膻中　气海　水分　三里　行间　三阴交

心腹胀大如盆：中脘　膻中　水分　三阴交

四肢面目，浮肿大不退②：人中　合谷　三里　临泣　曲池　三阴交

妇人虚损形瘦，赤白带下：百劳　肾俞　关元　三阴交

女人子宫久冷，不受胎孕：中极　三阴交　子宫

女人经水正行，头晕，小腹痛：阳交③　内庭　合谷

室女月水不调，脐腹疼痛：肾俞　三阴交　关元

妇人产难，不能分娩：合谷　三阴交　独阴

杨氏治症：

气血两蛊：行间　关元　水分　公孙　气海　临泣

五心烦热：内关　涌泉　十宣　大陵　合谷　四花

气攻胸痛：通里　大陵

心内怔忡④[3]：心俞　内关　神门

咽喉闭塞：少商　风池　照海

虚阳自脱：心俞　然谷　肾俞　中极　三阴交

上八法，先刺主症之穴，随病左右上下所在，取诸应穴，仍循扪导引，按法祛除。如病未已，必求合穴，须要停针待气，使上下相接，快然无所苦，而后出针。或用艾灸亦可。在乎临时机变，不可专拘于针也。

【对校】

① 气核：张缙版本作"气疝"。

② 四肢面目，浮肿大不退：张缙版本作"四肢、面目浮肿，大热不退"。黄龙祥版本作"四肢面目浮肿大不退"。

③ 阳交：张缙版本作"阴交"。

④ 忪忡：张缙、黄龙祥版本作"怔忡"。

【注释】

[1] 气核：即核气，古病名。为窦氏《针经指南》中照海穴主治29证之一，泛指腹内弦索状痞块而言。

[2] 偏坠水肾：指一侧阴囊肿大，内容为水，疼痛下坠，相当于睾丸鞘膜积液。

[3] 忪忡：忪：音 sōng 或 zhōng。心跳、惊恐。

【按语】 本篇的基本内容最初载于窦汉卿所著《针经指南》，后在《普济方》中曾转载，题为"窦太师针灸法流注八穴"。徐凤在此基础上重新整理，修改充实了适应证范围，又在主穴基础上增加应穴，发展成"主应配穴法"，并以"窦文真公八法流注"的篇名载入《针灸大全》。高武除将"窦氏八穴"收集在他的《针灸聚英·卷二》中外，又将八穴的主治病症加以归纳简化，以"西江月"的词体另成一篇"八法八穴歌"，同时载入《针灸聚英·卷四下》。《针灸大成》又有所补充。

第十九节　八法手诀歌（卷五）

【提要】 本篇内容录自高武《针灸聚英·卷四下》，论述了针刺奇经八穴时运用针刺手法的一些要领。

【原文】

春夏先深而后浅，秋冬先浅而后深，随处按之呼吸轻，迎而吸之寻内关。
补虚泻实公孙是，列缺次当照海深，临泣外关和上下，后溪申脉用金针。
先深后浅行阴数，前三后二却是阴，先浅后深阳数法，前二后三阳数定。
临泣公孙肠中病，脊头腰背申脉攻，照海咽喉并小腹，内关行处治心疼。
后溪前上外肩背，列缺针时脉气通。急按慢提阴气升，急提慢按阳气降。
取阳取阴皆六数，达人刺处有奇功。

【按语】 对奇经八穴进行针刺时，要考虑时间、季节、上下相配、按提的急慢等。

主要参考书目

［1］明·杨继洲．针灸大成（影印本）．北京：人民卫生出版社，1955.

［2］明·杨继洲原著；靳贤补辑重编；黄龙祥整理．针灸大成．北京：人民卫生出版社，2006.

［3］张缙．针灸大成校释．2版．北京：人民卫生出版社，2009.

［4］东汉·许慎．说文解字（影印本）．北京：中华书局，1963.

［5］灵枢经（影印本）．北京：人民卫生出版社，1956.

［6］黄帝内经素问（影印本）．北京：人民卫生出版社，1956.

［7］日本·丹波元简．聿修堂医书选·素问绍识．北京：人民卫生出版社，1984.

［8］明·吴崑．黄帝内经素问吴注．济南：山东科学技术出版社，1984.

［9］明·马莳著；田代华主校．黄帝内经灵枢注证发微．北京：人民卫生出版社，1994.

［10］明·马莳著；田代华主校．黄帝内经素问注证发微．北京：人民卫生出版社，1998.

［11］明·杨继洲著；孙外主点校．针灸大成．天津：天津科学技术出版社，2004.

［12］清·张志聪．黄帝内经灵枢集注．上海：上海科学技术出版社，1957.

［13］清·张志聪．黄帝内经素问集注．上海：上海科学技术出版社，1959.

［14］元·滑寿．难经本义．北京：商务印书馆，1956.

［15］明·王九思．黄帝八十一难经集注（影印本）．北京：人民卫生出版社，1956.

［16］清·徐大椿．难经经释（影印本）．北京：中国书店据上海六艺书印本影印，1985.

［17］宋·王惟一．新刊补注铜人腧穴针灸图经．北京：人民卫生出版社，1955.

［18］宋·王执中．针灸资生经．上海：上海科学技术出版社，1985.

［19］元·窦汉卿．针经指南（《针灸四书》收录）．北京：人民卫生出版社，1983.

［20］晋·皇甫谧．针灸甲乙经（影印本）．北京：人民卫生出版社，1956.

［21］明·徐凤著；郑魁山等点校．针灸大全．北京：人民卫生出版社，1987.

［22］明·汪机．针灸问对．上海：上海科学技术出版社，1956.

［23］明·高武．针灸聚英．上海：上海科学技术出版社，1961.

［24］唐·孙思邈．千金要方．沈阳：辽宁科学技术出版社，1997.

［25］明·张介宾．类经．北京：人民卫生出版社，1994.

［26］明·张介宾．类经图翼．北京：人民卫生出版社，1965.

［27］隋·杨上善．黄帝内经太素．北京：人民卫生出版社，1983.

［28］高忻洙，胡玲．中国针灸学词典．南京：江苏科学技术出版社，2010.